Practical Prenatal and Women's Healthcare Ultrasonography

实用产前及妇女保健
超声检查

主编　赵华巍　　刘晓红

U0226439

辽宁科学技术出版社
LIAONING SCIENCE AND TECHNOLOGY PUBLISHING HOUSE

拂石医典
FU SHI MEDBOOK

图书在版编目（ＣＩＰ）数据

实用产前及妇女保健超声检查 / 赵华巍，刘晓红主编 . — 沈阳 : 辽宁科学技术出版社 , 2024.4

ISBN 978-7-5591-3375-5

Ⅰ . ①实… Ⅱ . ①赵… ②刘… Ⅲ . ①妊娠诊断—超声波诊断—基本知识②妇女保健学—超声波诊断—基本知识 Ⅳ . ① R714.15 ② R173

中国国家版本馆 CIP 数据核字（2024）第 018960 号

出版发行：辽宁科学技术出版社
　　　　　北京拂石医典图书有限公司
　　　　　地址：北京海淀区车公庄西路华通大厦 B 座 15 层
联系电话：010-57262361/024-23284376
E-mail：fushimedbook@163.com
印 刷 者：汇昌印刷（天津）有限公司
经 销 者：各地新华书店

幅面尺寸：185mm×260mm
字　　数：646 千字　　　　　　　印　　张：34.25
出版时间：2024 年 4 月第 1 版　　印刷时间：2024 年 4 月第 1 次印刷

责任编辑：陈　颖　　　　　　　　责任校对：梁晓洁
封面设计：潇　潇　　　　　　　　封面制作：潇　潇
版式设计：天地鹏博　　　　　　　责任印制：丁　艾

如有质量问题，请速与印务部联系　联系电话：010-57262361

定　　价：198.00 元

主编简介

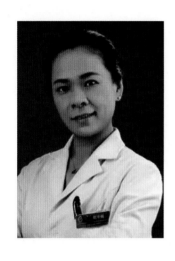 赵华巍　北京市海淀区妇幼保健院产前诊断中心副主任兼超声科主任，副主任医师，硕士，擅长及研究方向为产前超声诊断及出生缺陷防控。《中国超声医学杂志》第十三届编委，中国超声医学工程学会第三、四届妇产超声专业委员会及第一、二届生殖健康与优生优育专业委员会委员，中华预防医学会第一届残疾防控专业委员会委员，北京医学会超声医学分会第三届青年委员会及第九届委员会儿科学组青年委员，中国妇幼保健协会胎儿心脏病防治专业委员会委员，海峡两岸医药卫生交流协会遗传与生殖专业委员会第一届青年委员，北京妇幼保健与优生优育协会生殖与遗传学组委员，北京女医师协会第一、二届超声专业委员会委员，北京医师协会第二届超声专科医师分会理事。参与编写专著3部，发表研究论文10余篇，作为负责人参与完成国家级及北京市级课题5项。

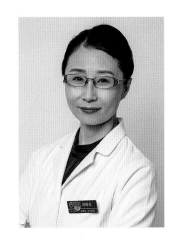

刘晓红　女，医学博士，主任医师，北京市海淀区妇幼保健院副院长。中华预防医学会残疾预防与控制专业委员会常务委员，北京妇幼保健与优生优育协会生殖与遗传学组组长，北京医学会生殖医学分会常务委员等。北京市科学技术委员会及首都医学科研发展专项评审专家，北京市健康科普专家。《医学综述》杂志第五届编委会常务编委，《中国研究型医院》编委，《中国生育健康杂志》《中国计划生育学杂志》审稿专家。以第一作者及通信作者发表核心期刊论文34篇，SCI论文13篇，出版译著3部及科普著作6部。主持及参与多项国家、北京市、海淀区级科研项目，海淀区属卫生系统"1151"人才工程首批学科骨干、学科带头人。曾荣获宋庆龄儿科医学奖，河南省教委科技成果一等奖、河南省科学技术进步二等奖。长期从事优生优育、医学遗传与产前筛查诊断、生殖健康及妇幼健康管理等方面的工作。

编委会

主　　编　赵华巍　刘晓红

副 主 编　张晓新　北京四季青医院

　　　　　王晓玲　北京市海淀区妇幼保健院

　　　　　李晓君　北京市海淀区妇幼保健院

　　　　　范宏艳　北京市海淀区妇幼保健院

编　　委　（以姓氏笔画为序）

　　　　　关　欣　北京市海淀区妇幼保健院

　　　　　李　琳　北京市海淀区妇幼保健院

　　　　　杨　敏　首都医科大学附属北京世纪坛医院

　　　　　迟文静　北京市海淀区妇幼保健院

　　　　　张　力　北京市海淀区妇幼保健院

　　　　　张新梅　北京市海淀区妇幼保健院

　　　　　周秀云　北京市海淀区妇幼保健院

　　　　　郑　帅　北京市海淀区妇幼保健院

　　　　　荣美玲　北京市海淀区妇幼保健院

　　　　　顾小宁　首都医科大学附属北京世纪坛医院

　　　　　梁甜甜　北京市海淀区妇幼保健院

　　　　　魏艳秋　北京市海淀区妇幼保健院

学术秘书　任晓琪　北京市海淀区妇幼保健院

　　　　　王梦雪　北京市海淀区妇幼保健院

　　　　　郝　娟　北京市海淀区妇幼保健院

序

提高人口素质是我国的一项基本国策，"十四五"规划纲要指出，把提升国民素质放在突出重要位置，把保障人民健康放在优先发展的战略位置，坚持预防为主的方针，为人民提供全方位全生命周期健康服务，加强孕前及孕产期健康服务，提高出生人口质量。

近些年来，超声检查技术飞速发展，很多新技术新业务被广泛应用于妇女保健及产前检查各个环节中，由于专业领域限制，妇产科临床及妇女保健等专业医师通常难以对各项超声检查目的、优势及术语进行全面系统了解，与此同时，超声专业医师对临床工作也缺乏足够认知。为促进各专业相互融合及交流，本书以临床工作为主线，将超声检查技术与临床工作紧密结合，做出了一些有益探索与实践。

妇女保健以维护和促进妇女健康为目的，预防为主，以保健为中心，加大健康教育工作力度，提高群众自我保健意识，做好妇女各期保健，降低孕产妇和围产儿死亡率，从而促进妇女身心健康。本书不仅仅是一本专业书籍，各位女性朋友阅读后也可以对婚前、孕前、孕期、产后的相关临床及超声检查内容有所了解，对妇女保健相关知识认知水平有所提升，为实现婚后的婚姻幸福、保证生育出健康的婴儿做好准备，实现优生优育。

本书作者均为妇幼保健领域骨干人才，在工作中积累了丰富的临床实战经验。基于为全生命周期健康服务理念，该书内容贯穿女性婚前、孕前、早孕期、中晚孕期及产后各时期，涵盖了妇女保健、生殖健康、计划生育、产前筛查及产前诊断等各相关领域超声诊断技术。本书编写过程中参考大量国内外文献，包含了丰富的专业理论知识，同时结合大量真实病例，全面系统地将报告书写、诊断思路及精美超声图像呈现给读者。本书具有很强的实用性，内容紧贴临床工作需求，超声医学、妇产科临床及妇女保健等各专业领域医师均可从中受益。

首都医科大学附属北京妇产医院北京妇幼保健院副院长、超声科主任

首都医科大学超声学系副主任

北京市妇产科超声国际科技合作基地负责人

前言

随着医学技术的快速发展，不断涌现的新设备、新技术促进了超声医学在妇产科中的应用，继而给相关从业人员尤其是超声人员带来了新的挑战。怎样将新的超声技术有效、合理、准确地应用，已成为当前医学界关注的重点问题。本书就是根据国家"第十四个五年规划"以及"健康中国2030纲要"，结合妇幼保健机构工作实际，阐述超声如何运用在妇产科领域，尤其是妇幼保健机构中，包括婚前、孕前、优生优育、孕期及产后的各个阶段，贯穿女性全生命周期管理的工作范畴。

本书编写过程中，纳入了北京市海淀区妇幼保健院超声科的"超人们"多年来在实际工作中积累的丰富病例以及临床诊断经验，呈现了多年来留存的大量超声图片。每一个病例都结合实际且有图有诊断，既有自己保健院的经验，也突出了全面的特点，适用的人群范围比较广，非常实用。本书在总结积累的妇幼保健机构涉及的超声案例的基础上，参考了大量国内外最新研究文献证据，理论和实践并重，内容全面，具有先进性和科学性。

全书内容从生命周期视角，包括超声检查在优生和产科中的应用，婚前与孕前超声检查，早孕期超声检查，中晚孕期超声检查，妊娠并发症和合并症，计划生育，超声引导介入产前诊断技术，产后超声检查，其中每个案例都从"临床资料、超声检查方法及所见描述、超声图像、超声诊断思路及检查注意事项"四个方面予以介绍，并配以超声图片及视频呈现，希望可以为同道们带来有益的帮助。本书主要以时间先后顺序来呈现案例，但在有的章节，为更好地分析超声诊断思路和对比，会同时例举早、中、晚孕期的案例，便于读者参考。当然，本书中阐述的知识点还有很多局限性或疏漏之处，敬请读者朋友们批评指正。

目录

第四章　中孕期胎儿系统超声筛查 …………………… 99

第一章　超声检查在优生和妇产科中的应用

一、概述

超声检查是利用人体对超声波的反射进行观察，是用弱声波照射到身体上，将组织的反射波进行图像化处理，对疾病进行诊断的一种医学影像检查。超声检查具有操作方便、无创、迅速、无痛苦和无辐射等优势，在临床上广泛应用。随着医疗水平的不断提升，超声检查在近半个世纪以来迅速发展，从早期的A型超声、M型超声、B型超声发展到今天的高清晰度实时灰阶超声、彩色多普勒超声、三维及四维超声成像等，可以为疾病的诊断提供可靠的数据支持，已经成为临床诊断不可缺少的检查手段，并在妇产科诊断和治疗中得到了广泛的应用。超声诊断新技术、新软件和新方法的不断呈现，拓展了超声在妇产科领域的应用，尤其是在妇幼保健机构，已经成为妇产科疾病诊断及妊娠女性产前检查的重要影像学方法，提升了疾病检出率和诊断准确率。

妇女儿童占我国总人口三分之二，妇女儿童健康是民族兴盛的基础，妇幼卫生水平的提高是社会文明进步和卫生事业发展的重要标志，发展妇幼保健事业是提高人民生活水平的重要保障。妇幼卫生工作方针是"以保健为中心，以保障生殖健康为目的，保健与临床相结合，面向群体、面向基层和预防为主"。加强妇幼卫生工作，对于提高全民族健康素质，促进经济发展和构建和谐社会具有重要意义。妇幼保健工作是以群体保健工作为基础，为妇女儿童提供健康教育、预防保健等公共卫生服务。在切实履行公共卫生职责的同时，开展与妇女儿童健康密切相关的基本医疗保健服务。在妇幼保健机构中，超声检查已经应用在婚前检查、孕前检查、孕期检查及产后各个阶段，以及女性全生命周期管理的工作范畴中。

二、超声检查在婚前、孕前的应用

生一个健康的宝宝，是每一位准妈妈的愿望，婚前、孕前的超声检查是一项不可缺少的检查项目，婚前医学检查、孕前医学检查均是《中华人民共和国母婴保护法》规定的母婴保健专项技术服务的重要内容，是提高出生人口素质、减少出生缺陷和残疾的一项预防措施。孕前健康体检是促进优生优育、预防出生缺陷一级预防的重要措施。强制婚前医学检查取消后，由于百姓的认知度和准新人自觉选择婚检的主动性不高，造成一些遗传性疾病和传染性疾病的延续和传播。通过宣教对计划妊娠的育龄夫妇进行免费孕前优生优育健康检查，是对婚前保健的有效补救。通过医学检查了解孕前健康状况、查找高危因素、发现有影响生育的疾病，及时进行预防、纠正、治疗，有效降低自然流产、胎儿畸形、死胎、早产、低体重儿等不良妊娠结局的发生，对可能发生妊娠合并症等高危妊娠，提出有利于健康和提高出生子代素质的个性化的指导和医学意见。同时继续加强孕前保健及优生优育知识宣传，提高百姓接受孕前检查的认知度，树立优生优育保健意识，主动参与接受孕前检查，有效降低出生缺陷的发生风险。孕前体检是一种有利于胎儿及孕妇的行为，对最终的妊娠结局和新生儿情况都有正面的影响．是有利于家庭和社会的行为，可以在一定程度上预防胎儿的先天性疾病和先天畸形及减少后期不良妊娠结局，对于家庭和谐以及人与社会的全面协调与可持续发展更具价值。

（一）婚前超声检查

婚前超声检查旨在评估男女生殖系统的健康状况，以及排除一些可能影响生育和健康的疾病和异常。婚前超声检查通常包括男性生殖系统和女性生殖系统超声两部分，具体检查项目和方法会根据个体情况而异。男性生殖系统超声可以评估男性生殖器官的大小、形态、位置和结构，检查睾丸、附睾、前列腺等器官的异常情况，排除精索静脉曲张、睾丸扭转、前列腺增生等疾病。女性生殖系统超声可以评估女性生殖器官的大小、形态、位置和结构，检查卵巢和子宫内膜的厚度和形态，排除子宫畸形、子宫肌瘤、卵巢囊肿、子宫内膜异位症等疾病。婚前超声检查可以帮助男女了解生殖健康状况，及时发现和治疗一些可能影响生育和健康的疾病。婚前超声检查还可以提高生育成功率和健康水平，为医生提供重要的诊断和治疗参考，为孕前制定个性化的生育保健和生育计划。

通过超声检查可以了解女性婚检人群常见妇科疾病的发病情况，做到早发现、早诊断、早治疗。妇科疾病涉及到阴道、子宫、输卵管、卵巢疾病等，近年来呈明显上升趋势。由于早期症状不明显不易发现，若症状加重不但严重威胁女性的健康，甚至影响妊娠分娩。定期的妇科检查对于预防和及时发现妇科疾病非常重要，可以有效地降低妇科疾病的发生。婚前医学检查能够及时发现一些无症状的常见妇科疾病，这些常见病虽然不影响结婚证的领取，若不及时发现并对症治疗，在以后的生活中给女性带来不必要的痛苦和麻烦，未及时发现的恶性疾病也会错过治疗的最佳时机，给患者带来痛苦，给家庭和社会造成一定的经济负担。在提升婚育质量的同时，提高百姓的健康意识、以及对婚前医学检查的认可和重视，为构建和谐家庭社会氛围起到积极的作用。

（二）孕前超声检查

孕前超声检查尤为重要，旨在评估女性生殖系统的健康状况，以及排除一些可能影响妊娠和胎儿健康的疾病和异常。孕前超声检查通常包括盆腔超声、乳腺超声、甲状腺超声等，具体检查项目和方法会根据个体情况而异。盆腔超声是孕前超声检查中最常见的也是最重要的，可以评估女性生殖器官的大小、形态、位置和结构，检查卵巢和子宫内膜的厚度和形态，排除子宫畸形、子宫肌瘤、卵巢囊肿、子宫内膜异位症等疾病。经阴道超声技术最适用于孕前妇科超声检查，孕前经阴道超声检查可以筛查出一般人群和存在风险因素的高危人群，针对存在风险因素的高危人群提供咨询指导或转诊指导等医疗保健服务，可以降低出生缺陷的发生风险。乳腺超声可以评估乳腺的结构和组织，排除乳腺肿块、乳腺增生等疾病。甲状腺超声可以评估甲状腺的大小、形态和结构，排除甲状腺结节、甲状腺肿大等疾病。孕前超声检查可以帮助女性了解自己的生殖相关的健康状况，及时发现和治疗一些可能影响妊娠和胎儿健康的疾病，根据检查结果医生做出优生优育咨询与指导，进一步提高妊娠成功率和胎儿健康水平。

随着二孩、三孩生育政策的放开，国家、社会、个人也极为关注生育质量，近些年随着结婚平均年龄的逐年升高，婚后出现不孕不育及新生儿病残率呈逐年上升趋势，孕前优生健康检查是预防出生缺陷的关键环节之一，是出生缺陷一级预防的重要手段。通过孕前优生健康检查可以从源头上早期识别导致出生缺陷等不良妊娠结局的风险因素，并提出针对性的医学建议和干预措施，有效减少出生缺陷和其他不良妊娠结局的发生。目前，婚后夫妇的生育量呈逐年减少趋势，对于生育质量的要求也越来越高。对备孕女性普及孕前优生健康检查可提高出生人口的综合素质，最大程度上避免或减少不良妊娠及新生儿先天缺陷的发生，对于促进家庭和睦起到了重要的作用。孕前超声检查对已婚备孕期女性进行身体检查和是否存在潜在妇科疾病提供诊断依据，为降低不良妊娠及新生儿先天性缺陷的发生率提供科学的参考。针对部分检出疾病的人群，及时根据其病情制定预防及治疗措施，由医务人员指导备孕女性在最佳状态和最适宜的时机受孕，为生育健康宝宝提供保障。

三、超声检查在出生缺陷三级预防的应用

出生缺陷是指婴儿出生前发生的身体结构、功能或代谢异常，可由遗传因素、环境因素或两者的相互作用引起，是导致早期流产、死胎、婴幼儿死亡和先天残疾的主要

原因。出生缺陷是全球公共卫生问题之一，每年有数百万婴儿出生时患有不同类型的出生缺陷，其中一些缺陷可能会导致婴儿死亡或终身残疾。出生缺陷病种繁多，病因复杂，目前已知的出生缺陷至少有8000～10000种。出生缺陷严重影响儿童的生存和生活质量，给患儿及其家庭带来巨大痛苦和经济负担。根据世界卫生组织估计，全球低收入国家的出生缺陷发生率为6.42%，中等收入国家为5.57%，高收入国家为4.72%。我国出生缺陷发生率与世界中等收入国家的平均水平接近，但由于人口基数大，每年新增出生缺陷病例总数庞大。我国出生缺陷总发生率约为5.6%，以全国年出生数1000万计算，每年新增出生缺陷约60万例。监测数据表明，我国围产期出生缺陷总发生率呈上升趋势，由2000年的109.79/万上升到2011年的153.23/万。

（一）出生缺陷的三级预防

出生缺陷预防比治疗更重要，积极实施出生缺陷"三级预防"，把好孕前、产前和新生儿筛查这三关，可最大限度防治出生缺陷。常见的出生缺陷包括心脏缺陷、唇裂和腭裂、神经管缺陷、先天性耳聋、先天性白内障、先天性肢体畸形等。出生缺陷的发生受到多种因素的影响，包括遗传因素、母体健康状况、孕期营养、药物和毒物暴露等。预防出生缺陷的关键在于提高孕妇的健康水平和孕期保健。孕前和孕期的营养、生活方式、药物和毒物暴露等都会影响胎儿的发育和健康。对于已经患有出生缺陷的婴儿，早期的诊断和治疗非常重要。一些出生缺陷可以通过手术或其他治疗方法得到纠正或改善，从而提高患儿的生活质量和预后。孕育一个健康的宝宝，是每个家庭的共同愿望。依据《中华人民共和国基本医疗卫生与健康促进法》第二十四条国家发展妇幼保健事业，建立健全妇幼健康服务体系，为妇女、儿童提供保健及常见病防治服务，保障妇女、儿童健康。国家采取措施，为公民提供婚前保健、孕产期保健等服务，促进生殖健康，预防出生缺陷。

出生缺陷的三级预防是指通过不同的措施，从不同的阶段预防出生缺陷的发生。三级预防包括以下三个层次：

1.一级预防　主要是通过改善孕前和孕期的生活方式和环境，预防出生缺陷的发生。具体措施包括：

（1）孕前保健：孕前保健是预防出生缺陷的重要措施，孕前保健包括婚前保健、孕前体检、营养指导、遗传咨询等。

（2）饮食营养：孕妇应该保持均衡的饮食，摄入足够的蛋白质、维生素、矿物质等营养素，避免过度或营养摄入不足。

（3）避免接触有害物质：孕妇应该避免接触有害物质，如化学物质、辐射、毒品等。

2. **二级预防** 主要是通过早期筛查和诊断，及时发现和治疗出生缺陷，防止其进一步发展和恶化。具体措施包括：

（1）孕期筛查：孕妇应该接受孕期筛查，包括唐氏综合征、神经管缺陷等。

（2）产前诊断：对于高危孕妇，应该进行产前诊断，如羊水穿刺、绒毛取样等。

3. **三级预防** 主要是通过早期干预和康复治疗，减轻出生缺陷对患儿的影响，提高其生活质量和预后。具体措施包括：

（1）早期干预：对于出生缺陷的患儿应进行早期干预，如手术、康复训练等。

（2）康复治疗：对于出生缺陷的患儿应进行康复治疗，如物理治疗、语言治疗等。

出生缺陷的三级预防是一个系统的、全面的预防措施，需要孕妇、医生、家庭和社会各方面的共同努力，才能有效预防和控制出生缺陷的发生。

（二）产前超声的应用现状

产前超声可以产前筛查和诊断部分异常胎儿，母胎血流动力学研究现已成为热点，同时胎儿宫内治疗也在突飞猛进。二维超声是检测胎儿先天缺陷及监测胎儿宫内生长发育的主要手段之一。随着计算机技术、微电子技术和图像处理技术的迅速发展，三维超声成像技术在医学上取得了巨大的发展，产科是目前三维超声应用范围较广泛的领域。与传统二维超声成像相比，三维超声成像在产科的应用具有以下明显的优势：二维超声获得的是胎儿某一断面图像，标准扫查平面的获得较为困难，且受胎位、羊水量等因素的影响，并对操作者的扫查手法提出很高的要求。三维超声通过对感兴趣区的扫查获得其立体超声图像数据库，使得超声扫描可以程序化、标准化，从而简化超声扫查的培训要求；三维超声能直观显示感兴趣区的立体结构，取代操作者凭经验重组二维图像的过程，且三维超声提供多种显示模式，表面成像能直观显示胎儿体表结构、透明成像能清晰显示胎儿脊柱等骨骼结构的整体形态及连续性、多平面成像可对感兴趣区进行多角度观察，并能快速得到诊断所需平面，尤其是二维超声难以获得的与探头表面平行的平面。

超声优异的图像质量及自动化容积技术的应用，保障了产前诊断的有效开展，特别是早、中孕期产前诊断的介入，可以及早发现问题和处理，减少患者的痛苦及临床的风险。早孕期的自动化技术可以帮助评估11周至13周6天的胎儿21三体、18三体及13三体等染色体异常的风险；中孕期可以对开放性脊柱裂的风险进行预测，灵活的三维、四维成像可以用于胎儿颜面部、中枢神经系统、脊柱的显示提高诊断的准确性，三维、四维成像显示更真实，能很好地被孕妇理解及接受。

根据需要选择不同显示模式及多种模式的配合，为胎儿畸形的诊断提供了重要依据，从而有助于提高诊断准确性。

（1）准确定位病变组织：三维超声成像可向医生提供病变组织在体内的空间位置及三维形态，从而为进行胎儿宫内超声导向介入性治疗手术提供帮助。

（2）精确测量：通过三维重建更容易获得测量所需标准平面，从而提高距离和周长等结构参数测量的准确性。更重要的是三维超声可直接获得二维超声无法测量的不规则物体体积，应用三维超声测量胎儿重要器官体积可有效评价胎儿生长发育状态。

（3）远程会诊、资料回顾性分析及教学：三维超声扫描获得的立体图像数据库可提供诊断所需超声切面图且图像具有空间关系。患者离开后，医生可提取数据库信息进行反复回顾分析或通过网络进行远程交流、会诊。

四、介入性超声检查

介入性超声是在超声显像引导下将穿刺针、导管、药物或操作器械等正确放置到所要到达的病灶、囊腔、体腔或经特定部位达到定性诊断和治疗目的的一种技术。介入性超声检查具有无创、无辐射、安全、简便等优点，不需要特殊的准备和麻醉，可以在门诊或超声科室进行。30多年来介入性超声已广泛应用在妇产科领域，使部分需要传统手术治疗的疾病得以保守治疗，免除手术痛苦。

五、胎儿心脏超声的产前应用

新生儿心脏畸形占我国新生儿缺陷的第一位，胎儿心脏超声检查是先天性心脏病诊断的首要方法，优异的图像及容积处理技术的应用对先心病的检出起着关键性的作用。时间空间相关成像通过采集胎儿心脏的三维和四维容积数据，结合多种成像模式检查胎儿心脏结构、血流的改变，对复杂性先心病的诊断可以更立体、直观。国内外学者首先采用A型和M型超声观察胎心和胎动，报道超声检查胎心反射，采用超声波观察正常胎儿心脏，后相继报道采用超声检查胎儿心血管结构生长发育的正常参数及产前心脏畸形的诊断。

在过去的20多年超声成像技术迅速发展，以胎儿二维超声心动图及彩色多普勒血流显像（CDFI）为最基本和最为重要的诊断模式，向多种成像模式发展，包括时间-空间相关成像技术（STIC）、实时三维超声心动图（RT-3DE）、断层超声显像技术（TUI）等成像模式，组织多普勒成像技术（DTI）、血流增强技术（E-flow）及速度向量成像技术（VVI）、应变及应变率、智能时间–空间相关成像技术（iSTIC）及胎儿心脏导航技术（FHN)）的成像模式和技术已在临床广泛应用和开展了深入的研究。同时对胎儿心血管疾病的诊断经验日趋丰富，产前详尽的胎儿超声心动图检查能够对绝大多数心血管畸形及胎儿心律失常做出可靠的诊断，并对胎儿心脏功能进行无创定量评估，对胎儿宫内介入治疗及围产期临床正确处理有重要的指导作用，胎儿超声心动图已经成为产前无创检测胎儿先天性心血管畸形及胎儿心律失常最为常用、最可靠的首选医学影像检查。

六、超声检查在盆底的应用

近年来，国际上妇科泌尿学已成为一个新的学科。30% 以上的妇女有不同程度的盆底功能障碍性疾病，妊娠和绝经是其主要原因，压力性尿失禁和盆腔器官脱垂是其主要临床表现。当腹压增大时，出现尿液的溢出，称为压力性尿失禁，由多次孕产史、绝经、肥胖、慢性病史（慢性肺病、糖尿病等）及妇科手术等多种原因会造成尿失禁的发生，其主要病因是盆底结构的松弛。盆底是相互关联的有机整体，由盆底肌肉、韧带等结缔组织支撑盆腔内的解剖结构，当盆底结构松弛时，会出现压力性尿失禁和盆腔器官脱垂等临床症状，已成为我国妇女最常见的慢性病之一，严重影响着患者的生活质量。随着社会经济发展，人类寿命延长，尿失禁的问题日益凸显，40岁以上的女性发病率为11.3%，绝经后的女性更高达40%。尿失禁已成为"社交癌"，严重影响着女性的生活质量及生存状态。预防"社交癌"，提高生活质量，对于尿失禁早期的预防及干预，可以起到很好的疗效。

盆底超声主要用于评估女性盆底器官的结构和功能，包括子宫、阴道、膀胱、直肠等器官的位置、形态和运动情况，以及盆底肌肉和韧带的张力和弹性等。盆底超声可以诊断一些盆底疾病，如尿失禁、盆腔器官脱垂、肛提肌及肛门括约肌损伤、肠疝等。盆底超声可以更清晰地观察盆底器官和肌肉的情况，尤其适用于产后女性的盆底检查。可以了解女性盆底器官和肌肉的状况，及时发现和治疗一些可能影响女性生活质量和健康的疾病。同时，盆底超声也可以为医师提供重要的诊断和治疗参考，帮助医师制定个性化的治疗方案和康复计划。盆底以往主要依靠核磁检查，但目前盆底超声已成为新兴的诊断工具，因其无创性、实时、可重复及费用低等优点而被广泛应用于盆底功能障碍性疾病的诊断及治疗后的疗效评估。

盆底超声通过三维容积数据采集显示多个切面，实时动态观察盆底解剖结构，可以观察更清晰的图像，全面评价盆底结构的状态及功能，为临床的疾病诊断提供有效的信息。对于压力性尿失禁的治疗，早期采取生活方式干预及盆底肌肉锻炼，可以缓解症状；对于严重的患者，需要进行手术治疗，放置无张力吊带，维持尿道的正常结构及功能，盆底超声也可以用于术前判断及术后的疗效评估，是最方便、快捷、有效的检查方式。

随着社会经济的快速发展和医疗保健服务水平的提高，我国婴儿死亡率和5岁以下儿童死亡率持续下降，危害儿童健康的传染性疾病逐步得到有效控制，出生缺陷问题却日益凸显，成为影响儿童健康和出生人口素质的重大公共卫生问题。产前筛查和产前诊断是干预胎儿出生缺陷的有效手段，加强出生缺陷防治，提高孕期严重出生缺陷发现率，提高产前筛查服务覆盖率，提高产前诊断水平有利于降低婴儿死亡率，提高出生人口素质，促进家庭幸福和社会和谐发展。超声检查在婚前、孕前、产前、产后涉及出生缺陷三级预防的全过程中都具有重要的作用。

（刘晓红　张晓新）

第二章　婚前与孕前超声检查

第一节　婚前超声检查

一、检查技术

（一）检查仪器

选用凸阵探头，频率为2.0～5.0MHz；选用阴道探头，频率为4.0～9.0MHz。

（二）检查方式

1. **经阴道超声检查**　适用于有性生活史，需要观察子宫内膜、宫腔*、子宫肌壁及双附件区病变的患者。常用探头频率为4.0～9.0MHz。

2. **经腹部超声检查**　需要适度充盈膀胱，适用于无性生活史、巨大子宫肌瘤、全子宫增大等不适宜行经阴道超声检查的患者。常用探头频率为2.0～5.0MHz。

3. **经直肠超声检查**　适用于无性生活史、阴道痉挛、阴道狭窄与闭锁等且经腹部超声检查显示不清的患者。常用探头频率为4.0～9.0MHz。

（三）检查体位

1. **经腹部检查**　受检者需要适度充盈膀胱，平躺于检查床上，取仰卧位，在耻骨联合上方扫查。

2. **经阴道检查**　受检者需要排空膀胱，铺一次性检查巾后平躺于检查床上，取截石位，充分暴露会阴，经阴道扫查。无性生活史、阴道畸形、严重阴道感染者不宜使用。

3. **经直肠检查**　受检者需要排空大便，铺一次性检查巾后平躺于检查床上，取左侧卧位或截石位，经直肠扫查。

（四）检查步骤

1. **经阴道（经直肠）妇科超声检查**　从阴道外口（肛门）开始，依次检查阴道、

---

* 宫腔指子宫腔，同理，后文所述宫颈、宫体指子宫颈、子宫体部。

宫颈、宫体、右侧卵巢、左侧卵巢；每个部位先做矢状面扫查，再做横切面等多切面扫查；附件区先扫查右侧，再扫查左侧。

2. 经腹部妇科超声检查 先做矢状切面扫查，再做横切面等多切面扫查；依次观察阴道、宫颈、宫体；附件区先扫查右侧，再扫查左侧。

3. 规范化检查 第一步：显示阴道的矢状切面；第二步：显示宫颈的矢状切面；第三步：显示宫体的矢状切面及横切面；第四步：动态扫查双侧附件区，从子宫横切面开始扫查，先扫查右附件区，再回到子宫横切面，随后扫查左附件区。

观察内容包括子宫宫体及宫颈大小、形态，内膜厚度及回声，宫腔、肌壁及双附件区有无异常回声及占位，占位位置、大小、形态、回声特点、与周围结构的关系及血流分布情况，必要时测量频谱多普勒的血流参数。

二、检查目的和内容

（一）检查目的

对准备结婚的女性进行超声检查，以便发现疾病，保证婚后的婚姻幸福，尤其是需要检出婚前双方需要知晓可能对婚姻及生育产生不良影响的相关疾病。

（二）检查内容

1. 经阴道检查切面及超声所见

（1）阴道矢状切面：阴道呈线样强回声，位于尿道及膀胱后方（图2-1-1）。

（2）宫颈矢状切面：宫颈一般长度在3cm左右（图2-1-2）。

（3）宫体矢状切面：需要观察宫体大小、形态、肌层回声、内膜厚度及回声（图2-1-3）。

（4）子宫横切面（图2-1-4）。

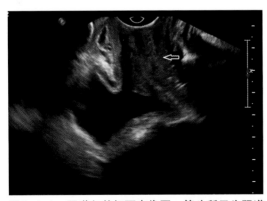

图2-1-1 阴道矢状切面声像图，箭头所示为阴道线样强回声

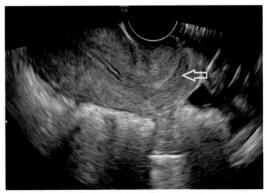

图2-1-2 宫颈矢状切面声像图，箭头所示为宫颈回声

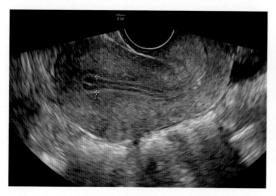

图2-1-3　宫体矢状切面声像图

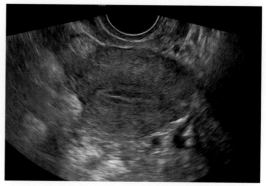

图2-1-4　子宫横切面声像图

（5）双侧卵巢长轴切面：观察卵巢大小、形态是否正常，周边及内部有无异常回声及占位（图2-1-5）。

2. 经腹部检查切面及超声所见

（1）可同时留取阴道、宫颈和宫体的正中矢状切面（图2-1-6、图2-1-7、图2-1-8）。

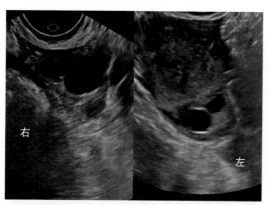

图2-1-5　双侧卵巢长轴切面声像图

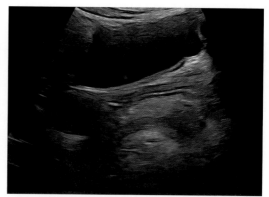

图2-1-6　阴道正中矢状切面声像图

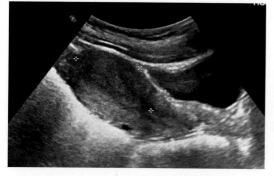

图2-1-7　宫颈正中矢状切面声像图

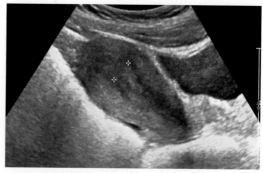

图2-1-8　宫体正中矢状切面声像图

（2）子宫、宫体横切面（图2-1-9）。

（3）双侧卵巢长轴切面（图2-1-10）。

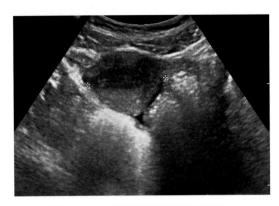 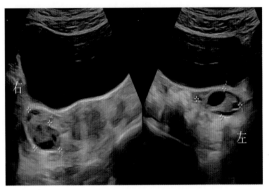

图2-1-9　子宫宫体横切面声像图　　　　图2-1-10　双侧卵巢长轴切面声像图

3. 测量参数

（1）测量子宫大小：在子宫宫体的正中矢状切面测量宫体的长径和厚径（图 2-1-11）；将探头旋转90°，在子宫宫角下方、宫体横切面测量宫体的宽径（图 2-1-12）；建议以cm为单位。

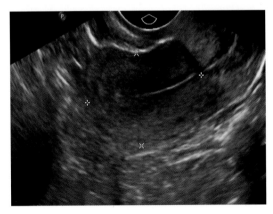 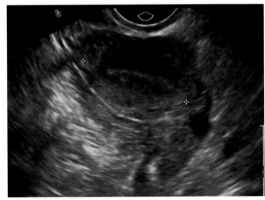

图2-1-11　测量宫体长径和厚径　　　　　图2-1-12　测量宫体宽径

（2）测量子宫内膜厚径：在宫体正中矢状切面，垂直于子宫内膜中线测量双层内膜外侧边缘之间的最大厚径（图2-1-13）；建议以mm为单位，保留小数点后一位数；如果存在宫腔积液，应分别测量两个单层内膜厚径并相加（图2-1-14）；存在宫腔病变时，应记录包含病变在内的内膜总厚度（图2-1-15）；病变为黏膜下肌瘤时，测量内膜厚度不应包括黏膜下肌瘤（图2-1-16）；如果内膜与肌层交界面不清楚（图 2-1-17），应描述为"无法测量"。

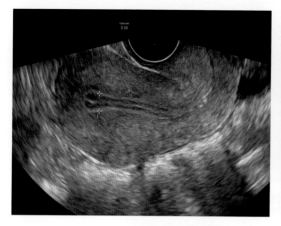

图2-1-13　测量子宫内膜厚径

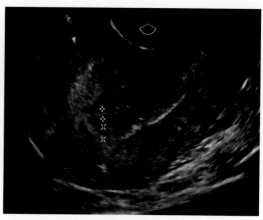

图2-1-14　存在宫腔积液时测量子宫内膜厚径

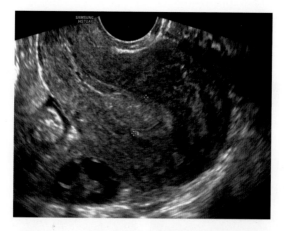

图2-1-15　存在宫腔病变时测量子宫内膜厚径

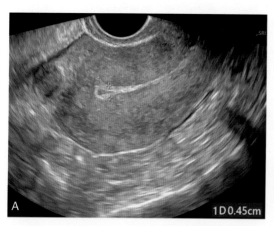
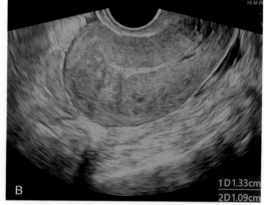

图2-1-16　A. 存在黏膜下肌瘤时测量没有黏膜下肌瘤处子宫内膜厚径；B. 测量黏膜下肌瘤大小

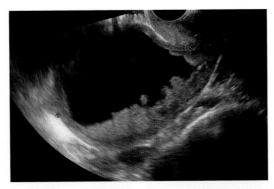

图2-1-17　内膜与肌层交界面不清楚时"无法测量"子宫内膜厚径

（3）测量卵巢：卵巢无异常时不要求常规测量大小；如有异常或需要获取相关测值，应测量三个径线；在卵巢最大长轴切面测量长径，垂直于卵巢长轴测量厚径（图2-1-18）；将探头旋转 90°，在卵巢最大横切面测量卵巢的宽径（图2-1-19）；建议以 cm 为单位。

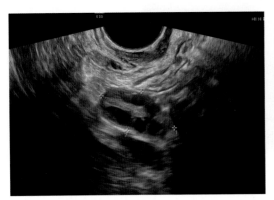

图2-1-18　测量卵巢长径、厚径

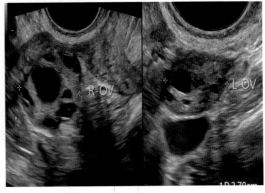

图2-1-19　测量卵巢宽径

L-OV：左卵巢；R-OV：右卵巢

（三）示例

案例 1　子宫及双附件区未见明显异常回声

【临床资料】

李×，女，25岁，于月经周期第23天进行常规婚前超声检查，无不适，既往月经周期28～30天。

【超声检查方法及所见描述】

经腹部妇科超声检查，超声描述：子宫前位，宫体大小5.0cm×4.4cm×3.6cm，外形规则，肌层回声均匀，内膜厚约11.0mm，回声均匀；宫颈形态及回声未见明显异常；

双侧卵巢大小、形态正常，双附件区未见明显异常回声；CDFI：子宫及双附件区未见明显异常血流信号。超声提示：子宫及双附件区未见明显异常。

【超声图像】

见图2-1-20～图2-1-23。

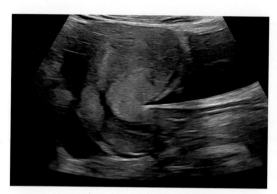

图2-1-20　宫颈矢状切面

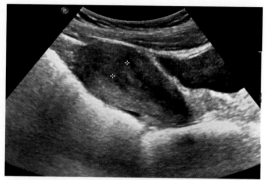

图2-1-21　子宫宫体矢状切面，测量内膜厚径

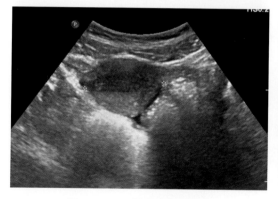

图2-1-22　子宫宫体横切面

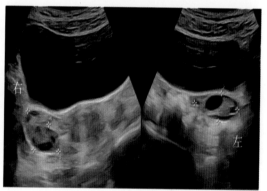

图2-1-23　双侧卵巢长轴切面

【超声诊断思路及检查注意事项】

检查时各切面要动态连续扫查，每个部位都要扫查到位，尤其是宫体的横切面，要清楚显示两侧宫角，有助于判断子宫畸形。

案例2　子宫畸形——始基子宫

【临床资料】

张×，女，20岁，因"原发性闭经"就诊。患者至今未来过月经，无腹痛及其他不适，肛门指检探查子宫体积小。

【超声检查方法及所见描述】

经直肠妇科超声检查，超声描述：盆腔内未探及正常子宫回声，膀胱后方探及一宫体样回声，大小1.8cm×1.0cm×0.9cm，外形规则，肌层回声均匀，未探及明显内膜样回声；宫颈长度约为2.5cm，回声均匀，阴道可显示；双侧卵巢大小、形态正常，双附件区未见明显异常回声；CDFI：子宫及双附件区未见明显异常血流信号。超声提示：子宫畸形——始基子宫。

【超声图像】

见图2-1-24、图2-1-25。

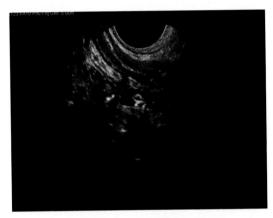
图2-1-24 宫颈矢状切面

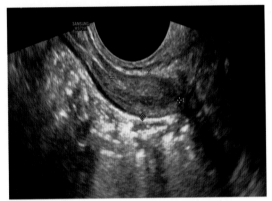
图2-1-25 子宫宫体矢状切面

【超声诊断思路及检查注意事项】

1. 始基子宫的宫体很小，一般纵径＜2.0cm、横径＜1.0cm，宫颈与宫体难分辨，内膜线显示不清，需要观察有无阴道回声，双侧卵巢多无异常。

2. 鉴别诊断：①先天性无子宫：盆腔内未见子宫回声，临床可通过肛诊鉴别；②幼稚子宫：临床多表现为月经不规律，超声显示宫体各径线偏小，但可探及内膜回声，宫颈长度与宫体长度接近。

案例3 子宫畸形——幼稚子宫

【临床资料】

王×，女，24岁，因"月经稀发"就诊，患者无其他不适。

【超声检查方法及所见描述】

经腹部妇科超声检查，超声描述：子宫前位，宫体大小约3.5cm×2.9cm×1.9cm，形态规则，肌层回声均匀，内膜厚约3.0mm；宫颈长度约为3.6cm，回声均匀，阴道可显示；双侧卵巢大小、形态正常，双附件区未见明显异常回声；CDFI：子宫及双附件区未见明显异常血流信号。超声提示：子宫畸形——幼稚子宫。

【超声图像】

见图2-1-26～图2-1-28。

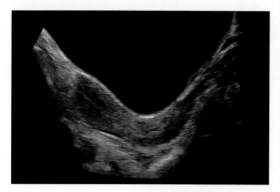

图2-1-26　**宫颈矢状切面**

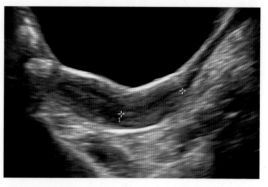

图2-1-27　**子宫宫体矢状切面**

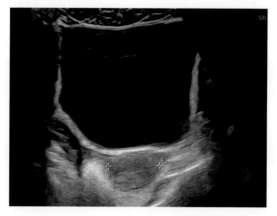

图2-1-28　**子宫宫体横切面**

【超声诊断思路及检查注意事项】

1. 幼稚子宫子宫结构和形态正常，但体积偏小，可探及内膜线回声，宫颈长度与宫体长度接近，伴有或不伴有卵巢发育不全。

2. 鉴别诊断：①先天性无子宫：盆腔内未见子宫回声，临床可通过肛诊鉴别；②始基子宫：子宫体积明显小于正常，无明显内膜线回声，而幼稚子宫可探及内膜线回声。

案例4　子宫畸形——先天性无子宫

【临床资料】

齐×，女，23岁，因"原发性闭经"就诊。肛门指检仅能摸到腹膜皱褶，未探及子宫。

【超声检查方法及所见描述】

经腹部、会阴及直肠妇科超声检查，超声描述：盆腔内未探及明确宫体、宫颈及阴道回声；双侧卵巢大小、形态正常，双卵巢内均未探及优势卵泡，内均见10个左右大小不等无回声，无回声最大直径均约为0.5cm，紧邻左卵巢外上方见3.2cm×1.1cm条状中等回声，紧邻右卵巢外上方见2.7cm×1.0cm条状中等回声，CDFI：其内可见血流信号。

超声提示：子宫畸形——先天性无子宫；双侧卵巢外上方条状中等回声（双侧输卵管可能）。

【超声图像】

见图2-1-29～图2-1-33。

【超声诊断思路及检查注意事项】

1. 盆腔多切面扫查未见子宫回声，常合并先天性无阴道及泌尿系统异常，此类患者卵巢发育多为正常。

2. 鉴别诊断：①始基子宫：子宫体积明显小于正常大小，常藏于膀胱后方，无明显内膜线回声，且泌尿系统发育正常；②幼稚子宫：子宫体积偏小，可见内膜线回声。

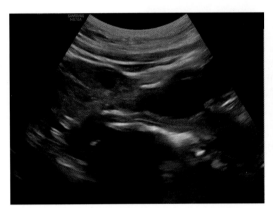

图2-1-29 盆腔声像图一（经腹部）

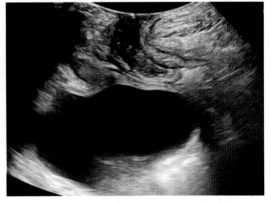

图2-1-30 盆腔声像图二（经会阴）

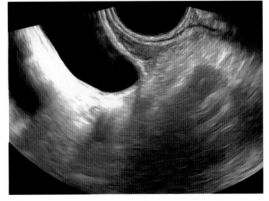

图2-1-31 盆腔声像图三（经直肠）

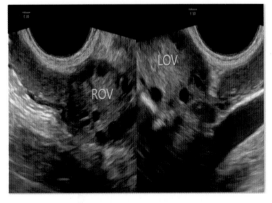

图2-1-32 双侧卵巢长轴切面（经直肠）

ROV：右卵巢；LOV：左卵巢

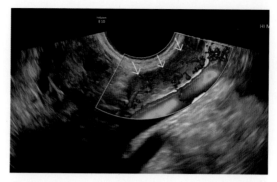

图2-1-33　卵巢外上方条状中等回声（白色箭头所示），CDFI示内部可见血流信号（经直肠）

案例5　子宫畸形——双子宫

【临床资料】

周×，女，26岁，于月经周期第16天进行常规妇科超声检查，无不适，既往月经周期30～32天。

【超声检查方法及所见描述】

经阴道妇科超声检查，超声描述：盆腔内可见两个宫体回声，右侧宫体大小约5.8cm×3.8cm×3.4cm，内膜厚约7.2mm，左侧宫体大小约5.9cm×4.0cm×3.4cm，内膜厚约6.5mm，肌层回声均匀；可见两个宫颈管回声，回声均匀；双侧卵巢大小、形态正常，双附件区未见明显异常回声；CDFI：子宫及双附件区未见明显异常血流信号。超声提示：子宫畸形——双子宫。

【超声图像】

见图2-1-34～图2-1-36。

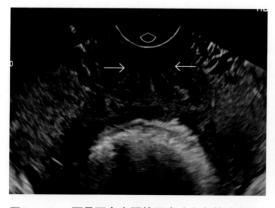

图2-1-34　可见两个宫颈管回声（白色箭头所示）

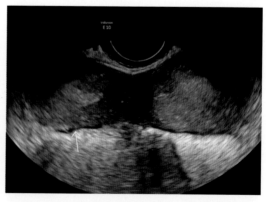

图2-1-35　可见两个宫体回声（白色箭头所示）

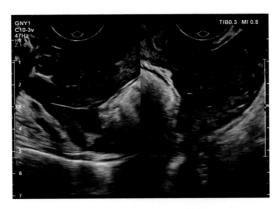

图2-1-36　双侧卵巢长轴切面

【超声诊断思路及检查注意事项】

1. 双子宫在横切面显示时最为清晰，可见两个子宫宫体回声且两者间有明显的凹陷达宫颈部，两个宫体及内膜回声互相独立，两个宫颈相邻但宫颈管回声完全分开。

2. 鉴别诊断：需要与完全性纵隔子宫相鉴别。完全型纵隔子宫宫体横切面时横径增宽，宫腔正中可见带状低回声将宫腔分隔为左、右两部分，分隔上起自宫底，下达宫颈内口，使内膜呈"V"字形，与双子宫最重要鉴别点为完全性纵隔子宫宫底部子宫浆膜层是连续的，而双子宫两个宫体宫底间不连续，可见明显凹陷达宫颈部。

案例6　子宫畸形——完全性纵隔子宫

【临床资料】

张×，女，28岁，因"痛经"就诊。

【超声检查方法及所见描述】

经阴道妇科超声检查，超声描述：子宫后位，宫体大小6.1cm×5.3cm×3.9cm，形态欠规则，肌层回声均匀，宫底横径较宽，横切面显示宫腔正中可见带状低回声分隔，上起自宫底，下达宫颈内口，内膜呈"V"字形，左侧内膜厚约8.0mm，右侧内膜厚约8.2mm；可见一个宫颈管回声，回声均匀；双侧卵巢大小形态正常，双附件区未见明显异常回声；CDFI：子宫及双附件区未见明显异常血流信号。超声提示：子宫畸形——完全性纵隔子宫。

【超声图像】

见图2-1-37～图2-1-39。

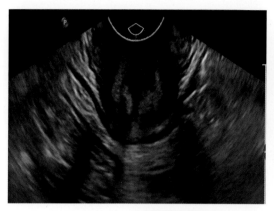

图2-1-37　宫颈横切面

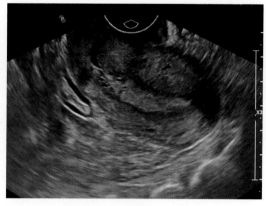

图2-1-38　宫体矢状切面

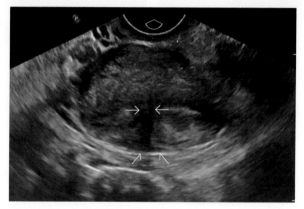

图2-1-39　宫体横切面显示子宫正中带状低回声分隔（白色箭头所示），宫底部子宫浆膜层连续（黄色箭头所示）

【超声诊断思路及检查注意事项】

1. 超声诊断要点：子宫宫体形态欠规则，横径增宽，宫腔正中可见带状低回声分隔，分隔上起自宫底，下达宫颈内口，内膜呈"V"字形，伴或不伴双宫颈、双阴道。

2. 鉴别诊断：①不完全性纵隔子宫：宫腔正中带状低回声分隔自宫底延伸至宫腔的任意一段，但始终未到达宫颈内口，使内膜呈"Y"字形；②双子宫：盆腔可探及两个独立的子宫宫体回声，可见两个完整清晰的内膜回声，多伴有双宫颈、双阴道。检查时可以着重注意子宫宫底部浆膜层是否连续，有助于区分双子宫与纵隔子宫。

案例7　子宫畸形——不完全性纵隔子宫

【临床资料】

王×，女，28岁，于月经周期第24天进行常规妇科超声检查，无不适，既往月经周期26～30天。

【超声检查方法及所见描述】

经阴道妇科超声检查，超声描述：子宫前位，宫体大小5.4cm×5.3cm×3.7cm，形态欠规则，肌层回声均匀，宫底横径较宽，横切面显示宫腔正中可见带状低回声分隔，上起自宫底，下达宫腔中上段，内膜呈"Y"字形，内膜厚约10.2mm；可见一个宫颈管回声，回声均匀；双侧卵巢大小、形态正常，双附件区未见明显异常回声；CDFI：子宫及双附件区未见明显异常血流信号。超声提示：子宫畸形——不完全性纵隔子宫。

【超声图像】

见图2-1-40、图2-1-41。

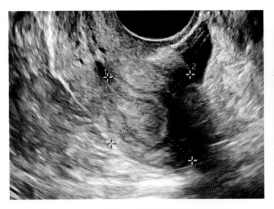 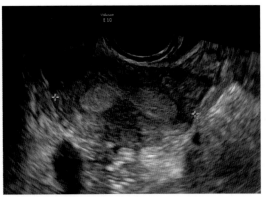

图2-1-40　宫颈、子宫宫体矢状切面　　　　图2-1-41　子宫宫体横切面

【超声诊断思路及检查注意事项】

1. 超声诊断要点：子宫宫体形态尚规则，横径增宽，宫腔正中可见带状低回声分隔，分隔自宫底延伸至宫腔的任意一段，但始终未到达宫颈，使内膜呈"Y"字形。

2. 鉴别诊断：①完全性纵隔子宫：宫腔正中低回声分隔自宫底延续至宫颈内口，使内膜呈"V"字形，伴或不伴双宫颈双阴道。不完全性纵隔子宫宫腔正中分隔延伸至宫腔任一段，但未达宫颈内口，内膜呈"Y"字形。②弓形子宫：子宫底部外形正常，宫底部肌层增厚突向宫腔导致内膜在宫底部略向宫体部凹陷，三维子宫冠状切面以左、右两侧宫角顶端连线作为基准线，弓形子宫内膜下凹深度通常<10mm，而不完全性纵隔子宫宫腔正中可见深达宫腔任一段带状分隔。③双角子宫：子宫宫底外缘向宫体部凹陷使宫底部呈双角，此为最显著鉴别点。

案例8　子宫畸形——双角子宫

【临床资料】

何×，女，28岁，因外院检查可疑"双角子宫"就诊，无不适。

【超声检查方法及所见描述】

经阴道妇科超声检查，超声描述：子宫后位，宫体大小、约4.6cm×4.5cm×3.3cm，形态不规则，子宫底部凹陷呈双角，凹陷深度＞1cm，内膜呈"V"字形，于宫颈内口上方约1.6cm处汇合，左侧宫角处内膜厚约7.2mm，右侧宫角处内膜厚约8.0mm，肌层回声均匀；可见一个宫颈管回声，回声均匀；双侧卵巢大小、形态正常，双附件区未见明显异常回声；CDFI：子宫及双附件区未见明显异常血流信号。超声提示：子宫畸形——双角子宫。

【超声图像】

见图2-1-42～图2-1-44。

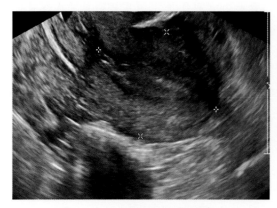

图2-1-42　**子宫宫体矢状切面**

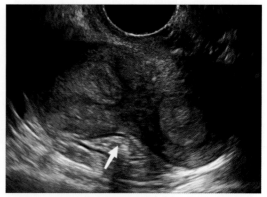

图2-1-43　**子宫宫体横切面显示子宫底部凹陷（白色箭头所示）**

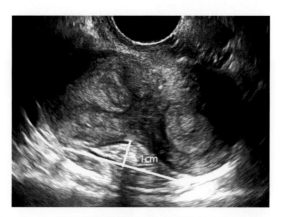

图2-1-44　**子宫宫体横切面显示子宫底部凹陷深度＞1cm**

【超声诊断思路及检查注意事项】

1. 超声诊断要点：子宫形态不规则，横径增宽，宫底部可见凹陷呈双角，双角内分别见子宫内膜回声，宫体下段、宫颈水平表现多无异常。

2. 鉴别诊断：①不完全性纵隔子宫：宫底部外形正常，未见明显凹陷，此为最重要的鉴别点，宫腔正中可见带状低回声分隔；②双子宫：两个宫体完全分离，为双宫颈、双单角子宫。

案例 9　子宫畸形——单角子宫并残角子宫

【临床资料】

赵×，女，28岁，因"月经不调"就诊。

【超声检查方法及所见描述】

经阴道妇科超声检查，超声描述：子宫前位，宫体大小6.7cm×6.0cm×3.7cm，形态欠规则，肌层回声尚均匀，子宫宫体向左侧稍弯曲，宫底仅见左侧宫角回声，内膜呈管状，厚约3.0mm，近子宫峡部右侧可见大小约2.7cm×1.2cm一肌性结构向外突出，其内未见明显内膜样回声；可见一个宫颈管回声，回声均匀；双侧卵巢大小、形态正常，双附件区未见明显异常回声；CDFI：子宫及双附件区未见明显异常血流信号。超声提示：子宫畸形——左侧单角子宫、右侧残角子宫。

【超声图像】

见图2-1-45～图2-1-48。

【超声诊断思路及检查注意事项】

1. 检查过程中要注意残角的类型：①残角子宫有宫腔并与单角子宫宫腔相通；②残角子宫有宫腔，但与单角子宫宫腔不相通（图2-1-49）；③实体残角，内未见内膜回声，以纤维带连于单角子宫。

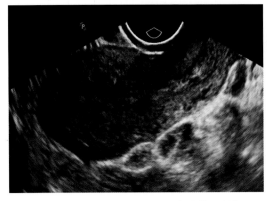

图2-1-45　宫颈、左侧单角子宫宫体矢状切面

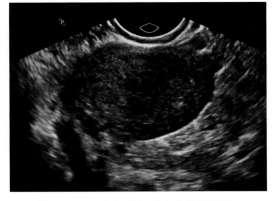

图2-1-46　左侧单角子宫宫体横切面

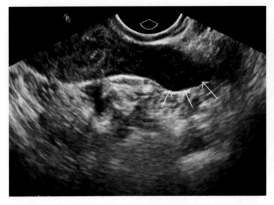 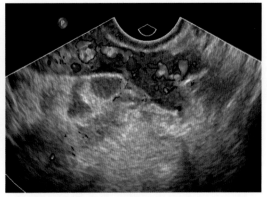

图2-1-47　残角子宫（白色箭头所示），内未见
明显内膜样回声

图2-1-48　残角（CDFI）

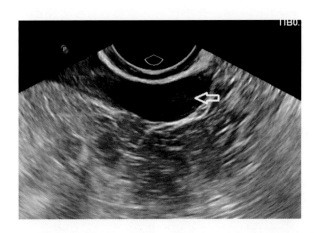

图2-1-49　残角子宫有宫腔（白色箭头所示），但与单角子宫宫腔不相通

2. 鉴别诊断：①浆膜下肌瘤：浆膜下肌瘤形态规则，有包膜，可从子宫任何部位发出，周边可探及包绕血流信号；残角子宫呈条索状，无包膜，多从子宫峡部侧壁发出，部分可探及内膜回声，内部见少许血流信号。②卵巢来源的实性占位：将探头加压，注意观察条索状低回声与子宫及卵巢的位置关系，残角子宫无法与子宫分离，而来源于卵巢的实性占位与卵巢无法分离，此外通过观察血供的来源亦可进行鉴别。

案例 10　子宫肌瘤

【临床资料】

郑×，女，28岁，因"子宫肌瘤"就诊。患者体检发现子宫肌瘤1年，现复查肌瘤大小。

【超声检查方法及所见描述】

经阴道妇科超声检查，超声描述：子宫后位，宫体大小5.3cm×4.9cm×4.6cm，外形规则，内膜厚约3.2mm，子宫后壁肌层可见范围约2.1cm×1.7cm不均质低回声，边界清晰，CDFI：周边见包绕血流信号；双侧卵巢大小、形态正常，双附件区未见明显异常回声。超声提示：超声图像符合子宫肌瘤（肌壁间）。

【超声图像】

见图2-1-50。

【超声诊断思路及检查注意事项】

1. 子宫肌瘤诊断需要根据肌瘤与肌层及宫腔关系进行位置及类型描述判定（图2-1-51～图2-1-54）：完全或大部分位于宫腔内的为黏膜下肌瘤，非完全位于宫腔的黏膜下肌瘤超声描述时需要说明"大部分位于宫腔内，少部分位于肌层"，以利于临床手术方案的考量；完全或大部分位于肌壁内的为肌壁间肌瘤，非完全位于肌壁内的肌壁间肌瘤超声描述时需要说明"大部分位于肌壁，少部分突向宫腔或外突"，并对较大肌瘤与浆膜层及内膜关系进行描述，如较大肌壁间肌瘤突向宫腔时，常位于内膜下方并挤压内膜向宫腔内突出，该类患者常有月经量增多表现，超声详细描述利于临床疾病诊断；完全或大部分向子宫外突出肌瘤为浆膜下肌瘤，非完全外突肌瘤亦需要详细描述部位。

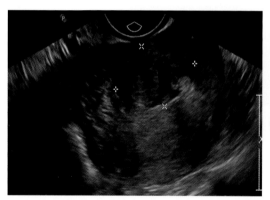

图2-1-50　肌壁间子宫肌瘤

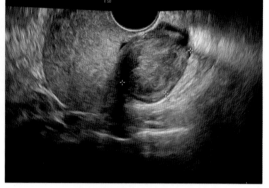

图2-1-51　浆膜下子宫肌瘤（非本例）

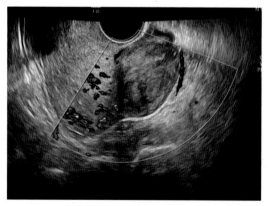

图2-1-52　浆膜下子宫肌瘤CDFI（非本例）

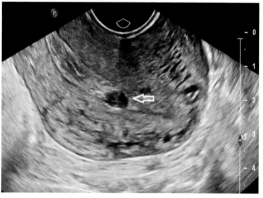

图2-1-53　黏膜下子宫肌瘤（非本例）

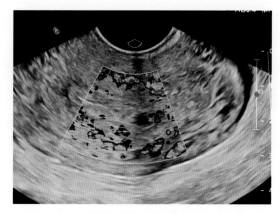

图2-1-54　**黏膜下子宫肌瘤CDFI（非本例）**

2. 鉴别诊断：①黏膜下肌瘤需要与子宫内膜息肉样病变相鉴别：子宫内膜息肉样病变多为宫腔内中等偏高回声，无明显包膜，内部可见来自肌层穿入样血流信号；而黏膜下肌瘤多为低回声，可见包膜，周边可见来自肌层包绕血流，内部可见少许点状血流。②黏膜下肌瘤需要与子宫内膜癌相鉴别：子宫内膜癌多发生于围绝经期及绝经后，超声表现为内膜不均匀增厚、回声不均，局部可呈低回声并与肌层分界欠清晰，其内可见不规则较丰富血流信号，RI常<0.4；黏膜下肌瘤多发生于育龄期妇女，与周边内膜分界较清晰，可见包膜，周边可见包绕血流，RI>0.4。

案例11　子宫腺肌症（腺肌瘤）

【临床资料】

秦×，女，25岁，因"痛经"就诊。查体子宫体积增大。

【超声检查方法及所见描述】

经阴道妇科超声检查，超声描述：子宫后位，宫体呈球形增大，宫体大小6.3cm×5.7cm×5.5cm，前后壁不对称，后壁肌层增厚，厚约3.0cm，弥漫性回声增粗增强，可见多个小无回声，分布不均匀，子宫内膜厚约7.0mm；双侧卵巢大小、形态正常，双附件区未见明显异常回声；CDFI：子宫后壁肌层病灶内可见散在短线样血流信号。超声提示：子宫增大，子宫后壁异常回声——子宫腺肌症可能。

【超声图像】

见图2-1-55～图2-1-60。

【超声诊断思路及检查注意事项】

1. 子宫腺肌症（腺肌瘤）多伴有月经量增多、不同程度的痛经等临床症状。

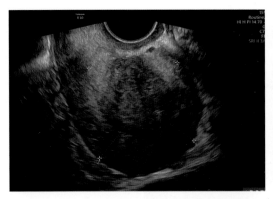

图2-1-55　子宫腺肌症一，后壁肌层增厚

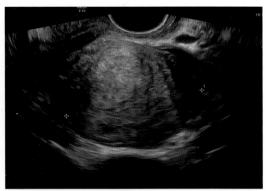

图2-1-56　子宫腺肌症二，后壁肌层增厚

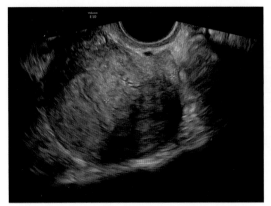

图2-1-57　子宫腺肌症三，后壁肌层增厚

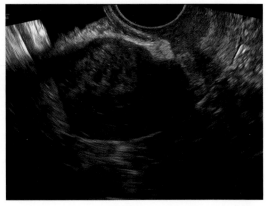

图2-1-58　子宫腺肌瘤一（非本例），前壁肌层增厚

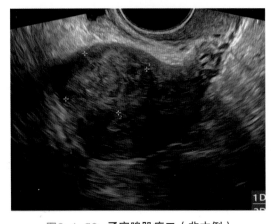

图2-1-59　子宫腺肌瘤二（非本例）

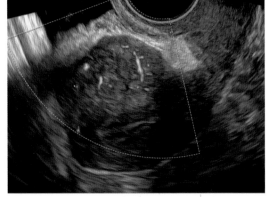

图2-1-60　子宫腺肌瘤三（非本例）

2. 超声表现为子宫肌层局灶性增厚、回声不均，部分可见扇形分布声影，病灶肌层内可见散在小无回声。子宫腺肌症病灶处无明显边界，腺肌瘤病灶边界较腺肌症清晰；腺肌症周边未见包绕血流，其内见散在短线样血流，腺肌瘤周边可探及包绕血流。

3. 鉴别诊断：①子宫腺肌瘤需要与子宫肌瘤（肌壁间）相鉴别：前者因子宫内膜局限性侵入肌层并导致肌纤维增生所致，无明显包膜，病灶边界欠清晰，内部多为散在短线样血流，少数周边可探及包绕血流；后者有包膜，与肌层分界清晰，周边可见半环状血流信号。②子宫腺肌症需要子宫肌瘤囊性变相鉴别：子宫腺肌症可表现为局部回声不均，内见散在相通的小囊腔；子宫肌瘤囊性变要注意询问病史，一般肌瘤较大，有明显的边界，周边可见包绕血流信号。

案例 12　卵巢内膜异位囊肿

【临床资料】

张×，女，28岁，因"痛经"就诊。

【超声检查方法及所见描述】

经阴道妇科超声检查，超声描述：子宫前位，宫体大小5.4cm×4.7cm×3.2cm，形态规则，子宫内膜厚约3.2mm，肌层回声尚均匀；右侧卵巢大小、形态正常，左卵巢内见6.1cm×3.4cm均匀弱回声包块，内见细密点状回声，CDFI：包块内部及周边未见明显血流信号。超声提示：左卵巢囊性包块（子宫内膜异位囊肿可能）。

【超声图像】

见图2-1-61、图2-1-62。

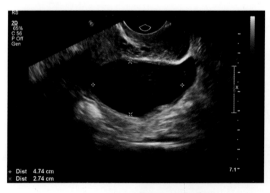

图2-1-61　**左卵巢囊性包块声像图**

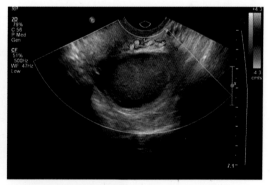

图2-1-62　**左卵巢囊性包块（CDFI）**

【超声诊断思路及检查注意事项】

1. 此类患者多伴有痛经，卵巢子宫内膜异位囊肿大小及回声随月经周期可有变化，囊壁稍厚，内透声不清晰，周边没有血流信号。

2. 鉴别诊断：①囊性畸胎瘤：内部可见强回声或者短线样回声，为毛发、骨骼等；②黄体囊肿：排卵后产生，可询问月经周期判断，其内部多为网格样，周边可见环状血流信号，月经后复查可消失；③出血性卵巢囊肿：囊肿内部呈网格样或絮状，周边及内部未见明显血流信号，复查可变小。

3. 卵巢子宫内膜异位囊肿进行超声检查时，需要探头加压推动宫颈及卵巢以判定子宫及卵巢移动度并观察患者是否有明显触痛点，移动度有否用以判定是否与周边组织有粘连，如有明显触痛点则需要除外该处是否存在盆腔子宫内膜异位病灶，好发于宫骶韧带、阴道直肠隔及肠壁等处。

案例 13 卵巢畸胎瘤

【临床资料】

吴×，女，27岁，因"卵巢肿物"就诊，患者既往体检发现卵巢混合回声包块，希望进一步诊断。

【超声检查方法及所见描述】

经阴道妇科超声检查，超声描述：子宫前位，宫体大小5.3cm×4.2cm×3.6cm，形态规则，子宫内膜厚6.5mm，肌层回声均匀；右卵巢大小、形态正常，左卵巢内见6.6cm×6.0cm×4.9cm混合回声包块，其内见无回声、分隔、纤细带状回声及团状高回声，CDFI：包块内部及周边未见明显血流信号。超声提示：左卵巢囊性包块（畸胎瘤可能）

【超声图像】

见图2-1-63～图2-1-65。

【超声诊断思路及检查注意事项】

1. 卵巢畸胎瘤多数为成熟畸胎瘤，恶性极少，内部回声多复杂，可见无回声、局灶性或弥漫性高回声团以及点、线样回声，周边及内部多数未见血流信号，少数成熟畸胎瘤内部含有少许甲状腺组织，其内可探及血流。

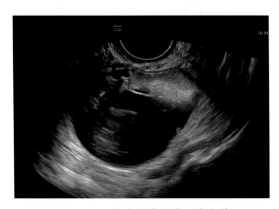

图2-1-63 左卵巢内混合回声包块

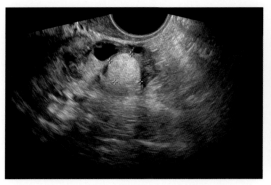
图2-1-64　左卵巢包块内团状高回声

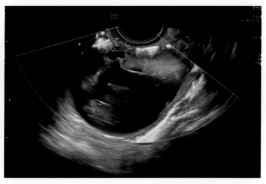
图2-1-65　左卵巢内混合回声包块（CDFI）

2. 鉴别诊断：①囊性畸胎瘤需与黄体囊肿相鉴别：后者排卵后产生，可询问月经周期判断，其内部多为网格样回声，周边可见环状血流信号，月经后复查可消失；②囊性畸胎瘤需与出血性卵巢囊肿相鉴别：后者囊肿内部呈鱼网样，周边及内部未见明显血流信号，复查可变小；③囊性畸胎瘤需与卵巢异位囊肿相鉴别：后者患者多有痛经的症状，囊肿壁稍厚，内透声不清晰并常见分隔，周边及内部未见血流信号；④交界性囊腺瘤：交界性囊腺瘤囊壁较厚、内透声不清晰、内见多个较厚分隔、内壁及隔上可见多个等回声乳头样结节，部分结节内部或分隔可见血流信号。

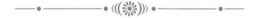

三、注意事项

经腹部超声检查受腹壁厚度、肠气、膀胱充盈程度、子宫位置等多种因素影响，细小病变不易显示，必要时可结合经阴道及直肠超声检查。部分子宫畸形需要宫腔镜或子宫宫腔造影来辅助确诊。

（关　欣）

第二节　孕前超声检查

一、检查技术

同婚前超声检查。

二、检查目的和内容

（一）检查目的

对计划怀孕的女性进行超声检查，以保证生育出健康的婴儿，从而实现优生优育。

（二）检查内容

除婚前妇科超声检查内容外，孕前妇科超声检查需要额外关注与宫腔情况、卵巢功能、输卵管通畅相关内容。目前我国已实施三孩生育政策，对于既往曾有剖宫产病史者应着重观察瘢痕情况，以除外瘢痕愈合不良等影响再次妊娠。

（三）示例

案例1 子宫及双附件区未见明显异常回声

【临床资料】

李×，女，28岁，G_1P_1。3年前顺产一足月女活婴，无不适，因备孕主动做孕前检查，就诊时为月经周期第10天，既往月经周期28～30天。

【超声检查方法及所见描述】

经阴道妇科超声检查，超声描述：子宫前位，宫体大小5.2cm×4.5cm×3.3cm，外形规则，肌层回声均匀，内膜厚约5.0mm，回声均匀；宫颈形态及回声未见明显异常；双侧卵巢大小、形态正常，双附件区未见明显异常回声；CDFI：子宫及双附件区未见明显异常血流信号。超声提示：子宫及双附件区未见明显异常回声。

【超声图像】

见图2-2-1～图2-2-5。

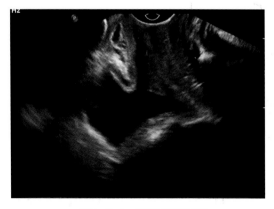

图2-2-1　阴道矢状切面

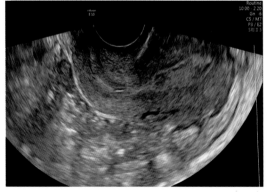

图2-2-2　宫颈矢状切面

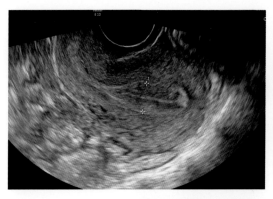 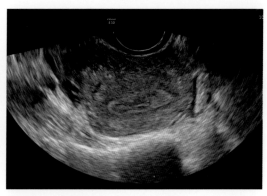

图2-2-3　宫体矢状切面　　　　　　　　　图2-2-4　宫体横切面

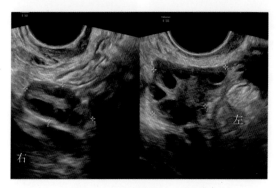

图2-2-5　双侧卵巢声像图

【超声诊断思路及检查注意事项】

检查时需要连续动态扫查，各部位扫查到位，尤其是注意观察内膜回声及连续性。既往有剖宫产史的患者，要格外注意子宫前壁下段切口情况。

案例2　子宫内膜息肉样病变

【临床资料】

孙×，女，34岁，因"月经不规律"就诊。临床表现为月经量多，经期延长。体格检查未见明显异常。

【超声检查方法及所见描述】

经阴道妇科超声检查，超声描述：子宫前位，宫体大小5.0cm×4.5cm×3.7cm，肌层回声均匀，子宫内膜厚约10.0mm，内可见范围约1.3cm×0.8cm团状中等回声，边界较清晰，CDFI：其内可见来源于子宫肌层穿入样血流信号。双侧卵巢大小、形态正常，双附件区未见明显异常回声。超声提示：宫内异常回声（子宫内膜息肉样病变可能）。

【超声图像】

见图2-2-6～图2-2-8。

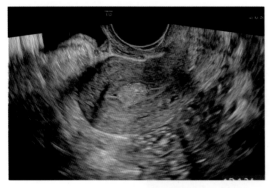
图2-2-6 子宫内膜息肉样病变（二维）

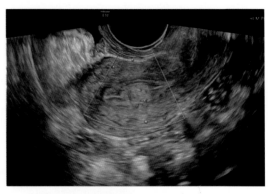
图2-2-7 子宫内膜息肉样病变（CDFI）

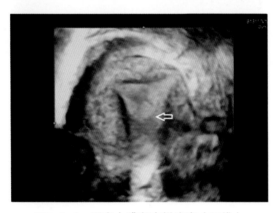
图2-2-8 子宫内膜息肉样病变（三维）

【超声诊断思路及检查注意事项】

1. 超声诊断要点：子宫内膜息肉样病变多为宫内中等或偏高回声团，内部可见来源于子宫肌层穿入样条状血流信号。

2. 鉴别诊断：①黏膜下肌瘤：多为低回声，有包膜，与子宫内膜分界清晰，可在周边探及包绕血流信号；②子宫内膜癌：多发生于围绝经期及绝经后，超声表现为内膜不均匀增厚、回声不均，局部可呈低回声并与肌层分界欠清晰，其内可见不规则较丰富血流信号，RI常<0.4。

案例3 子宫黏膜下肌瘤

【临床资料】

付×，女，34岁，因"月经不规律"就诊。临床表现为月经量多，经期延长。体格检查未见明显异常。

【超声检查方法及所见描述】

经阴道妇科超声检查，超声描述：子宫前位，宫体大小约6.3cm×5.9cm×5.5cm，形态规则，肌层回声均匀，宫腔内近右侧宫角处可见范围约0.8cm×0.7cm不均质低回声结节，边界清晰，CDFI：其内及周边可见血流信号，内膜厚约8.7mm；双侧卵巢大小、形态正常，双附件区未见明显异常回声。超声提示：宫内异常回声（黏膜下肌瘤可能）。

【超声图像】

见图2-2-9、图2-2-10。

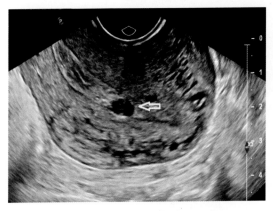 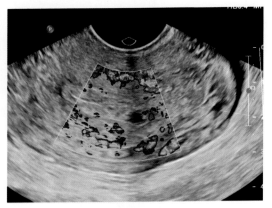

图2-2-9　**子宫黏膜下肌瘤**　　　　　图2-2-10　**子宫黏膜下肌瘤（CDFI）**

【超声诊断思路及检查注意事项】

1. 检查时重点关注宫腔内占位与内膜的位置关系，判定是肌壁间挤压内膜突向宫腔的还是位于宫腔内的，要注意看内膜的走行。

2. 部分黏膜下肌瘤可脱入宫颈管内，此时追踪血供的来源有助于诊断。

3. 鉴别诊断：需要与子宫内膜息肉样病变及子宫内膜癌相鉴别，前已详述。

案例4 卵巢多囊样改变

【临床资料】

叶×，女，34岁，因"月经周期延长"就诊。

【超声检查方法及所见描述】

经阴道妇科超声检查，超声描述：子宫后位，宫体大小约5.5cm×5.0cm×3.9cm，形态规则，肌层回声均匀，内膜厚约5.2mm；左侧卵巢大小3.8cm×2.2cm，内见12个以上小无回声，无回声大者直径约为0.7cm；右侧卵巢大小3.7cm×2.3cm，内见12个以上小无回声，无回声大者直径约为0.7cm；CDFI：子宫及双附件区未见明显异常血流信号。
超声提示：双侧卵巢多囊样改变。

【超声图像】

见图2-2-11。

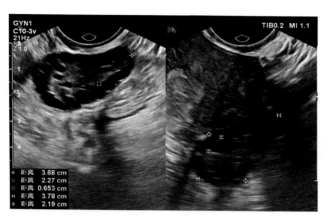

图2-2-11　双侧卵巢声像图

【超声诊断思路及检查注意事项】

1. 双侧卵巢体积增大，髓质回声增强，卵泡围绕在卵巢边缘排列，直径均2～9mm，同一切面，卵泡数量≥12个，一般单侧不诊断，可结合激素六项［性激素六项检查，包括卵泡刺激素（FSH）、黄体生成素（LH）、雌二醇（E_2）、孕酮（P）、睾酮（T）和催乳素（PRL）］判断。

2. 超声诊断卵巢多囊样改变需要结合月经不调病史、实验室检查及检查时所处月经周期综合判定。

案例5 输卵管积液及脓肿

【临床资料】

孙××，女，34岁，因间断"下腹痛"就诊。查体附件区有压痛。

【超声检查方法及所见描述】

经阴道妇科超声检查，超声描述：子宫前位，宫体大小、约5.1cm×4.5cm×3.4cm，形态规则，肌层回声均匀，内膜厚约8.0mm；双侧卵巢大小、形态正常，右附件区未见明显异常回声，左附件区可见范围约5.3cm×2.4cm迂曲管状无回声包块，内见数个短隔样突起，CDFI：包块周边及短隔样突起内可探及少量血流信号。超声提示：左附件区囊性包块（输卵管积液可能）。

【超声图像】

见图2-2-12、图2-2-13。

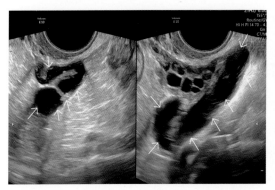

图2-2-12　输卵管积液声像图（白色箭头所示）

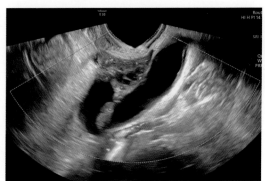

图2-12-13　输卵管积液（CDFI）

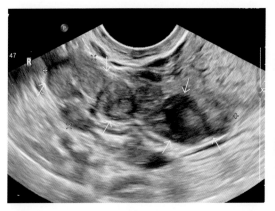

图2-2-14　输卵管积脓声像图（非本例、白色箭头所示）

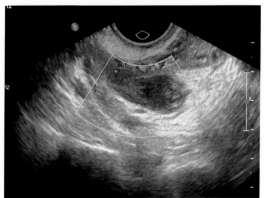

图2-2-15　输卵管积脓CDFI（非本例）

【超声诊断思路及检查注意事项】

1. 输卵管积液时输卵管管壁毛糙增厚，走行迂曲，单纯积液内部透声较好，内部积脓或积血时内部透声不佳，可见密集点状回声或絮状中等回声（图2-2-14、图2-2-15），输卵管管腔内可见数个短隔样突起（输卵管内水肿增厚皱襞），管壁及隔上可见血流信号。

2. 鉴别诊断：①输卵管积液需要与包裹性积液相鉴别：包裹性积液因周边为组织间隙，因此形态不规整，边缘成角，无囊壁，周边及内部未见血流信号；②输卵管脓肿需要与阑尾脓肿相鉴别：低位肿大阑尾可达右附件区，其内部回声与输卵管脓肿比较相似，但肿大阑尾周边可见肌性结构，其内未见短隔样突起，与回盲部相连续。

案例 6　子宫瘢痕愈合不良及瘢痕憩室

【临床资料】

曹×，女，34岁，因"阴道不规则出血"就诊，既往有剖宫产史。

【超声检查方法及所见描述】

经阴道妇科超声检查，超声描述：子宫后位，宫体大小约5.9cm×5.2cm×4.6cm，形态规则，肌层回声均匀，内膜厚约9.0mm，子宫前壁下段瘢痕处可见不规则无回声与宫腔相通，无回声最大深度约为0.8cm，宽度约为1.4cm，该处肌层最薄处厚约0.2cm；双侧卵巢大小、形态正常，双附件区未见明显异常回声；CDFI：子宫及双附件区未见明显异常血流信号。超声提示：子宫瘢痕憩室可能。

【超声图像】

见图2-2-16～图2-2-21。

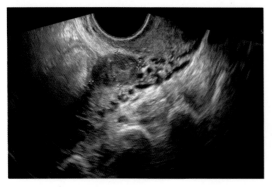

图2-2-16　子宫瘢痕愈合不良一，子宫前壁下段瘢痕处不均质回声（非本例）

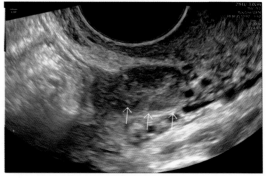

图2-2-17　子宫瘢痕愈合不良二（非本例，白色箭头所示）

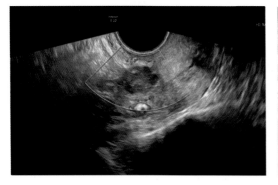

图2-2-18　子宫瘢痕愈合不良（非本例CDFI显示不均质回声内部未见血流信号）

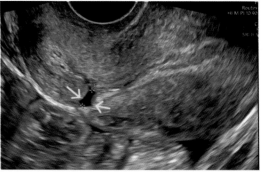

图2-2-19　瘢痕憩室一，矢状切面显示子宫前壁下段无回声瘢痕憩室（白色箭头所示）

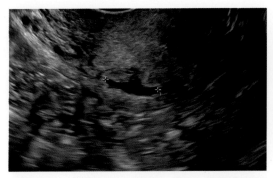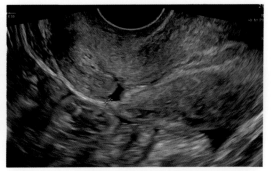

图2-2-20　与图2-2-19为同一患者，横切面测量子宫前壁下段无回声瘢痕憩室宽度

图2-2-21　与图2-2-19为同一患者，矢状切面测量子宫前壁下段瘢痕憩室处残余肌层厚度

【超声诊断思路及检查注意事项】

1. 既往有剖宫产史，临床表现为月经后阴道少许咖色血性分泌物。

2. 特征性超声表现：子宫前壁下段瘢痕处可见无回声，无回声与宫腔下段相通，无回声大小随月经周期可改变。该处残余肌层较周边正常肌层薄，如残余肌层厚度＞3.0mm且无回声范围较小则诊断子宫瘢痕愈合不良，如残余肌层厚度＜3.0mm且无回声范围较大则可诊断子宫瘢痕憩室，两者诊断不存在绝对分界，主要根据临床表现及瘢痕处残余肌层厚度判定。

3. 鉴别诊断：①宫颈囊肿：如宫颈囊肿恰好位于子宫前壁下段与宫颈连接处，极易与瘢痕憩室相混淆。鉴别要点为宫颈囊肿形态规整，壁薄，短期内大小无明显变化；而瘢痕憩室形态不规整，周边无囊壁结构，大小随积液生成及排出有所变化。②瘢痕妊娠：妊娠囊位于瘢痕处时需要与瘢痕憩室相鉴别，妊娠时血hCG值增高，妊娠囊周边血流丰富，其血供来源于子宫前壁下段瘢痕处。③宫内妊娠流产妊娠囊落入宫颈内口处：流产妊娠囊常皱缩、变形，周边"瘢痕"处肌层不薄且无来自"瘢痕"处血供。

案例7　宫内粘连带

【临床资料】

女，34岁，因"月经量减少"就诊，既往有宫腔操作史。

【超声检查方法及所见描述】

经阴道妇科超声检查，超声描述：子宫前位，宫体大小约5.6cm×4.7cm×3.7cm，形态规则，肌层回声均匀，内膜厚约8.0mm，内膜线可见多处连续性中断，中断处见条状低回声，最宽处宽约0.2cm；双侧卵巢大小、形态正常，双附件区未见明显异常回声；CDFI：子宫及双附件区未见明显异常血流信号。超声提示：宫内异常回声（粘连带可能）。

【超声图像】

图2-2-22～图2-2-24。

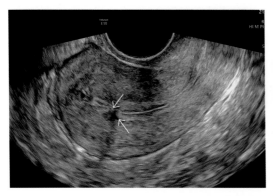 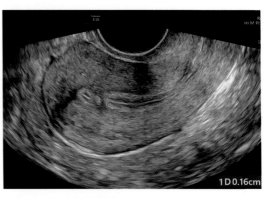

图2-2-22　内膜线连续性中断（白色箭头所示）　　图2-2-23　内膜线连续性中断处低回声带测量

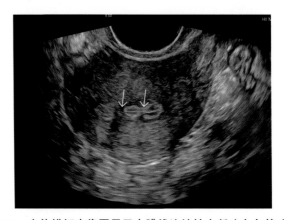

图2-2-24　宫体横切声像图显示内膜线连续性中断（白色箭头所示）

【超声诊断思路及检查注意事项】

1. 多发生于有宫腔操作史后，子宫形态规则，粘连带是位于宫腔里的条索状束带。

2. 鉴别诊断：与不完全性纵隔子宫相鉴别。不完全性纵隔子宫宫腔内所见带状低回声位于宫腔正中，上起自宫底，下达宫腔任一段，厚度较粘连带厚，内膜呈"Y"字形，而宫腔粘连带时宫腔内带状低回声位置很随意且厚度较纵隔薄，常多发。

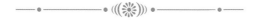

三、注意事项

1.应尽量避开月经期及盆腔急性炎症期检查。

2.若既往有剖宫产史、卵巢位置较高、经阴道难以探查或病灶较大经阴道难以显示全面时，可经腹部超声进行补充检查。

（关 欣）

第三节　辅助生殖技术中的超声应用

在不孕不育成为世界三大危害人类健康疾病之一的背景下，越来越多的不孕不育夫妇寻求辅助生殖技术孕育后代，辅助生殖技术的蓬勃发展为不孕不育家庭带来孕育子代的希望。超声在辅助生殖技术中起着重要的作用，不仅能帮助不孕不育患者明确病因，还能应用于治疗从而提高辅助生殖技术的成功率。

一、卵泡发育超声监测

（一）检查仪器

选用阴道探头，频率为4.0～9.0MHz。

（二）检查方式

经阴道超声检查，从月经周期第9～13天开始监测。卵泡直径在10mm以下时，每3天监测一次；卵泡直径为10～15mm，每2天监测一次；卵泡直径＞15mm，每天监测一次。

（三）患者体位

截石位。

（四）检查目的

排卵异常是女性不孕症的主要原因之一，超声可以动态观察卵泡发育过程，判断卵泡成熟度和预测排卵日期，指导助孕干预措施，临床用药及性生活时间，提高妊娠率。

（五）患者检查前的准备

排空膀胱。

（六）检查内容

1. **正常卵泡发育周期**　卵泡一般在月经周期第5～7天开始显示，最小直径4～5mm，随后逐渐长大。每个月经周期开始有多个卵泡发育，但90%以上的周期只有一个卵泡迅速增长至成熟，5%～11%有两个主卵泡成熟。卵泡内侧有强光点，为卵丘回声，这一征象提示36小时内可排卵。卵泡内壁边缘呈锯齿状，提示6～10小时内排卵。成熟卵泡直径18～25mm，呈圆形或椭圆形无回声，壁薄，位于卵巢边缘，局部无卵巢组织覆盖。排卵一般发生在月经周期的第12～18天。排卵后卵泡缩小或消失，内壁塌陷，边界模糊，内部出现光点，周边可见环状血流信号，直肠子宫陷凹见少量不规则液性暗区，内膜呈高回声。

2.异常卵泡发育周期

（1）延缓排卵：可延迟到月经周期的第21～40天，原因可能是优势卵泡破裂较晚，也可能是原先的优势卵泡发生萎缩，而另一个卵泡发育长大成新的优势卵泡。

（2）小卵泡排卵：卵泡虽有发育，但达不到成熟，往往在直径13～16mm时破裂。

（3）无排卵：双侧卵巢可见小卵泡，但不形成优势卵泡便萎缩，无排卵发生，一般直径在17mm以下。

（4）卵泡黄素化：卵泡发育至成熟大小，但无排卵，卵泡持续增大，其内径一般＞30mm，少数达到50mm以上，部分患者可持续至下次月经来潮前。

（5）卵巢多囊样改变：卵巢增大，包膜增厚，髓质回声增强，双侧卵巢一个切面均可见12个及以上小无回声，无回声直径均＜10mm，呈串珠样排列于卵巢周边。

（6）卵巢过度刺激：卵巢显著增大，一般直径50～100mm，内可见多个大小不等无回声，子宫及卵巢周边可见大量积液，有时胸、腹腔也可出现积液。

（七）示例

案例1 卵泡监测

【临床资料】

于×，女，35岁，主诉正常性生活2年余未怀孕，现月经周期第16天，要求监测排卵，医师开具检查申请单。

【超声检查方法及所见描述】

经阴道超声检查，超声描述：子宫前位，宫体大小约6.5cm×4.0cm×3.8cm，内膜厚约7.0mm，左卵巢见一2.2cm×1.7cm无回声，右卵巢大小、形态正常。超声提示：左卵巢无回声（优势卵泡）。

【超声图像】

见图2-3-1。

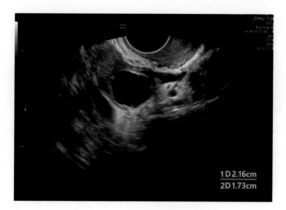

图2-3-1　左卵巢优势卵泡

【超声诊断思路及检查注意事项】

　　排卵一般发生在月经周期的第12～18天，患者现为月经周期第16天，在卵泡正常发育排卵时间段，左卵巢见2.2cm×1.7cm圆形无回声，壁薄，位于卵巢边缘，局部无卵巢组织覆盖，提示此为优势卵泡，当卵泡直径大于15mm时，应每天监测排卵。此患者应于次日继续监测卵泡，确定是否排卵。

案例2　卵巢过度刺激

【临床资料】

　　高×，女，29岁，在生殖医学科接受体外受精－胚胎移植（IVF-ET）治疗后，出现胸闷、憋气2小时，医师开具妇科超声检查申请单。

【超声检查方法及所见描述】

　　经阴道超声检查，超声描述：子宫前位，宫体大小约5.9cm×4.2cm×3.8cm，宫内见0.4cm×0.3cm无回声，左卵巢大小约9.2cm×6.0cm，右卵巢大小约8.4cm×5.9cm，双侧卵巢均可见多个大小不等无回声。直肠子宫陷凹见最大深度约3.2cm不规则无回声，子宫前方见最大深度约2.1cm不规则无回声。超声提示：宫内无回声待查，双侧卵巢增大并多发囊肿——考虑卵巢过度刺激所致，盆腔积液。

【超声图像】

　　见图2-3-2、图2-3-3。

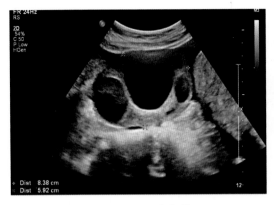 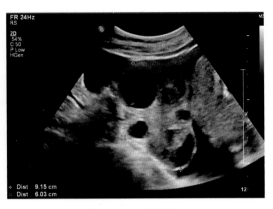

图2-3-2　**右卵巢**　　　　　　　　　　　图2-3-3　**左卵巢**

【超声诊断思路及检查注意事项】

　　患者接受IVF-ET治疗后，双侧卵巢体积明显增大，见多个大小不等的无回声，说明存在因治疗而出现的卵巢过度刺激。同时患者出现胸闷憋气的症状，此时应扫查胸、腹腔确定是否存在积液，以帮助临床决策后续治疗方案。

案例3　监测排卵

【临床资料】

　　孙××，女，38岁，在家自测已排卵，要求超声监测排卵情况。

【超声检查方法及所见描述】

　　经阴道超声检查，超声描述：子宫后位，大小约6.0cm×5.0cm×4.3cm，内膜厚约7.0mm，左卵巢大小约4.0cm×3.2cm，右卵巢大小约2.9cm×2.6cm，左卵巢见一1.5cm×1.3cm混合回声，壁厚，CDFI：周边见环状血流信号（图2-3-4）。直肠子宫陷凹见最大深度约1.5cm不规则无回声。超声提示：子宫、双附件区未见明显占位，左卵巢黄体。

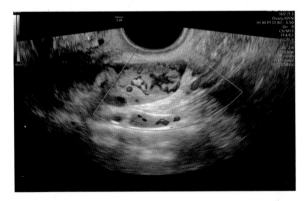

图2-3-4　**左卵巢混合回声周边环状血流信号**

【超声图像】

见图2-3-4。

【超声诊断思路及检查注意事项】

左卵巢见1.5cm×1.3cm混合回声，壁厚，周边见环状血流信号，说明是排卵后形成的黄体，同时直肠子宫陷凹可见少量积液，更加证实了排卵的发生。

案例4 多囊卵巢综合征

【临床资料】

林×，女，26岁，肥胖，毛发重，月经不规律，来中医科调理月经，中医科开具超声检查申请单。

【超声检查方法及所见描述】

经阴道超声检查，超声描述：子宫前位，大小约5.2cm×4.3cm×3.5cm，内膜厚约10.0mm，左卵巢大小约4.3cm×2.4cm，髓质回声增强，内见12个以上小无回声，无回声大者直径0.8cm，右卵巢大小约4.0cm×2.6cm，髓质回声增强，内见12个以上小无回声，无回声大者直径0.7cm。超声提示：双侧卵巢多囊样改变。

【超声图像】

见图2-3-5。

【超声诊断思路及检查注意事项】

患者肥胖、毛发重、月经不规律均为多囊卵巢综合征的临床表现。超声见双侧卵巢增大，髓质回声增强，一个切面均可见12个以上卵泡回声，且大者直径均小于10mm，符合卵巢多囊样改变的超声表现。值得注意的是，超声诊断卵巢多囊样改变时需要两个卵巢均可见12个以上的无回声，且无回声最大直径均小于10mm。

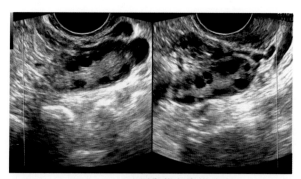

图2-3-5 双侧卵巢多囊样改变

二、子宫及输卵管超声造影

（一）输卵管超声造影

1.**定义** 输卵管超声造影是在超声的监测下将造影剂注入宫腔，使宫腔及输卵管显影，实时动态观察输卵管的形态、走行及输卵管伞端溢出及盆腔弥散情况的一种方法。

2.**优势** 无放射性损害，无碘过敏，可明确诊断输卵管的通畅性，便捷、可重复，是一种无须麻醉，费时短且无创的方法。

3.**适应证**

（1）怀疑输卵管阻塞引起的不孕症患者。

（2）人工授精前评估输卵管通畅性。

（3）评估输卵管绝育术及复通术、输卵管成形术后的效果。

（4）输卵管妊娠保守治疗后功能的评估。

（5）腹腔镜发现宫腔外粘连者。

（6）拒绝输卵管碘油造影或对碘油过敏者。

4.**禁忌证**

（1）患有各种妇科相关的炎症、结核和恶性肿瘤。

（2）宫颈重度糜烂或分泌物较多。

（3）月经期或子宫出血性疾病。

（4）停经尚未排除妊娠者。

（5）正常分娩、流产或刮宫后6周内。

（6）刮取子宫内膜4周内。

（7）对造影剂过敏。

（8）患有严重的全身性或心肺血管疾病。

5.**患者检查前准备**

（1）患者应在月经干净后3～7天进行造影，且造影前3天内无性生活。

（2）患者白带正常，阴道洁净度正常。

（3）无盆腔恶性病变。

（4）签署超声造影知情同意书。

6.**操作步骤**

（1）配制造影剂：用0.9%氯化钠注射液（NS，生理盐水*）5ml稀释六氟化硫冻干

---

* 本书所述生理盐水均指 0.9% 氯化钠溶液。

粉末，振荡摇匀20秒，取2～2.5ml再加入生理盐水至20ml摇匀。

（2）宫腔置管前30分钟肌内注射间苯三酚80mg或阿托品0.5mg，解除输卵管平滑肌痉挛。

（3）患者取截石位，常规消毒、铺巾，宫腔内置入12号双腔导管，球囊内注入生理盐水。球囊内一般注入1.2～1.5ml生理盐水，球囊体积占据宫腔约1/3。

（4）使用腔内三维（3D）容积探头，在二维（2D）模式下取子宫横切面，该切面在3D预扫过程中可以观察到双侧宫角和双侧卵巢，启动子宫输卵管造影四维（4D）模式扫查，注入造影剂，采集开始推注造影剂至造影剂从输卵管溢出的实时4D图像。扫查时固定探头不动直至数据采集结束，尽量一次进行双侧输卵管的容积数据采集，并保证获得足够的容积数据以便分析。若两侧输卵管走行难以同时显示，可分别采集单侧容积数据。

（5）启动同步造影成像模式，即2D灰阶模式和2D造影模式同步双幅显示，首先快速观察卵巢周围造影剂的环绕情况，再从宫角输卵管起始处开始追踪造影剂在输卵管内显影、伞端溢出及卵巢周围弥散情况。

（6）抽出置管球囊内生理盐水、拔管。记录造影剂推注量、反流量、推注阻力及患者的疼痛程度。

（7）对4D子宫输卵管超声造影图像进行后续处理，采集宫腔显影相、输卵管近端显影相、输卵管远端显影相、伞端溢出相及盆腔弥散相5张3D图片。

（8）对2D子宫输卵管超声造影图像进行分析，首先观察卵巢周围造影剂弥散情况，其次，根据2D子宫输卵管超声造影图像追踪结果与4D成像结果对比吻合程度，二者联合分析做出判断。

（9）患者休息观察15～30分钟，无异常反应后方可离开。

7.输卵管通畅性判定　有三种情况：输卵管通畅、输卵管通而不畅、输卵管不通。

8.不良反应的应对　输卵管超声造影常见的不良反应有疼痛、恶心、呕吐、头晕、脸色苍白、出冷汗、血压下降、心动过缓，严重者有胸闷、晕厥、抽搐。一般情况下患者休息20分钟可自行缓解，较严重者进行相应的治疗处理。

（二）子宫腔超声造影

1.定义　在超声的实时监视下，向宫腔内注入造影剂，使宫腔与病变及周围组织间形成明显的回声对比，从而对宫腔病变或宫腔畸形做出明确诊断。

2.优势　造影剂充盈宫腔并使宫腔分离，可以清楚显示子宫内膜情况及宫腔内的占位病变。

3.适应证

（1）宫腔粘连的评估。

（2）黏膜下肌瘤、子宫内膜息肉、内膜局部增生等疾病的鉴别诊断。

（3）子宫畸形的鉴别诊断。

（4）剖宫产瘢痕的评估。

4.禁忌证　同输卵管造影。

5.患者检查前的准备　同输卵管造影。

6.操作步骤

（1）配制造影剂：①正性造影剂：用生理盐水5ml稀释六氟化硫冻干粉末，振荡摇匀20秒，取2ml再加入生理盐水至20ml摇匀。②负性造影剂：生理盐水10～20ml。

（2）宫腔置管前30分钟肌内注射间苯三酚80mg或阿托品0.5mg，解除平滑肌痉挛。

（3）患者取截石位，常规消毒、铺巾，宫腔内置入12号双腔导管（球囊体积0.5～1ml）或Goldstein宫腔造影导管。

（4）将造影剂匀速缓慢注入宫腔，动态观察宫腔病变的形态、大小及与周围比邻关系，存储动态图像及3D图像。使用负性造影剂时，在2D灰阶模式下进行动态观察；使用正性造影剂时，在2D造影模式下进行动态观察。

（5）撤出宫腔置管。

（6）患者休息观察15～30分钟，无异常反应后方可离开。

7.不良反应的应对　同输卵管造影。

（三）示例

案例5　左侧输卵管通畅，右侧输卵管通而不畅

【临床资料】

章×，女，29岁，未避孕2年未孕，行输卵管超声造影。

【超声检查方法及所见描述】

1.经阴道超声检查，超声描述：①二维超声：子宫前位，宫体大小约6.2cm×4.9cm×3.9cm，肌层回声均匀，内膜厚约5.0mm；双侧卵巢大小、形态正常，双附件区未见明显异常回声。②三维超声：冠状切面宫腔形态正常，未见明显异常回声，双侧宫角可见。超声提示：子宫及双附件区未见明显异常回声。

2.经阴道三维超声造影。超声造影描述：推注造影剂20ml，无反流，推注无阻力，患者疼痛感不明显。左侧输卵管于第2秒开始显影，走行弯曲，形态柔顺自然，伞端第10秒可见造影剂喷射入盆腔，左侧卵巢周围可见造影剂环绕。右侧输卵管于第2秒开始显影，管壁光整，近端成角、反折，远端略膨大，伞端第20秒可见造影剂溢入盆腔，右侧卵巢周围可见造影剂环绕。超声造影提示：左侧输卵管通畅，右侧输卵管通而不畅。

【超声图像】

见图2-3-6，视频2-3-1。

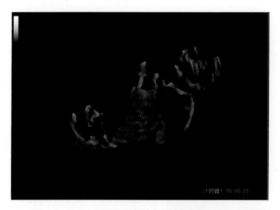

图2-3-6 双侧输卵管走行及伞端溢出3D图像　　视频2-3-1 推注造影剂至造影剂从输卵管溢出的实时4D图像

【超声诊断思路及检查注意事项】

左侧输卵管走行弯曲，形态柔顺自然，且左卵巢周围可见环状造影剂环绕，说明左侧输卵管通畅。右侧输卵管近端成角、反折，远端略膨大，伞端第20秒可见造影剂溢入盆腔，患者在检查过程中痛感不明显，证实右侧输卵管通而不畅。

案例6 左侧输卵管通畅，右侧输卵管不通

【临床资料】

汪××，女，36岁，G_2P_1，宫外孕保守治疗史，未避孕1年未孕，行输卵管超声造影。

【超声检查方法及所见描述】

1. 经阴道超声检查，超声描述：①二维超声：子宫前位，宫体大小约7.2cm×5.4cm×4.2cm，肌层回声均匀，内膜厚约6.0mm；双侧卵巢大小、形态正常，双附件区未见明显异常回声。②三维超声：冠状切面宫腔形态正常，未见明显异常回声，双侧宫角可见。超声提示：子宫及双附件区未见明显异常回声。

2. 经阴道三维超声造影。超声描述：推注造影剂10ml，反流2ml，推注有阻力，患者疼痛明显。左侧输卵管于第2秒开始显影，走行弯曲，形态柔顺自然，伞端第7秒可见造影剂喷射入盆腔，左侧卵巢周围可见造影剂环绕。右侧输卵管于第8秒开始显影，输卵管近端仅部分显影，远端未显影，伞端未见造影剂溢入盆腔，右侧卵巢周围未见造影剂环绕。超声造影提示：左侧输卵管通畅，右侧输卵管不通。

【超声图像】

见图2-3-7，视频2-3-2。

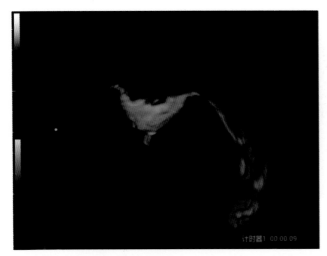

图2-3-7 左侧输卵管伞端溢出、右侧输卵管仅近端部分显影三维图像

视频2-3-2 推注造影剂至造影剂从输卵管溢出的实时4D图像

【超声诊断思路及检查注意事项】

1. 右侧输卵管近端仅部分显影，远端未显影，伞端未见造影剂溢入盆腔，右侧卵巢周围也未见造影剂环绕，可诊断右侧输卵管不通。

2. 一侧输卵管不通时，少部分可见该侧卵巢周边由对侧输卵管溢出的造影剂包绕，此时需要结合输卵管三维及二维图像进行鉴别。

案例7 宫腔粘连

【临床资料】

周×，女，35岁，近半年月经量少，曾人工流产1次，正常性生活1年未孕，生殖医学科开具宫腔超声造影检查。

【超声检查方法及所见描述】

1. 经阴道超声检查，超声描述：①二维超声：子宫前位，宫体大小约4.5cm×

3.7cm×3.0cm，形态规则，肌层回声均匀，内膜薄厚不均，内膜最厚处厚约5.0mm，内膜线可见数处连续性中断，回声中断处可见低回声带，低回声带最宽处宽约1.5mm；双侧卵巢大小、形态正常，双附件区未见明显异常回声。②三维超声：冠状切面宫腔可见数个低回声带，双侧宫角可见。超声提示：宫内异常回声（粘连带可能）。

2. 经阴道三维超声造影。超声描述：注入负性造影剂10ml，宫腔内可见数个带状高回声连于肌壁间。超声造影提示：符合宫腔粘连宫腔造影表现。

【超声图像】

见图2-3-8。

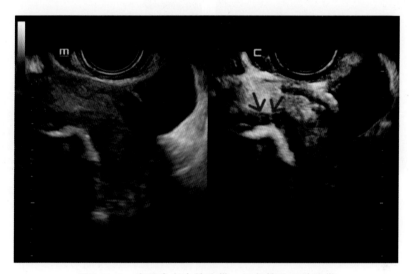

图2-3-8　宫腔内多个粘连带，红色箭头示粘连带

【超声诊断思路及检查注意事项】

患者二维及三维超声均显示宫腔内低回声带，注入造影剂后宫腔内见多条带状高回声连于肌壁间，结合患者有流产及月经量少病史可诊断宫腔粘连。

案例8　子宫内膜息肉

【临床资料】

吴××，女，45岁，非经期不规则阴道流血3个月余，临床开具妇科超声造影检查申请单。

【超声检查方法及所见描述】

1. 经阴道超声检查，超声描述：①二维超声：子宫前位，宫体大小约5.5cm×4.9cm×4.2cm，形态规则，肌层回声均匀，内膜厚约13.0mm，回声不均匀，其内见

1.5cm×1.2cm偏高回声团，CDFI：其内可见来源于肌层穿入样血流信号；双侧卵巢大小、形态正常，双附件区未见明显异常回声。②三维超声：冠状切面见宫腔内偏高回声团。超声提示：宫内异常回声（内膜息肉样病变可能）。

2. 经阴道三维超声造影。超声描述：注入负性造影剂10ml，宫内可见偏高回声团，周边见生理盐水环绕。超声造影提示：符合子宫内膜息肉宫腔造影表现。

【超声图像】

见图2-3-9、图2-3-10。

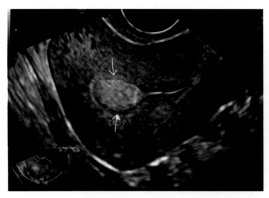 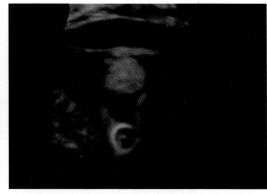

图2-3-9　子宫内膜息肉二维超声（白色箭头所示）　　图2-3-10　子宫内膜息肉三维超声宫腔造影

【超声诊断思路及检查注意事项】

患者二维及三维超声均提示宫腔内存在高回声占位，注入造影剂后在造影剂的衬托下可见与子宫内膜相连的偏高回声团块，结合患者有不规则流血的症状，证实患者存在子宫内膜息肉。

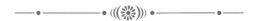

三、经阴道超声引导卵泡穿刺取卵术

（一）超声引导穿刺的意义

超声引导下经阴道卵泡穿刺术是衔接超促排卵与体外授精培养的关键环节，同时还能刺破卵泡助排，有效解决卵泡持续不破这一问题，直接关系到不孕症治疗的成败。

（二）穿刺术前患者准备

患者禁食8小时，术前排空膀胱。

（三）穿刺步骤及过程

1. 患者取截石位，常规消毒、铺巾。

2. 患者全身麻醉。

3. 将隔离膜套置阴道探头，将阴道探头放置在阴道内，固定穿刺架，扫描盆腔，了解子宫、卵巢及整个盆腔的情况，注意卵巢的大小、位置及优势卵泡的数目。

4. 确定进针位置。

5. 连接15ml试管，启动吸引器调试负压，经后穹隆将针刺入卵泡并抽吸，将卵泡液吸入连接好的15ml试管中。卵泡壁塌陷且抽取出少量血性液体后再抽吸下一个卵泡。

6. 患者意识清醒后返回病房。

（四）穿刺中的注意事项

1. 对于经阴道超声无法探及卵巢和（或）生殖道发育异常患者，可以采取经腹部超声引导下取卵，可有效降低取卵的取消率。

2. 手术前要先监测卵巢是否提早排卵。

3. 取卵过程要尽量做到无菌，以免影响卵子的质量。

4. 引导穿刺针的进针方向，避免伤到邻近的肠管、膀胱、子宫、输尿管及血管。

5. 勿将盆腔血管横断面误诊为卵泡回声。

（梁甜甜　顾小宁）

第三章 早孕期超声检查

妊娠期从末次月经的第一日开始计算，约280日（40周）。临床上分为3个时期：妊娠未达14周称为早孕期，第14～27^{+6}周称为中孕期，第28周及以后称为晚孕期。

早孕期超声检查有两部分重要内容，一是从检测出妊娠至孕10^{+6}周的普通超声检查，二是11～13^{+6}周的超声筛查，包括NT超声检查。

第一节 早孕期普通超声检查

一、检查技术

同孕前及婚前超声检查。早孕期普通超声检查时如孕周大于9～10周及可疑流产并阴道流血量较多时可使用经腹部超声检查。

二、检查目的和内容

（一）检查目的

确定宫内妊娠及孕周、胎儿是否存活、胎儿数目及多胎绒毛膜性质，了解子宫附件情况，尽可能排除复合妊娠的情况。

（二）检查内容

妊娠10周（受精后8周）内的人胚称为"胚胎"，此期是其主要器官结构分化发育时期。

（1）妊娠囊*（GS）：妊娠囊是超声检查最早发现的妊娠标志，超声表现为中央无回声区（为绒毛液）及周边完整、厚度均匀的强回声，强回声壁由正在发育的绒毛与邻近的蜕膜组成。随着妊娠囊的增大，囊壁回声强度高于子宫肌层，厚度不低于2mm。超

---

* 在临床，妊娠囊又称为孕囊、胎囊等。

声检查需要观察妊娠囊位置、数目、大小、形态及判断多胎绒毛膜性。正常妊娠囊的位置在子宫中、上部，如妊娠囊偏于宫角或位于宫腔下段时，建议孕妇1～2周后复查，如仍位于宫腔内可继续妊娠。

妊娠囊需要与异位妊娠时宫内假妊娠囊相鉴别。假妊娠囊轮廓不规则或不清楚，囊壁回声及厚度不均匀，位于宫腔中央（两侧蜕膜之间），囊内无胎芽和卵黄囊，有时可见少许点状高回声，不随孕龄增长而增长，多见于宫腔积血和异位妊娠时的宫内蜕膜反应，以及分泌期子宫内膜出现的无回声。

（2）卵黄囊（YS）：卵黄囊是妊娠囊内超声检查能发现的第一个解剖结构。正常妊娠时，卵黄囊呈球形，囊壁薄呈细线状强回声，中央为无回声，透声好，在孕5～10周间，其大小逐渐增长，正常卵黄囊内径为3～6mm，如妊娠囊内持续未见卵黄囊或卵黄囊过大、变形均提示胚胎质量可能不佳。

（3）胎芽及胎心搏动：经阴道超声检查时，最早在胎芽为3mm时就可检出胎心搏动（相当于孕6周）；经腹部超声检查时，最早在胎芽为5mm时可检出胎心搏动。

胎芽长度是确定孕周的可靠指标。胎芽在孕6～8周每天以0.9mm的速度增长。胎芽≤5mm（经阴道超声检查）或胎芽≤9mm（经腹部超声检查）未见胎心搏动时，应建议复查；胎芽>5mm（经阴道超声检查）或胎芽>9mm（经腹部超声检查）未见胎心搏动时，考虑胚胎停育。

孕7～8周，上、下肢肢体长出，超声显示为一棒状结构。孕10周胚胎已具人形，超声能显示并区分手和足。

（4）羊膜囊：早期羊膜囊菲薄（0.2～0.5mm），超声常不显示，偶可在妊娠囊一侧显示为膜状结构围成囊状，而另一侧为卵黄囊，两者基本相等，因此有学者将此称为"双泡征"。"双泡征"仅为一过性的表现，孕7周后不再出现。孕7周以后加大增益或用阴道探头检查，可以清晰显示羊膜在绒毛膜腔内形成一球形囊状结构，即为羊膜囊，胚胎位于羊膜囊内。

（5）子宫及附件：需要观察子宫大小及形态、位置，肌层回声，有无肌瘤，肌瘤位置及大小，肌瘤回声，肌瘤是否向宫腔突入，有无压迫妊娠囊，宫腔有无积液（积血），有无其他水泡样中等回声及双侧附件区是否有包块。大多孕早期一侧卵巢内可探及黄体，其周边可见环状血流，直肠子宫陷凹部分可见少许液性暗区。

（三）示例

案例 1 宫内孕，6周，未见胎芽，可见卵黄囊

【临床资料】

赵××，女，27岁，停经6周，G_1P_0，血hCG值14 680IU/L，拟诊"早期妊娠"，医师开具经阴道超声检查单。

【超声检查方法及所见描述】

经阴道超声检查，超声描述：子宫前位，宫体大小约为7.4cm×6.4cm×5.4cm，宫内可见大小约2.7cm×2.7cm×1.2cm妊娠囊回声，妊娠囊内可见卵黄囊，未见胎芽回声；双侧卵巢大小、形态正常，双附件区未见明显异常回声；直肠子宫陷凹未见明显游离液性暗区。超声提示：宫内早孕（相当于孕6⁺周）。

【超声图像】

见图3-1-1、图3-1-2。

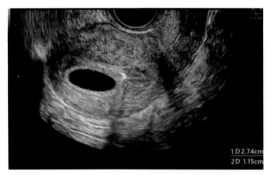
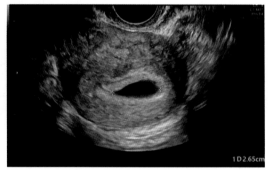

图3-1-1　**妊娠囊最大纵切面测量妊娠囊长径及前后径**　　　　图3-1-2　**妊娠囊横径**

【超声诊断思路及检查注意事项】

1. 早孕期超声检查重点是判定妊娠囊是否位于宫腔内，宫外是否有包块，排除宫外孕和复合妊娠。

2. 妊娠囊大小需要测量三个径线，取平均值估算对应的孕周。

3. 如妊娠囊内持续未见卵黄囊或卵黄囊过大、变形均提示胚胎质量可能不佳。

4. 妊娠囊内无胎芽时，一定要观察是否有卵黄囊，卵黄囊是鉴别真假妊娠囊的关键标志。

5. 双侧卵巢扫查时需要关注可见几个新鲜黄体，新鲜黄体周边可见丰富环状血流，新鲜黄体个数即为排卵数目，如排卵数大于宫腔内妊娠囊数目，必须仔细扫查宫内外以除外异位妊娠及复合妊娠。

6. 体外受精辅助生殖技术如本次宫腔植入胚胎数目大于宫内妊娠囊数目，必须仔细扫查宫内外以除外异位妊娠及复合妊娠。

7. 早孕期盆腔积液量较多时必须仔细探查宫外以除外异位妊娠及复合妊娠，同时探查腹腔是否有积液。异位妊娠并腹腔血性积液时提示盆、腹腔出血量较多，需要上报危急值。

案例2　宫内孕，6周，可见胎芽及胎心搏动

【临床资料】

张××，女，25岁，停经6周，G_1P_0，血hCG值35 780IU/L，拟诊"早期妊娠"，医师开具早孕期经阴道超声检查单。

【超声检查方法及所见描述】

经阴道超声检查，超声描述：宫内可见大小约2.5cm×2.1cm×1.7cm妊娠囊回声，妊娠囊内可见卵黄囊及胎芽，胎芽长径为0.31cm，可探及胎心搏动；双侧卵巢大小、形态正常，双附件区未见明显异常回声；直肠子宫陷凹未见明显游离液性暗区。超声提示：宫内早孕、活胎（相当于孕6周）。

【超声图像】

见图3-1-3。

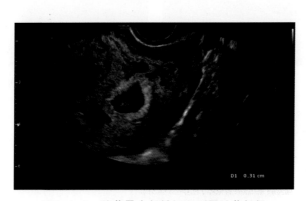

图3-1-3　胎芽最大长轴切面测量胎芽长径

【超声诊断思路及检查注意事项】

1. 胎芽长径是早孕期确定孕周的可靠指标。早孕期评估孕周如仅见妊娠囊未见胎芽，依据妊娠囊三个径线平均值评估孕周；如妊娠囊内可见胎芽，依据胎芽长径评估孕周。

2. 孕10周前观察胎心搏动尽量不使用彩色多普勒及频谱多普勒，可使用M型超声探查。笔者结合实际工作心得：如仪器调节得当，胎芽内是否有胎心搏动仅二维即可准确判定；如二维超声未见胎心搏动，可使用彩色多普勒及频谱多普勒辅助判定并留存图像。

3. 其他见案例1。

案例3　孕7⁺¹周，胚胎停育

【临床资料】

宋××，女，28岁，G_2P_0，停经7⁺周，血hCG值25 250IU/L，拟诊"早期妊娠"，无阴道出血，医师开具早孕期经阴道超声检查单。

【超声检查方法及所见描述】

经阴道超声检查，超声描述：宫内可见大小约3.1cm×2.5cm×1.4cm妊娠囊回声，胎芽长径为1.03cm，未探及胎心搏动；双侧卵巢大小、形态正常，双附件区未见明显异常回声；直肠子宫陷凹未见明显游离液性暗区。超声提示：宫内早孕、胚胎停育（相当于孕7⁺¹周）。

【超声图像】

见图3-1-4、图3-1-5。

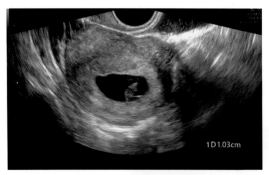

图3-1-4　测量胎芽长径

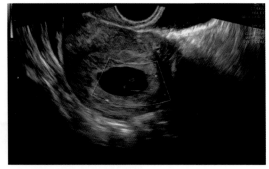

图3-1-5　彩色多普勒未探及胎心搏动

【超声诊断思路及检查注意事项】

1. 妊娠囊内胎芽如二维超声未见明显搏动，可以采用彩色多普勒和频谱多普勒成像，以进一步验证有无胎心搏动。

2. 此时超声如另探及宫腔积液，可一并描述，给临床医师更多指引。

3. 正常胎芽在孕8周内匀速增长。胎芽≤5mm（经阴道超声检查）或胎芽≤9mm（经腹部超声检查）未见胎心搏动时，应建议复查，如间隔一周胎芽大小未变且仍无胎心搏动可诊断胚胎停育；胎芽＞5mm（经阴道超声检查）或胎芽＞9mm（经腹部超声检查）未见胎心搏动时，考虑胚胎停育。

4. 部分妊娠囊可见绒毛向宫腔内隆起，易被误认为胎芽，而其内不会探及胎心搏动，易误诊为胚胎停育。避免误诊要点是隆起绒毛周边无卵黄囊回声，胎芽周边可见卵黄囊回声，诊断胚胎停育务必谨慎。

5. 其他见案例1。

案例4 宫内孕，8周，剖宫产史，非瘢痕妊娠

【临床资料】

女，28岁，G₃P₁，既往剖宫产史，现再次妊娠，非瘢痕妊娠，停经8周，血hCG值65 250IU/L，拟诊"早期妊娠"，医师开具早孕期经阴道超声检查单并注明关注瘢痕与妊娠囊下缘位置关系。

【超声检查方法及所见描述】

经阴道超声检查，超声描述：宫内可见大小约4.3cm×2.9cm×3.0cm妊娠囊回声，内可见胎芽回声及胎心搏动，胎芽长径为1.6cm，子宫前壁下段瘢痕处可见不规则无回声与宫腔相通，无回声最大深度约为0.6cm，宽度约为1.3cm，该处残余肌层最薄处厚约0.2cm，妊娠囊下缘距剖宫产切口处距离为2.3cm；双侧卵巢大小、形态正常，双附件区未见明显异常回声。超声提示：宫内早孕、活胎（相当于孕8周），子宫瘢痕憩室可能。

【超声图像】

见图3-1-6～图3-1-9。

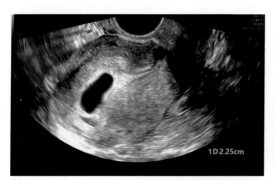

图3-1-6　测量妊娠囊下缘至瘢痕距离

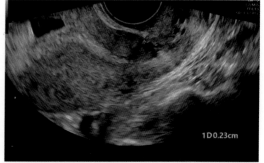

图3-1-7　测量瘢痕处残余肌层厚度

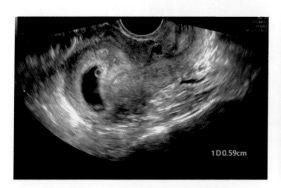

图3-1-8　测量子宫瘢痕憩室深度

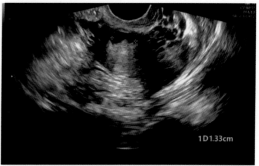

图3-1-9　测量子宫瘢痕憩室宽度

【超声诊断思路及检查注意事项】

1. 既往有剖宫产史，此次妊娠时，常规测量妊娠囊下缘距剖宫产切口处距离、该处肌层厚度和是否存在瘢痕憩室及瘢痕愈合不良。

2. 早孕期需要高度重视除外瘢痕妊娠，早孕期瘢痕妊娠至中晚孕期即发展为胎盘植入，早孕期筛查瘢痕妊娠非常有必要。但中晚孕期胎盘植入有少部分无剖宫产史及肌瘤剔除手术史，笔者对这部分病例进行回顾性分析，此种情况大多既往有宫腔操作史且早孕期妊娠囊位置偏低，提示我们如早孕期妊娠囊位置低（需要除外妊娠囊流产至宫腔下段情况），同时既往有宫腔操作史，后续需要密切观察以除外胎盘植入。

3. 其他见案例1。

案例5 正常宫内孕，停经10周

【临床资料】

黄××，女，31岁，停经10周，G_1P_0，血hCG值46 580IU/L，拟诊"早期妊娠"，医师开具早孕期经腹部超声检查单。

【超声检查方法及所见描述】

经腹部超声检查，超声描述：宫内胎儿头臀长3.2cm，羊水最大深度约为2.9cm，可探及胎心搏动及胎动，胎盘位于后壁，双附件区未见明显异常回声。超声提示：宫内早孕、活胎（相当于孕10周）。

【超声图像】

见图3-1-10。

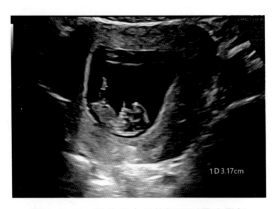

图3-1-10　胎儿正中矢状切面测量头臀长

【超声诊断思路及检查注意事项】

1. 自妊娠11周（受精第9周）起称为胎儿，实际测得符合孕10周及以上测量胎儿头臀长。

2. 孕8～9周以后妊娠囊下缘几乎均覆盖宫颈内口，此时既往有剖宫产史者不再适宜测量妊娠囊下缘与子宫瘢痕距离，但仍须观察除外瘢痕妊娠或胎盘植入。

案例6 停经6⁻周，瘢痕妊娠

【临床资料】

女，34岁，G_3P_1，既往剖宫产史，现再次妊娠，停经6⁻周，血hCG值34 157IU/L，拟诊"早期妊娠、阴道出血"，医师开具早孕期经阴道超声检查单并注明观察切口情况。

【超声检查方法及所见描述】

经阴道超声检查，超声描述：宫腔下段至宫颈管内可见大小约3.3cm×0.4cm妊娠囊回声，内可见胎芽及胎心搏动，胎芽长径约为0.2cm，妊娠囊覆盖子宫前壁下段剖宫产切口处，CDFI：切口处可见较丰富血流供应妊娠囊；双附件区未见明显异常回声。超声提示：子宫瘢痕妊娠、活胎（相当于孕5⁺⁶周）。

【超声图像】

见图3-1-11、图3-1-12。

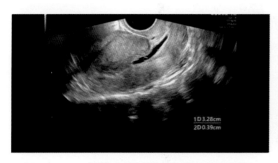 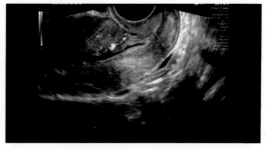

图3-1-11　**测量瘢痕妊娠妊娠囊长径及厚径**　　图3-1-12　**子宫前壁下段切口处较丰富血流供应妊娠囊**

【超声诊断思路及检查注意事项】

1. 诊断瘢痕妊娠后，一定要观察残余肌层厚度、妊娠囊或包块是否外突以及是否穿透子宫肌层，以上有助于瘢痕妊娠分型。

2. 部分瘢痕妊娠的妊娠囊大部分位于宫腔中上段，妊娠囊近下缘处因受宫腔下段挤压常显示不满意，同时粘连植入瘢痕造成妊娠囊下缘被牵拉成角。此类瘢痕妊娠极易漏诊，避免方法：仔细观察妊娠囊下缘，如为圆钝样即为妊娠囊下缘，如为成角样则提示妊娠囊下缘更低，此时减小探头压力，尽量排空膀胱，反复观察妊娠囊下缘位置及形态，瘢痕处探查血流是否丰富、是否供应妊娠囊血供。

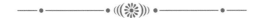

三、解除早孕期患者担忧与顾虑

早孕期如无大量出血均可以经阴道超声检查，当怀疑有异位妊娠、不全流产、胚胎停育、滋养细胞疾病等时建议采用经阴道超声检查；经腹部超声检查受肠气、膀胱充盈程度、子宫位置等多种因素影响，细小病变不易显示，易漏诊。如果使用单独一种超声检查无法获得足够诊断信息，可以两者联合应用。

经阴道扫描的超声强度一般低于经腹部扫描，这是因为前者所涉及的路径更短，声衰减更少，因此以更低的强度即可达到相同的成像质量。因此，经阴道超声要比经腹部超声的热效应带来的风险更低，单从这一点来说经阴道超声优于经腹部超声。

很多患者有阴道少量流血的症状，担心在检查过程中会被感染，其实在检查过程中只要做好相应预防，即使有少量的流血也是可以进行此项检查的。

（郑　帅）

第二节　早孕期超声筛查

一、基本要求

（一）机构要求

早孕期超声筛查应在卫生行政部门许可的医疗机构开展。产前诊断超声应在卫生行政部门许可的具有产前诊断技术资格的医疗机构开展。

（二）人员要求

从事早孕期超声筛查医师条件：

1. 必须取得执业医师资格，并接受过产前超声筛查系统培训。

2. 部分省、自治区及直辖市卫生行政部门需要统一考核通过后执资质证上岗。

3. 熟练掌握早孕期胎儿器官发育的正常形态学超声图像，对常见的早孕期染色体软指标、严重体表畸形和内脏畸形有一定的了解和识别能力。

（三）设备要求

应配备高分辨率彩色多普勒超声诊断仪。在穿透力允许的条件下，尽可能使用频率高的探头。具有完整的图像记录系统和图文管理系统，供图像分析和资料管理。

（四）知情同意

部分先天畸形或发育异常可在早孕期超声筛查中检出，但需要强调的是，即使最有经验的操作者使用最好的超声仪器也无法检出全部畸形或发育异常，尤其那些只有在妊娠中晚期才表现出来的畸形及微小畸形等。检查开始前应将本机构此次超声检查内容和局限性充分告知孕妇。

（五）患者体位

1. 常规患者取平卧位，肢体尽量放松，平静呼吸，如检查期间患者因平卧时间较久出现不适或因疾患无法平卧时可采取侧卧位。

2. 当经腹部超声不能清晰显示时可经阴道检查，患者取截石位或者取双腿屈膝位，平静呼吸，尽量放松。

（六）检查安全性

临床应用的产前超声是安全的。迄今为止，尚没有独立进行的研究证实并非如此。胎儿暴露时间应尽量减少，遵循辐射防护最优化（ALARA）原则，使用尽可能低的输出功率以获取所需的诊断信息，尽可能避免同一部位长时间持续扫查。

二、正常胎儿早孕期超声筛查

（一）检查目的

1. 胎儿染色体异常的早期筛查。

2. 胎儿某些严重先天缺陷的筛查和诊断。

（二）检查内容

1. 测量胎儿头臀长，核对孕周，观察胎心搏动。

2. 初步形态学筛查：头颅和颅内结构、面部（眼眶、鼻骨）、颈部［颈项透明层（NT）厚度］、四腔心、胃泡、膀胱、腹壁和脐带附着处、脊柱、四肢、胎盘位置及形态。

3. NT测量。

4. 双胎及多胎妊娠的绒毛膜性判断。

5. 判断有无妇科合并症（如肌瘤、附件囊肿等）。

（三）留存图像及测量NT注意事项

1. **留存图像** 胎儿正中矢状切面、NT测量切面、经侧脑室横切面、心脏四腔心及血流切面、腹部横切面（显示胃泡）、脐带腹壁入口横切面、双上肢和双下肢长轴切面、胎盘位置图、宫颈矢状切面。双侧附件图像及其他阳性图像（如肌瘤、附件囊肿等）。

2. 测量NT注意事项

（1）建议在头臀长度为45~84mm时测量NT，相当于孕11~13⁺⁶周。

（2）标准测量平面是胎儿正中矢状切面，胎儿应为自然伸展姿势，无过度后仰及前屈，头顶部及臀部皮肤轮廓线要清楚显示。此切面亦是测量头臀长度的标准切面（图3-2-1）。

（3）NT测量应尽可能放大图像至只显示胎儿头颈部及上胸部，令测量游标的轻微移动只能改变测量结果0.1mm。

（4）应清楚显示并确认胎儿背部皮肤及NT前后平行的两条高回声带，应在NT最宽处测量，且垂直NT无回声带，测量游标应置于胎儿颈部无回声的内缘至内缘进行测量（图3-2-2）。

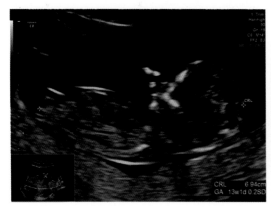

图3-2-1　标准头臀长（CRL）测量切面

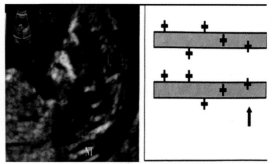

图3-2-2　NT：颈项透明层；箭头示光标放置的正确位置

（5）应测量3次，并记录测量所得的最大数值。

（6）有颈部脑脊膜膨出时，注意辨认，避免误测。

（7）有脐带绕颈时，须测量脐带绕颈处上下NT厚度，并取其平均值。

（8）应明确区分皮肤和羊膜，避免将羊膜误认为皮肤而误测NT（图3-2-3）。

3. 标准NT测量平面的特征

（1）胎儿面部轮廓显示清楚，鼻骨表面皮肤线、鼻骨、鼻尖三者形成三条短强回声线（图3-2-3）。

（2）下颌骨仅显示为圆点状强回声。

（3）胎儿颅脑清楚显示丘脑、脑干、第四脑室及颅后窝池。

（4）颈背部皮下清楚显示长条形带状无回声即为颈项透明层。

（5）NT值随孕周的增大而增厚，但其第95百分位是恒定不变的，是3.5mm。NT越厚，胎儿染色体异常风险越大。

4. 脉冲多普勒检测静脉导管血流频谱

（1）在正中矢状切面上放大图像至只显示胎儿下胸和上腹部（图3-2-4）。

（2）调整声束与静脉导管血流之间的夹角，尽可能使该夹角小于60°。

（3）脉冲多普勒取样容积应根据静脉导管血流信号进行调整，尽可能不超越静脉导管大小。

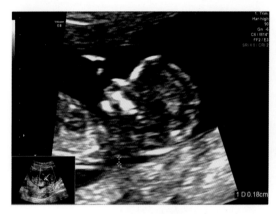

图3-2-3　标准NT测量切面

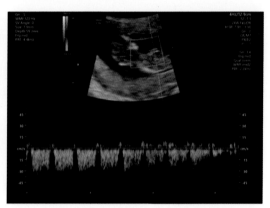

图3-2-4　孕12^{+6}周，静脉导管a波反向

（四）示例

案例1　NT值正常

【临床资料】

夏××，女，28岁，G_1P_0，孕期无不良因素，孕13周，医师开具NT产前筛查超声检查单。

【超声检查方法及所见描述】

孕妇无须憋尿，平躺于检查床上，暴露下腹部，经下腹部行超声检查。超声描述：宫内胎儿CRL 6.94cm，NT厚0.18cm，胎盘位于后壁，羊水最大深度3.0cm，胎儿胎心搏动及胎动可见。双侧附件区未见明显异常回声。超声提示：宫内孕、单活胎（超声孕周13^{+1}周）。

【超声图像】

见图3-2-1和图3-2-3。

【超声诊断思路及检查注意事项】

早孕期（11～13^{+6}周）子宫增大已出盆腔，宫腔有羊水充盈，NT超声检查不需要再憋尿，也不需要空腹，行腹部超声即可。但是NT超声检查对胎儿的位置要求比较高，需要胎儿正中矢状面，需要胎儿侧躺好，如果胎儿没有躺好，而是在扭动，就无法完成NT测量，这时可以让孕妇活动后再检查。一般需要测3次NT值，然后取最高值。

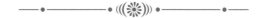

三、异常胎儿早孕期超声筛查

（一）胎儿早孕期异常超声软指标

软指标是指通过超声检查发现的异常指标，但不能明确地标识为胎儿解剖畸形或发育迟缓，临床意义常取决于是否伴发畸形。

1. NT增厚（图3-2-5）

（1）NT增厚的原因：导致NT增厚的原因非常多，可由染色体异常引起，也可能是心脏功能和结构异常引起，淋巴系统紊乱、代谢紊乱、感染、血液病、机械性原因（如胸腔受压、肿瘤等）都可能引起NT增厚，或者是上述其中一些原因与其他因素共同作用的结果。NT增厚的相关异常除了非整倍体外，还与某些特定综合征相关，如Noonan综合征。随着NT厚度的增加，这些疾病的发生风险也越高。

目前认为有以下两种学说：①正常胚胎发育过程中，颈部淋巴管与颈静脉窦在孕10～14周相通。在颈部淋巴管与颈静脉窦相通之前，少量淋巴液积聚在颈部，出现短暂回流障碍，形成暂时性的NT增厚，正常在孕14周后会消退，如颈部淋巴管与颈静脉窦相通延迟则可发展成为淋巴水囊瘤。②染色体核型正常的胎儿有先天性心脏畸形时常出现NT增厚。先天性心脏结构畸形导致心脏功能异常，淋巴液多积聚于颈部，形成NT增厚。NT越厚，胎儿患心脏畸形的风险越高。

（2）切面要求：①CRL测量：胎儿仰卧，处于自然伸展姿势（胎儿长轴与超声声束成90°，过度屈曲或伸展不宜测量）；沿胎儿长轴取正中矢状切面，显示前额、鼻前皮肤、鼻骨、鼻尖，背部显示脊柱。头顶部及骶尾部清晰显示，躯干部显示脊柱矢状面全长。感兴趣区图像放大至超声图像区域2/3以上（图3-2-1）。测量游标置于胎儿头顶皮肤外缘至骶尾部皮肤外缘的直线距离，测量线与超声声速方向尽可能垂直。②NT测量：在胎儿正中矢状切面基础上，感兴趣区图像放大至超声图像区域2/3以上，仅包括头颈部和上胸部，测量游标的精度为0.1mm。胎儿头臀长介于45～84mm，在NT最宽处测量皮肤内缘与颈椎软组织间最宽的垂直距离，测量游标置于NT无回声带的内缘与内缘，测量3次，取最大值。

（3）注意事项：NT厚度因孕龄不同而不同，随胎儿头臀长增大而增大；正常大多在2.5mm以内。NT增厚者约10%合并染色体异常，最常见的是21-三体综合征，此外13-三体、18-三体、三倍体等胎儿亦常出现NT增厚。NT增厚越明显，发生胎儿结构异常与染色体异常的概率越大，不良预后的风险越高，NT增厚常与染色体异常、胎儿畸形、遗传综合征及宫内死亡等相关。多种文献报道，NT厚度＞3mm，90%为正常胎儿，10%为异常胎儿；＞6mm，90%为异常胎儿，仅10%为正常胎儿。部分胎儿NT增厚是一过性病变，胎儿没有任何染色体或心脏等问题，NT增厚仅仅提示了需要进行下一步检查。NT检查好比我们目前的安检工作，而NT增厚就好比安检过程中发现的可疑人员，需要进一步排查。所以，NT是间接诊断胎儿异常的一个标记。

（4）示例：

案例2　**NT增厚**

【临床资料】

程××，女，34岁，G_3P_1，既往剖宫产史，现再次怀孕，孕12^{+1}周，发现妊娠后开始规律服用叶酸，孕期无不良因素，医师开具NT产前筛查超声检查单。

【超声检查方法及所见描述】

平卧位经腹部超声检查。超声描述：宫内胎儿CRL为5.28cm，NT为0.47cm，羊水最大深度3.2cm，胎盘位于前壁，胎儿胎心搏动及胎动可见，双附件区未见明显异常回声。超声提示：宫内孕、单胎、活胎（超声孕周：12^{+1}周），胎儿NT增厚。

【超声图像】

见图3-2-5。

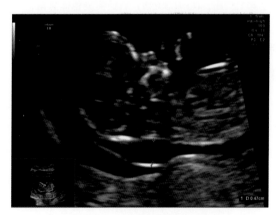

图3-2-5　孕12^{+1}周，NT 0.47cm

后证实染色体异常，为18-三体

案例3 胎儿NT增厚，静脉导管血流频谱a波反向

【临床资料】

芦××，女，38岁，G₃P₁，既往剖宫产史，现再次怀孕。孕12⁺⁶周，医师开具NT产前筛查超声检查单。

【超声检查方法及所见描述】

平卧位经腹部超声检查。超声描述：宫内胎儿CRL 6.05cm，NT 0.39cm，羊水最大深度3.0cm，胎盘位于后壁，胎儿胎心搏动及胎动可见，胎儿静脉导管血流频谱a波反向，双附件区未见明显异常回声。超声提示：宫内孕、单胎、活胎（超声孕周：12⁺⁴周），胎儿NT增厚，胎儿静脉导管血流频谱a波反向，建议染色体检查。

【超声图像】

见图3-2-4，图3-2-6。

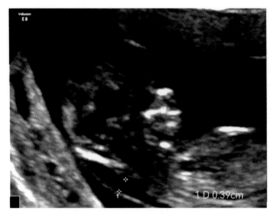

图3-2-6　孕12⁺⁶周，NT 0.39cm，后证实染色体异常，为21-三体

【超声诊断思路及检查注意事项】（案例2及案例3）

案例2及案例3均做了产前诊断。案例2于孕17⁺周行羊水穿刺，产前诊断提示47，XN，+18，证实为18-三体。案例3细胞遗传学产前诊断报告：47，XN，+21。SNP Array，检测结果：arr（21）×3，证实为21-三体。这两例均引产，避免了出生缺陷的发生。

值得注意的是，NT超声检测虽然能够检查出多数的胎儿畸形，但是受孕龄、胎位、检查人员的专业水平、超声检测仪的性能等因素的影响，其对胎儿畸形的检出率不可能是百分之百的；而部分孕妇与其家属认为NT超声检测是万能的，能够清晰地看出胎儿每一个细小的缺陷。因此，医院妇产科需要在候检厅张贴关于NT超声检测以及胎儿发生畸形的宣传贴画，让孕妇及其家属了解相关知识，使孕妇在进行NT超声检测以前，明白NT

检查的目的，知道NT值正常亦不能说明胎儿一定没有问题，后续产检一定要按时进行。

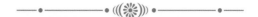

2.鼻骨短小或缺失　胎儿鼻在孕11周能完全形成，鼻骨是胎儿鼻梁内的薄回声带。在大部分21-三体综合征及其他非整倍体异常的胎儿中，可在早孕期发现鼻骨发育不良或未骨化。鼻骨有2块，通常在早孕期的胎儿正中矢状切面中只能显示1块。孕11～12周初部分胎儿鼻骨可能骨化较差，不能清晰显示，这部分胎儿可在1～2周后复查。

（1）测量方法：胎儿面部面对探头，测量平面在颜面部正中矢状切面，超声声束与鼻骨长轴成90°，测量两端鼻骨边界的距离。在孕11～13^{+6}周时，顶臀长相当于45～84mm时胎儿鼻骨检查的成功率超过95%。

（2）测量标准：标准的正常鼻部声像图有三条清晰的线，上端的线代表皮肤，下方较厚且回声较上端皮肤强的代表鼻骨，第三条线几乎与皮肤相连但略高一点，代表鼻尖。

（3）早孕期胎儿鼻骨长度正常值：

11～11^{+6}周，平均2.3mm（1.5～3.2mm）

12～12^{+6}周，平均2.6mm（1.4～4.2mm）

13～14周，平均2.9mm（2.1～3.8mm）

（4）示例：

案例4　胎儿NT增厚，鼻骨显示不清

【临床资料】

韩××，女，35岁，G_4P_1，孕早期感冒，无发热，未服药，有双侧输卵管妊娠史，此次妊娠源于体外授精+胚胎移植术。孕12^{+1}周，医师开具NT产前筛查超声检查单。

【超声检查方法及所见描述】

平卧位经腹部超声检查。超声描述：宫内胎儿CRL 5.86cm，NT 0.48cm，鼻骨显示不清，羊水最大深度3.2cm，胎盘位于后壁，胎盘下缘达宫颈内口。胎儿胎心搏动及胎动可见，双附件区未见明显异常回声。超声提示：宫内孕、单胎、活胎（超声孕周：12^{+3}周），胎儿NT增厚，建议产前诊断超声检查。

【超声图像】

见图3-2-7。

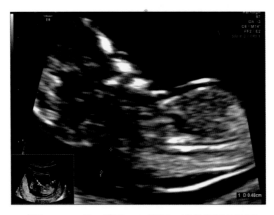

图3-2-7　孕12⁺¹周，NT增厚，胎儿鼻骨未显示

【超声诊断思路及检查注意事项】

孕妇35岁属于高龄妊娠，胎儿染色体疾病的发病风险增高，此次妊娠源于体外授精+胚胎移植术，也是发生出生缺陷的危险因素。此例孕妇及时做了侵入性产前诊断，羊水穿刺细胞遗传学产前诊断报告：细胞遗传学诊断胎儿为21-三体综合征。引产男死婴，身长27cm，体重750g，死胎外观：鼻梁低平，双眼距增宽，眼裂小，舌伸出口外，余外观未见明显异常。

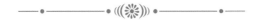

3. **早孕期静脉导管a波消失或反向**　早孕期静脉导管a波消失或反向的诊断标准：孕11～13⁺⁶周，取样容积设置为0.5～1mm，置于DV流速最快处，角度小于30°，低通滤波（50～70Hz），于心房收缩期见a波消失或反向（图3-2-8）。早孕期静脉导管a波消失或反向与非整倍体异常风险增高有关，如21-三体、18-三体、13-三体、Turner综合征，亦可见于2%～3.7%染色体正常胎儿，但心脏畸形风险增高。此项检查对技术要求

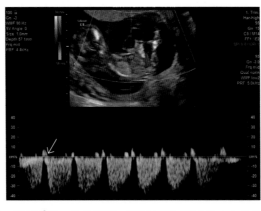

图3-2-8　孕13⁺⁶周，胎儿腹裂，静脉导管a波反向（白色箭头所示）

高，须警惕相邻血管的干扰。发现早孕期静脉导管a波消失或反向，建议行遗传咨询、产前诊断及详细胎儿结构超声检查，如无异常建议孕中期复查。

示例：

案例5 早孕期静脉导管a波反向

【临床资料】

李×，女，33岁，G_2P_0，妊娠合并甲减。孕13^{+5}周，医师开具NT产前筛查超声检查单。

【超声检查方法及所见描述】

平卧位经腹部超声检查。超声描述：宫内胎儿CRL 7.62cm，NT 0.47cm，羊水最大深度2.7cm，胎盘位于后壁。胎儿胎心搏动及胎动可见，胎儿颈后可见囊性包块，大小3.3cm×1.6cm，内见多个分隔，胎儿胸腔内可见液性暗区，深约0.5cm，CDFI：静脉导管频谱a波反向。双附件区未见明显异常回声。超声提示：宫内孕、单胎、活胎（超声孕周：13^{+5}周），胎儿水肿（颈部淋巴水囊瘤、胸腔积液）。

【超声图像】

见图3-2-9、图3-2-10。

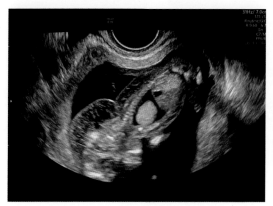

图3-2-9　颈部水囊瘤，胸腔积液

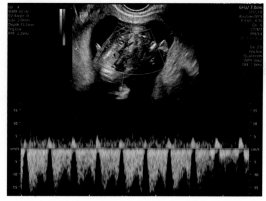

图3-2-10　静脉导管a波反向

【超声诊断思路及检查注意事项】

胎儿水肿在超声上主要表现为全身皮肤水肿增厚（至少大于0.5cm），至少有两处局部积液或浆膜腔积液，在仅有一处积液但有明确产生水肿的病因时，也可考虑为早期水肿。此例有NT增厚，颈部淋巴水囊瘤，胸腔积液，并且出现静脉导管频谱a波反向，说明胎儿右心负荷增大，心功能已经出现失代偿表现，静脉回流受阻，静脉导管频谱a波收缩期流速下降，血流消失甚至倒置，胎儿处于宫内严重缺氧状态，预后不良。此例孕妇拒绝侵入性产前诊断，胎儿于超声检查后8天胎死宫内引产。

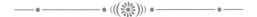

4. 三尖瓣反流 胎儿三尖瓣反流定义为持续时间超过收缩期1/2，且反流速度超过60cm/s。与非整倍体、心脏异常相关，见于1%染色体正常胎儿与55%的21-三体、1/3的18-三体和13-三体综合征的胎儿。孤立性三尖瓣反流与非整倍体、心脏畸形均无显著相关性，出现在整个孕期的任何时候或者是一过性的。而发生在11～13^{+6}周的三尖瓣反流常见于21-三体综合征、18-三体综合征、13-三体综合征及严重心脏缺陷的胎儿，建议行遗传咨询、产前诊断、详细的胎儿结构超声检查及超声心动图检查。

需要注意的是，诊断三尖瓣反流的标准方法很重要，满足以下两点可诊断三尖瓣反流：

（1）图像放大，获得胎儿心脏的心尖四腔心切面，脉冲多普勒取样容积为2.0～3.0mm，取样框放置于三尖瓣口处，取样框与室间隔的夹角小于30°。

（2）有一半以上的收缩期出现，且反流速度大于60cm/s（图3-2-11、图3-2-12）。

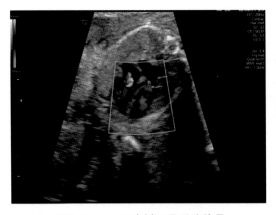

图3-2-11 三尖瓣口见反流信号

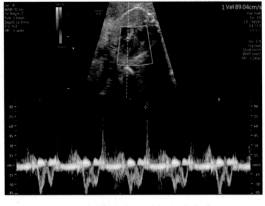

图3-2-12 三尖瓣反流，反向血流速度89cm/s

三尖瓣微量反流一般不伴有心脏的结构畸形，早孕期出现明显的三尖瓣反流多合并心脏的结构畸形、遗传综合征或者是胎儿心脏功能受损的情况。

（二）异常胎儿早孕期超声检查

1. 无脑儿 属于神经管畸形，是在胚胎时期由于遗传和环境中很多有害因素的影响，导致神经管闭合不全。无脑儿是前神经孔闭合失败所致，是神经管缺陷的最严重类型。环境因素，如毒物、大剂量放射线直接或者间接作用于胚胎，尤其是在胚胎的第3～4周时会造成胎儿发育畸形。在胚胎早期，孕妇感冒、高热或者受到病毒、细菌的感染，也会引起胚胎死亡或者各种类型的出生缺陷。孕12周胎儿颅骨骨化完全，超声可以从颅脑横切面、矢状切面、冠状切面显示或诊断无脑儿。

（1）超声诊断要点及声像图特征：①颅骨强回声光环消失，大脑半球缺乏或显示少许残留脑组织回声，其外可有一层膜包绕与头皮相连（图3-2-13）。②眼球突出似"青蛙眼"（图3-2-14）。③颈部缺如，下颌与胸部连在一起，颈椎数比正常少。④胎儿呈仰伸状，活动频繁，胎头可深抵宫颈内口区。无脑儿常合并颈胸椎段脊柱裂，同时合并羊水过多。中孕期，无脑儿在过多羊水中，活跃时踢打转动，安静时常仰卧于宫后壁，致使探查脊柱困难。⑤常合并脊柱裂和羊水过多。⑥脑组织缺如或萎缩，头端可见一瘤结状的块状物。⑦胎头近面部冠状切面，无前额颅凸，呈平顶状，顶下为眼部回声，似金鱼眼状。

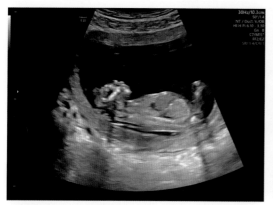

图3-2-13 脑组织缺如、萎缩，呈瘤节样

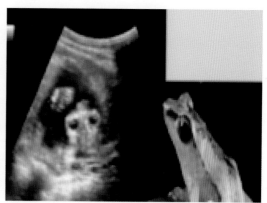

图3-2-14 眼球突出似"青蛙眼"

50%以上病例伴有脊柱裂，部分病例可伴有畸形足、肺发育不良、唇腭裂、脐膨出、腹裂等，常伴有羊水过多。胎儿先天畸形可累及胎儿各个系统，其中神经系统畸形的发病率最高，约为0.5%，是我国死胎、死产、婴儿死亡的重要原因之一。

（2）鉴别诊断：无脑儿应该和露脑畸形相鉴别。两者共同特点为胎儿颅骨强回声环消失。露脑畸形时可见脑组织浸泡于羊水中，表面有脑膜覆盖；无脑儿则大脑半球缺失。无脑儿、露脑畸形的发病可与遗传和环境相关，预后极差，一般在生后几小时内死亡。补充叶酸可预防神经管缺陷。

（3）示例：

案例6 无脑儿

【临床资料】

王××，女，G_2P_0，发现妊娠后开始规律服用叶酸，孕期无不良因素。孕13^{+2}周，医师开具NT产前筛查超声检查单。

【超声检查方法及所见描述】

平卧位经腹部超声检查。超声描述：宫内胎儿CRL 6.86cm，羊水最大深度3.4cm，胎盘位于前壁，下界越过宫颈内口，胎儿胎心搏动及胎动可见，胎儿颅骨强回声环缺失，在颅底部可见骨化结构，胎儿眼眶上缘颅盖骨缺如，双眼球明显向前突出，呈"青蛙眼"，可见少许脑组织回声。双附件区未见明显异常回声。超声提示：宫内孕、单胎、活胎（超声孕周：13^{+1}周），无脑儿。

【超声图像】

见图3-2-13和图3-2-15。

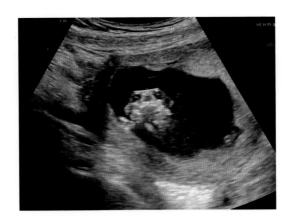

图3-2-15　冠状切面显示眼球突出

【超声诊断思路及检查注意事项】

无脑儿是致死性畸形，通常合并脊柱裂脊膜膨出，以及全身其他系统畸形，一旦发现确诊，应立即终止妊娠。此例引产胎儿为男性、死胎，身长14cm，体重80g。外观：浸软，颅骨穹隆缺如，覆盖颅骨的皮肤部分缺如，未见明显脑组织，颅面比例失调，双眼球突出，呈"蛙样"面容，引产胎儿情况符合产前超声诊断。

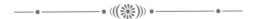

2. **露脑畸形**　为前神经孔闭合失败所致，发病率较无脑儿低，主要表现为颅骨缺失，脑组织直接暴露于羊水，表面有脑膜覆盖，脑组织可随月份的增长逐渐减少，也可至足月脑组织仍未减少，但内部结构异常，常合并脊柱裂等其他畸形，最终可发展为无脑儿。超声表现为颅骨强回声环消失，脑组织浸泡于羊水中，脑组织结构紊乱，实时超声下有时可见胎手触碰暴露在羊水中的脑组织，常伴羊水过多。孕12周胎儿颅骨骨化完

全，超声可以从颅脑横切面、矢状切面、冠状切面显示或诊断露脑畸形，在这些切面中可以显示颅盖骨缺如，杂乱的脑组织从胎儿头部向两侧突起，称为"米老鼠"征。

（1）超声诊断要点及声像图特征：①颅骨强回声环消失，脑组织浸泡于羊水中，脑组织结构紊乱。②实时超声下有时可见胎手触碰暴露在羊水中的脑组织。③常伴羊水过多。④脑组织可随月份的增长逐渐减少，进展为无脑儿，也可至足月脑组织仍未减少，但内部结构异常。⑤常合并脊柱裂等其他畸形。

（2）鉴别诊断：主要是与无脑儿鉴别，见无脑儿鉴别诊断。

（3）示例：

案例7 露脑畸形

【临床资料】

白××，女，34岁，G_1P_0，发现妊娠后开始规律服用叶酸，孕期无不良因素。孕13周，医师开具NT产前筛查超声检查单。

【超声检查方法及所见描述】

平卧位经腹部超声检查。超声描述：宫内胎儿CRL 6.71cm，羊水最大深度3.7cm，胎盘位于后壁，胎儿胎心搏动及胎动可见，胎儿颅骨强回声环缺失，脑组织结构紊乱，暴露于羊水中。双附件区未见明显异常回声。超声提示：宫内孕、单胎、活胎（超声孕周：13^{+0}周），胎儿露脑畸形。

【超声图像】

见图3-2-16～图3-2-19。

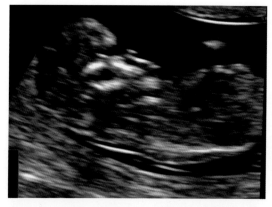

图3-2-16 胎儿颅骨缺失，脑组织暴露于羊水中，表面有脑膜覆盖

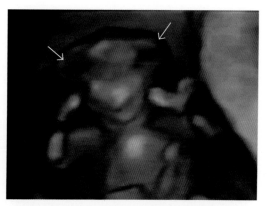

图3-2-17 三维成像：脑组织向两侧突出呈"米老鼠"征（白色箭头所示）

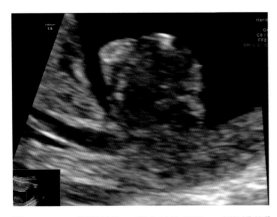

图3-2-18 颅骨缺失，颅内结构紊乱，"蝴蝶状"的脉络丛消失

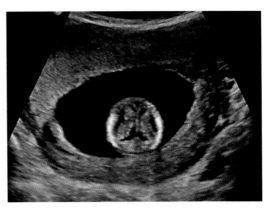

图3-2-19 孕12周，正常胎儿颅骨骨环完整，颅内结构正常，脉络丛呈"蝴蝶状"（非本例）

【超声诊断思路及检查注意事项】

随着早孕期超声筛查的普及，有报道称孕10～11周即可诊断露脑畸形及无脑儿，但颅骨钙化于孕10周时开始，孕12周胎儿颅骨骨化完全，故露脑畸形及无脑儿在早孕期超声诊断不应早于孕10周，怀疑颅骨强回声环缺失的，建议在孕11周后复查。此例孕13周，超声能够确诊露脑畸形，家属拒绝行胎儿遗传学检查及胎儿尸体解剖。引产胎儿男性，身长17cm，体重150g，双顶骨及额骨缺失，大小约3cm×3cm，可见脑组织裸露，颅骨缺损处可见脑膜覆盖，与产前超声诊断符合。

3.脑膨出　脑膨出是指颅骨内容物通过颅骨缺损处向外膨出。如果膨出的包块里面含有脑膜和脑组织，称为脑膜脑膨出；当膨出包块只含脑膜而没有脑组织，称为脑膜膨出。80%缺损处颅骨回声光带连续性中断，缺损处见不均质低回声包块。当颅骨缺损较小时，缺损和包块均不易显示，易漏诊，应提高警惕，经阴道超声可在13周诊断本病。另外，早孕期鉴别脑膜脑膨出和脑膜膨出较为困难，脑膜脑膨出这一术语常用来描述这两种情况。颅骨缺损最常见的部位发生在枕部（75%～85%），也可发生于颅骨其他区域，如发生在顶部、底部及鞍区，考虑为神经管头部的部分关闭失败导致，而发生在非中线部位的脑膜脑膨出（两侧或顶叶）与羊膜带综合征相关，被认为是正常胚胎发育过程中被破坏所致。

（1）超声诊断要点及声像图特征：①颅脑横切面显示头颅颅骨环不完整，枕部或者额部有向外膨出的混合性肿块，颅内脑实质与膨出组织相连，矢状切面可显示缺损的程度和脑膜脑膨出的大小。经阴道超声和图像放大常可以显示颅骨缺损部位。②脑膜脑膨出常伴有颅内脑结构异常，膨出的包块越大，颅内脑结构异常越严重，常伴颅内脑室增宽，并伴有颅骨骨环外形失常。膨出组织可大于颅内脑组织，也可仅有小部分脑组织膨出。③脑膜脑膨出的病灶变异很大，严重者80%早孕期超声检查可发现，但位于额部、顶部的脑膨出，尤其是病灶较小时，各孕期均容易漏诊。

（2）鉴别诊断：脑膜脑膨出可以单独出现，也可以合并染色体异常或遗传综合征，应对胎儿结构进行详细的筛查，特别应注意有无多指/趾和多囊肾，这可能和Meckel-Gruber综合征有关（常染色体隐性遗传，有25%的再发风险）。存在一侧的脑膜脑膨出时要怀疑羊膜带的存在，早孕期枕部的脑膜膨出和颈部水囊瘤鉴别困难。颈部的脊柱裂也有可能被误诊为脑膜脑膨出，但是颈部脊柱裂的缺损位于完整的枕骨下方，这是两者鉴别的重要特点。另外，脊柱裂一般不合并遗传综合征。单纯的脑膜膨出预后较好。

（3）示例：

案例8 胎儿多发畸形——脑膜脑膨出、右手形态异常、脊柱侧弯、唇腭裂

【临床资料】

武××，女，27岁，G_2P_0，孕前规律服用叶酸，无孕期不良因素。孕13^{+1}周，医师开具NT产前筛查超声检查单。

【超声检查方法及所见描述】

平卧位经腹部超声检查。超声描述：宫内胎儿CRL 5.23cm，羊水深度3.7cm，胎盘位于底前壁，胎儿胎心搏动及胎动可见，胎儿颅骨枕部局部可见宽约0.7cm连续性中断，脑膜及部分脑组织由颅骨缺损处向颅外膨出，膨出包块范围约1.3cm×1.3cm，膨出包块表面可见包膜覆盖。胎儿颜面部及腭部均似可见回声中断。胎儿右手形态欠规整，可见带状回声缠绕。胎儿脊柱形态失常，可见侧弯。因孕周偏小，不除外胎儿其他结构异常。羊膜腔内可见散在漂浮带状回声，部分缠绕胎儿肢体。孕妇双附件区未见异常回声。超声提示：宫内孕、单胎、活胎（超声孕周：11^{+6}周），胎儿多发畸形——脑膜脑膨出、右手形态异常、脊柱侧弯、唇腭裂。综上考虑羊膜束带综合征可能。

【超声图像】

见3-2-20、图3-2～21，视频3-2-1、视频3-2-2。

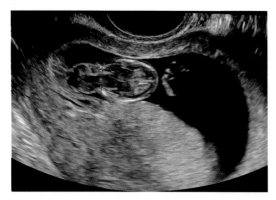

图3-2-20　**颅脑横切面显示颅骨缺损**

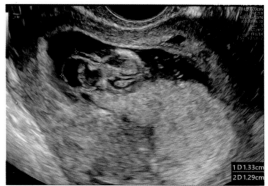

图3-2-21　**脑膜及脑组织从颅骨缺损处膨出**

视频3-2-1　**动态显示脑组织通过颅骨缺损处突出颅外**

视频3-2-2　**动态显示羊膜带缠绕在胎儿手上，分离不开**

案例9　脑膜膨出

【临床资料】

王××，女，31岁，G_1P_0，意外妊娠，孕前未服用叶酸，孕期无不良因素。孕12^{+6}周，医师开具NT产前筛查超声检查单。

【超声检查方法及所见描述】

平卧位经腹部超声检查。超声描述：宫内胎儿CRL 6.57cm，羊水深度2.7cm，胎盘位于后壁，胎儿胎心搏动及胎动可见，胎儿顶部可见1.8cm×1.7cm无回声，边界清晰。双附件区未见异常回声。超声提示：宫内孕、单胎、活胎（超声孕周：12^{+6}周），胎儿脑膜膨出，建议产前诊断超声检查。

【超声图像】

见图3-2-22、图3-2-23。

【超声诊断思路及检查注意事项】

枕部脑膨出超声容易诊断，但是颅顶部的脑膨出常漏诊，常见原因是侧脑室平面、丘脑平面和小脑平面都看不到头顶部。测量双顶径时，探头旋转90°能有效地避免颅顶部的脑膨出漏诊。

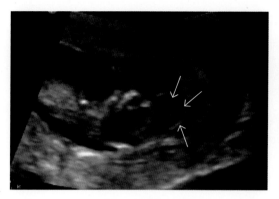

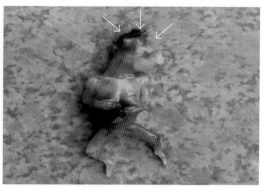

图3-2-22　**孕12⁺⁶周，颅顶部脑膜膨出（白色箭头所示）**

图3-2-23　**引产胎儿颅顶部可见一膜状物（白色箭头所示）**

4. 前脑无裂畸形　前脑无裂畸形也称全前脑畸形，是由于前脑分裂失败导致大脑半球不同程度地融合而引起的胎儿颅骨发育异常，包括三种主要类型，即无叶、半叶和叶状，是人类最常见的前脑发育缺陷。

无叶前脑无裂畸形是最严重的类型，大脑纵裂和大脑镰完全缺失，只有单一的原始脑室，丘脑在中线处融合，无第三脑室、胼胝体等，常伴有颜面异常。

半叶前脑无裂畸形的前脑发育次之，仍为单一脑室，前方相通，与无叶前脑无裂畸形的区别主要是：侧脑室后角及下角分开，丘脑常融合或不完全融合，有半叶前脑无裂畸形的大脑半球及脑室均完全分开，大脑半球的前后裂隙发育尚好，丘脑亦分为左右各一，但仍有一定程度的结构融合，如透明隔消失。第三脑室，后大脑纵裂及大脑镰部分形成，透明隔缺如，面部畸形不太严重，仅有腭裂等。

叶状前脑无裂畸形除侧脑室前角区域以外的脑组织是分开的，大脑镰可见，大脑半球完全分开，大脑半球的前后裂隙发育尚好，丘脑亦分为左右各一，但仍有一定程度的结构融合，如透明隔消失，前角融合。

（1）超声诊断要点及声像图特征：显示颅骨强回声环完整，正常胎儿颅脑横切面"蝴蝶"征的消失是早孕期诊断前脑无裂畸形的重要线索，表现为双侧脑室融合呈单一脑室，大脑镰、透明隔腔及第三脑室不显示，两侧丘脑在中线处融合，小脑可显示。双眼横切面和鼻唇切面有助于筛查面部异常，如眼距近、单眼眶、喙鼻。①无叶前脑无裂畸形包括以下两种情况。a. 脑内结构紊乱："蝴蝶状"的脉络丛消失，大脑镰消失，仅可见一个较大的原始脑室，中央见单一丘脑回声结构，呈融合状，脑中线结构消失。b. 面部结构严重异常：可出现长鼻畸形或象鼻畸形，单眼眶或眼眶缺失，单眼球，中央唇裂。②半叶前脑无裂畸形及叶状前脑无裂畸形，早孕期通常不能检出。

（2）鉴别诊断：无叶前脑无裂畸形的颅内异常超声容易发现，主要与积水性无脑儿（水脑症）、严重的脑积水进行鉴别。水脑症也表现为头颅内见一巨大无回声区，未见脑中线结构，但其往往无颜面部畸形。严重的脑积水可见脑中线结构可与无叶前脑无裂畸形鉴别，前者无特殊的颜面部畸形，两者鉴别不难。所有类型的前脑无裂畸形的共同特征是透明隔腔缺如或发育不良，但是在正常情况下中孕期透明隔腔才显示清晰，因此在早孕期无叶前脑无裂畸形容易被检出，而半叶和叶状前脑无裂畸形常被漏诊（其检查将在第四章第三节详细讲述）。

（3）示例：

案例 10　全前脑、唇腭裂、脐膨出

【临床资料】

狄××，女，34岁，G_2P_1，既往剖宫产史，现再次怀孕，无孕期不良因素。孕13^{+6}周，医师开具NT产前筛查超声检查单。

【超声检查方法及所见描述】

平卧位经腹部超声检查。超声描述：宫内胎儿CRL 7.45cm，NT 0.26cm，羊水深度3.1cm，胎盘位于前壁。胎儿胎心搏动及胎动可见，胎儿颅内脑中线显示不清，可见单一脑室回声，双侧丘脑融合，胎儿未探及明确鼻骨回声，双眼外突，额部低平，胎儿上唇连线正中可见宽约0.4cm回声中断，胎儿上牙槽骨正中可见宽约0.2cm回声中断，胎儿腹壁连续性回声中断宽约0.3cm，部分肠管从缺损处向体外膨出形成包块，包块大小约0.7cm×0.4cm，膨出物表面可见膜状物包绕。双附件区未见明显异常回声。超声提示：宫内孕、单胎、活胎（超声孕周：13^{+3}周），全前脑，唇腭裂，脐膨出。

【超声图像】

见图3-2-24～图3-2-27。

【超声诊断思路及检查注意事项】

此胎儿是无叶前脑无裂畸形，识别较容易，一个重要特点是原始的单一的脑室腔很大！无脑中线，无透明隔腔，丘脑融合。常合并其他系统畸形，本例合并有唇腭裂和小型脐膨出。

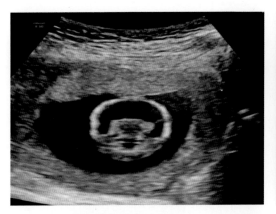

图3-2-24 颅脑横切面显示大脑镰消失，单一宽大脑室

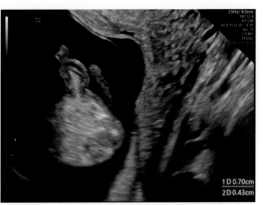

图3-2-25 胎儿腹部见小的脐膨出

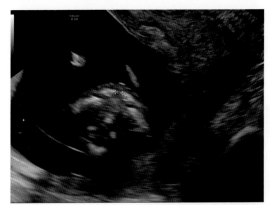

图3-2-26 上牙槽骨正中回声中断显示腭裂

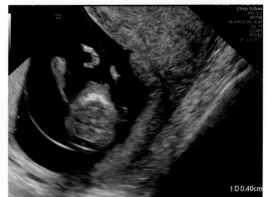

图3-2-27 上唇回声中断显示唇裂

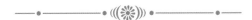

5.脊柱裂　脊柱裂是胎儿神经系统常见畸形之一，是胎儿发育过程中后神经孔闭合失败所致，其主要特征是背侧的两个椎弓未能融合在一起而引起脊柱畸形，脊膜和（或）脊髓通过未完全闭合的脊柱疝出或向外露出，可导致不同程度脊髓神经功能受损及残疾，致病因素主要有叶酸缺乏或代谢异常、病毒感染、药物、糖尿病、肥胖、遗传或基因变异等。可伴有与神经管同期发育的神经系统、胃肠道、泌尿生殖系统发育异常。为骨性椎弓的先天性缺陷，多发生于腰骶部，偶见于颈胸段。在产前超声诊断领域分为开放性脊柱裂和闭合性脊柱裂两种类型，根据是否有神经组织暴露在外或病变部位是否有完整的皮肤覆盖来区分。闭合性脊柱裂早孕期诊断困难，故在此仅讨论开放性脊柱裂。在早孕期诊断开放性脊柱裂也具有挑战性，原因是在早孕期超声直接显示脊柱病变非常困难，而开放性脊柱裂的中枢神经系统改变通常在孕12～14周前不显示，如"柠檬头""香蕉小脑"等征象常出现在中孕期。

（1）开放性脊柱裂超声诊断要点及声像图特征：开放性脊柱裂是指病变部位皮肤

连续性中断，椎管内成分部分或全部经过脊柱缺损处向后膨出，常伴有背部肿块，脑脊液通过缺损处漏出，好发于腰段或骶尾段水平。但在早孕期超声很难显示皮肤及脊柱的缺损部位，近年来，有学者研究发现颅内某些征象的改变可提示开放性脊柱裂的存在。①正中矢状切面上，第四脑室（IT）变窄或者消失，颅后窝池消失，后脑向后下移位，从而导致脑干（BS）增宽及脑干和枕骨之间的距离（BSOB）缩短，因此大部分开放性脊柱裂的胎儿BS/BSOB大于1。②在NT测量切面上，正常胎儿后脑部存在三条白色高回声的亮线（脑干后缘强回声、第四脑室脉络丛及枕部颅骨强回声）（图3-2-28），在开放性脊柱裂的胎儿中则不显示这三条亮线。③与开放性脊柱裂相关的颅内其他征象，包括大脑脚和中脑导水管向后移位和额上角异常。有报道早孕期由于脑脊液流出，侧脑室及第四脑室变小，从而导致早孕期双顶径小，且相对于正常胎儿双顶径与腹部横径之比小于1。孕24周前，头围和双顶径可能低于孕周的第五百分位，但随孕周增加、脑积水的加重，可能会大于孕周。

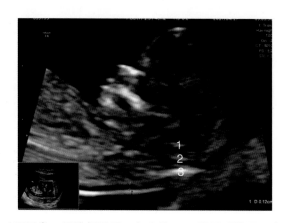

图3-2-28　孕12^{+3}周，NT正常，后脑部显示三条亮线：1. 脑干后缘强回声；2. 第四脑室脉络丛；3. 枕部颅骨强回声

（2）鉴别诊断：①骶尾部畸胎瘤：骶尾部常见包块，肿物内常有实质性组织，为分化或未分化的实质性组织，如骨骼、牙齿、软骨等。超声检查肿物为囊实性。②脂肪瘤：脂肪瘤柔软，表面皮肤虽高起，但正常界限清楚，常呈分叶状，与椎管不相通。③皮样囊肿：囊肿由结缔组织构成，内含皮脂腺、汗腺、毛发等。

（3）示例：

案例11　开放性脊柱裂（胸腰骶）

【临床资料】

师××，女，24岁，G_1P_0，发现妊娠后规律服用叶酸。平素月经周期不规律，孕

15^{+6}周，医师开具NT产前筛查超声检查单。

【超声检查方法及所见描述】

平卧位经腹部超声检查。超声描述：双顶径（BPD）2.36 cm，股骨长（FL）1.13cm，肱骨长（HL）1.17cm，腹围（AC）7.76cm，羊水最大深度3.6cm，胎盘位于后壁。胎儿胎心搏动及胎动可见，胎儿小脑延髓池消失，胎儿脊柱骶尾段排列不整齐，侧弯后突成角，脊柱胸、腰、骶部皮肤连续性中断，中断处可见1.4cm×1.3cm偏囊性包块膨出，横切面脊椎三角形骨化中心失去正常形态，两个椎弓骨化中心向后开放，呈倒"八"字形改变。双附件区未见明显异常占位。超声提示：宫内孕、单胎、活胎（超声孕周：13^{+5}周），胎儿神经管畸形——开放性脊柱裂（胸腰骶），脊柱骶尾部发育异常。

【超声图像】

见图3-2-29～图3-2-31。

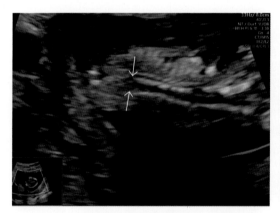

图3-2-29 脊柱骶尾段排列不整齐，尾部分开（白色箭头所示）

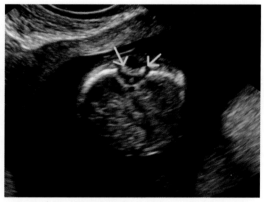

图3-2-30 两个椎弓呈倒八字形（白色箭头所示）

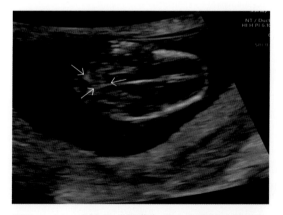

图3-2-31 小脑呈"香蕉"征（白色箭头所示）

【超声诊断思路及检查注意事项】

尽管在早孕期颅内出现了一系列开放性脊柱裂的征象，诊断仍然依赖于显示脊柱缺损的直接超声表现。如果在早孕期怀疑脊柱裂，应在孕15周后进行超声复查确诊。

—•————•((❋))•————•—

6.淋巴水囊瘤　淋巴水囊瘤是累及血管和淋巴系统的胎儿先天性发育异常，病理上是淋巴系统与血管系统的连接异常，主要是颈部淋巴管和颈部静脉连接失败所致；是最常见的淋巴管瘤，主要位于颈部后侧和外侧，也可出现在身体的其他部位。淋巴水囊瘤可导致渐进性淋巴水肿或胎儿皮肤水肿。有时当血管和淋巴管连接成功后，水肿可以缓解甚至消退。从孕11周起的超声可以被发现和识别。颈部淋巴水囊瘤的出现，增加了胎儿染色体异常、心脏和其他系统畸形的风险，以及胎死宫内的可能性。有研究表明，颈部淋巴水囊瘤患儿心脏畸形发生率明显高于单纯NT增厚胎儿，并且与其囊性包块大小无关；而NT增厚胎儿心脏畸形发生率与厚度呈正相关，60%的淋巴水囊瘤病例存在染色体异常的情况。最常见的染色体异常是21-三体综合征（唐氏综合征）、特纳综合征（45，XO）和18-三体综合征（爱德华综合征）。特纳综合征常见于具有颈部淋巴水囊瘤的胎儿。

（1）超声诊断要点及声像图特征：淋巴水囊瘤的超声特点是胎儿颈部的空间（枕骨-颈椎的空间）充满液体，并被多个间隔隔开，同时常伴有胎儿皮肤水肿或胎儿身体其他部位的液体积聚（胎儿水肿，也称作"太空服"）。囊肿内见分隔是与颈部水肿的区别。

（2）鉴别诊断：NT的皮肤增厚仅局限于胎儿颈后部；淋巴水囊瘤的皮肤增厚范围可延伸至整个背部，与NT增厚相比，出现淋巴水囊瘤胎儿染色体及结构异常的发生率更高。

（3）示例：

案例 12　胎儿水肿（颈后淋巴水囊瘤、左侧胸腔积液）

【临床资料】

王××，女，32岁。G_1P_0。发现妊娠后规律服用叶酸，孕期无不良因素。孕12^{+6}周，医师开具NT产前筛查超声检查单。

【超声检查方法及所见描述】

平卧位经腹部超声检查。超声描述：宫内胎儿CRL 5.71cm，羊水最大深度

3.1cm，胎盘位于前壁，胎儿胎心搏动及胎动可见，胎儿颈后可见一囊性包块，范围约2.9cm×0.9cm，其内可见多条分隔回声，头颈部及躯干部皮肤及皮下组织明显增厚，左侧胸腔可见最大深度约0.2cm游离液性暗区，胎儿心脏未见正常四腔心结构。双附件区未见明显异常回声。超声提示：宫内孕、单胎、活胎（超声孕周：12^{+2}周），胎儿水肿（颈后淋巴水囊瘤、左侧胸腔积液），胎儿心脏结构异常可能性大，建议产前遗传咨询和诊断。

【超声图像】

见图3-2-32、图3-2-33。

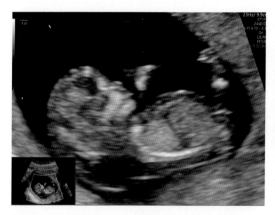 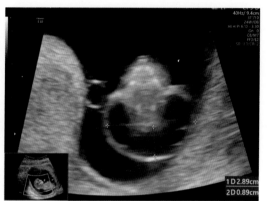

图3-2-32 颈后淋巴水囊瘤延伸至整个背部，左侧胸腔可见积液

图3-2-33 淋巴水囊瘤内见分隔

【超声诊断思路及检查注意事项】

淋巴水囊瘤多数发生于早孕期，筛查NT时发现，大多预后不良，常伴有染色体异常，其中以21-三体和45,XO最常见，占染色体异常胎儿的50%以上，其次是努南（Noonan）综合征。伴染色体异常者大多数会进展为非免疫性水肿，一旦发现胎儿全身水肿，其预后不良。60%淋巴水囊瘤胎儿会伴有结构异常，主要为心脏、泌尿生殖器官、骨骼和中枢神经系统异常，而这些异常大部分都能在早孕期超声检查中发现。若胎儿染色体核型正常，且淋巴水囊瘤逐渐消退，预后一般良好。少数晚孕期发生的淋巴水囊瘤，与染色体或其他结构发育异常的关系相对不密切，预后较好。因此早孕期发现淋巴水囊瘤的胎儿，应及时建议孕妇进行产前遗传咨询和诊断。此例胎儿绒穿细胞遗传学产前诊断报告：45,X,（40）/46,XN（45）。告知细胞遗传学诊断胎儿为嵌合型特纳综合征，SNP Array芯片结果：arr（X）×1，为特纳综合征。引产胎儿男性，身长13cm，体重100g。外观：浸软，胎儿颈背部见3cm×3cm淋巴水囊瘤，余外观未见

明显异常。

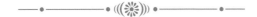

7.**先天性膈疝（CDH）**　CDH是膈肌发育缺陷导致腹腔内容物疝入胸腔。通常膈肌的胚胎发育在第12周完成，理论上早孕期超声有可能诊断膈疝，但这取决于膈肌缺损的大小和胎儿腹腔压力的高低，更多的时候，由于早孕期胎儿腹腔压力小，先天性膈疝在早孕期超声检查表现正常，因此，早孕期超声检查胸部正常并不能排除膈疝的存在。

（1）超声诊断要点及声像图特征：①直接征象：胃泡和其他腹腔脏器疝入胸腔。②间接征象：四腔心水平胸部横切面心轴异常、心脏位置异常及纵隔移位均可提示胎儿存在CDH。③观察切面：胸腔冠状切面是观察CDH的理想切面，在这个切面上可以直接观察膈肌的位置及是否完整，疝入物的性质，明确是左侧、右侧，甚至是双侧的CDH。中、晚孕期可以测量肺头比（LHR）评估CDH的严重程度，但是在早孕期合并畸形的检出对于预后的评估更为重要。早孕期检出的严重CDH常合并染色体异常和NT增厚，其预后不良。

（2）鉴别诊断：CDH需要与膈膨升相鉴别。膈膨升是因先天性横膈肌纤维发育不良或因膈神经麻痹所引起的横膈异常抬高。由于膈肌先天性发育不良，肌纤维层或胶原纤维层不同程度的缺陷，膨出的横膈为纤维膜性结构，使腹腔脏器向胸腔突出，是一种少见病。目前文献报道先天性膈膨升多在出生后才诊断，产前超声诊断国内罕有报道。单侧膈膨升超声上可表现为低回声膈肌明显上抬，但膈肌连续性好，未见明显中断，与对侧正常膈肌位置不对称，腹腔脏器可突入胸腔。双侧膈膨升表现为双侧膈肌上抬，位于高位肋间。部分膈膨升表现为局部膈肌上抬，呈波浪状改变。若患侧胎肺被明显压缩，可导致肺发育不良和纵隔移位。腹腔脏器位置改变时可出现胃扭转、肠扭转等并发症。

（3）示例：

案例 13　胎儿左侧先天性膈疝

【临床资料】

叶×，女，29岁，G₂P₀，生化妊娠1次，孕9周因左侧卵巢囊肿蒂扭转行腹腔镜左侧附件切除术。此次妊娠无不良孕期因素。孕13周，医师常规开具NT超声筛查申请单。

【超声检查方法及所见描述】

平卧位经腹部超声检查。超声报告：宫内胎儿CRL 6.64cm，NT 0.36cm，羊水最大深度2.8cm，胎盘位于前壁，胎儿胎心搏动及胎动可见，左侧卵巢未探及，右附件区未见明显异常回声。胎儿心脏偏于右侧胸腔，左侧胸腔内可见胃泡及肠管回声，左侧膈肌显示不满意。超声提示：宫内孕、单胎、活胎（超声孕周：12^{+6}周），胎儿NT增厚，胎儿左侧先天性膈疝，建议复查。

【超声图像】

见图3-2-34～图3-2-36，视频3-2-3、视频3-2-4。

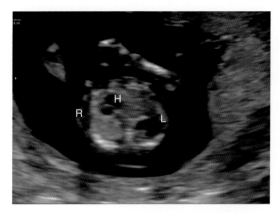

图3-2-34 **心脏受挤压位于右侧胸腔**

R：右；L：左；H：心脏

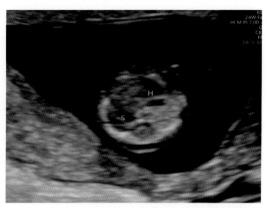

图3-2-35 **胃泡疝入胸腔，心脏受压向右侧胸腔移位**

S：胃；H：心脏

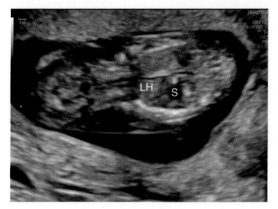

图3-2-36 **左侧膈肌显示不清，胃泡疝入左侧胸腔，左肺受压**

LH：左肺；S：胃

【超声诊断思路及检查注意事项】

由于早孕期胎儿腹腔压力小，先天性膈疝在早孕期超声检查表现正常，因此，早孕期超声检查胸部正常并不能排除膈疝的存在。早孕期出现四腔心轻度移位、静脉导管走行异常、胃泡位置上移等征象都是CHD的诊断线索，建议中孕期观察随访。

视频3-2-3　**动态显示横切面同时** 　　　　视频3-2-4　**动态显示胃泡疝入**

　　　　显示胃泡和心脏 　　　　　　　　　　　　　　**左侧胸腔，左肺受压**

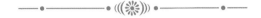

8.心脏病变　早孕期发现的先天性心脏病（CHD），约20%以上与染色体数量异常有关。与CHD相关的非整倍体包括21-三体综合征、18-三体综合征和13-三体综合征，以及Turner综合征和三倍体。其他染色体异常也可以出现但是相当少见。22q11.2缺失综合征（DiGeorge综合征）是人类CHD中最常见的染色体缺失，也是婴幼儿CHD中第二常见染色体异常（仅次于21-三体），活产儿发病率1/4000～1/2000，其表型异常包括心脏异常（以流出道异常为主）、面部异常、胸腺发育不全、腭裂等。成年人中有30%患有精神障碍。这种缺失可以通过FISH或微列阵分析来诊断。

（1）超声诊断要点及声像图特征：由于早孕期胎儿体积较小，仅能够发现严重的心脏畸形，如单心室、单心房、严重的房室间隔缺损、共同动脉干等。详见中孕期超声。

（2）示例：

案例14　心脏结构异常（心内膜垫缺损并共同动脉干）

【临床资料】

张×，女，29岁，G_1P_0，孕前规律服用叶酸，无孕期不良因素。孕13^{+2}周，医师常规开具NT超声筛查申请单。

【超声检查方法及所见描述】

平卧位经腹部超声检查。超声描述：宫内胎儿CRL 7.59cm，NT 0.36cm，羊水最大深度2.5cm，胎盘位于左底后壁，胎儿胎心搏动及胎动可见，胎儿心脏房室间隔似可见宽约0.33cm回声中断，似仅见一组房室瓣及一条大动脉。双附件区未见明显异常回声。超声提示：宫内孕、单胎、活胎（超声孕周：13^{+5}周），胎儿NT增厚，胎儿心脏结构异常待除外（心内膜垫缺损并共同动脉干可能），建议产前诊断及遗传咨询。

【超声图像】

见图3-2-37、图3-2-38，视频3-2-5。

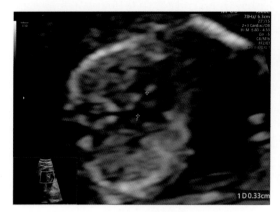

图3-2-37　房室间隔缺损0.33cm

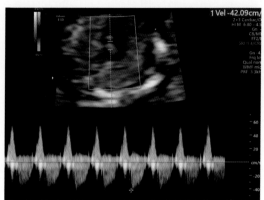

图3-2-38　共同房室瓣可见反流

视频3-2-5　动态显示双心室血流进入一条大动脉

【超声诊断思路及检查注意事项】

　　早孕期胎儿心脏检查与中晚孕期心脏检查一样，遵循心脏阶段分析方法，但是由于小于14周的胎儿体积较小，左、右室流出道的解剖结构二维超声通常显示欠清晰，因此在二维超声的基础上推荐使用彩色或高分辨率（能量）多普勒作为早孕期评估心脏的一种辅助方法。当胎儿位置较低且为横位时，可以使用阴道探头，该检查方法使胎儿胸腔和探头之间的距离拉近，能比较清晰地显示心脏结构。早孕期心脏检查要重点关注心脏位置、心尖指向及四腔心。上腹部横切面、四腔心切面、三血管气管切面等二维及彩色多普勒超声的观察，在早孕期能够提供足够的信息以排除大部分的严重心脏畸形。早孕期发现心脏异常，要建议孕妇进行遗传咨询和产前诊断，排除染色体异常的可能，对于不合并染色体异常的心脏畸形，经咨询相关专业医师，预后良好的胎儿可以随访观察。

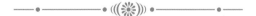

　　9. 脐膨出　　脐膨出是指前腹壁正中线处的先天缺陷并腹部内脏肠管和（或）肝脏从脐带根部向外膨出。胚胎学上，脐膨出是由于原条侧褶融合失败导致的。膨出内容物的

表面覆盖一层很薄的膜，包膜内层是腹膜，中层是脐带胶质，外层是羊膜。脐膨出常位于腹壁中线脐带插入处，脐带插入常位于膨出包块的顶端。脐膨出常合并基因或结构异常。据报道，脐膨出在活产儿中的发生率约为1.92/10 000。脐膨出包块的大小与染色体异常呈负相关。早孕期有小的脐膨出伴NT增厚者高度提示胎儿有非整倍体染色体异常或结构异常，最常见的是18-三体综合征，其次是13-三体综合征和21-三体综合征。一般认为，内容物为肝脏的大的脐膨出一般认为不合并染色体异常。

（1）超声诊断要点及声像图特征：脐带插入腹壁处包块，包块表面有包膜包裹，边界清晰，彩色多普勒可显示脐带插入位于膨出包块的顶端。腹部横切面及矢状切面上容易显示膨出包块的征象。

（2）鉴别诊断：主要需和腹裂畸形相鉴别。腹裂的缺损常位于脐带插入口的右侧，外翻的内脏表面没有包膜包裹，肠管等腹腔内容物漂浮在羊水中，而脐膨出的脐带插入位于膨出包块的顶端，膨出物表面有包膜。

（3）示例

案例 15　胎儿脐膨出

【临床资料】

陈××，女，38岁，G_9P_3，2002年稽留流产1次，2005年、2011年、2015年各顺产1足月女婴，2006年、2010年各人工流产1次，2013年自然流产1次，2015年孕15周引产1次。此次妊娠孕13^{+5}周，医师常规开具NT超声筛查申请单。

【超声检查方法及所见描述】

平卧位经腹部超声检查。超声描述：宫内胎儿CRL 7.14cm，NT 0.10cm，羊水最大深度3.0cm，胎盘位于前壁，胎儿胎心搏动及胎动可见，胎儿下腹部可见1.8cm×1.4cm不均质包块膨出，内可见胃泡、肝脏、肠管回声。双附件区未见明显异常回声。管腔偏右侧见宽约0.3cm条状低回声，子宫肌层内见数个不均质低回声，最大位于前壁3.2cm×2.2cm。超声提示：宫内孕、单胎、活胎（超声孕周：13^{+2}周），胎儿脐膨出，宫内异常回声（粘连带可能），孕妇子宫多发肌瘤。

【超声图像】

见图3-2-39、图3-2-40。

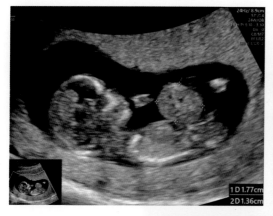 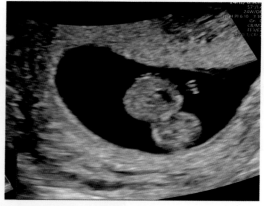

图3-2-39　**脐孔处膨出物内含胃泡、肝脏及肠管，表面有包膜覆盖**

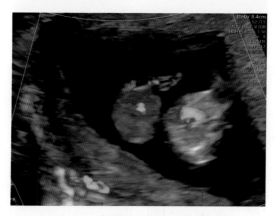

图3-2-40　**膨出物顶端可见脐血管**

案例 16　胎儿NT增厚、脐膨出、静脉导管血流频谱异常

【临床资料】

陈××，女，40岁，G_3P_1，无孕期不良因素。孕13^{+1}周，医师常规开具NT超声筛查申请单。

【超声检查方法及所见描述】

平卧位经腹部超声检查。超声描述：宫内胎儿CRL 8.11cm，NT 0.49cm，羊水最大深度3.5cm，胎盘位于后壁，胎儿胎心搏动及胎动可见，胎儿脐根部可见外突不均质包块，范围约2.4cm×2.1cm，内可见肝脏、胃泡、肠管等回声，包块周边可见包膜，脐带位于包块左侧。胎儿静脉导管血流频谱a波反向。双附件区未见明显异常回声。超声提示：宫内孕、单胎、活胎（超声孕周：14^{+1}周），胎儿NT增厚，胎儿脐膨出，胎儿静脉导管血流频谱异常，建议染色体检查。

【超声图像】

见图3-2-41～图3-2-43。

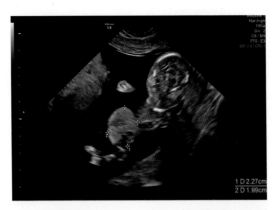

图3-2-41　脐根部见外突不均质包块，内含肝脏、胃泡、肠管

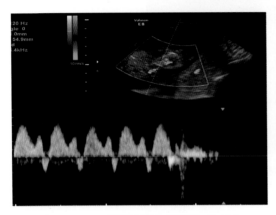

图3-2-42　静脉导管血流频谱a波反向

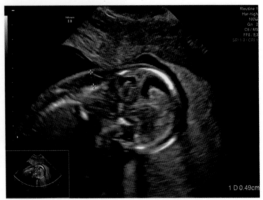

图3-2-43　NT厚0.49cm

【超声诊断思路及检查注意事项】

少数情况下，膨出包块的包膜会发生破裂，肠管和肝脏以及膨出的其他脏器就漂浮在羊水中，难以和腹裂鉴别。另外，生理性中肠疝常发生在孕6～11周（头臀长小于45mm）的胎儿，因此孕12周之前诊断脐膨出是不可靠的，孕12周前怀疑脐膨出的胎儿一定要到孕12周后复查确认。

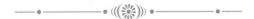

10. 腹裂　腹裂又称内脏外翻，是脐周腹壁的全层缺陷致腹腔脏器外翻入羊膜腔的畸形，其中小肠外翻最多见，其次是大肠；肝脏通常不外翻；其他器官包括膀胱、子宫、卵巢、胃泡及胆囊等。腹壁缺损常位于脐带插入的右侧，少数在左侧。外翻的肠管没有包膜包裹，漂浮于羊膜腔内。传统上认为腹裂是由于脐静脉或肠系膜动脉的退化导

致的腹壁缺血性损害，也有报道认为腹裂是胚胎发育将卵黄囊和卵黄结构并入脐带环节错误导致的腹壁缺陷，中肠管通过该缺陷进入羊膜腔。

（1）超声诊断要点及声像图特征（图3-2-44，图3-2-45）：①在脐旁右侧或左侧（右侧多见），腹壁连续性中断。②有肠管通过脐旁缺损处突出。③脱出的肠管漂浮在羊水中，没有包膜覆盖，肠管回声增强。④裂口小者2～3cm，只有肠管从裂口脱出；脱出的肠管可嵌顿于裂口，此时可见腹腔内的空腔脏器扩张。裂口大时，肝脏、脾脏均可脱出，漂浮在羊水中。因为内脏直接暴露于羊水中，孕妇血清AFP升高，对腹裂诊断有帮助。⑤脐血管与腹壁连接是正常的。⑥合并畸形少见。

（2）鉴别诊断：①脐膨出：脐膨出包块表面有包膜，腹裂包块表面无包膜。②泄殖腔畸形：尾褶发育缺陷，膨出的内脏常在胎儿两条大腿之间见到，没有膀胱的正常结构。

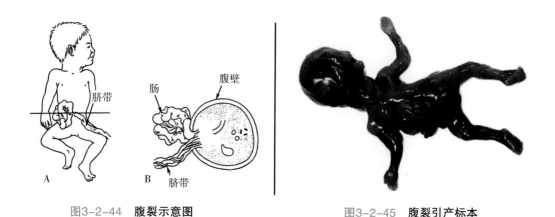

图3-2-44 **腹裂示意图**　　　　图3-2-45 **腹裂引产标本**

（3）示例：

案例 17　腹裂，脊柱异常弯曲（体蒂异常）

【临床资料】

范××，女，32岁，G_1P_0，无孕期不良因素。孕13周，医师常规开具NT超声筛查申请单。

【超声检查方法及所见描述】

平卧位经腹部超声检查。超声描述：宫内胎儿CRL 6.24cm，NT 0.17cm，羊水最大深度2.9cm，胎盘位于左后壁，胎儿胎心搏动及胎动可见，胎儿腹壁近脐孔处偏右侧可见宽约0.8cm连续中断，自回声中断处可见范围约1.9cm×1.6cm膨出包块漂于羊水中，内含肝脏、胃泡、肠管等腹腔脏器，表面无包膜覆盖，该包块位于胚外体腔。胎儿脊柱腰骶部向右侧及前方弯曲。胎儿似仅见一个肾脏回声。脐带游离段长约1.2cm。双附件区未见明显异常回声。超声提示：宫内孕、单胎、活胎（超声孕周：12⁺⁴周），胎儿腹裂，胎儿脊柱异常弯曲（考虑体蒂异常可能）。

【超声图像】

见图3-2-46～图3-2-48。

【超声诊断思路及检查注意事项】

产前超声诊断腹裂畸形的敏感性达78%以上。影响产前超声诊断腹裂的主要因素有胎儿位置、母体肥胖、羊水多少、腹壁缺陷的大小、外翻至腹壁外脏器成分的多少。如果检查时腹腔脏器未外翻到羊水中，产前检出腹壁缺损困难。

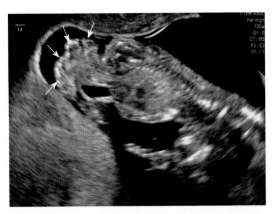

图3-2-46　腹腔脏器（白色箭头所示）从腹壁缺损处外翻到羊水

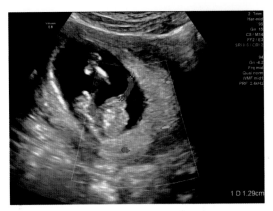

图3-2-47　追踪显示脐带极短

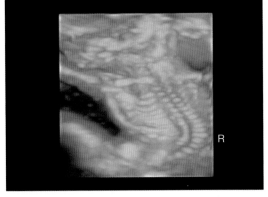

图3-2-48　三维显示脊柱向右侧弯曲

R：右侧

11. 巨膀胱　早孕期巨膀胱是指在胎儿正中矢状切面上测量膀胱的上下径≥7mm。主要病因包括胎儿后尿道瓣膜（57%）、胎儿尿道闭锁或狭窄（7%）、胎儿染色体异常

（15%）等。当膀胱上下径＜15mm且不伴有相关染色体异常时，有些巨膀胱可以自发性恢复。膀胱上下径＞15mm且染色体正常的胎儿中，巨膀胱多发展成为梗阻性尿路疾病。染色体异常主要是13-三体综合征和18-三体综合征。

（1）超声诊断要点及声像图特征：胎儿正中矢状切面，测量膀胱上下径，若膀胱上下径≥7mm，且间隔45分钟后观察未见膀胱排空，膀胱上下径持续≥7mm，则诊断成立。

（2）鉴别诊断：主要是与下腹部的囊性病变相鉴别。①早期的巨膀胱可能是一过性的，但也可能是下尿路梗阻的一个信号。下尿路梗阻曾被称为膀胱出口梗阻，由于后尿道的膜样结构（瓣膜）或尿道闭锁造成。下尿路梗阻通常是散发的，严重的下尿路梗阻可导致羊水过少、肺发育不良和肾损害。早期严重的后尿道瓣膜病例中，常出现肾盂积水和肾发育不良，"钥匙孔"征是近端尿路扩张的表现，可支持早孕期后尿道瓣膜的诊断。后尿道瓣膜几乎只在男性胎儿中出现，而尿道闭锁在男性和女性中均非常罕见。②膀胱外翻是一种下腹壁的缺损，位于脐带插入部位的下方，伴膀胱壁外翻。男性胎儿多见，并与性别异常有关，如阴蒂裂、阴茎裂或尿道上裂。腹部横切面膀胱不能显示，而显示"大团样组织"回声，盆腔内的其他液体充盈的结构，如脐尿管残余，会对诊断造成误导。膀胱外翻通常是泄殖器外翻（OEIS）的一种表现。③梅干腹综合征又称腹壁肌肉缺如综合征、Triad综合征、Engle-Barret综合征，临床表现以腹壁发育不良、泌尿系畸形和隐睾三联畸形为主，病因不明，是一种罕见的先天性发育异常，发病率约为1/50 000，95%发生于男性。因患者腹壁肌肉缺陷异常松弛，外形似"梅脯"而得名。主要特征是腹壁肌肉完全缺如或被一层薄而无功能的纤维组织替代，也可有单块肌肉缺如或一侧肌肉缺如，常伴膀胱扩张、输尿管扩张及肾积水。④肠道梗阻时，随梗阻部位不同，可出现大小不等异常的液性无回声区，有时可见液性无回声区随肠管蠕动而有变动，巨膀胱不能蠕动，且两侧可以看到两条脐动脉可以鉴别。

（3）示例：

案例 18　胎儿膀胱增大（后尿道瓣膜）

【临床资料】

李××，女，29岁，G_2P_0，孕前规律服用叶酸，孕期无不良因素。孕13^{+4}周，医师开具NT超声检查申请单。

【超声检查方法及所见描述】

平卧位经腹部超声检查。超声描述：宫内胎儿CRL 8.11cm，NT 0.23cm，羊水最大深度3.5cm，胎盘位于后壁，胎儿胎心搏动及胎动可见，胎儿膀胱大小约1.5cm×0.7cm，可见"钥匙孔"征，观察2小时未见明显缩小。双侧肾盂分离，分别约0.5cm及0.56cm。双附件区未见明显异常回声。超声提示：宫内孕、单胎、活胎（超声孕周：14^{+1}周），胎儿膀胱增大（后尿道瓣膜可能），建议复查。

【超声图像】

见图3-2-49、图3-2-50。

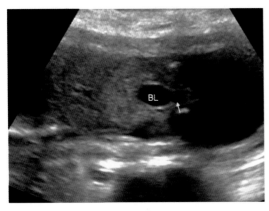 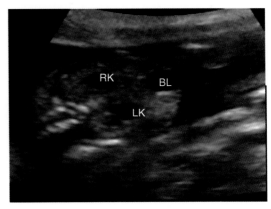

图3-2-49　膀胱（BL）增大，呈"钥匙孔"征（箭头所示）

图3-2-50　双侧肾盂分离
RK：右肾；LK：左肾；BL：膀胱

【超声诊断思路及检查注意事项】

正常胎儿每1～1.5小时排尿1次，故超声检查若发现膀胱异常增大，应等待胎儿排尿，如排尿后未见膀胱缩小，方可诊断为巨膀胱。等待排尿后再次测量评估，可排除正常的一过性膀胱增大，减少假阳性诊断，避免孕妇医源性焦虑，甚至不当地终止妊娠。此外，还应仔细查看输尿管、肾脏、外生殖器和脊柱是否有异常。由于超声只能提示泌尿系畸形的存在，但不能进行有效的特异性诊断和提供病因，因此建议对巨膀胱的胎儿要进行遗传学的筛查，对不合并染色体异常的胎儿要动态持久地监测巨大膀胱的改变及羊水量的改变，因为这些指标可供临床参考，以决定进一步采取的诊疗措施。此例胎儿孕15周于外院复查，诊断同前，孕16周于外院引产，引产胎儿外观无异常。拒绝行胎儿遗传学检查。

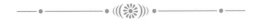

12. **肢体异常**　先天性胎儿肢体畸形包括肢体缺如（如完全性肢体缺如、无手畸

形、无足畸形）、肢体姿势异常（如马蹄肾内翻足）、手指/足趾畸形（如多指/趾、并指/趾）、下肢融合畸形（如人体鱼序列征）等。早孕期可检出的胎儿肢体畸形常合并其他系统畸形，当胎儿肢体畸形不合并其他畸形时NT常不增厚。

（1）超声诊断要点及声像图特征：胎儿肢体的检查一般采用连续顺序追踪超声法扫查胎儿肢体。①上肢矢状切面：由近及远依次扫查肱骨、尺骨和桡骨以及双手。②下肢矢状切面：同样由近到远依次扫查股骨、胫骨、腓骨以及双足。③如整个肢体不能在同一切面完整显示，可分成三个节段分别进行观察。④不要求对手指和脚趾计数。胎儿手部取冠状切面，胎儿足部需要显示足底切面。同时观察肢体的姿势和运动。胎儿肢体在孕11~13^{+6}周呈现的姿势比较方便观察。

（2）鉴别诊断：体蒂异常、羊膜带综合征都可以出现胎儿肢体多种多样的畸形，同时合并如腹壁畸形、脊柱畸形、颜面畸形、颅脑畸形、脐带极短等其他系统畸形，这些畸形可单独存在或合并存在。

（3）示例：

案例19 胎儿多发畸形——脐膨出、脊柱弯曲、双手双足姿势异常，单脐动脉

【临床资料】

薛××，女，30岁，G_1P_0，孕前规律服用叶酸，孕期无不良因素。孕11^{+6}周，医师开具NT超声检查申请单。

【超声检查方法及所见描述】

平卧位经腹部超声检查。超声描述：宫内胎儿CRL 5.28cm，NT 0.16cm，羊水最大深度2.8cm，胎盘位于前壁，胎儿胎心搏动及胎动可见，胎儿腹壁连续性中断，宽约0.6cm，腹腔脏器从缺损处向体外膨出形成包块，包块大小约2.3cm×1.8cm，膀胱直径1.2cm，膨出包块内容物内可见肝脏、肠管、膀胱，膀胱两侧仅见一条脐动脉血流信号，脐带长约1.8cm，胎儿脊柱异常弯曲，双手握拳状，似可见双足形态失常。右卵巢见5.0cm×5.4cm×4.8cm无回声。左附件区未见明显异常回声。超声提示：宫内孕、单胎、活胎（超声孕周：12^{+0}周），胎儿多发畸形——脐膨出、脊柱弯曲、双手双足姿势异常，单脐动脉可能——染色体异常不除外，孕妇右卵巢囊肿。

【超声图像】

见图3-2-51、图3-2-52。

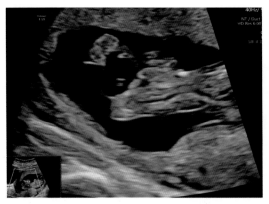

图3-2-51 胎儿双足姿势异常

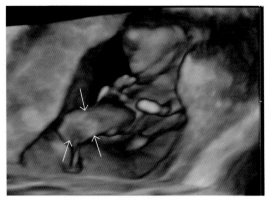

图3-2-52 三维显示胎儿腹部膨出包块（白色箭头所示）

【超声诊断思路及检查注意事项】

　　由于早孕期胎儿体积较小，检出的肢体异常往往是比较大的肢体结构畸形，肢体缺如是最常见的肢体畸形，如无手、无足畸形，一侧肢体缺如等。发现肢体姿势异常需要动态观察。另外如检查开始后因胎儿姿势不佳或宫缩无法观察，应休息15～20分钟后再行检查，看到胎儿体位变换肢体姿势固定不动，才能考虑诊断肢体姿势异常。需要注意的是，早孕期胎儿肢体解剖位置正常并不代表能够完全排除后期出现的畸形，如马蹄内翻足。多指/趾、并指/趾的家族史是早孕期检查的重要线索，多指/趾常合并多种畸形，如心脏、面部、肾脏畸形，也可以出现在典型的非整倍体异常中，如13-三体综合征或18-三体综合征。单纯的裂手畸形、手指畸形在11～13^{+6}周难以检出。经腹部和经阴道超声联合检查可提高早孕期肢体畸形的检出率。此例胎儿因患多发畸形、孕妇要求引产，家属拒绝行胎儿遗传学检查。引产死胎，胎儿性别不详，身长12cm，体重25g，外观浸软，脐膨出，内可见肠管、肝脏等脏器，单脐动脉，右足内翻，双手及左足未见明显异常，与超声诊断相符。

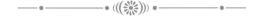

（王晓玲）

第四章　中孕期胎儿系统超声筛查

第一节　基本要求

一、机构要求

产前超声筛查应在卫生行政部门许可的医疗机构开展。产前超声诊断应在卫生行政部门许可的具有产前诊断技术资格的医疗机构开展。

二、人员要求

（一）从事产前系统超声筛查医师条件

1. 必须取得执业医师资格，并接受过产前超声筛查系统培训。

2. 部分省、自治区及直辖市需要通过卫生行政部门统一考核后执资质证上岗。

3. 熟练掌握胎儿发育各阶段器官的正常超声图像，对常见的严重体表畸形和内脏畸形有一定的了解和识别能力。

（二）从事产前超声诊断医师条件

1. 必须取得执业医师资格，在本岗位从事妇产科超声检查工作 5 年以上，并接受过产前超声诊断系统培训。

2. 经卫生行政部门统一考核通过后执资质证上岗。

3. 熟练掌握胎儿发育各阶段器官的正常与异常超声图像，能鉴别常见的严重体表畸形和内脏畸形。

三、设备要求

应配备高分辨率彩色多普勒超声诊断仪。在穿透力允许的条件下，尽可能使用频率高的探头。具有完整的图像记录系统和图文管理系统，供图像分析和资料管理。

四、知情同意

许多先天畸形或发育异常可在此次检查中检出，但需要强调的是，即使最有经验的操作者使用最好的超声仪器也无法检出全部畸形或发育异常，尤其那些只有在妊娠后期才表现出来的畸形及微小畸形等。检查开始前应将本机构此次超声检查内容和局限性充分告知孕妇，并签署知情同意书。

五、患者体位

常规患者取平卧位，肢体尽量放松，平静呼吸。如检查期间患者因平卧时间较久出现不适或因疾患无法平卧时可采取侧卧位，但测量羊水时需要取平卧位。

六、检查安全性

临床应用的产前超声是安全的。迄今为止，尚没有独立进行的研究证实并非如此。胎儿暴露时间应尽量减少，使用尽可能低的输出功率以获取所需的诊断信息，尽可能避免同一部位长时间持续扫查。

（赵华巍）

第二节　正常胎儿中孕期系统超声检查

一、胎方位及位置关系判定

（一）判断胎先露

检查胎儿时首先判断胎先露，如果在耻骨联合上扫查子宫下部时见到胎头则为头先露，见到臀部或足部为臀先露或足先露等。

（二）辨认胎儿左、右、前、后关系

横切或纵切孕妇腹部，如果在孕妇腹部横切面上显示胎儿腹部横切面，或孕妇腹部纵切面上显示胎儿脊柱纵切面，说明胎儿纵轴和母体子宫纵轴平行，为纵产式；然后结合胎先露，根据胎儿脊柱的位置判定胎儿的左、右、前、后；进一步根据胎儿解剖结构再次确认胎儿左、右、前、后关系。如果在孕妇腹部纵切面上显示胎儿腹部横切面，或孕妇腹部横切面上显示胎儿脊柱纵切面，说明胎儿纵轴和母体子宫纵轴垂直，因而为横产式，然后可按上述方法判断胎儿左、右、前、后关系等。

二、检查内容

（一）胎儿颅脑

1. 标准切面及超声所见

（1）丘脑水平横切面：即测量双顶径与测量头围切面。

①标准切面（图4-2-1）：要求清楚显示透明隔腔（CSP）、双侧对称丘脑及丘脑之间裂隙样第三脑室，同时，颅骨强回声平环呈椭圆形，左右对称。

②超声所见：该切面主要显示以下重要结构。a. 脑中线：居中，呈强回声线样结构，不连贯。b. 透明隔腔：位于脑中线前1/3处，呈长方形无回声，位于两侧透明隔之间，紧邻双侧脑室前角内侧壁，与脑室不相通，其正常宽度小于10mm。c. 丘脑：位于图像中央，脑中线两侧对称的卵圆形低回声结构。d. 第三脑室：位于图像中央，两侧丘脑中间的无回声缝隙，其正常宽度小于3mm。通过室间孔与双侧脑室相通，经中脑导水管与第四脑室相通。e. 胼胝体：该切面仅显示胼胝体膝部横切面，位于透明隔腔前方。f. 大脑外侧裂：双侧对称显示。

（2）侧脑室水平横切面：测量侧脑室后角宽度切面。

①标准切面（图4-2-2）：要求侧脑室后角显示清楚，呈无回声，内有强回声的脉络丛，但未完全充满后角。图像中央仍可显示两侧丘脑，脑中线可见。侧脑室前角侧壁几乎和大脑镰相平行，枕角向两侧分开离脑中线较远，颅骨强回声环呈椭圆形，较丘脑平面略小。

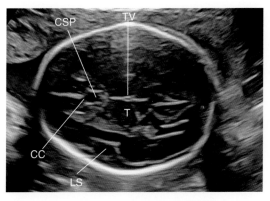

图4-2-1　**丘脑水平横切面**

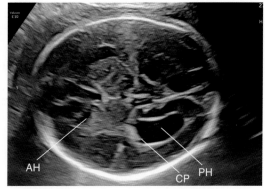

图4-2-2　**侧脑室水平横切面**

CSP：透明隔腔；T：丘脑；TV：第三脑室；CC：胼胝体；LS：大脑外侧裂

PH：侧脑室后角；AH：侧脑室前角；CP：脉络丛

②超声所见：该切面主要显示以下重要结构。a. 侧脑室后角：呈无回声区，内有强回声的脉络丛，但未完全充满后角。测量侧脑室后角宽度可判断有无脑室扩张和脑积

水，整个孕期，胎儿侧脑室后角内径均应小于10mm。b. 侧脑室前角：侧脑室前角内侧壁几乎与大脑镰相平行，两内侧壁之间可见透明隔腔，两侧侧脑室前角互不相通。c. 透明隔腔（具体见丘脑水平横切面）。d. 丘脑：图像中央尚可显示两侧部分丘脑。e. 大脑外侧裂。

（3）小脑水平横切面：测量小脑横径切面。

①标准切面（图4-2-3）：清晰显示小脑半球且左右对称，以及前方的透明隔腔，颅骨强回声左右对称，呈椭圆形。

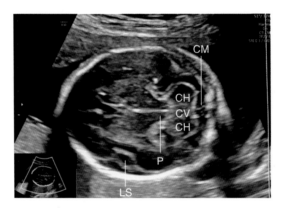

图4-2-3　**小脑横切面**

CH：小脑半球；CV：小脑蚓部；P：大脑脚；LS：大脑外侧裂；CM：颅后窝池

②超声所见：该切面主要显示以下重要结构。a. 小脑半球：小脑半球呈对称的球形结构，中间为强回声的蚓部。蚓部的前方有第四脑室，后方有颅后窝池。b. 其他结构：颅骨强回声环、脑中线、透明隔腔、丘脑、第三脑室、大脑脚、大脑外侧裂。

（4）其他切面：

①颅底横切面。a. 标准切面（图4-2-4）：清楚显示大脑脚及颅底动脉环。b. 超声所见：大脑脚、侧脑室下角、脑底动脉环（Willis环）等结构。

②颅脑正中矢状切面（图4-2-5）。a. 标准切面：显示清晰的大脑镰、胼胝体、透明隔腔、第三脑室、小脑蚓部、第四脑室、颅后窝池等。b. 超声所见：a）胼胝体与透明隔腔：胼胝体超声表现为低回声薄带状弧形结构，位于透明隔之上，分为嘴部、膝部、体部及压部，其前方为嘴部和膝部，中段为体部，后方为压部。透明隔腔是位于胼胝体下方的无回声区。b）穹隆柱：位于透明隔腔后方，穹隆柱后下方为韦氏腔。c）第三脑室：胼胝体、透明隔腔和韦氏腔下方无回声区，在侧脑室扩大的情况下逐渐清楚显示，且还可显示其内部的环形实性结构即中间块。第三脑室的顶部可显示强回声的脉络丛，并且可能向尾侧延伸到中脑导水管。d）小脑蚓部：位于幕下颅后窝内的强回声

区，呈"耳"状，其前方为三角形的第四脑室无回声。

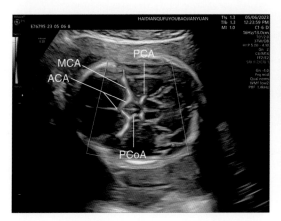

图4-2-4　**颅底横切面：显示大脑脚及脑底动脉环**
ACA：大脑前动脉；MCA：大脑中动脉；PCA：大脑后动脉；PCoA：后交通动脉

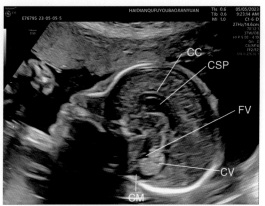

图4-2-5　**颅脑正中矢状切面：显示胼胝体**
CC：胼胝体；CSP：透明隔腔；CV：小脑蚓部；CM：颅后窝池；FV：第四脑室

（5）颅缝：

①二维超声：胎儿颅缝为相邻两骨之间的低回声短线，颅囟表现为略宽的低回声。

②三维超声：能显示胎儿矢状缝、人状缝、前囟和后囟，胎儿额缝和冠状缝受胎儿体位影响较大，常较难显示。当发现胎儿颅骨形态异常和（或）头围小时，应该对胎儿的颅缝进行超声检查。

2.检查注意事项

（1）在标准横切面扫查时，因声束与颅骨垂直，导致近场（靠近显示屏上端）结构常因颅骨后方声影遮挡或多次反射显示不满意，此时可侧动探头使声束经颅骨之间缝隙进入以获得清晰图像。

（2）测量侧脑室内径时尽量使测量侧位于远场。

（3）测量小脑延髓池宽度时，常因枕部颅骨声影遮挡难以显示颅骨内侧缘导致测量不准确，此时需要使额部偏向近场、枕部偏向远场，可有效避开颅骨声影遮挡。

（4）颅内部分结构如多角度扫查均因颅骨声影遮挡显示不满意则需要除外颅缝早闭。

（5）颅内结构除中线部位及双侧脑室外，正常均呈对称性分布。

（二）胎儿脊柱

1.标准切面及超声所见

（1）脊柱矢状切面：

①标准切面（图4-2-6）：显示脊柱全长及其表面覆盖的皮肤，可分段留存图

像。

②超声所见：主要结构如下。脊柱呈两行排列整齐的串珠状平行强回声带，从枕骨延续至骶尾部并略向后翘，最后融合在一起。在腰段膨大，两强回声带增宽，两强回声带之间为椎管，其内有脊髓、马尾等。在腰骶尾段脊柱矢切面上可以观察脊髓圆锥下缘与腰椎椎体关系，判断是否存在脊髓圆锥位置异常。正常胎儿脊髓圆锥末端随孕周增长呈持续上升的趋势。孕21周脊髓圆锥末端达L_3与L_4之间，孕27周达L_3椎体中部，孕31周达L_1与L_2之间。

（2）脊柱横切面：

①标准切面（图4-2-7）：显示脊柱椎体与后方两个椎弓3个骨化中心。

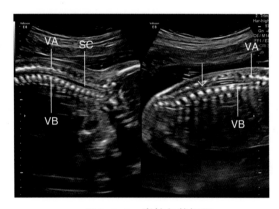

图4-2-6　**脊柱矢状切面**

VA：椎弓；VB：椎体；SC：脊髓；白色箭头所示为脊髓圆锥末端

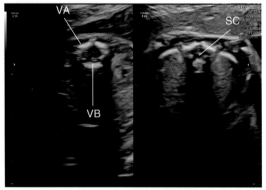

图4-2-7　**脊柱横切面**

VA：椎弓；VB：椎体；SC：脊髓

②超声所见：骨化中心呈3个分离的圆形或短棒状强回声团。2个椎弓后骨化中心较小且向后逐渐靠拢，呈"八"字形排列。前方较大者为椎体骨化中心。

（3）脊柱冠状切面：

①标准切面（图4-2-8）：清楚显示3条排列整齐强回声带。

②超声所见：中间强回声带为椎体骨化中心。两侧强回声带为椎弓骨化中心。可通过三维超声技术，获得脊柱椎弓或椎体冠状位声像图，并用此法直接定位脊髓圆锥末端位置。

2.检查注意事项

（1）超声不能发现所有的脊柱裂，尤其是骶尾部闭合性脊柱裂。观察颅后窝池及小脑形态可间接了解脊柱的情况。胎儿小脑形态异常和（或）颅后窝池消失，是开放性脊柱裂的脑部特征。

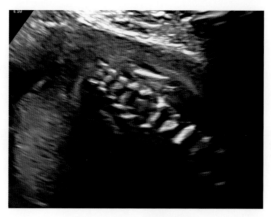

图4-2-8　**脊柱冠状切面**

（2）有肋骨的脊椎为胸椎，其头侧的颈椎和尾侧的腰椎是脊柱异常的好发部位。

（3）脊柱裂导致的脑积水多为腰骶部开放性脊柱裂，无脑儿则多伴颈、胸部的脊柱裂。

（4）正常脊柱矢状切面扫查时要显示出第1颈椎与枕骨的连续性。尾椎处向后稍翘并自然融合，生理弯曲自然顺畅。

（5）脊柱表面浅表组织的连续性也是一个重要的检查内容，因为无隆起的缺损畸形（如脊髓外翻）仅表现为软组织在缺损处的断裂，而无膨出包块。当脊髓脊膜膨出偏向于某一侧时，只在另一侧矢状切面扫查脊柱就容易漏诊，故当怀疑脊柱裂时，脊柱的横切面扫查是必要的。

（6）腰椎椎管因腰膨大可以有轻微的增宽，是正常生理变化，不应将其视为病理情况。

（7）脊髓圆锥末端的显示有助于发现闭合性脊柱裂。

（三）胎儿颜面部

1. **标准切面及超声所见**

（1）颜面正中矢状切面：

①标准切面（图4-2-9）：要求显示胎儿面部正中矢状切面轮廓线，不显示胎儿鼻孔与眼眶。

②超声所见：前额额骨、鼻根、鼻尖、鼻骨、上下唇、下颌。

（2）双眼球横切面：

①标准切面（图4-2-10）：同一平面显示双侧眼球最大径线，同时双侧晶体等大，左右对称，两眼眶无回声直径与内眼距三者基本相等。

②超声所见：双侧眼球、双侧晶体、鼻骨、上颌骨额突等。

（3）鼻唇冠状切面：

①标准切面（图4-2-11）：双侧鼻孔对称，上唇皮肤线显示连续完整，下颌部分显示。

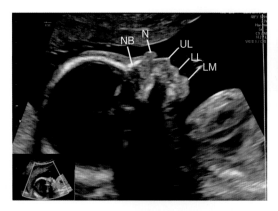

图4-2-9　**颜面正中矢状切面**

NB：鼻骨；N：鼻；UL：上唇；LL：下唇；LM：下颌

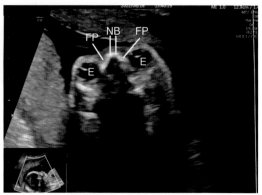

图4-2-10　**双眼球横切面**

E：眼；NB：鼻骨；FP：上颌骨额突

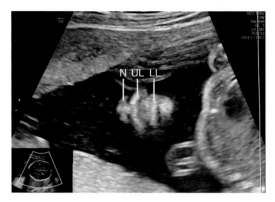

图4-2-11　**鼻唇冠状切面**

N：鼻；UL：上唇；LL：下唇

②超声所见：鼻尖、双侧鼻翼、双侧鼻孔、鼻小柱、上唇皮肤与唇红、下颌。

2.**检查注意事项**

（1）胎儿颜面正中矢状切面不能显示胎儿鼻孔和眼眶，以免切面偏于一侧，误把上颌骨额突当成鼻骨。

（2）唇部扫查要从唇的最前端开始直到嘴角消失为止，这样就会最大限度地观察唇的连续性和嘴角。

（四）胎儿超声心动图

1. **标准切面及超声所见**

（1）四腔心切面：

①标准切面（图4-2-12～图4-2-14）：根据胎儿体位不同，可分为心尖四腔心、胸骨旁长轴四腔心和心底四腔心，显示左右房室腔及两组房室瓣，同时至少显示一根完整的肋骨。

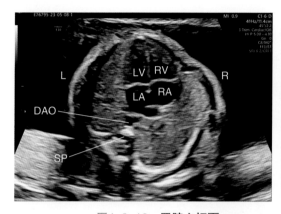

图4-2-12　四腔心切面
L：左侧；R：右侧；LV：左心室；RV：右心室；LA：左心房；RA：右心房；DAO：降主动脉；SP：脊柱

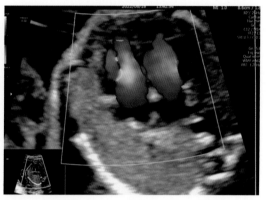

图4-2-13　四腔心切面（血流）

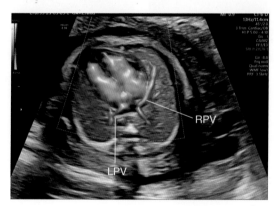

图4-2-14　四腔心切面（肺静脉血流）
RPV：右肺静脉；LPV：左肺静脉

②超声所见：可观察以下重要内容。胸骨与脊柱相对，胸骨在前，脊柱在后。胸骨后方为右心室。脊柱前方偏左的圆形结构为降主动脉。降主动脉的前方为左心房，左心房内有卵圆孔瓣。与左心房相连的心室为左心室，两者之间有二尖瓣。左心房右侧为右心房。与右心房相连的心室为右心室，两者之间有三尖瓣。心脏约占胸腔1/3。心尖

指向胸腔左前方。心脏轴与胸腔前后轴之间夹角为45°±20°。左、右心房大小基本相等。左、右心室大小基本相等，孕28周后右心室略大于左心室。左、右心室壁及室间隔的厚度基本相等。右心室心尖部有粗大的调节束，心内膜面粗糙，而左心室光滑。三尖瓣附着点较二尖瓣更靠近心尖。房室瓣与房室间隔在心脏中央形成"十"字交叉。左、右房室瓣启闭正常，运动不受限制。左心房内有卵圆孔瓣运动。两心室收缩舒张良好，不受限制。彩色多普勒显示至少一条肺静脉汇入左心房。

（2）左心室流出道切面：

①标准切面（图4-2-15）：显示左心室及起自左心室的主动脉及主动脉瓣。

②超声所见：主要结构如下。主动脉起自左心室，前壁与室间隔相连续，后壁与二尖瓣前叶相延续。主动脉与肺动脉呈交叉走形，内径略窄于肺动脉。彩色多普勒显示升主动脉内前向血流信号。

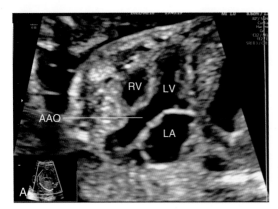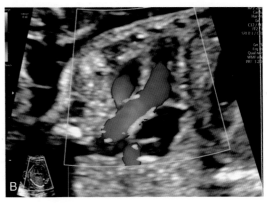

图4-2-15　A.左心室流出道切面；B.左心室流出道切面（血流）

AAO：升主动脉；LV：左心室；LA：左心房；RV：右心室

（3）右心室流出道切面：

①标准切面（图4-2-16）：显示右心室及起自右心室的肺动脉和肺动脉瓣。

②超声所见：主要结构如下。肺动脉起自右心室，与主动脉呈交叉关系。肺动脉瓣启闭自如。彩色多普勒显示肺动脉内来自右心室的血流信号。

（4）心底短轴切面：

①标准切面（图4-2-17）：可清楚显示右心房、右心室、主肺动脉之间的连接关系，以及动脉导管和右肺动脉；主动脉为横断面，位于图像中央。

②超声所见：主动脉为横断面，位于图像中央，呈圆形结构，内可见主动脉瓣。围绕主动脉由右向左为右心房、三尖瓣、右心室、右心室流出道、主肺动脉、左右肺动脉及动脉导管。肺动脉内径比主动脉内径大15%～20%。右肺动脉位于左心房后方，左肺

动脉向左后方伸展，两者之间夹角约90° 。

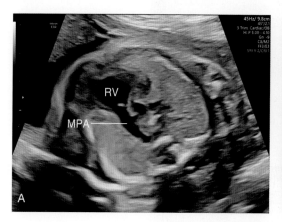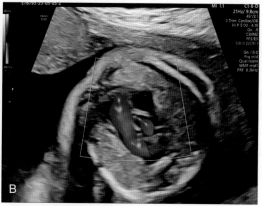

图4-2-16 A.右心室流出道切面；B.右心室流出道切面（血流）

RV：右心室；MPA：主肺动脉

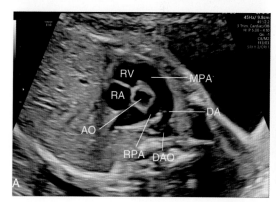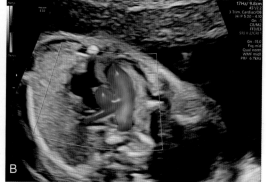

图4-2-17 A.心底短轴切面；B.心底短轴切面（血流）

RV：右心室；RA：右心房；MPA：主肺动脉；DA：动脉导管；RPA：右肺动脉；DAO：降主动脉；AO：主动脉

（5）三血管切面：

①标准切面（图4-2-18）：清楚显示主肺动脉、升主动脉、上腔静脉三血管及其排列、内径关系。

②超声所见：主要结构如下。三血管从左至右依次为主肺动脉、升主动脉和上腔静脉。三血管正常内径关系为主肺动脉＞升主动脉＞上腔静脉。

（6）三血管气管切面：

①标准切面（图4-2-19）：显示主动脉弓，肺动脉和动脉导管延续并汇入降主动脉，上腔静脉和气管横切面。

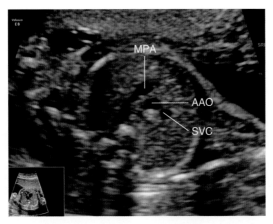

图4-2-18　三血管切面

MPA：主肺动脉；AAO：升主动脉；SVC：上腔静脉

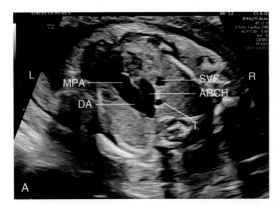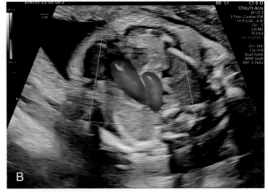

图4-2-19　A.三血管气管切面；B.三血管气管切面（血流）

L：左侧；R：右侧；MPA：主肺动脉；DA：动脉导管；ARCH：主动脉弓；SVC：上腔静脉；T：气管

②超声所见：主要结构如下。主动脉弓和动脉导管弓共同汇入降主动脉，呈"V"字形。从左向右血管的排列为动脉导管弓、主动脉弓和上腔静脉。气管位于"V"字形右侧、上腔静脉后方。彩色多普勒：肺动脉与动脉导管和（或）主动脉弓的血流方向一致，均呈蓝色或红色。

（7）主动脉弓切面：

①标准切面（图4-2-20）：显示主动脉弓及三条分支、近心端的升主动脉及远心端的降主动脉。

②超声所见：左心室与主动脉相连。主动脉在远侧才分支，分支后主干依然存在。彩色多普勒：主动脉弓内血流流向降主动脉。

（8）动脉导管弓切面：

①标准切面（图4-2-21）：显示右心室流出道及动脉导管，连接于降主动脉。

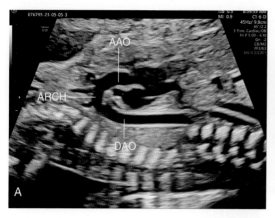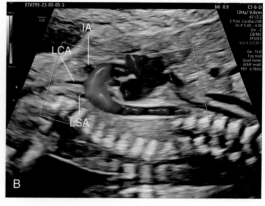

图4-2-20　A.主动脉弓切面；B.主动脉弓切面（血流）

AAO：升主动脉；ARCH：主动脉弓；DAO：降主动脉；IA：无名动脉；LCA：左颈总动脉；LSA：左锁骨下动脉

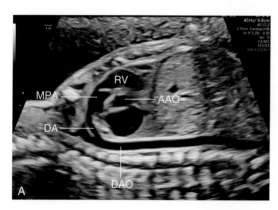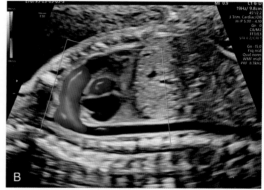

图4-2-21　A.动脉导管弓切面；B.动脉导管弓切面（血流）

RV：右心室；MPA：主肺动脉；DA：动脉导管；AAO：升主动脉；DAO：降主动脉

②超声所见：主要结构如下。右心室与主动脉相连。肺动脉主干较短，近侧即分支为左、右肺动脉，分支后肺动脉主干与动脉导管相延续。彩色多普勒：动脉导管内血流流向降主动脉。

（9）上下腔静脉切面：

①标准切面（图4-2-22）：显示上下腔静脉汇入右心房。

②超声所见：上下腔静脉与右心房相连，下腔静脉稍宽于上腔静脉。彩色多普勒：上下腔静脉血流进入右心房。

2.检查注意事项

（1）确定胎方位后，首先腹部横切，判断肝、胃、下腔静脉与腹主动脉的位置关系，间接判断心房的位置。

（2）获得四腔心切面后连续横切扫查，从而获得心脏各标准切面并连续动态观察。

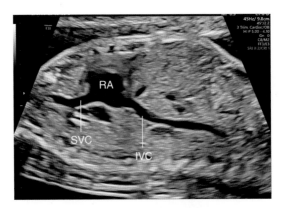

图4-2-22　**上下腔静脉切面**

RA：右心房；SVC：上腔静脉；IVC：下腔静脉

（五）胎儿肢体骨骼

1. 标准切面及超声所见

（1）肱骨长轴切面（双侧）：

①标准切面（图4-2-23）：完全显示肱骨长轴，并且声束要与肱骨长径垂直，清晰显示出肱骨的两端（测量HL）。

②超声所见：观察肱骨长度、形态、结构。

（2）尺桡骨长轴切面（双侧）：

①标准切面（图4-2-24）：同时显示尺骨和桡骨长轴。

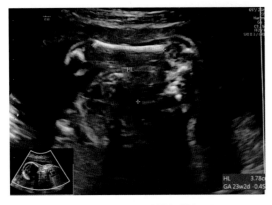

图4-2-23　**肱骨长轴切面**

HL：肱骨长度

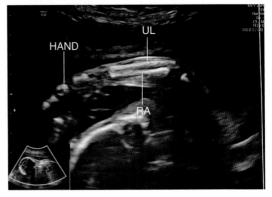

图4-2-24　**尺桡骨长轴切面**

UL：尺骨；RA：桡骨；HAND：手

②超声所见：尺骨位于尺侧，桡骨位于桡侧，且尺骨长于桡骨，两骨远端在同一水平齐平，但近端尺骨较桡骨长。

（3）手掌冠状切面（双侧）：

①标准切面（图4-2-25）：清楚显示4掌骨，动态观察显示5掌骨。

②超声所见：观察手与前臂的位置关系，手的姿势形态。手指数目较难完整评价。

（4）股骨长轴切面（双侧）：

①标准切面（图4-2-26）：声束与股骨长径垂直，从股骨外侧扫查，完全显示股骨，且股骨两端呈平行的斜面（测量FL）。

②超声所见：观察股骨长度、形态、结构。

（5）胫腓骨长轴切面（双侧）：

①标准切面（图4-2-27）：同时显示胫骨和腓骨长轴。

②超声所见：胫骨位于内侧，腓骨位于外侧，胫骨较腓骨粗大。

（6）足底平面（双侧）：

①标准切面（图4-2-28）：清楚显示足底全貌。

②超声所见：观察足与小腿的位置关系，足的姿势与形态，不计数足趾。

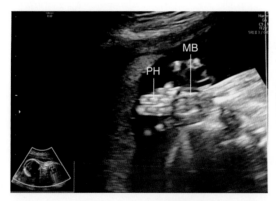

图4-2-25　**手掌冠状切面**

MB：掌骨；PH：指骨

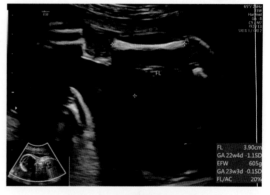

图4-2-26　**股骨长轴切面**

FL：股骨长度

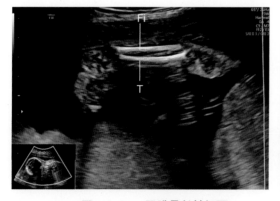

图4-2-27　**胫腓骨长轴切面**

T：胫骨；Fi：腓骨

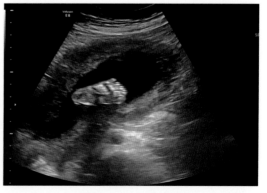

图4-2-28　**足底平面**

2.检查注意事项

（1）由于超声检查要求常规测量股骨长度，因此，产前诊断不易遗漏严重短肢畸形，但对于膝关节以下及肘关节以下的畸形，产前诊断遗漏较常见。

（2）采用连续顺序追踪超声检测法（上肢检查时首先显示肱骨长轴切面并测量其长度，然后沿着上肢自然伸展方向追踪显示尺、桡骨纵切面，继续向前臂末端扫查并显示出手的冠状切面，下肢检查同上肢检查）检测胎儿四肢是提高产前诊断骨骼及肢体畸形的有效途径。

（六）胎儿胸部

1.标准切面及超声所见

（1）胸腔矢状切面：

①标准切面（图4-2-29、图4-2-30）：呈上窄下宽的桶形，胸腹腔交界处，皮肤移行自然，没有明显成角。

②超声所见：a.左侧胸腔矢状切面：左肺、心脏、左侧膈肌、胃泡等。b.右侧胸腔矢状切面：右肺、右侧膈肌、肝等。

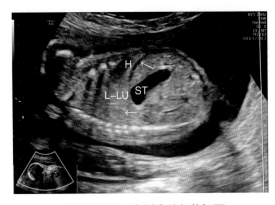
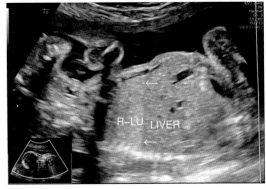

图4-2-29 **左侧胸腔矢状切面**　　　　　图4-2-30 **右侧胸腔矢状切面**

L-LU：左肺；ST：胃泡；H：心脏；白色箭头示膈肌　　R-LU：右肺；LIVER：肝脏；白色箭头所示为膈肌

（2）胸腔横切面：

①标准切面（图4-2-31）：自肺尖向下依次扫查，可显示各水平胸腔横切面。胸腔顶端可显示两侧锁骨。锁骨水平以下四腔心水平胸腔横切面近似圆形，通常只显示一根完整的肋骨，肋骨包绕胸腔1/2以上，心脏占胸腔的1/4～1/3。

②超声所见：四腔心大部分位于胸腔中线左前区。降主动脉位于脊柱左前方，与其相邻的心房为左心房。胸腺位于心脏三血管切面前方。

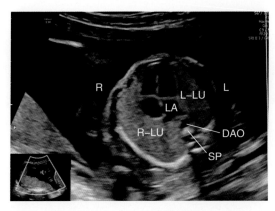

图4-2-31　**胸腔横切面**

L：左侧；R：右侧；L-LU：左肺；R-LU：右肺；DAO：降主动脉；SP：脊柱；LA：左心房

（3）胸腔冠状切面：

①标准切面（图4-2-32、图4-2-33）：显示气管、左右支气管的形态，膈肌清晰可见。

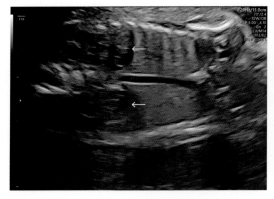

图4-2-32　**膈肌冠状切面**

白色箭头所示为膈肌

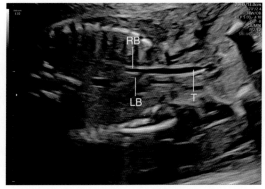

图4-2-33　**气管及左右支气管冠状切面**

T：气管；LB：左支气管；RB：右支气管

②超声所见：a. 膈肌冠状切面：膈肌呈低回声带，分隔胸腔和腹腔脏器，肝、胃在膈肌下方，心脏与肺在膈肌上方。b. 气管及左右支气管冠状切面：气管及左、右支气管的形态，左、右肺大小及回声强度。

2. 检查注意事项

（1）心脏三血管切面可显示胸腺最大横切面，此切面可观察胎儿胸腺。

（2）某些胸腔畸形（如膈疝）可能在晚孕期出现，而中孕期发现的某些畸形（如隔离肺）也可能在随后的超声复查中不易显示。

（七）胎儿腹部

1. 标准切面及超声所见

（1）上腹部横切面：

①标准切面（图4-2-34）：显示胃泡，脐静脉腹内段，门静脉左、右支及脊柱横断面（测量AC）。

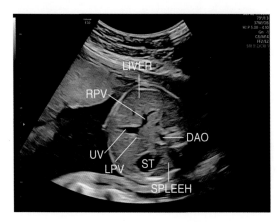

图4-2-34 **上腹部横切面**

ST：胃泡；SPLEEH：脾脏；UV：脐静脉；LPV：左门静脉；RPV：右门静脉；LIVER：肝；DAO：降主动脉

②超声所见：胃泡位于腹腔左上方。胃泡的稍后下方的低回声结构，呈半月形，为胎儿脾。腹主动脉位于脊柱左前方，下腔静脉位于脊柱右前方。脐静脉入门静脉窦，在门静脉窦处与静脉导管相连通，静脉导管入下腔静脉。

（2）胆囊水平腹部横切面：

①标准切面（图4-2-35）：显示胆囊及脐静脉。

②超声所见：胆囊长轴呈梨形，位于脐静脉腹腔段右侧。

（3）脐带腹壁插入口腹部横切面：

①标准切面（图4-2-36）：显示脐带与腹壁的连接。

②超声所见：观察腹壁完整，脐带腹壁入口位置居中，插入口未见异常回声。

2. 检查注意事项

（1）胎儿腹部扫查肝时，尽可能多切面进行，以免漏掉肿瘤，尤其在孕晚期，肝迅速增大，较易发现病变。

（2）胎儿胆囊位于上腹部，脐静脉腹腔段右侧，两者鉴别困难时，可用彩色多普勒加以鉴别。

（3）胎儿胃泡位于左上腹，其大小与形状由吞咽的羊水量决定，若充盈不良或显示不清，应在30～45分钟后复查。

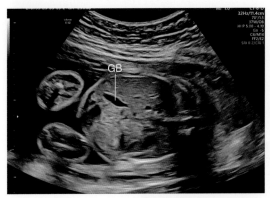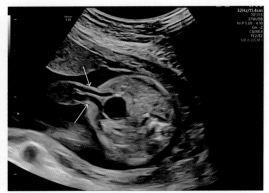

图4-2-35 胆囊水平腹部横切面　　　　图4-2-36 脐带腹壁插入口腹部横切面

GB：胆囊　　　　　　　　　　　白色箭头所示为脐带腹壁插入口处

（4）中孕期，肠道管壁回声略强、内含小无回声区的蜂窝状结构，当肠道回声接近或等同或强于脊柱回声，应进一步追踪观察。

（5）动态观察腹部大血管位置关系：腹主动脉位于脊柱左前方，下腔静脉位于脊柱右前方。

（八）胎儿泌尿生殖系统

1. 标准切面及超声所见

（1）双肾矢状切面：

①标准切面（图4-2-37）：清楚显示双肾呈长圆形蚕豆样。

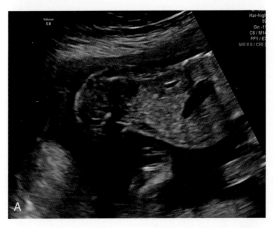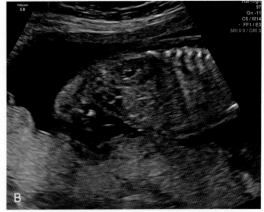

图4-2-37 A.左肾矢状切面；B.右肾矢状切面

②超声所见：双肾位于腹部脊柱两侧。双肾大小、形态正常，内部结构显示清晰：

中等回声的肾皮质包绕在低回声的锥形髓质周围,中央强回声区为集合系统。

（2）双肾水平横切面:

①标准切面:（图4-2-38）清楚显示双肾呈圆形,位于脊柱两侧。

②超声所见:观察双肾形态及回声,测量双肾盂前后径。正常肾盂前后径在孕24周前不大于4mm,孕32周前不大于7mm,出生前不大于10mm。双肾内侧前上方可见一弯眉状或米粒状的低回声区,其内部中央有一线状强回声,即为肾上腺。

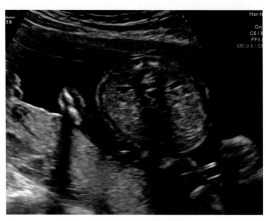

图4-2-38　双肾水平横切面

（3）双肾冠状切面及双肾动脉:

①标准切面（图4-2-39、图4-2-40）:清楚显示双肾及双肾动脉。

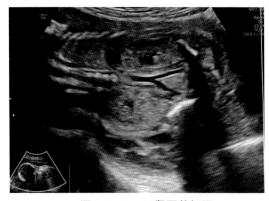

图4-2-39　双肾冠状切面

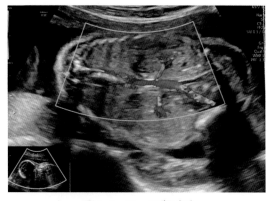

图4-2-40　双肾动脉

②超声所见:双肾清晰可见,位于脊柱两侧,双肾动脉可见。

（4）膀胱水平横切面:

①标准切面（图4-2-41）:清楚显示膀胱及两侧的脐动脉。

②超声所见:膀胱大小、充盈情况。彩色多普勒显示膀胱两侧脐动脉血流。

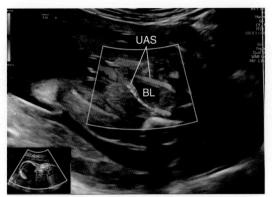

图4-2-41　膀胱水平横切面

UAS：脐动脉；BL：膀胱

（5）外生殖器切面：

①标准切面（图4-2-42）：清晰显示胎儿外生殖器。

②超声所见：男胎显示阴囊、睾丸、阴茎。女胎显示2条或4条平行回声线，代表大阴唇和小阴唇。

2. 检查注意事项

（1）因受母体内高孕激素水平影响，输尿管平滑肌蠕动减慢，可致肾盂轻度扩张分离，呈无回声区，正常时肾盂前后径测量值在孕24周前不大于4mm。

（2）中晚孕期，胎儿的尿液形成羊水，羊水量可间接反映胎儿双肾功能，当羊水量少且膀胱不充盈时，一定要仔细检查双肾情况。

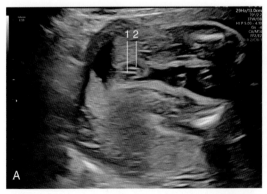
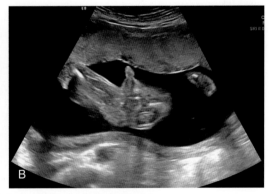

图4-2-42　A.外生殖器切面（女）；B.外生殖器切面（男）

1：小阴唇；2：大阴唇

（九）胎儿超声测量标准切面及测量方法

1. 双顶径（BPD）

（1）测量标准切面（图4-2-43）：丘脑水平横切面（头颅外形呈卵圆形，颅骨对称，可见透明隔腔，两侧对称的丘脑，两丘脑之间的第三脑室）。

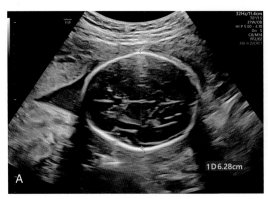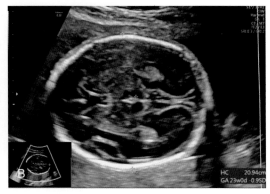

图4-2-43　A.双顶径（BPD）测量切面；B.头围（HC）测量切面

（2）测量方法：有3种测量方法（通常采用第一种测量方法）。

①测量近侧颅骨骨板外缘至远侧颅骨内缘间的距离。

②测量远近两侧颅骨骨板强回声中点之间的距离。

③测量近侧颅骨骨板外缘至远侧颅骨外缘间的距离。

（3）注意事项：测量时颅骨外的软组织不包括在内。受胎方位或不同头型或胎头入盆等因素的影响，双顶径测值会出现较大偏差。孕12～28周，测量值最接近孕周。

2. 头围（HC）

（1）测量标准切面：同双顶径测量切面。

（2）测量方法：有2种测量方法（通常采用第二种测量方法）。

①分别测量头颅长轴和短轴的颅骨外缘到外缘间的距离，或颅壁中点的距离，即枕额径（OFD）和双顶径（BPD）。HC=（BPD+OFD）×1.6。

②用电子求积仪（椭圆功能键）沿胎儿颅骨声像外缘直接测出头围长度。

（3）注意事项：测量值不包括颅骨外的头皮等软组织。不论胎头是偏圆还是偏扁，头围测量都可全面显示出胎头的实际大小，故在晚孕期，头围测量已基本上取代了双顶径测量。

3. 腹围（AC）

（1）测量标准切面（图4-2-44）：胎儿腹部最大横切面，此时腹部呈圆形或椭圆形（受压时），脊柱为横切面，胎胃及胎肝内脐静脉1/3段及门静脉窦同时显示。

（2）测量方法：有2种测量方法（通常采用第二种测量方法）。

①分别测量前后径及横径，测量腹部一侧皮肤外缘到另一侧皮肤外缘的距离。腹围=（前后径＋横径）×1.57。

②电子测量仪（椭圆功能键）沿腹壁皮肤外缘直接测量。

（3）注意事项：

①腹围测量时腹部切面要尽可能接近圆形。

②肝内门静脉段显示不能太长。

③腹围与胎儿的体重关系密切，常用于了解胎儿宫内营养状况，若腹围小于正常值，则要小心胎儿是否有胎儿生长受限（FGR，也即IUGR）。

④股骨长/腹围×100%，该值<20%可能为巨大儿，>24%可能有胎儿生长受限。

⑤孕35周前，腹围小于头围；孕35周左右，两者基本相等；孕35周后，胎儿肝增长迅速，皮下脂肪积累，腹围大于头围。

4. 股骨长度（FL）

（1）测量标准切面（图4-2-45）：声束与股骨长径垂直，从股骨外侧扫查，完全显示股骨，且股骨两端呈平行的斜面。

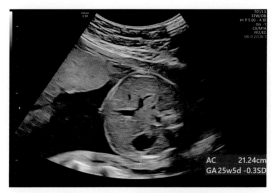 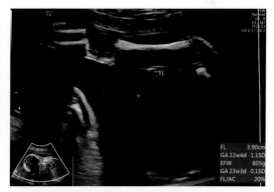

图4-2-44　**腹围测量切面**　　　图4-2-45　**股骨长度（FL）测量切面**

（2）测量方法：测量点应在股骨两端斜面的中点上。

（3）注意事项：

①孕30周前股骨增长速度为2.7mm/周，孕31～36周增长速度为2.0mm/周，孕36周后增长速度为1.0mm/周。

②应从股骨外侧扫查；若从股骨内侧扫查，可见股骨有轻微弯曲。

③当胎头测量估测孕周不准时，取股骨测量值。

④必要时测量另一侧股骨作为对比。

⑤测量时须测量股骨的骨化部分，不要包括骨骺和股骨头。要显示长骨真正的长轴切面，如果骨两端的软骨部分都能看到，说明该测量平面是通过长轴切面的。

⑥胎儿矮小症及胎儿骨骼发育畸形时不适用。

5. **肱骨长度（HL）**

（1）测量标准切面（图4-2-46）：完全显示肱骨长轴，并且声束要与肱骨长径垂直，清晰显示出肱骨的两端。

（2）测量方法：测量肱骨两端端点的距离，测量点应在肱骨两端斜面的中点。

（3）注意事项：

①中孕期，肱骨与股骨等长，甚至可以长于股骨。

②必要时测量对侧肱骨作为对比。

③要测量肱骨真正的长轴切面。

④胎儿短肢畸形时，肱骨测量不适用于推测孕周。

6. **其他测量**

（1）头径指数：胎头短轴与长轴之比。

①测量标准切面（图4-2-47）：同双顶径测量平面。

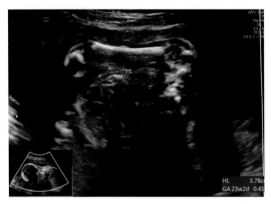

图4-2-46　肱骨长度（HL）测量切面

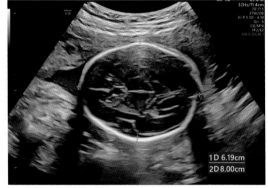

图4-2-47　头径指数测量切面

②测量方法：在同一平面上测量枕额径和双顶径。头径指数（CI）＝双顶径（BPD）/枕额径（OFD）×100%。

③注意事项：头径指数的正常范围（±2倍标准差）为70%～86%。头径指数＞85%，可诊断为短头畸形。头径指数在正常范围时，双顶径适用于评估孕周。头径指数＜70%或＞86%，应改用头围来评估孕周。

（2）小脑横径：

①测量标准切面（图4-2-48）：经小脑水平横切面，此时颅骨强回声环呈椭圆形，可见透明隔腔和对称的丘脑，两小脑半球呈饱满的蝶状或板栗状，对称，由小脑蚓部连接在一起。

②测量方法：两小脑半球间最大距离。

③注意事项：小脑半球要显示清晰，测量切面要标准，透明隔腔和两小脑半球应同时显示。孕36周后由于颅骨骨化及胎位影响，小脑半球不易完整显示。

（3）颅后窝池：

①测量标准切面（图4-2-49）：同小脑横径测量切面。

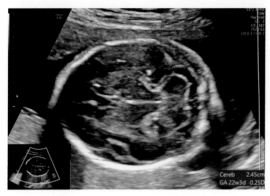 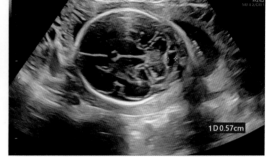

图4-2-48　**小脑横径测量切面**　　　　图4-2-49　**颅后窝池测量切面**

②测量方法：测量小脑蚓部后缘到枕骨内侧壁之间的距离，正常时应小于10mm。

③注意事项：测量颅后窝池时，同时观察小脑蚓部情况及颅后窝内是否存在Blake陷窝囊肿。

（4）小脑蚓部：

①测量标准切面（图4-2-50）：小脑蚓部正中矢状切面，采用三维超声容积扫查和4D View软件进行后处理，运用VCI模式，调节层厚至2mm，适当调整对比度以及伪彩，获得蚓部正中矢状切面。

②测量方法：通过测量小脑蚓部面积来评价小脑蚓部大小。

③注意事项：小脑蚓部正中矢状切面尚不能常规应用于临床工作，故当小脑横切面检查怀疑有小脑蚓部异常时，才考虑扫查小脑正中矢状切面。

（5）眼内距、眼外距、眼距：

①测量标准切面（图4-2-51）：双眼最大横切面，要求声束从胎儿面部正前方进入，显示两眼眶最大横切面，晶状体等大，玻璃体等大。

②测量方法：a. 眼距：测量眼眶的宽度为眼眶左右径。b. 眼内距：测量双侧眼眶内缘之间的距离。c. 眼外距：双侧眼眶外缘之间的距离。

③注意事项：a. 孕20周前：眼距=眼内距=1/3眼外距。b. 孕20周后：眼内距略大于1/3眼外距。

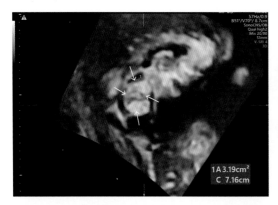

图4-2-50　小脑蚓部（白色箭头所示）测量切面

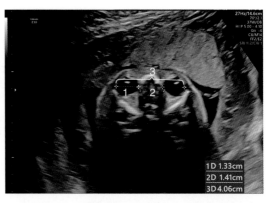

图4-2-51　眼内距、眼外距、眼距测量切面

测量1：眼内距；测量2：眼距；测量3：眼外距

（6）心胸比：

①测量标准切面（图4-2-52）：胎儿四腔心切面，在此切面上应显示一根完整的肋骨声像，以确保所显示的切面为标准横切面。

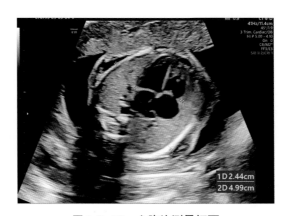

图4-2-52　心胸比测量切面

②测量方法：测量心脏横径与胸腔横径，心脏横径/胸腔横径为0.38～0.53。

③注意事项：a.心脏横径：于收缩期房室瓣水平测量心脏外径。b.胸腔横径：垂直于胸腔中轴线上测量肋骨外缘间最大的距离。

（7）侧脑室后角宽度：

①测量标准切面（图4-2-53）：侧脑室水平横切面，显示出侧脑室前角，透明隔腔，对称的丘脑，丘脑间的第三脑室，侧脑室体部及侧脑室后角。

②测量方法：测量侧脑室后角最宽处内侧缘之间的距离，垂直于侧脑室长轴。正常胎儿在任何孕周，侧脑室内径测值均＜10mm；测值为10～15mm提示脑室扩张，测值＞15mm提示脑积水。

③注意事项：因远场侧脑室后角易显示，故临床常通过测量远场侧脑室后角内径来判断侧脑室是否增宽。不要将回声偏低的大脑皮质误认为脑积水。

（8）足长：

①测量标准切面（图4-2-54）：足底平面。

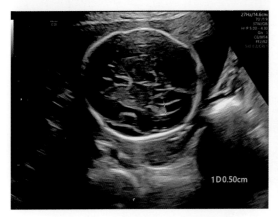

图4-2-53 **侧脑室后角宽度测量切面**

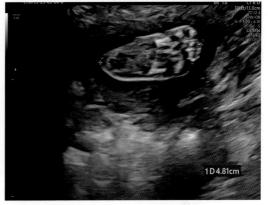

图4-2-54 **足长测量切面**

②测量方法：测量足跟到最长趾趾尖的距离。一般来说，足长与股骨长相等。

③注意事项：只有当股骨短时，才测量足长。股骨长/足长＜0.85时，提示胎儿染色体异常可能，据报道阳性率达40%～50%。

（十）胎盘、羊水及脐带

1. 胎盘

（1）检查方法：

①胎盘定位：胎盘可位于子宫内的任何位置，故要多角度、多切面动态扫查，后壁胎盘不易完全显示。必要时可经会阴部或经阴道扫查，能清楚显示宫颈内口与其附近的胎盘的关系。

②追踪脐带胎盘入口：显示脐带长轴及入口处周围的胎盘组织。正常时脐带入口应位于胎盘中央或偏中央，脐带长轴垂直于绒毛膜板，胎盘内血流呈树枝状分布（图4-2-55）。

③观察胎盘下缘与宫颈内口关系（图4-2-56）：经阴道扫查，清楚显示宫颈内口与其附近的胎盘的关系，正常时胎盘下缘距宫颈内口＞2cm。胎盘下缘可以是胎盘实质下缘，也可以是胎盘下界处血窦下缘，以最低处为准。

（2）正常声像图表现：

①胎盘绒毛膜板：胎盘的胎儿面，于羊水与胎盘实质之间。

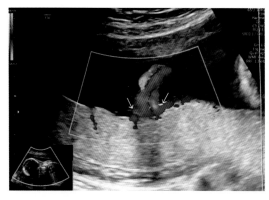

图4-2-55　脐带胎盘插入口（白色箭头所示）切面

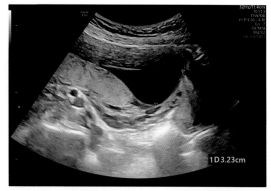

图4-2-56　胎盘下缘（血窦）与宫颈内口关系切面

②胎盘基底膜：胎盘的母体面，于胎盘实质与子宫肌层之间。

③胎盘实质：胎盘绒毛膜板与基底膜之间的胎盘组织。

（3）胎盘分级：见表4-2-1。

表4-2-1　胎盘分级

级别 声像	0级	Ⅰ级	Ⅱ级	Ⅲ级
绒毛膜板	直而清晰，光滑平整	轻微波状起伏	出现切迹并深入胎盘实质，未达基底膜	切迹深达基底膜
胎盘实质	回声细密均匀光点	散在增强光点	逗点状增强光点	出现强回声环和强光点及光团
基底膜	分辨不清	似无回声	线状排列的增强小光点，其长轴与胎盘长轴平行	光点增大，可融合相连

（4）检查注意事项：

①胎盘脐带入口帆状附着或出现副胎盘，应仔细扫查宫颈内口周围除外血管前置。

②绒毛膜板下或胎盘实质内的无回声区，常由于栓塞及其后发生的纤维蛋白聚集所致。小范围存在不影响胎盘功能。

③胎盘后静脉（也称胎盘静脉窦）于胎盘基底膜下的低回声管状结构沿子宫壁排列，为静脉滞流所致，应与胎盘后血肿相区别。

④胎盘静脉池（也称血池）在胎盘绒毛中心部分无绒毛处，胎盘实质中的较大的近圆形低回声区，可见细密点状回声快速从侧壁流入低回声区内，若范围较大，影响绒毛血液的交换。

2. 羊水

（1）羊水的作用：

①保护胎儿：防止肢体畸形及胎体粘连；保持温度的恒定；缓冲外界压力；利于胎儿体液平衡；保持宫缩压力均匀分布，利于产程进展，防止胎儿局部受压。

②保护母体：减少胎动所致的不适；前羊水囊可扩张软产道；破膜后羊水冲洗阴道，减少感染。

（2）羊水的产生：

①早孕期：羊水可能是通过母体血清经胎膜进入羊膜的透析液。

②孕18～20周起：羊水主要来自胎儿尿液及羊膜的分泌，故羊水明显减少或缺如时要考虑是否有肾发育不良或无功能及双侧尿路梗阻。同时还要观察肺部情况，因为羊水少可以引起肺发育不良。

③正常足月胎儿：每天产生的羊水量相当于吞咽的羊水量。

④羊水吸收：有3条途径，即胎儿吞咽羊水、胎儿体表吸收、胎盘和脐带表面的羊膜上皮吸收。

（3）羊水量的超声测量：

①羊水最大深度（单位：cm）：探头垂直于水平面，尽量不加压，测量没有脐带和胎儿肢体的羊水池最大深度。此法适用于早、中孕期羊水量的评估。正常值范围为2～8cm。

②羊水指数（AFI，单位：cm）：以孕妇脐为中心将子宫分为右上、右下、左上、左下4个象限，测量每个象限的最大羊水深度，4个测值之和为羊水指数。此法适用于晚孕期羊水量的评估。正常范围：8cm＜AFI＜20cm。

（4）羊水主观评估：

①对于有经验的医师，主观评估即可对羊水量是否正常得出正确判断。

②在主观判断的基础上结合羊水量的超声测值，其结果更为可靠。

（5）测量注意事项：

①测量羊水深度，探头应垂直于水平面，而不是垂直于孕妇的腹壁。

②测量的羊水池内不能包括肢体或脐带。

③全面观察羊水分布的宽度比单独测量羊水的最大深度更客观。

④当可疑羊水过多或过少时，应用AFI测量来估计羊水量更客观。

⑤在胎儿相对固定不活动时，羊水池深度也固定，测量值较准确；有胎动时测羊水深度，不可避免地会造成重复测量或少测量。

3. 脐带

（1）脐带的作用：

①连接胎盘和胎儿，胎儿通过脐带血循环与母体进行营养和代谢物的交换。

②一条脐静脉：将来自胎盘的含氧量高的血液输入胎体，与胎儿肝内的门静脉左支相连。

③两条脐动脉：绕过膀胱两侧与胎儿的髂内动脉相连，将来自胎儿的含氧量低的混合血输注到胎盘内进行物质交换。

（2）正常超声表现：

①脐带胎盘入口的位置：显示脐带附着于胎盘的位置，详见胎盘部分。

②脐带胎儿腹壁入口位置：脐带宽度均匀，外缘与腹壁相连续，脐血管进入胎儿体内后，脐静脉与门静脉左支相连，脐动脉走行于膀胱两侧与髂内动脉相连。可观察胎儿有无脐疝等病变。

③脐带游离段：正常脐带直径＜2cm，呈螺旋状。脐带内血管周围的华通胶，为中强回声，对血管起保护作用。短轴可显示脐带内的三根血管，呈"品"字形排列，脐静脉管径大于脐动脉。

（3）彩色及频谱多普勒表现：

①彩色多普勒：依血流与探头方向不同，显示为红、蓝、蓝或蓝、红、红的三血管螺旋状排列。

②脐动脉频谱多普勒：选取脐带游离段，与声束夹角小于30°进行频谱取样及测量，可用"自动测量（autotrace）"功能键自动获得所需数据，如搏动指数（PI）、阻力指数（RI）、收缩期最大血流速度（S）与舒张末期血流速度（D）比值（S/D）。

（十一）孕妇子宫及附件区

1. **标准切面及超声所见**

（1）宫颈长轴正中矢状切面：

①标准切面：显示宫颈管全长、宫颈内口和外口，宫颈前后唇的厚度及回声基本对称（图4-2-57）。

②超声测量：宫颈管较平直时，宫颈长度为宫颈内口到外口的直线距离。宫颈管曲度较大时，以基本符合实际形状的折线长度作为宫颈长度。宫颈漏斗形成时，宫颈长度为宫颈管闭合部分的长度，此时需要测量漏斗宽度和长度。宫颈内口常规加彩色多普勒，以除外血管前置。

（2）其他子宫阳性切面。如子宫畸形、子宫肌瘤、子宫腺肌瘤、宫腔粘连带等。

（3）双侧卵巢长轴切面。

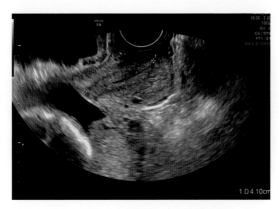

图4-2-57 宫颈长度正中矢状切面

2. 检查注意事项

（1）宫颈检查的金标准为经阴道超声检查，也可经会阴超声检查。

（2）探头置于阴道前穹隆，尽量对宫颈不加压，获取子宫颈管最长径的切面进行测量。

（3）经腹超声检查准确性较低，不宜用于评价宫颈。

（4）宫颈检查不但要测量宫颈长度，而且同时要评估宫颈内口周围彩色血流状况，以除外血管前置。

三、示例

案例1 孕23周，胎儿未见明显异常

【临床资料】

林××，女，26岁，G_1P_0。孕23周，医师开具中孕期产前筛查超声检查单。

【超声检查方法及所见描述】

孕妇无须憋尿，平躺于检查床上，暴露下腹部，经腹部行超声检查。超声描述：见本节检查内容中胎儿各系统超声所见。此外需要描述胎盘位置、羊水最大深度及胎动、胎心搏动情况。超声提示：中孕、单胎、活胎（超声孕周：23^{+1}周）。

【超声图像】

参考本节检查内容中各系统留存图像。

【超声诊断思路及检查注意事项】

各系统需要逐一扫查并规范完整留存图像，留存图像因胎儿体位及检查者个人习惯不同，无须统一顺序。

案例2 孕23周，胎儿颜面部未扫查，其他未见明显异常

【临床资料】

李×，女，25岁，G_2P_0。孕23周，医师开具中孕期产前筛查超声检查单。

【超声检查方法及所见描述】

检查方法同案例1。因为胎儿体位、孕妇腹壁厚度或者其他因素影响，未看到颜面部，经过数次复查及孕妇体位调整也未扫查到。

【超声图像】

除颜面部外，参考本节检查内容中各系统留存图像。

【超声诊断思路及检查注意事项】

遇到此类情况，要注意与患者的沟通，报告中注意提醒医师具体哪项没探查到，1～2周内需要复查。

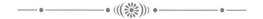

（李　琳）

第三节　异常胎儿中孕期超声检查

一、胎儿颅脑畸形

（一）胎儿脑积水及脑室扩张

脑积水是指各种原因引起脑脊液循环受阻，积聚于脑室内，导致脑室明显扩张。脑室包括双侧侧脑室、第三脑室及第四脑室。双侧侧脑室通过双侧室间孔与第三脑室相连，后者通过中脑导水管与第四脑室相连，第四脑室通过正中孔及侧孔与蛛网膜下隙相通，最终经蛛网膜颗粒回流入血液循环。常见病因为中脑导水管狭窄、脑室循环通道及蛛网膜下隙回流受阻

1. 超声诊断要点及声像图特征

（1）1.0cm≤横切面侧脑室体部宽度＜1.5cm为脑室扩张，也有文献将1.0cm≤横切面侧脑室体部宽度＜1.2cm列为轻度脑室扩张，≥1.5cm为脑积水或重度脑室扩张。中脑导水管狭窄时，除双侧侧脑室扩张外合并第三脑室扩张，第三脑室内径＞0.3cm，但第四脑室不扩张。正中孔及侧孔循环受阻则双侧侧脑室、第三脑室及第四脑室均可见扩张。

（2）脑积水严重时胎头双顶径及头围增大。

（3）如双侧侧脑室扩张不一致或仅一侧扩张，脑中线可见偏移。

（4）脑积水严重时，可见脑组织受压变薄。

（5）脑积水最严重类型为积水性无脑儿，颅内充满液体，脑中线、大脑镰及脑组织均无法显示，仅见脑干组织。

2. 鉴别诊断

重度脑积水时应与前脑无裂畸形所致的单一巨大侧脑室相鉴别，后者典型超声表现为颅腔内大范围的液性暗区，仅见单一脑室回声，不能显示大脑半球和脑中线，更不能显示任何大脑皮质回声。重度脑积水时，仍可见双侧扩张侧脑室，在额部及颞部可显示一些受压的脑皮质和大脑镰。

3. 示例

案例1 双侧侧脑室重度增宽

【临床资料】

赵×，女，36岁，G_2P_1，既往1次稽留流产史，余无特殊病史，早孕期规律服用叶酸。现孕20^{+2}周，核对孕周无误，医师开具常规产前超声检查单。

【超声检查方法及所见描述】

经腹部常规产前超声检查。超声描述：胎儿右侧侧脑室宽约1.7cm，左侧侧脑室宽约1.4cm，第三脑室宽约0.2cm。超声提示：中孕、单胎、活胎（超声孕周：20^{+0}周），双侧侧脑室重度增宽。

【超声图像】

见图4-3-1、图4-3-2。

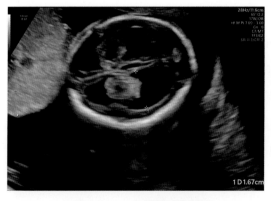

图4-3-1　**右侧侧脑室增宽**

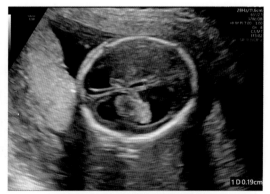

图4-3-2　**第三脑室宽度正常**

【超声诊断思路及检查注意事项】

1. 于标准横切面测量侧脑室体部宽度，测量游标放置于脑室内侧壁并垂直于脑室壁，测量标准位置应包含部分脉络丛。

2. 近场一侧侧脑室及脑组织因颅骨声影遮挡或多次反射难以显示清晰，容易漏诊，可使其转至远场一侧进行观察和测量，或探头侧动借助颅缝进行观察。

3. 一次超声检查正常不能除外后续孕期出现脑室扩张，脑室扩张可发生于孕期任何时间，部分病例出现孕周较晚且进展迅速。

4. 脑积水或脑室扩张常合并颅内及颅外其他畸形或染色体异常，需要仔细探查其他结构，尤其是胼胝体（除外胼胝体缺失或发育不良）、脑沟回（除外脑皮质发育异常）、颅后窝结构（除外Dandy-Walker畸形、Blake陷窝囊肿等）、颅骨（除外脑膜脑膨出）、脊柱（除外脊柱裂）、手部（除外X连锁脑积水综合征）等部位，并进行染色体相关检测。

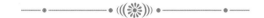

（二）无脑儿畸形

详见第三章第二节。

（三）露脑畸形

详见第三章第二节。

（四）脑膜膨出及脑膜脑膨出

1. **超声诊断要点及声像图特征**

（1）颅骨强回声连续性中断，部分颅骨缺损较小时颅骨缺损部位及膨出包块可不典型。

（2）枕部缺损多见，其次为顶部及额部。

（3）由缺损部向外膨出包块，依据包块内容物回声特征可判定膨出物的来源，若包块内为液性无回声则为脑膜膨出，为实性脑组织结构或实性脑组织结构与液性无回声混合存在则为脑膜脑膨出，可见脑内血管与膨出脑组织内血管相连续。

（4）当脑组织大量膨出时，可合并小头畸形。

（5）当膨出物压迫致脑脊液循环受阻时，可合并脑室增宽、小脑发育不良等类似脊柱裂颅内表现。

2. **鉴别诊断**

（1）枕部脑膜膨出需要与颈部淋巴水囊瘤相鉴别，鉴别要点为是否有枕部颅骨缺损，颈部无回声包块是否由缺损处与颅内相通。

（2）颅骨缺损较小且未见明显膨出物时需要与颅缝相鉴别，鉴别要点是除前后囟、额缝及正中矢状缝外颅缝均呈双侧对称分布，可双侧对应观察，上述颅缝均位于正中且额缝及矢状缝呈条状。

（3）发生于额部正中部位时需要与前脑无裂畸形合并面部畸形相鉴别，鉴别要点为是否有颅骨缺损及颅内异常。

3.示例

案例2　脑膜脑膨出

【临床资料】

王×，女，33岁，G_1P_0，既往4岁行"动脉导管未闭"手术治疗，已治愈，曾诊断POCS，此次为自然受孕，早孕期规律服用叶酸。现孕16^{+0}周，核对孕周无误，医师开具常规产前超声检查单。

【超声检查方法及所见描述】

经腹部胎儿常规超声扫查。超声描述：胎儿头枕部颅骨可见宽约0.7cm连续性中断，由缺损部向颅外膨出范围约1.4cm×1.3cm包块，其内可见小脑及部分脑干脑组织回声。超声提示：宫内孕、单胎、活胎（超声孕周：12^{+6}周），胎儿脑膜脑膨出。

【超声图像】

见图4-3-3，视频4-3-1。

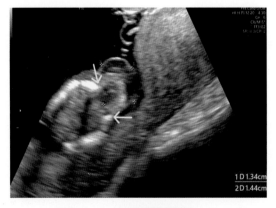

图4-3-3　**枕部脑膜脑膨出**
白色箭头处为枕骨缺损两侧断端

视频4-3-1　**枕部脑膜脑膨出**

【超声诊断思路及检查注意事项】

1.颅骨缺损为最直接的诊断依据，膨出包块内容物需要与颅内相通。

2. 胎儿头部横切面扫查时范围应从颅顶至颅底，而不是仅仅留存几个切面。

3. 胎儿头部仅仅在横切面扫查是远远不够的，需要做矢状切面扫查，以免漏诊颅顶部膨出包块。

4. 扫查时头部尽量不要贴子宫壁或胎盘，尤其枕部，否则较小膨出易漏诊。

5. 如出现双侧侧脑室增宽、小脑延髓池消失、头围小、小脑或小脑蚓部发育不良等颅内结构异常时需要仔细扫查颅骨完整性。笔者见一病例以Dandy-Walker畸形引产，产前双侧侧脑室增宽、小脑蚓部明显小但小脑延髓池未见增宽，尸解回报为脑膜脑膨出，枕部颅骨缺损较小，膨出包块较小且内未见明确脑组织结构，但囊壁内侧可见少许散在组织物，病理回报该组织物为小脑组织。

6. 胎位为头位时，可经阴道扫查。

7. 需要仔细探查是否有多囊肾及多指（趾）畸形，以除外Meckel-Gruber综合征。

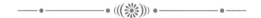

（五）前脑无裂畸形

即全前脑，分为无叶、半叶及叶状，是胚胎期前脑中线分裂受损的一种发育缺陷，表现为脑部结构异常及由此引起的颜面部发育畸形，常合并染色体异常。

1. 超声诊断要点及声像图特征

（1）无叶全前脑颅内显示为小头、单一脑室、无第三脑室、无透明隔、无胼胝体、无脑中线、丘脑融合；颜面部常伴唇裂（常为正中唇裂）和腭裂、喙鼻、单鼻孔、鼻骨发育不良、无鼻、眼距过近、双眼融合等。

（2）半叶全前脑颅内显示为颅前方单一脑室腔，双侧侧脑室后角可形成，无第三脑室，无透明隔腔，无胼胝体，有部分脑中线，丘脑部分融合；颜面部显示眼眶及眼距可正常，可伴扁平鼻、单鼻孔等。

（3）叶状全前脑产前明确诊断较困难，颅内显示为无透明隔腔，侧脑室仅前角部分融合，体部及后角可能扩张，胼胝体可能发育不良、缺失，也可正常存在，大脑半球几乎完全分开，可有部分脑中线中断缺失，面部结构一般正常。

（4）可合并心脏、肾及肢体等异常。

2. 鉴别诊断

（1）无叶及半叶全前脑主要与重度脑积水及积水性无脑儿（水脑症）相鉴别。重度脑积水超声表现为双侧侧脑室扩张但不相融合、脑中线连续性未中断，而积水性无脑儿则是大脑组织消失被脑脊液充填，超声显示颅腔内大范围液性无回声区，不能显示大脑半球和大脑镰，而丘脑、小脑可见，丘脑不融合，重度脑积水和积水性无脑儿一般不伴发颜面部畸形。

（2）叶状全前脑主要与胼胝体发育不全、单纯性透明隔腔缺如及视-隔发育不良鉴别。胼胝体发育不全表现为胼胝体缺失、侧脑室扩张（呈水滴状）、无透明隔腔、第三脑室上抬，但双侧侧脑室前角未见融合且呈"公牛角"样改变；单纯性透明隔腔缺如仅表现为无透明隔腔、双侧侧脑室前角部分融合，但胼胝体大小、形态及其他颅内结构未见明显异常；视-隔发育不良表现为无透明隔腔、双侧侧脑室前角部分融合及视神经发育不良，视神经发育不良是产前诊断视-隔发育不良的关键，但产前超声评估视神经缺乏精确的评价标准且重复性不佳，胎儿颅脑核磁检查可有助于诊断。

3. 示例

案例3　无叶全前脑

【临床资料】

柳×，女，33岁，G_2P_0，既往1次稽留流产史，引产胎儿诊断Turner综合征，余无特殊病史，早孕期规律服用叶酸。现孕13^{+4}周，核对孕周无误，医师开具常规早孕期超声筛查检查单。

【超声检查方法及所见描述】

经腹部及经阴道超声检查。超声描述：胎儿头颈部及躯干部皮下组织增厚，最厚处位于颈后，厚约0.86cm，内可见网格样回声；胎儿颅内结构异常，未见脑中线回声，仅见单一脑室，双侧丘脑完全融合；胎儿前额正中左、右眼眶融合，其内可见两个紧邻眼球回声；胎儿鼻部呈柱状突起，位于眼眶上方，大小约0.6cm×0.3cm；胎儿腹壁可见连续性中断，从缺损处向体外膨出范围约0.5cm×0.4cm包块，膨出包块内容物为肠管，膨出物表面可见膜状物包绕，脐带腹壁插入口位于膨出物顶端。超声提示：宫内孕、单胎、活胎（超声孕周：12周4天），胎儿颈部淋巴水囊瘤，胎儿无叶全前脑、喙鼻、双侧眼眶融合，胎儿脐膨出可能，综上考虑胎儿染色体异常可能，建议临床咨询及染色体检查。

【超声图像】

见图4-3-4～图4-3-8。

【超声诊断思路及检查注意事项】

1. 无脑中线结构、双侧侧脑室完全融合为单一脑室是该畸形超声特征性表现。

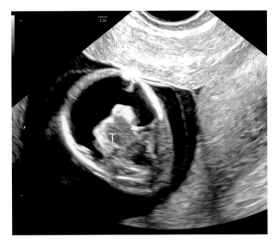

图4-3-4　脑中线缺失、单一脑室及丘脑融合

T：融合丘脑

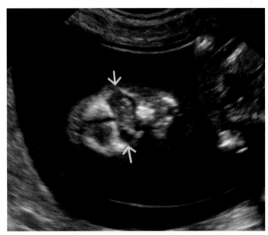

图4-3-5　融合眼眶（白色箭头标注处）

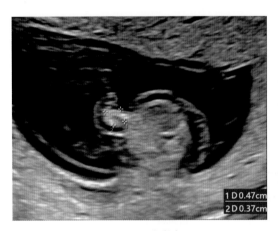

图4-3-6　脐膨出

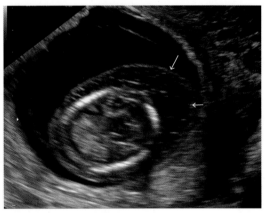

图4-3-7　颈部淋巴水囊瘤（白色箭头所示）

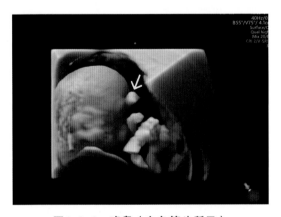

图4-3-8　喙鼻（白色箭头所示）

2. 如发现单一脑室，需要重点扫查颜面部，常伴唇腭裂、鼻部及眼部发育异常。

3. 常伴多指和（或）多趾畸形。

4. 无叶全前脑常见于13-三体综合征。

5. 可经腹部及经阴道联合扫查。

案例4 叶状全前脑

【临床资料】

李××，女，39岁，G₃P₁，既往自娩正常一胎，发现血糖异常13周，余无特殊病史，早孕期规律服用叶酸。现孕21^{+0}周，核对孕周无误，医师开具常规产前超声检查单。

【超声检查方法及所见描述】

经腹部超声检查。超声描述：胎儿颅内侧脑室体部可见融合，双侧额叶可见融合，该处脑中线回声中断，胼胝体体部及压部显示不满意，CDFI：胼周动脉明显前移。超声提示：宫内妊娠中孕、单胎、活胎（超声孕周：19^{+2}周），胎儿叶状全前脑。

【超声图像】

见图4-3-9～图4-3-11。

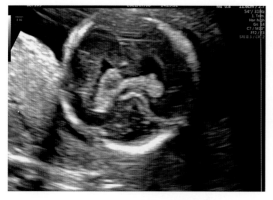

图4-3-9 双侧侧脑室体部融合

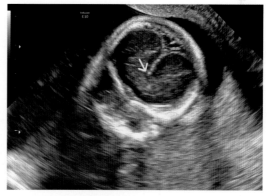

图4-3-10 脑中线局部回声中断，双侧额叶融合（白色箭头标注处）

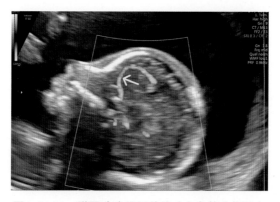

图4-3-11 胼周动脉明显前移（白色箭头指示）

【超声诊断思路及检查注意事项】

1. 无透明隔腔、侧脑室部分融合及胼胝体发育不全为该病例诊断要点。

2. 无透明隔腔时，如双侧侧脑室未见融合可除外叶状全前脑；如双侧侧脑室前角融合但胼胝体发育正常则提示单纯性透明隔腔缺如可能性大；但叶状全前脑与视-隔发育不良因鉴别要点为视神经发育是否正常，因此产前鉴别较为困难。

3. 可结合MRI诊断。

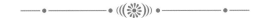

（六）颅后窝异常

胎儿颅后窝异常包括Dandy-Walker畸形、小脑蚓部发育不良（既往称为Dandy-Walker变异型，现已不再如此命名）、小脑发育不良、Blake陷窝囊肿、颅后窝蛛网膜囊肿及小脑延髓池增宽等许多类型疾病，这些疾病有相似的二维超声表现，但预后从正常变异到严重畸形差异很大。据报道，单纯性 Dandy-Walker 畸形神经发育异常率较高，合并染色体异常者较单纯性 Dandy-Walker 畸形预后更差。大多数Blake陷窝囊肿和小脑延髓池增宽在宫内可自行吸收，Blake陷窝囊肿与神经发育迟缓之间无明显相关。随着三维超声在产前诊断中的应用，产前超声在正中矢状切面可对胎儿小脑蚓部面积、周长等进行准确的量化评估，并可在此切面测量脑干-蚓部夹角，因此在颅后窝疾病的诊断中具有重要意义。

1. 超声诊断要点及声像图特征

（1）Dandy-Walker 畸形：小脑横切面小脑蚓部完全或大部分缺失，第四脑室扩张与小脑延髓池相通，小脑延髓池增宽，小脑幕上抬，脑干-蚓部夹角明显增大，可合并脑室增宽、心脏畸形及染色体异常等。

（2）小脑蚓部发育不良：正中矢状切面小脑蚓部偏小，但大于正常一半，小脑延髓池增宽，脑干-蚓部夹角增大。

（3）小脑发育不良：小脑及小脑蚓部未见明显缺失，但整体偏小。

（4）Blake陷窝囊肿：小脑横切面双侧小脑半球分开，第四脑室与小脑延髓池相通，小脑延髓池正常或增宽，正中矢状切面小脑蚓部上抬但大小正常，脑干-蚓部夹角增大。

（5）颅后窝囊肿：小脑后方囊肿，与颅后窝不相通，小脑蚓部大小正常，脑干-蚓部夹角大致正常。

（6）小脑延髓池增宽：小脑延髓池宽度＞10mm，小脑蚓部大小正常，脑干-蚓部夹角正常。

2. 鉴别诊断

（1）不同种类颅后窝异常（Dandy-Walker畸形、小脑蚓部发育不良和 Blake陷窝囊肿）在二维超声小脑横切面上均表现为小脑蚓部完全或部分未显示，第四脑室与颅后窝相通，但其疾病分类及预后差异很大。鉴别要点为小脑蚓部大小：小脑蚓部完全或大部分缺失为Dandy-Walker畸形，小脑蚓部偏小但大于正常一半为小脑蚓部发育不良，小脑蚓部大小正常（只是因抬高而在小脑横切面无法显示）为Blake陷窝囊肿。因此三维超声显示小脑蚓部正中矢状切面并测量周长面积显得尤为重要，简易记法为孕24周小脑蚓部面积约为1.4cm²，孕30周小脑蚓部面积约为2.8cm²。此外，在上述切面测量脑干-蚓部夹角及脑干-小脑幕夹角也具有一定鉴别意义，但因三维超声显示小脑蚓部正中矢状切面时往往脑干边界难以同时清晰显示，测量夹角不够精准。

（2）枕大池间隔为颅后窝内平行的隔样回声，位于第四脑室与枕骨之间，是正常结构，易误诊为颅后窝囊肿的囊壁。

（3）颅后窝囊肿与单纯小脑延髓池增宽常需要进行鉴别，颅后窝囊肿左右两侧囊壁常贴近两侧小脑幕，具有向两侧膨出张力感，而单纯小脑延髓池增宽中的枕大池间隔呈平行排列。

3. 示例

案例5 Dandy-Walker 畸形

【临床资料】

陈××，女，32岁，G₁P₀，既往体健，无特殊病史，早孕期规律服用叶酸，无创DNA检测提示低风险，早孕超声筛查未见明显异常。现孕23^{+0}周，核对孕周无误，医师开具中孕期产前超声筛查检查单。

【超声检查方法及所见描述】

经腹部超声检查。超声描述：胎儿双侧小脑半球可见，小脑蚓部显示不清，第四脑室与小脑延髓池相通。超声描述：中孕、单活胎，头位（超声孕周：23^{+0}周），胎儿颅内结构异常（Dandy-Walker畸形）。

【超声图像】

见图4-3-12。

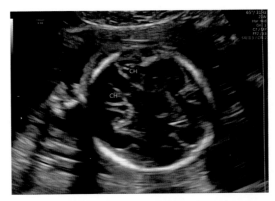

图4-3-12　小脑蚓部未显示，第四脑室与小脑延髓池相通

CH：小脑半球

案例6　小脑蚓部发育不良

【临床资料】

李×，女，32岁，G₁P₀，既往体健。羊膜腔穿刺产前诊断行胎儿染色体核型分析+胎儿染色体微阵列分析+夫妻双方染色体微阵列分析，SNP结果为1.8p23.3p23.1片段存在6.8Mb片段的缺失，内含CLN8、ARHGEF10、MCPH1等16个OMIM基因，孕妇SNP（－），其丈夫SNP：13号染色体13q21.33q31.3区段存在23.3Mb片段的杂合性缺失（LOH）。早孕期规律服用叶酸，早孕期超声筛查未见明显异常。现孕22⁺²周，核对孕周无误，医师开具中孕期超声筛查检查单。

【超声检查方法及所见描述】

经腹部超声检查。超声描述：胎儿小脑蚓部面积偏小，面积约为0.95cm²，脑干-蚓部夹角约为20°，小脑延髓池可见与第四脑室相通；三血管气管切面显示肺动脉左侧可见内径约为1.5mm血管短轴回声，其经增宽冠状静脉窦汇入右房，冠状静脉窦宽约3.9mm。超声提示：中孕、单胎、活胎（超声孕周：22⁺³周），胎儿小脑蚓部发育不良，胎儿永存左上腔静脉。

【超声图像】

见图4-3-13～图4-3-15。

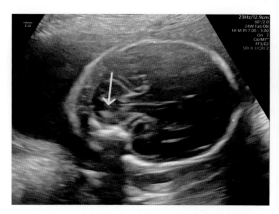

图4-3-13　小脑延髓池与第四脑室相通（白色箭头标注处）

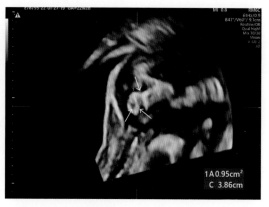

图4-3-14　三维正中矢状切面小脑蚓部（白色箭头标注处）面积小

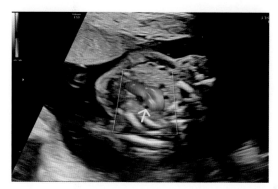

图4-3-15　三血管气管切面显示永存左上腔静脉（白色箭头标注处）

案例7　单纯小脑延髓池增宽

【临床资料】

吴×，女，28岁，G₁P₀，既往体健，中孕筛查低风险，早孕期及中孕期超声筛查未见明显异常。现孕32⁺³周，核对孕周无误，医师开具常规产前超声检查单。

【超声检查方法及所见描述】

经腹部超声检查。超声描述：胎儿小脑延髓池增宽，宽约1.12cm，小脑蚓部面积3.5cm²，蚓部-脑干夹角约为4.5°。超声提示：晚孕、单活胎，臀位（超声孕周：33⁺⁵周），胎儿小脑延髓池增宽。

【超声图像】

见图4-3-16、图4-3-17。

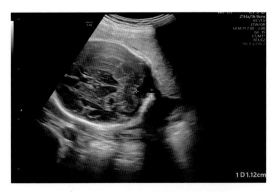

图4-3-16　单纯小脑延髓池增宽

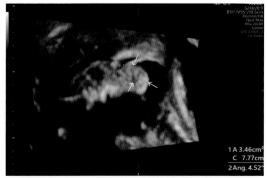

图4-3-17　三维正中矢状切面小脑蚓部（白色箭头标注处）面积正常，蚓部-脑干夹角正常

【超声诊断思路及检查注意事项】（案例5～7）

1. 产前三维超声诊断准确性较高，与MRI结果有较好的一致性。

2. 相对于二维超声，三维超声的优势在于可准确显示小脑蚓部的正中矢状切面，其在鉴别 Blake陷窝囊肿和小脑蚓部发育不良方面有重要意义。

3. 在标准小脑横径横切面测量小脑延髓池宽度时可使胎头额部略高枕部略低，这样在测量时可避免因枕部颅骨声影干扰导致测量值偏大。

4. 胎位为头位胎儿经阴道二维及三维超声检查颅内结构有助于诊断。

5. 对于宫内生长受限胎儿，小脑测量评估应考虑到小脑偏小可能是胎儿整体生长受限所致，而非单纯小脑发育异常。

6. 因孕18周前小脑蚓部发育尚不完全，故不能诊断小脑蚓部发育不良。

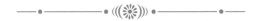

（七）透明隔腔异常

透明隔腔是位于两侧侧脑室前角内侧透明隔间的含液腔隙结构，为胎儿期重要中线结构之一，其异常与胼胝体等脑中线结构发育异常密切相关。透明隔腔增大时，有可能是孤立性透明隔腔增大，也有可能是透明隔腔囊肿；前脑无裂畸形、胼胝体发育异常、视-隔发育不良及单纯性透明隔缺如均可存在透明隔腔缺失，严重脑积水、颅脑损伤、积水性无脑儿等亦可导致获得性透明隔腔缺失。

1. 超声诊断要点及声像图特征

（1）透明隔腔增大：横切面测量透明隔腔宽度＞10mm。

（2）透明隔腔未显示：颅脑各横切面扫查未探及透明隔腔。

（3）透明隔腔形态失常：横切面测量透明隔腔宽度大于长度时，正中矢状切面胼胝体可见长度变短、部分缺失或发育不良。

2. 鉴别诊断

（1）透明隔腔增大需要与Galen静脉瘤、脑中线处蛛网膜囊肿和扩张的第三脑室等相鉴别。Galen静脉瘤内部可见丰富血流；扩张的第三脑室位于透明隔腔后方，内部无血流；脑中线处蛛网膜囊肿边缘处可见圆钝膜状回声，内部无血流。

（2）鉴别视-隔发育不良与单纯性透明隔腔缺如非常困难。单纯性透明隔腔缺如表现为透明隔腔消失，侧脑室前角部分相通，但胝胝体结构完整，未显示颅内其他畸形，若合并视神经发育不良，则可诊断视-隔发育不良。

3. 示例

案例8　透明隔腔增宽

【临床资料】

苏××，女，30岁，G_1P_0，既往体健，早孕期及中孕期超声筛查未见明显异常。现孕30^{+1}周，核对孕周无误，医师开具晚孕期常规超声检查单。

【超声检查方法及所见描述】

经腹部超声检查。超声描述：胎儿透明隔腔最宽处宽约1.11cm，胝胝体大小形态未见明显异常。超声提示：晚孕、单活胎，臀位（超声孕周：30^{+2}周），胎儿透明隔腔增宽。

【超声图像】

见图4-3-18、图4-3-19。

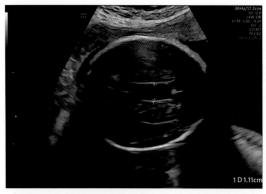
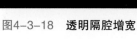

图4-3-18　**透明隔腔增宽**

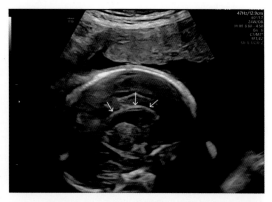

图4-3-19　**胝胝体（白色箭头标注处）大小、形态正常**

案例9　单纯透明隔腔缺如

【临床资料】

马×，女，26岁，G_1P_0，既往体健，无创产前DNA检测（NIPT）筛查低风险，早孕期超声筛查未见明显异常，中孕期超声筛查提示"双侧侧脑室前角融合待查"。现孕25^{+6}周，核对孕周无误，医师开具产前诊断超声检查单。

【超声检查方法及所见描述】

经腹部及经阴道超声检查。超声描述：胎儿双侧侧脑室前角融合，双侧穹隆柱未见明显融合，未探及明确透明隔腔回声，脑中线未见明显回声中断，胼胝体大小、形态未见明显异常，视神经内径正常，约为2.0mm。超声提示：中孕、单活胎，头位（超声孕周：24^{+2}周），胎儿颅内结构异常——透明隔腔缺如可能。

【超声图像】

见图4-3-20～图4-3-23。

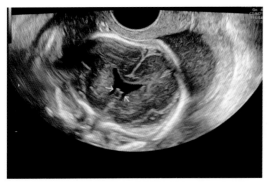

图4-3-20　双侧侧脑室前角融合，双侧穹隆柱（白色箭头标注）未见融合

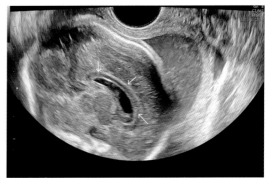

图4-3-21　胼胝体（白色箭头标注）大小、形态正常

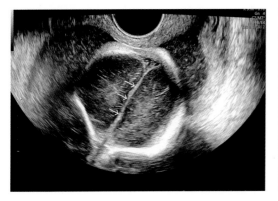

图4-3-22　额部脑中线（白色箭头标注）完整

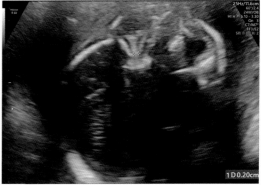

图4-3-23　视神经内径正常

案例 10　胼胝体缺失

【临床资料】

孙×，女，26岁，G_1P_0，中孕期筛查低风险，早孕期超声筛查未见明显异常。中孕期超声筛查提示"胎儿透明隔腔未显示，胼胝体缺失"。现孕24^{+0}周，核对孕周无误，医师开具产前诊断超声检查单。

【超声检查方法及所见描述】

经腹部及经阴道超声检查。超声描述：胎儿透明隔腔未显示，未探及明确胼胝体回声，双侧脑室前角外展，双侧侧脑室呈"泪滴状"，左侧侧脑室宽约1.29cm，右侧侧脑室宽约1.34cm，第三脑室上抬，第三脑室宽度正常，脑中线处第三脑室前方可见范围约1.0mm×0.7mm无回声，CDFI：无回声内未探及血流信号，未探及明确胼周动脉血流信号。颅内脑沟回较平坦（Ⅰ～Ⅱ级），大脑外侧裂高度约为0.8cm，未探及明确顶枕沟回声。超声提示：中孕、单活胎、头位（超声孕周：23^{+5}天），胎儿颅内结构异常（透明隔腔未显示、胼胝体缺失、蛛网膜囊肿可能、脑皮质发育异常可能），建议行胎儿颅脑核磁检查。

【超声图像】

见图4-3-24～图4-3-27，视频4-3-2。

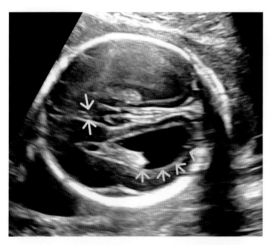

图4-3-24　横切面脑中线处未显示透明隔腔及胼胝体回声（白色箭头所示），侧脑室增宽并呈"泪滴状"（黄色箭头所示）

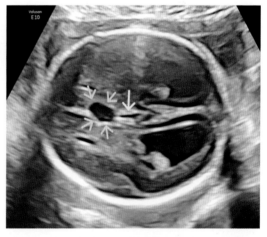

图4-3-25　横切面脑中线处第三脑室（白色箭头所示）前方可见无回声（黄色箭头所示）

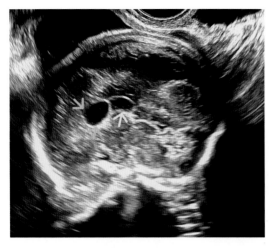

图4-3-26　经阴道超声正中矢状切面未探及胼胝体回声，第三脑室（白色箭头所示）前方可见无回声（黄色箭头所示）

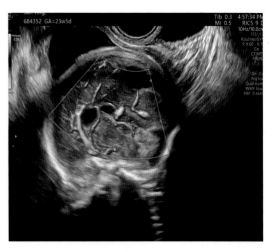

图4-3-27　经阴道超声正中矢状切面未探及胼周动脉

视频4-3-2　横切面显示脑中线处未探及透明隔腔及胼胝体回声，第三脑室前方可见无回声，大脑外侧裂较平坦

案例 11　透明隔腔形态失常，胼胝体部分缺失

【临床资料】

种××，女，29岁，G_1P_0，既往体健，中孕筛查低风险，早孕期及中孕期超声筛查未见明显异常，孕31^{+1}周超声提示"胎儿双侧侧脑室增宽、透明隔腔形态失常"。现孕31^{+6}周，核对孕周无误，医师开具产前诊断超声检查单。随访胎儿颅脑核磁检查提示胎儿胼胝体部分缺失（部分体部及压部）

【超声检查方法及所见描述】

经腹部及经阴道超声检查。超声描述：胎儿透明隔腔呈扁方形，长径约0.4cm，宽径约0.5cm，仅见胼胝体膝部及部分体部回声且偏薄，膝部厚约0.9mm，嘴部及压部显示不满意，CDFI：胼周动脉走行僵直且不连续，左侧侧脑室宽约1.12cm，右侧侧脑室宽约1.01cm。超声提示：晚孕、单活胎，头位（超声孕周：33^{+1}周），胎儿胼胝体部分缺失可能，胎儿双侧侧脑室增宽，建议行胎儿颅脑核磁检查。

【超声图像】

见图4-3-28～图4-3-31。

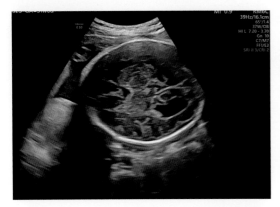

图4-3-28　透明隔腔呈扁方形，侧脑室增宽

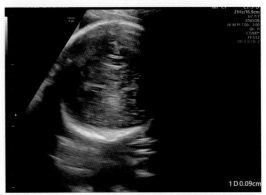

图4-3-29　冠状切面显示胼胝体膝部较薄，厚约0.9mm

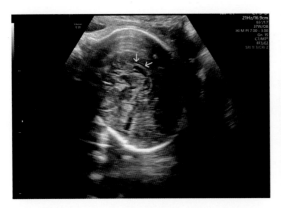

图4-3-30　正中矢状切面胼胝体仅显示膝部及部分体部且较薄（白色箭头所示）

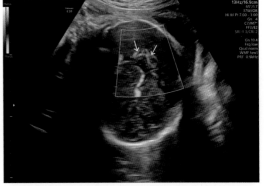

图4-3-31　胼周动脉（白色箭头所示）走行僵直断续

【超声诊断思路及检查注意事项】（案例8～11）

1. 透明隔腔未显示诊断思路：如大脑半球未完全分开，考虑全前脑；如大脑半球完全分开且侧脑室呈"泪滴"样改变，考虑胼胝体发育不全；如大脑半球完全分开且侧脑室明显增宽，考虑重度脑积水或积水性无脑儿等获得性透明隔腔缺如；如侧脑室形态正常，考虑视-隔发育不良或单纯性透明隔腔缺如。

2. 发现透明隔腔异常时，应注意使用产前三维超声或MRI直接显示胼胝体结构，从而有助于诊断。

3. 可疑胼胝体结构异常时，正中矢状切面是最有助于诊断的切面，在此切面观察胼胝体大小、形态，彩色多普勒观察胼周动脉长短及走行，可表现为细短或走行僵直、成角等。

4.文献报道透明隔腔长度与胼胝体长度大多成正比，透明隔腔宽度大于长度时需要除外胼胝体发育异常。

5.胎儿头位时可经阴道扫查辅助诊断。

6.胼胝体发育异常时，除透明隔腔改变外，还常伴发脑前部中线处的脂肪瘤、脑中线囊肿、脑皮质发育异常及小脑蚓部发育异常等，因此需仔细探查上述部位。

7.胼胝体在胚胎发育中先以膝部为中心点，然后向前部的嘴部及后部的体部、压部发育，因此部分缺失时常表现为压部缺失或压部及部分体部缺失，而嘴部因较细小难以明确探查。

8.胼胝体缺失时，胼周动脉常无法探及；胼胝体部分缺失时，胼周动脉常可探及，但多走行僵直断续。

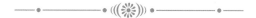

（八）小头畸形

小头畸形的定义存在争议，目前多数指南定义小头畸形为胎儿头围小于3个标准差，可合并染色体异常。

1.超声诊断要点及声像图特征

（1）头围超声测值低于3个标准差。

（2）需要观察并测量小脑横径、大脑外侧裂、顶枕沟、距状沟等用以监测小脑及脑皮质发育情况。

（3）需要观察颅缝形态，除外颅缝早闭。

（4）脊柱裂及脑膜（脑）膨出可伴有小头畸形。

（5）除外颅外结构异常，如突眼症（颅缝早闭）和手指畸形（Apert综合征）等。

（6）其他：可合并心脏（猫叫综合征）、骨骼、感染相关超声表现及颜面部异常等。

2.鉴别诊断

与生长发育受限导致胎儿头围偏小相鉴别。笔者认为头围小于3个标准差且头围与腹围及股骨长比值低于正常值诊断小头畸形才有意义，因部分胎儿生长发育受限时不仅头围小，其他生长发育指标测值也会小，这种情况下如头围与腹围或股骨长比值成比例小，诊断小头畸形有待商榷。

3.示例

【临床资料】

李××，女，29岁，G_1P_0，既往体健，中孕期筛查低风险，早孕期超声筛查未见明显异常，中孕期超声筛查提示"胎儿Dandy-Walker畸形？蛛网膜囊肿？"。现孕25^{+4}周，核对孕周无误，医师开具产前诊断超声检查单。

【超声检查方法及所见描述】

胎儿HC超声测值低于M-3SD线，HC/AC=1.00（该孕周正常值为1.04～1.22）；颅内正中部位脑中线上方可见范围约2.8cm×1.4cm无回声，边界较清晰，形态欠规则，CDFI：其内未探及明显血流信号；未探及明确小脑蚓部回声，可见第四脑室与小脑延髓池相通；脑回稀疏，大脑外侧裂平坦，深度约0.5cm。超声提示：中孕、单活胎、臀位（超声孕周：23^{+0}周），胎儿小头畸形，胎儿颅内异常声像（Dandy-Walker畸形、无脑回畸形可能、蛛网膜囊肿可能），建议临床咨询。

【超声图像】

见图4-3-32～图4-3-35。

【超声诊断思路及检查注意事项】

1. 需要核对孕周无误。

2. 双顶径低于3个标准差但头围未低于3个标准差不能诊断，可能系扁长头型所致。

3. 结合其他生长发育指标综合分析，如头围小于3个标准差但与腹围及股骨长比值正常，谨慎诊断小头畸形。

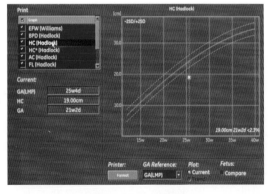

图4-3-32　头围小

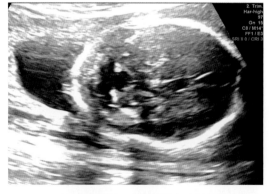

图4-3-33　小脑蚓部缺失，第四脑室与小脑延髓池相通

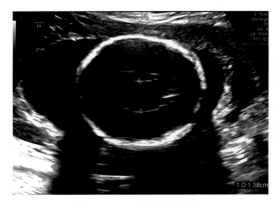

图4-3-34　蛛网膜囊肿

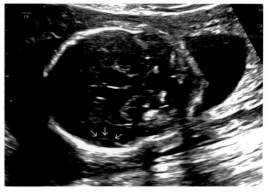

图4-3-35　大脑外侧裂（白色箭头所示）平坦

4．需要仔细扫查颅缝、颅内及颅外结构，颅缝早闭、感染、严重缺血缺氧及脑皮质发育异常等均可导致小头畸形。小头畸形诊断不难，寻找病因更为重要。

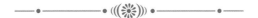

（九）脑皮质发育异常

脑皮质发育异常是神经元细胞迁移异常的疾病，病因复杂，与遗传、基因突变及病原微生物感染等相关。临床表现为智力低下、精神障碍及癫痫等。

1. 超声诊断要点及声像图特征

（1）无脑回畸形：也称为光滑脑，无脑回或脑回宽大，脑沟变浅，常合并脑室轻度增宽及蛛网膜下隙增宽、胼胝体发育不全、小头畸形及胎儿生长受限等。

（2）半侧巨脑畸形：病变侧大脑半球明显增大，皮质增厚，并伴同侧侧脑室增宽和脑中线向对侧偏移，双侧大脑半球的脑沟回发育不对称，患侧脑回扁平宽大、脑沟浅小，也可表现为多微脑回。

（3）多微脑回畸形：脑回细小表浅且数目增多，常合并脑裂畸形。

（4）脑裂畸形：即大脑有裂的畸形，裂开处常与侧脑室相通，因此侧脑室与颅骨下方的蛛网膜下隙通过裂开部分直接相通是该畸形最典型特征。分闭唇型和开唇型，闭唇型即裂开部位常表现为闭合状态，无脑脊液充盈，因此很难进行产前诊断；开唇型裂开部分充满脑脊液易于显示诊断。横切面显示患侧大脑裂开呈前后两部分，裂开处为无回声且分别与同侧侧脑室及颅骨下方蛛网膜下隙相通。

2. 鉴别诊断

（1）半侧巨脑畸形需要与颅内实性肿瘤相鉴别，前者患侧大脑半球弥漫性增大，后者因占位效应亦可导致患侧大脑半球增大，但肿瘤具有占位感及边界。

（2）脑裂畸形需要与蛛网膜囊肿相鉴别，前者位于一侧大脑半球，分别与侧脑室及颅骨下方蛛网膜下隙相通且形态不规整，后者常居中或位于大脑表面，不与侧脑室相通。

3. 示例

无脑回示例见案例12。

【超声诊断思路及检查注意事项】

1. 中孕早期正常的脑表面很平滑，因此孕20周前诊断脑皮质发育异常是相当困难的，如可疑异常需要后续孕期进行动态观察。

2. 脑室轻度增宽或位于临界值常是诊断无脑回畸形的重要线索之一，如发现脑室增宽，一定要仔细观察脑皮质发育情况（如大脑外侧裂）及其他颅内结构。

3. 近场一侧侧脑室及脑组织因颅骨声影遮挡或多次反射难以显示清晰，可使其转至远场一侧后再进行观察和测量，或探头侧动借助颅缝进行观察（一般角度得当时能很好观察到）。

4. 胎儿头位可经阴道超声检查辅助诊断。

5. 结合MRI诊断脑皮质异常病变很重要，但MRI亦无法除外轻度无脑回畸形。

案例 13　多微脑回并脑裂畸形

【临床资料】

米××，女，33岁，G_4P_0，既往体健，NIPT筛查低风险，早孕期超声筛查未见明显异常。现孕24^{+3}周，核对孕周无误，医师开具产前诊断超声检查单。

【超声检查方法及所见描述】

经腹部超声检查。超声描述：胎儿右侧大脑半球脑回小且增多，右侧大脑枕叶局部裂开，裂开处呈无回声，向外达大脑表面，向内与右侧侧脑室及左侧大脑相通。胎儿四肢长骨短小且弯曲，FL及HL超声测值低于M-4SD线，颅骨形态正常，胸廓狭窄呈"桶状胸"，矢状切面显示胸腔与腹腔交界处可见切迹样回声。超声提示：中孕、单活胎，臀位（超声孕周：25^{+0}周，该孕周大小评估未包含FL及HL），胎儿右侧大脑多微脑回，脑裂畸形，胎儿致死性短肢畸形（四肢长骨短小弯曲、胸廓狭窄），建议临床咨询及染色体检查。

【超声图像】

见图4-3-36～图4-3-40，视频4-3-3、视频4-3-4。

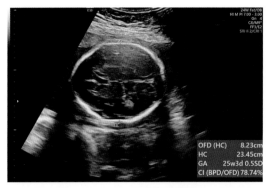

图4-3-36　颅骨形态正常

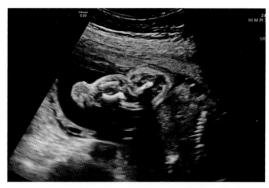

图4-3-37　下肢长骨短小弯曲

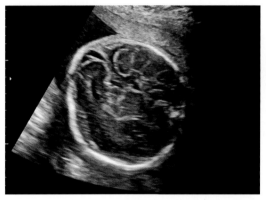

图4-3-38　右侧大脑多微脑回，左侧大脑脑沟回正常

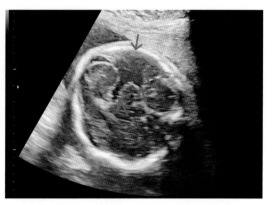

图4-3-39　脑裂畸形（蓝色箭头标示处）

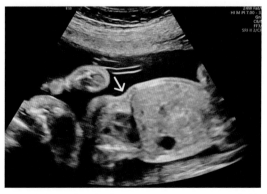

图4-3-40　矢状切面胸腔与腹腔交界处可见切迹（白色箭头所示）

视频4-3-3　动态显示右侧大脑多微脑回及脑裂畸形

视频4-3-4　正中矢状切面动态显示胸腔与腹腔交界处切迹

【超声诊断思路及检查注意事项】

1. 最初检查该病例时进行胎头横切面扫查，多微脑回及脑裂畸形位于近场侧大脑半球，受颅骨声影遮挡显示不清，未做出诊断；后复查时胎儿体位发生变化，该侧大脑实质方显示清晰。提示我们扫查近场颅脑结构时必须从多角度侧动探头使声束经颅缝进入颅内，近枕部颅脑结构通过人字缝进行扫查，近额部颅脑结构通过冠状缝进行扫查。

2. 多微脑回常伴发脑裂畸形。

3. 扫查脑沟脑回时需要双侧对比观察。

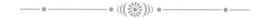

（十）Galen静脉瘤

罕见的脑血管先天异常，由原始脉络膜血管和前脑正中静脉之间的动静脉瘘发展而来，孕期瘤体内部血流丰富及动静脉瘘形成，胎儿心脏因循环血流量增加易导致心功能衰竭，预后较差。

1. 超声诊断要点及声像图特征

（1）二维超声表现为中线区薄壁囊性结构，此为最具特征性表现，彩色多普勒显示内部充满五彩镶嵌血流信号，该处频谱多普勒表现为动静脉瘘高速湍流频谱。

（2）供血动脉不同程度与 Galen静脉瘤体吻合，出现窃血现象，造成脑室周围及大脑半球的缺血缺氧，出现脑梗死、脑出血及脑白质软化等。

（3）瘤体较大时可压迫中脑导水管引起脑积水。

（4）心脏继发改变主要是由于大量血液返回心脏，引起胎儿心脏扩大、心力衰竭、胎儿水肿，经头颅回流的颈静脉及上腔静脉可扩张。

2. 鉴别诊断

与脑中线处蛛网膜囊肿相鉴别，后者内部无血流信号。

3. 超声诊断思路及检查注意事项

（1）发现胎儿颅内中线囊性病灶时，首先应使用彩色多普勒和脉冲多普勒观察其血流情况。

（2）利用MRI进一步判断神经系统发育及受损情况，为胎儿预后评价提供参考依据。

（十一）其他颅脑畸形

1. 蛛网膜囊肿　蛛网膜囊肿是蛛网膜发育异常所形成的包裹脑脊液样无色清亮液体的囊性病变，是一种良性占位性病变。通常不与蛛网膜下隙相通。

（1）超声诊断要点及声像图特征：

①颅内圆形或不规则形囊性无回声区，囊壁薄且光滑，彩色多普勒超声显示囊肿内无血流信号，囊肿不与侧脑室相通。

②以幕上大脑中线区域为最多见，常位于脑中线处，后颅窝、大脑纵裂、外侧裂及大脑表面亦可见。

③部分可见脑组织受压移位。

（2）鉴别诊断：

①发生在脑中线处时需要与Galen静脉瘤相鉴别，前者内部无血流，后者内部可见动静脉瘘样高速湍流。

②位于大脑表面蛛网膜囊肿需要与脑裂畸形相鉴别，后者与侧脑室相通，前者不与侧脑室相通。

③位于脑中线丘脑后方蛛网膜囊肿需要与中间帆腔相鉴别，中间帆腔缺少囊壁回声及占位感，彩色多普勒血流显示大脑内静脉从中间帆腔下方穿过，但两者完全鉴别开部分病例确有难度。

（3）示例：蛛网膜囊肿示例见案例12。

【超声诊断思路及检查注意事项】

1. 多见于脑中线处。

2. 常于中晚孕期经超声检查发现。

3. 占位感明显且周边可见纤薄囊壁样回声。

4. 观察内部是否有血流很关键。

5. 预后与其是否压迫周边脑组织相关。

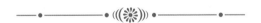

2. **颅内出血**　既往报道胎儿颅内出血较少见，但据笔者观察宫内实际发生率应比目前文献报道高。主要是因其多发生于室管膜下且出血量有限，因此产前常难以发现，同时少量出血大部分可在孕期或产后吸收并无明显症状，因此常被忽略。孕期发生的脑室内出血较少见，但常导致短时间内脑室扩张，预后常不佳。脑实质内及硬膜下出血宫内少见，出血量越大预后越不佳，出血部位及量不同，预后亦有所不同。颅内出血病因多为缺血缺氧、感染、凝血异常等，但部分亦无明显诱因。

（1）超声诊断要点及声像图特征：

①颅内出血灶早期为均匀性强回声，边界清晰，部分液化时表现为强回声、无回声或低回声混杂的混合回声，完全液化后呈无回声直至完全吸收。任何时期出血灶内彩色

多普勒均不显示血流信号。脑实质出血灶液化后即为脑穿通囊肿。

②室管膜下出血头部横切面显示位于双侧侧脑室前角旁，但明确定位有一定困难，头部双侧侧脑室旁矢状切面定位则更容易；侧脑室旁矢状切面显示病灶位于侧脑室前角丘脑与尾状核之间。室管膜下出血完全液化后形成的无回声亦称为室管膜下囊肿，常于孕晚期发现。

③脑室内出血常于孕中晚期发现，脑室内可见出血灶，部分出血灶在胎儿变换体位时可移动，常伴脑室扩张且短期内进展较明显，脑室扩张往往是脑室内出血首先被发现的超声表现且常进展迅速。

④国际广泛采用颅内出血分级方法：Ⅰ级，单侧或双侧室管膜下出血；Ⅱ级，脑室内出血，不伴脑室扩张；Ⅲ级，脑室内出血，伴脑室扩张；Ⅳ级，脑室内出血，伴脑实质出血。

（2）鉴别诊断：

①室管膜下出血并液化时需要与侧脑室前角旁脑白质软化灶相鉴别，均为无回声，在双侧侧脑室旁矢状切面显示室管膜下出血位于侧脑室前角丘脑与尾状核之间并突向侧脑室，侧脑室前角旁脑白质软化灶位于侧脑室前角外上方脑实质内。

②脑实质出血灶液化后形成的囊性病灶（脑穿通囊肿）需要与蛛网膜囊肿相鉴别，前者发生部位多位于脑室周边且囊性病变形态不规整，可单发也可多发，多发囊性病变间可相通也可不通；蛛网膜囊肿多位于脑中线及脑表面，多为单发。

（3）示例：

案例 14 脑室内出血

【临床资料】

邹××，女，29岁，G₁P₀，既往体健，NIPT筛查低风险，早孕期及中孕期超声筛查未见明显异常。现孕31⁺⁶周，核对孕周无误，医师开具晚孕期超声检查单。后续行胎儿颅脑MRI检查提示双侧侧脑室及第三脑室扩张（增长较快）、脑实质水肿，考虑生发基底-脑室出血可能性大，临床咨询意见为出生后发生神经精神发育迟滞风险增加，预后不良，孕妇及家属选择引产。

【超声检查方法及所见描述】

经腹部超声检查。超声描述：胎儿第三脑室宽约0.41cm，内见0.3cm×0.3cm中高回声团，右侧侧脑室宽约1.52cm，右侧侧脑室内脉络丛周边见范围约4.0cm×1.1cm不均质回声团，不均质回声团内可见条状、片状中等及中等偏低回声，CDFI：内未见明显血流信号，左侧侧脑室宽约1.44cm，第四脑室及小脑延髓池宽度正常。超声提示：晚孕、单活胎，头位（超声孕周：30^{+3}周），胎儿双侧侧脑室及第三脑室增宽，胎儿右侧侧脑室及第三脑室内异常回声（血块可能）。

【超声图像】

见图4-3-41～图4-3-44，视频4-3-5。

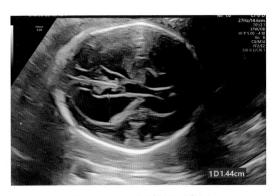
图4-3-41   **左侧侧脑室增宽**

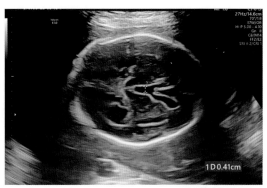
图4-3-42   **第三脑室增宽**

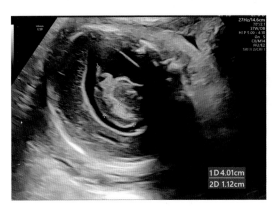
图4-3-43   **右侧侧脑室脉络丛旁不均质回声**

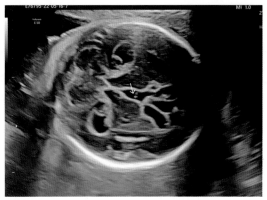
图4-3-44   **第四脑室及小脑延髓池宽度正常，第三脑室内中高回声（白色箭头所示）**

视频4-3-5   第三脑室内高回声及右侧侧脑室内脉络丛旁不均质回声

案例 15　室管膜下出血

【临床资料】

朱××，女，29岁，G_2P_1，既往体健，早孕期及中孕期超声筛查于外院检查，自述未见明显异常。现孕24^{+3}周，核对孕周无误，医师开具常规产前超声检查单。后续行胎儿颅脑MRI检查提示左侧室管膜下出血可能，孕晚期复查MRI提示病灶缩小、形态及信号有改变。继续妊娠至足月分娩，新生儿颅脑超声未见明显异常。

【超声检查方法及所见描述】

经腹部超声检查。超声描述：胎儿左侧侧脑室前角近室管膜下可见范围约1.9cm×0.7cm中高回声团，内见小无回声，CDFI：其内未见血流信号，各脑室宽度正常。超声提示：中孕、单活胎，头位（超声孕周：25^{+4}周），胎儿左侧侧脑室前角近室管膜下异常回声团（室管膜下出血并部分液化可能）。

【超声图像】

见图4-3-45、图4-3-46。

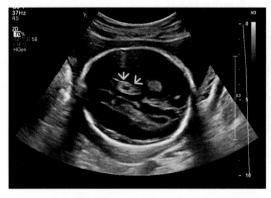

图4-3-45　横切面显示左侧侧脑室前角近室管膜下中高回声团（白色箭头所示）

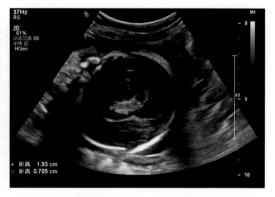

图4-3-46　左侧侧脑室旁矢状切面显示前角近室管膜下中高回声团

案例 16　脑实质出血

【临床资料】

丁××，女，29岁，G_2P_0，既往体健，早孕期及中孕期超声筛查于外院检查，自述未见明显异常。现孕25^{+5}周，核对孕周无误，医师开具常规产前超声检查单。

【超声检查方法及所见描述】

经腹部超声检查。超声描述：胎儿颅内右顶叶可见范围约2.3cm×1.8cm不均质中高回声团块，边界清晰，形态欠规则，其内可见小片状无回声，CDFI：其内未见明显血流信号。

超声提示：中孕、单活胎、臀位（超声孕周26⁺⁴周），胎儿颅内异常回声团（考虑脑实质出血并部分液化可能）。

【超声图像】

见图4-3-47、图4-3-48。

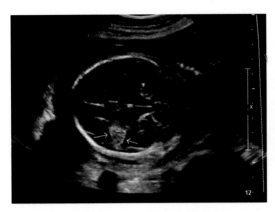

图4-3-47　横切面显示右顶叶中高回声团（白色箭头所示）

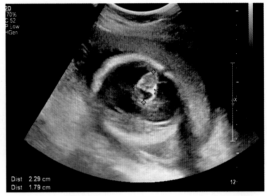

图4-3-48　侧脑室旁矢状切面显示右顶叶中高回声团，内见小片状无回声

【超声诊断思路及检查注意事项】（案例14～16）

1. 颅内少量出血时因出血灶与脑组织回声分界不是特别清晰，易漏诊，出血灶液化后的无回声反而更易被发现。

2. 室管膜下出血部分伴发轻度脑室增宽，考虑可能系压迫脑室或室间孔所致；脑室内出血常伴短期内进展迅速的中重度脑室增宽。因此，在发现脑室增宽时需要仔细探查上述部位是否有颅内出血。

3. 室管膜下出血最佳定位切面为侧脑室旁矢状切面。

4. 如出血灶已液化且无脑室增宽等表现，提示预后较好。

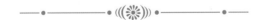

3. **脑穿通畸形**　也称脑穿通囊肿，是因脑组织缺血梗死或出血等，脑内软化灶或出血灶液化吸收后形成的脑内囊性病变。因胎儿颅内出血常发生于脑室周边，因此囊性病变多与脑室系统相通，也可不相通。多继发于孕晚期宫内缺血缺氧导致的脑损伤，胎儿罕见，出生后早产儿颅内出血较胎儿多见，因此，脑穿通畸形早产儿较胎儿多见。囊肿越大并伴脑积水者预后越差。

（1）超声诊断要点及声像图特征：

①脑实质内一个或多个形态不规则囊性无回声，无回声彼此可相通或不相通。

②多与脑室相通。

③因病灶压迫或血块堵塞等因素，可伴有单侧或双侧侧脑室增宽或脑积水。

（2）鉴别诊断：

①蛛网膜囊肿：脑穿通畸形是脑组织缺血梗死或出血等发展到某个阶段的声像图表现，有较明确的病因，多为继发，发生部位多位于脑室周边且囊性病变形态不规整，可单发也可多发，多发囊性病变间可相通也可不通。蛛网膜囊肿多位于脑中线及脑表面，多为单发，多无明确病因。

②脑白质软化灶：胎儿脑白质软化灶亦罕见，多见于宫内缺血缺氧、感染等，为继发性表现，多位于脑白质区域（双侧侧脑室前角外上方及后角后方等），囊性病灶常多发，大小不一，与脑室不相通。

③脑裂畸形：脑裂畸形常位于一侧大脑半球，侧脑室与颅骨下方的蛛网膜下隙通过裂开部分直接相通是该畸形最典型特征。脑穿通畸形可与侧脑室相通但较少同时与蛛网膜下隙相通。

（3）超声诊断思路及检查注意事项：

①多发生于孕晚期。

②发现颅内囊性病灶时，首先需要准确定位、明确无回声数目形态、确定其与侧脑室及颅骨下方蛛网膜下隙是否相通及内部是否有血流，根据以上信息进行诊断和鉴别诊断。

③需要结合临床了解病史，回顾既往影像学图像亦很有必要。

④结合阴道超声及MRI检查。

4. 室管膜下囊肿　常为室管膜下出血液化后表现，如无周边组织压迫则预后较好。

（1）超声诊断要点及声像图特征：于横切面或侧脑室旁矢状切面显示单侧或双侧室管膜下的囊性病灶，边界较清晰，部分内见纤细分隔，彩色多普勒显示内未见血流信号。

（2）鉴别诊断：

①需要与侧脑室前角旁脑白质软化灶相鉴别，均为无回声，在双侧侧脑室旁矢状切面显示室管膜下囊肿位于侧脑室前角丘脑与尾状核之间并突向侧脑室，侧脑室前角旁脑白质软化灶位于侧脑室前角外上方脑实质内。

②与脑室内囊肿相鉴别，脑室内囊肿常位于双侧侧脑室前角顶端，内亦可见分隔。

（3）示例：

案例 17 室管膜下囊肿

【临床资料】

王×，女，34岁，G₁P₀，既往体健，NIPT筛查低风险，早孕期及中孕期超声筛查未见明显异常。现孕30⁺⁵周，核对孕周无误，医师开具晚孕期常规产前超声检查单。后续行胎儿颅脑MRI检查提示双侧侧脑室前角异常信号，考虑囊肿可能。出生后新生儿颅脑超声提示双侧室管膜下囊肿。

【超声检查方法及所见描述】

经腹部超声检查。超声描述：胎儿右侧侧脑室宽约0.96cm，右侧侧脑室前角至体部近室管膜下可见范围约2.5cm×0.9cm无回声，内见多个分隔；左侧侧脑室宽约0.90cm，左侧侧脑室前角至体部近室管膜下可见范围约3.1cm×1.0cm无回声，内见多个分隔。超声提示：胎儿双侧侧脑室前角近室管膜下无回声（室管膜下囊肿可能）。

【超声图像】

见图4-3-49、图4-3-50。

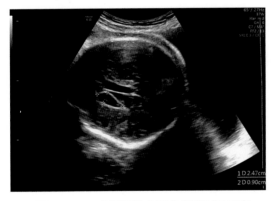

图4-3-49 右侧侧脑室近室管膜下无回声

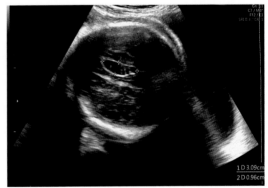

图4-3-50 左侧侧脑室近室管膜下无回声

【超声诊断思路及检查注意事项】

1. 侧脑室前角旁发现囊性病灶时定位很关键，横切面结合侧脑室旁矢状切面定位更准确。

2. 侧脑室轻度增宽可为发现线索及伴发表现。

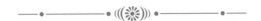

5.颅内钙化　少见。一部分由感染所致，其病理改变为缺血缺氧坏死后局灶纤维化

和钙化，最常见的病原体为巨细胞病毒，其他为弓形体、风疹及疱疹病毒等；另一部分为非感染因素所致，如畸胎瘤内的钙化灶、血栓形成后等。

（1）超声诊断要点及声像图特征：

①感染后颅内钙化灶常位于脑室旁，常点状多发不均匀散在分布。

②畸胎瘤内钙化灶较粗大且位于肿瘤内部。

（2）鉴别诊断：诊断较明确。

（3）示例：

案例 18　颅内及肠壁多发钙化灶

【临床资料】

杨××，女，28岁，G_1P_0，既往体健，早孕期超声筛查未见明显异常，中孕期超声筛查提示胎儿肠管局段管壁回声偏强（低于骨骼回声），余未见明显异常。现孕28^{+3}周，核对孕周无误，医师开具常规晚孕期超声检查单。后续超声复查，胎儿大脑中动脉PSV逐渐升高，PI值逐渐减低，孕34周$^+$胎死宫内，产后诊断胎儿巨细胞病毒感染。

【超声检查方法及所见描述】

经腹部超声检查。超声描述：胎儿颅内脑实质回声弥漫性增强，双侧侧脑室旁及脑实质内可见散在点状强回声，胎儿肠管局段管壁可见散在点片状强回声（等同于骨骼回声），大脑中动脉PSV略升高（63cm/s），PI减低（1.08）。超声提示：晚孕、单活胎、头位（超声孕周：27^{+5}周），胎儿颅内及肠壁多发钙化灶，胎儿大脑中动脉PSV增高、PI减低，综上胎儿感染待除外，建议临床咨询。

【超声图像】

见图4-3-51～图4-3-54。

【超声诊断思路及检查注意事项】

1. 颅内发现钙化灶后需要关注钙化灶部位，如位于脑室旁，需要进一步观察肝、肠管等部位是否有钙化灶，同时关注胎儿生长发育状况；如上述部位存在钙化灶同时伴胎儿生长受限，胎儿宫内感染可能性明显增高，最常见的为巨细胞病毒感染，宫内巨细胞病毒感染预后较差。

2. 可疑宫内感染病例可动态监测大脑中动脉血流频谱，评估是否存在缺血缺氧及贫血可能。

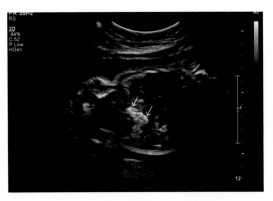

图4-3-51 孕28周肠管管壁点片状强回声（白色箭头所示）

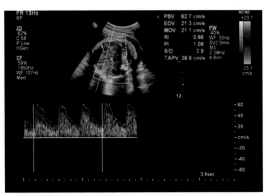

图4-3-52 孕28周胎儿大脑中动脉血流频谱

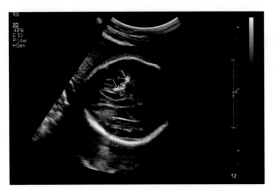

图4-3-53 孕28周颅内脑室旁及脑实质点片状强回声（白色箭头所示）

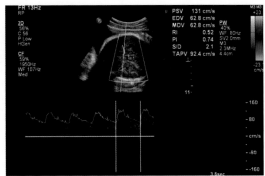

图4-3-54 孕32周胎儿大脑中动脉血流频谱

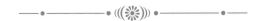

二、胎儿脊柱畸形

（一）脊柱裂

胎儿脊柱裂是后神经孔闭合失败所致，其主要特征是背侧的两个椎弓未能融合在一起而引起的脊柱畸形，脊膜和（或）脊髓通过未完全闭合的脊柱膨出或向外露出。分为开放性脊柱裂和闭合性脊柱裂：开放性脊柱裂伴有脊髓神经受损及颅内脑积水压迫脑组织导致神经发育异常，预后不佳；闭合性脊柱裂预后差异较大，脊髓神经损伤常较轻，但合并脊髓拴系时神经功能受损症状在出生后可能会越来越明显，但部分手术治疗后预后较好，少部分预后不佳。

1. 超声诊断要点及声像图特征

（1）开放性脊柱裂：病变部位皮肤连续性中断，椎管内成分部分或全部经过脊柱缺损处向后膨出，常伴有背部包块，脑脊液通过缺损处漏出，好发于腰段或骶尾段。

①脊柱声像改变：矢状切面显示在脊柱裂部位后方的强回声线连续性中断，该处皮肤和软组织回声带中断，合并脊膜和脊髓脊膜膨出时裂口处可见一包块向体外膨出，内见马尾神经或脊髓组织，较大脊柱裂时可显示明显的脊柱后凸畸形；横切面时裂开处脊椎三角形骨化中心失去正常形态，位于后方的两个椎弓骨化中心裂开呈典型的"V"字形改变；冠状切面显示裂开处的两个椎弓骨化中心距离增大。

②脑部声像改变：横切面显示小脑小且弯曲呈"香蕉小脑"征，前额隆起并双侧颞骨内陷呈"柠檬头"征，颅后窝池消失，脑室增宽，头围偏小。

③其他：脊神经严重损伤时可合并足内翻畸形。

（2）闭合性脊柱裂：病变部位皮肤连续性完整，椎管内成分部分或全部经过脊柱缺损处向后膨出或不膨出，可伴或不伴背部包块，脑脊液不能通过缺损处漏出。

①脊柱声像改变：种类较多，声像表现不尽相同，但共同特征即背部皮肤连续完整。有包块型闭合性脊柱裂且包块较大时，矢状切面和横切面背部均可见肿块，能够观察到包块与椎管的关系，病变范围较广时，亦可观察到位于包块后方的两个椎弓骨化中心向后开放呈典型的"V"字形改变；冠状切面显示后方的两个椎弓骨化中心距离增大。无包块型大部分脊柱声像改变不明显，很难被产前超声检出，但闭合性脊柱裂常伴脊髓圆锥位置下移，即脊髓拴系。

②脑部声像改变：一般无典型脑部声像改变，有包块型末端膨出包块较大时也可伴发"香蕉小脑"征。

（3）脊髓拴系综合征：脊柱裂导致脊髓圆锥及马尾神经丛和椎管后壁粘连，使脊髓圆锥位置不能随发育而向头侧位移，被粘连部位神经终丝被牵拉而缺血，导致脊髓拴系综合征。开放性脊柱裂几乎均伴有脊髓拴系，但脊髓神经损伤及脑积水症状更重，因此脊髓拴系不作为开放性脊柱裂诊断要素之一。而闭合性脊柱裂无包块型常产前超声难以诊断，但常伴脊髓圆锥位置下移，中孕期筛查时脊髓圆锥大多位于第三腰椎水平及以上，晚孕期大多位于第二腰椎水平及以上。

2. 鉴别诊断

（1）开放性脊柱裂与闭合性脊柱裂鉴别要点即背部皮肤是否有连续性中断。

（2）有膨出包块脊柱裂需要与骶尾部畸胎瘤相鉴别，后者肿块外生且较大时也可见骶尾部膨出包块，但脊柱强回声带连续完整，横切面上脊柱椎弓后骨化中心呈正常的"八"字形，脑内结构无异常，肿块和椎管无明显相通。

（3）下移的脊髓圆锥需要与脊柱腰骶部椎管内终池和终丝囊肿相鉴别，脊髓圆锥位于椎管中心部，呈低回声，中央可见高回声的中央管；终池内为脑脊液呈无回声，位于椎管周边；终丝囊肿位于脊髓圆锥下方马尾神经丛内，常与脊髓圆锥紧邻，因脊髓圆锥回声较低有时难以判定是下移脊髓圆锥还是终丝囊肿，此时脊髓圆锥中央高回声的中央管可作为两者鉴别点。

3. 示例

案例 19　开放性脊柱裂并脊膜膨出

【临床资料】

梁×，女，35岁，G_2P_0，既往体健，早孕期超声未见明显异常。现孕23^{+3}周，核对孕周无误，医师开具中孕期超声筛查检查单。

【超声检查方法及所见描述】

经腹部超声检查。超声描述：胎头横切面显示双侧顶部略向内凹陷，颅骨光环呈"柠檬头"征，小脑呈"香蕉"征，小脑延髓池显示不清，双侧侧脑室未见明显增宽，胎儿脊柱骶尾部皮肤可见宽约2.3cm回声中断，该处椎弓排列紊乱并可见范围约3.4cm×2.9cm囊性包块膨出于体外；检查期间内，胎儿双下肢呈持续伸直状态，双足呈"内翻"姿势，双侧胫腓骨长轴切面与足底切面均可同时显示。超声提示：中孕、单活胎，臀位（超声孕周：22^{+2}周），胎儿脊柱裂并脊膜膨出（开放性），胎儿双足呈内翻姿势。

【超声图像】

见图4-3-55～图4-3-58。

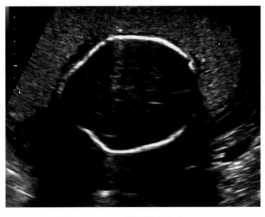

图4-3-55　"柠檬头"征

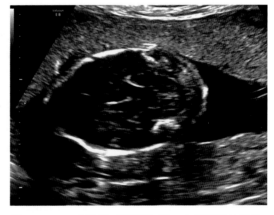

图4-3-56　小脑呈"香蕉"征，小脑延髓池消失

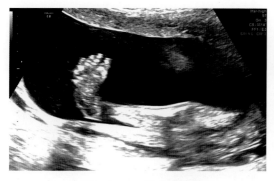

图4-3-57 足内翻姿势

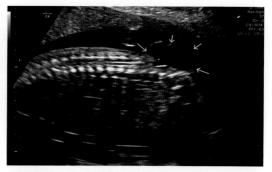

图4-3-58 脊柱骶尾部皮肤回声中断并脊膜膨出（白色箭头所示）

案例 20 闭合性脊柱裂

【临床资料】

王××，女，34岁，G_2P_1，既往体健，早孕期超声筛查未见明显异常，中孕期超声筛查提示脊髓圆锥位置下移，闭合性脊柱裂可能。现孕25^{+6}周，核对孕周无误，医师开具产前诊断超声检查单。

【超声检查方法及所见描述】

经腹部超声检查。超声描述：胎儿脊柱骶尾部体表皮肤连续性未见明显回声中断，该处似可见一向体外突起样回声，骶椎双侧椎弓排列欠规整，脊髓圆锥位置下移，位于L_5至S_1水平，骶尾部椎管内可见范围约1.7cm×0.5cm无回声，形态欠规则，CDFI：其内未见明显血流信号；胎儿脑室及小脑延髓池宽度正常。超声提示：中孕、单活胎，头位（超声孕周：26^{+3}周），胎儿脊柱骶椎双侧椎弓排列欠规整、脊髓圆锥位置下移，综上考虑胎儿闭合性脊柱裂可能，胎儿脊柱骶尾部椎管内无回声（椎管内囊肿可能）。

【超声图像】

见图4-3-59～图4-3-61，视频4-3-6。

【超声诊断思路及检查注意事项】（案例19、20）

1. 开放性脊柱裂产前通过特征性颅内异常及受累段脊柱声像改变较容易诊断。闭合性脊柱裂种类繁多且隐蔽，有包块型且包块较大时产前超声可以检出，但无包块型闭合性脊柱裂单纯通过脊柱扫查产前超声较难诊断，可通过观察脊髓圆锥位置是否下移作为闭合性脊柱裂筛查手段，但部分闭合性脊柱裂脊髓圆锥位置正常，产前极难诊断。

2. 判断脊髓圆锥位置方法：三维方法判定最为准确，但熟练掌握有难度；矢状切面计数脊髓圆锥远端椎体数目方法，比较便捷快速，中孕期筛查时脊髓圆锥远端可见6个

（L$_{4\sim5}$及S$_{1\sim4}$椎体，中孕期S$_5$椎体常不显示）及以上椎体视为正常，此方法可以大致估测但不精准；矢状切面寻找腰骶关节方法，腰骶关节即L$_5$和S$_1$交界处可见一转折，转折处为S$_1$椎体，向上计数可准确判断脊髓圆锥位置，该方法简便精准，但需要一定经验。

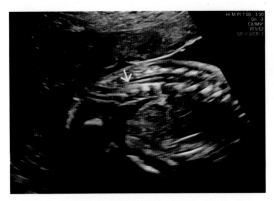

图4-3-59　脊髓圆锥位置下移至L$_5$～S$_1$（白色箭头所示）

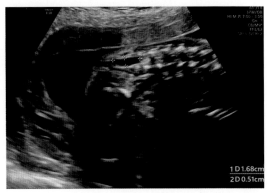

图4-3-60　脊柱矢状切面显示骶尾部椎管内无回声

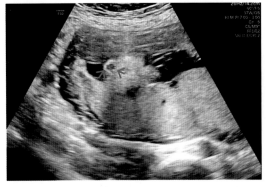

图4-3-61　斜冠状切面显示脊柱骶尾部膨出包块（蓝色箭头所示）

视频4-3-6　脊柱横切面骶椎椎弓形态及排列不规整

3. 可把脊髓圆锥位置判定作为闭合性脊柱裂筛查方法，但脊髓圆锥位置正常亦不能除外闭合性脊柱裂。

4. 常规扫查脊柱骶尾部冠状切面非常重要，因脊柱矢状切面仅能同时观察椎体和一侧椎弓骨化中心的位置关系，但无法判断同一脊椎两侧椎弓骨化中心的位置关系，两侧椎弓骨化中心间距增宽也是脊柱裂的典型表现。因脊柱生理弯曲导致胸腰段冠状切面较难连续同一切面显示。

5. 脊柱裂伴"柠檬头"征多出现在孕24周前，孕24周后可消失。

（二）椎体发育异常

脊椎椎弓发育异常导致脊柱裂，椎体发育异常导致脊柱形态异常，表现为侧凸、前后凸及脊柱缩短等，部分伴有胸廓畸形。椎体发育异常是因椎体骨化阻滞及异常融合导致的一系列异常，最常见的为半椎体畸形，其次为矢状椎体裂（蝴蝶椎）、冠状椎体裂及椎体融合等异常。椎体发育异常常合并心脏、泌尿生殖系统、肢体和神经系统异常，若胎儿椎体畸形合并其他严重畸形，则预后差。

1. 超声诊断要点及声像图特征

（1）半椎体畸形：为椎体骨化中心部分缺失，矢状切面显示病变部位可有脊柱弯曲度异常且僵硬，病变椎体与同一脊椎椎弓无法整齐配对，病变椎体小、回声模糊及与周边椎体间隙异常，后侧半椎体骨化中心缺失可见脊柱后凸，左右两侧半椎体骨化中心缺失可见脊柱侧凸或成角。冠状切面可见病变椎体部分缺失呈现出圆形、楔形或者三角形。横切面显示椎体变小、形态不规则。胸段半椎体畸形时应注意有无合并病变椎体相邻肋骨缺失及发育异常。

（2）蝴蝶椎：为椎体两侧骨化中心闭合不良。正中矢状切面显示病变椎体偏小或回声模糊，单纯的蝴蝶椎病例椎体椎弓关系一一对应未见明显异常。横切面显示病变椎体中间裂隙将椎体分为左右两个部分。冠状切面是最重要、最直观的诊断切面，显示椎体中间裂隙将椎体分为左右两个部分。单纯蝴蝶椎基本未见脊柱侧弯，常伴发半椎体畸形。

（3）冠状椎体裂：病变椎体矢状切面可见纵行贯穿条状低回声，横断面见横行低回声将椎体分成前后两部分，可累及一个或数个椎体。文献报道随访21例胎儿冠状椎体裂，生后复查均消失，从影像学角度佐证其多为正常的生理变异。

（4）椎体融合：椎体融合由椎体分节不全所导致，为2个或2个以上椎体之间完全或者部分融合，表现为病变椎体椎间隙完全或部分消失。

2. 鉴别诊断　半椎体畸形与蝴蝶椎相鉴别，冠状切面是最重要、最直观的诊断及鉴别诊断切面：蝴蝶椎表现为中间裂隙，脊柱不发生侧弯；半椎体表现为椎体小，部分椎体缺失，脊柱常侧弯或前后凸。

3. 示例

| 案例 21 | 半椎体畸形 |

【临床资料】

曹×，女，37岁，G_6P_1，既往体健，早孕期超声筛查未见明显异常。现孕23^{+5}周，核对孕周无误，医师开具中孕期超声筛查检查单。

【超声检查方法及所见描述】

经腹部超声检查。超声描述：胎儿脊柱腰骶段向右侧弯，脊柱矢状切面及横切面显示L₄椎体骨化中心较腰椎其余正常椎体小，脊柱三维冠状切面显示L₄椎体左半部未探及明确骨化中心。超声提示：中孕、单活胎，臀位（超声孕周：23⁺⁶周），胎儿脊柱L₄半椎体，脊柱侧弯。

【超声图像】

见图4-3-62～图4-3-64。

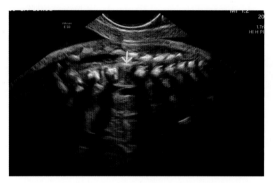

图4-3-62 脊柱矢状切面显示L₄椎体较正常小（白色箭头所示）

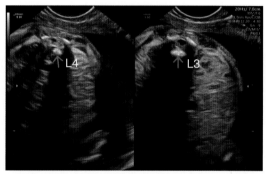

图4-3-63 横切面L₄椎体骨化中心明显小于L₃椎体骨化中心（蓝色箭头所示）

L：腰椎

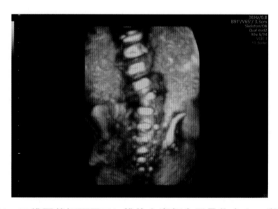

图4-3-64 三维冠状切面显示L₄椎体左半部未见骨化中心，脊柱右侧弯

案例22 蝴蝶椎

【临床资料】

赵×，女，36岁，G₃P₁，既往体健，早孕期超声筛查未见明显异常。现孕20⁺²周，

核对孕周无误，医师开具常规产前超声检查单。

【超声检查方法及所见描述】

经腹部超声检查。超声描述：胎儿脊柱矢状切面显示T_9椎体骨化中心较周边其他椎体小，三维冠状切面显示该椎体中央可见裂隙样回声，脊柱未见明显侧弯及前后凸。胎儿脊柱T_9蝴蝶椎可能。

【超声图像】

见图4-3-65、图4-3-66。

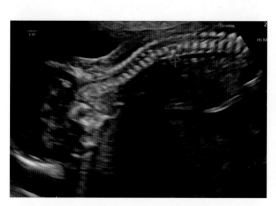 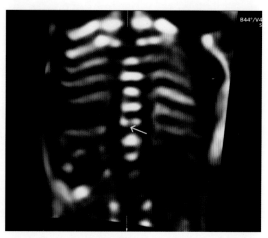

图4-3-65 脊柱矢状切面显示T_9椎体骨化中心偏小（蓝色箭头所示）

图4-3-66 三维冠状切面显示T_9椎体中央可见裂隙样回声（白色箭头所示）

案例 23 椎体融合畸形

【临床资料】

许××，女，30岁，G_2P_0，既往体健，早孕期超声筛查未见明显异常，中孕期超声筛查提示股骨长及肱骨长超声测值低于2个标准差。现孕24^{+4}周，核对孕周无误，医师开具产前诊断超声检查单。后续胎儿行MRI检查提示胎儿$T_{3\sim4}$，$L_5\sim S_1$椎体骨质融合可能，约$T_{12}\sim L_1$，$L_{2\sim3}$椎间盘可疑异常信号，椎体分节不全可能。

【超声检查方法及所见描述】

经腹部超声检查。超声描述：胎儿脊柱胸椎、腰椎及骶椎部分椎体间隙可见骨化强回声，脊髓圆锥位置正常，椎管未见明显狭窄；胎儿FL超声测值位于M-3.9SD线，HL超声测值位于M-3.6SD线。超声提示：中孕、单活胎、臀位（超声孕周：22^{+2}周），胎儿脊柱部分椎体间隙见骨化强回声（部分椎体融合可能），胎儿四肢长骨短，综上骨骼系统发育异常待除外，建议临床咨询及染色体检查。

【超声图像】

见图4-3-67、图4-3-68。

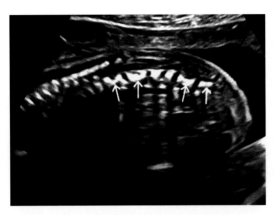

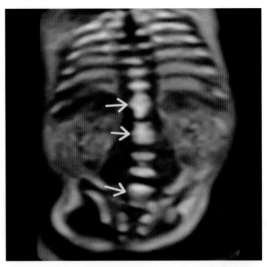

图4-3-67 二维矢状切面显示腰椎及骶椎部分椎体融合（白色箭头所示）

图4-3-68 三维冠状切面显示腰椎及骶椎部分椎体融合（白色箭头所示）

【超声诊断思路及检查注意事项】（案例21～23）

1. 三维超声在诊断椎体异常中至关重要，尤其在冠状位上，骨骼模式成像可直接、清晰地显示各椎体的形态、椎体之间空间解剖位置关系，准确定位病变椎体，是二维超声的有益补充，而且不受羊水多少的限制。

2. 脊柱矢状切面二维超声扫查仍然是筛查椎体畸形的首要方法，方法如下：从颈部至骶尾部顺序动态扫查，观察脊柱弯曲度是否自然，是否有前后凸、成角及曲度僵硬，是否可以将颈部至骶尾部在同一扫查面上扫查到以除外侧凸，如脊柱某部分无法同其他部分在同一扫查面上扫查到，首先应除外各种因素导致胎儿宫内体位影响，待胎儿明显胎动后再观察，在羊水过少、子宫纵隔及子宫壁较大占位等因素影响下胎儿宫内活动空间受限且保持扭曲体位时，脊柱常扭曲但走行自然不僵硬且椎体大小回声正常。

3. 大部分半椎体畸形胎儿期可见脊柱病变部位曲度异常且僵硬，以此可作为筛查半椎体畸形指征，但少部分半椎体畸形宫内可无明显的脊柱生理性弯曲改变，但随着胎儿出生后重力的增加以及生长发育的作用，其脊柱会出现改变，因此产前诊断半椎体畸形可靠依据应是二维超声联合三维超声显示椎体大小、形态异常及可能伴发胸廓畸形。

4. 半椎体畸形常伴发病变椎体缺失侧椎弓及相连肋骨发育异常，应结合三维超声仔细探查。

5. 部分病例半椎体、蝴蝶椎及椎体融合异常等可同时存在。

6. 椎体弯曲严重程度与椎体异常节数不存在绝对对应关系，多个半椎体畸形如椎体缺失发生在不同侧，椎体弯曲程度可因相互消减而表现得不明显。

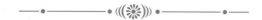

三、胎儿心脏畸形

胎儿心脏超声检查包括心脏位置及方位、心脏各腔室大小及数目、心脏内部结构、大动脉与心室连接、静脉与心房连接及大血管结构走行等内容。胎儿心脏超声检查思路是从整体到局部，分节段扫查，利于分析，避免漏诊。

（一）心脏位置异常

正常心脏大部分位于左侧胸腔。心脏位置异常分为胸腔外心脏异位和胸腔内心脏异位，前者心脏常伴严重畸形，后者是指其他原因导致心脏移位，包括左移心和右移心，如左侧膈疝常将心脏挤向右侧胸腔，此外胸腔内肿瘤或胸腔积液常导致心脏位置移动。

（二）心脏方位异常

心脏方位指心脏相对于胸廓中线的位置。心尖方位代表心脏方位，将心底与心尖连线作为心轴线，正常心脏心尖朝向左侧，心轴线指向左侧，心轴角度约为45°±20°，正常心脏方位为左位心，但左位心不一定都是正常的，右位心或中位心并左旋心（心脏向左侧旋转）时也可表现为左位心。异常心脏方位包括右位心和中位心。

1. **右位心**　心尖向右，心轴向右，多见于镜像右位心，常合并内脏反位。右位心也见于孤立性心室反位及右旋心，后两者常伴心内畸形。

2. **中位心**　心尖朝向正中，罕见，常见于异构综合征，房室连接不一致时均合并心内畸形。

（三）心脏各腔室大小及数目异常

1. **心脏各腔室判定及测量**　正确判定形态学左、右心室及左、右心房。

（1）左心室：正常心尖结构由左心室构成，形态学左心室心尖部肌小梁结构较右心室明显小，心内膜面光滑。

（2）右心室：形态学右心室心尖部肌小梁结构粗大，心内膜面凹凸不平，近心尖部可见调节束，后者为判定形态学右心室特征性结构。

（3）左、右心房：

①心耳形态是判定心房的重要可靠结构，左心耳窄而长呈弯指状，右心耳宽而圆，

呈三角形，但胎儿双侧心耳探查较困难。

②根据卵圆孔瓣朝向判定，正常情况下卵圆孔瓣开向左心房，但极少数情况下因各种原因导致左心房压力增高时卵圆孔瓣在左、右心房间来回摆动甚至开向右心房。

③根据与静脉血管连接不同判定，4条肺静脉开口于左心房，而上、下腔静脉及冠状静脉窦开口于右心房，在下腔静脉开口处可见下腔静脉瓣开向右心房，此仅见于右心房。

（4）房室腔内径测量：于心室腔内径最大时（房室瓣呈闭合状态）测量心室内径；于心房内径最大时（房室瓣呈闭合状态）测量心房内径，房室腔内径大小判定可使用超声仪器测量软件包中Z值进行测量并判定大小，简便易行。

2. 房室数目异常　正常情况下存在左、右房室4个心腔，极少数情况下房室数目出现异常，主要包括单心房、单心室等。

（1）单心室：亦称为单一功能心室，大多单心室为某个心室为主腔，另一心室为几乎不具备功能的残腔，也见于较大室间隔缺损。

（2）单心房：仅见单一心房，未见明确房间隔回声。

3. 腔室大小异常　正常情况下，中孕期左房室大小与右房室大小基本对称，晚孕期右房室较左房室偏大。胎儿心脏腔室大小异常最常见的为右心增大，胎儿期左心增大及全心增大少见。

右心增大根据病因分为心脏结构异常因素和非心脏结构异常因素，前者主要包括三尖瓣及肺动脉瓣狭窄、三尖瓣下移畸形及心肌病变等因素，因心脏结构异常因素在后续将分别讲述，在此仅讲述非心脏结构异常因素导致右心增大。后者主要包括动脉导管提前收缩或闭合及卵圆孔通道血流受限导致右心后负荷增加，胎盘血管瘤、胎儿肿瘤、双胎输血综合征、静脉导管缺失及其他动静脉间、门-体静脉间形成较明显分流等导致右心容量负荷过重，亦见于心律失常导致心脏舒缩活动不协调等。

诊断右心增大不难，难点在于明确病因。思路非常重要，从右心增大入手，考虑可能致病因素，逐一排除，大部分可以找到问题所在。

（1）动脉导管提前收缩或闭合，示例如下：

案例24　动脉导管提前收缩

【临床资料】

陈××，女，35岁，G_3P_1，第一胎妊娠期间诊断妊娠期高血压疾病，NIPT低风险，早孕期及中孕期超声筛查未见明显异常，现孕36^{+2}周，核对孕周无误，医师开具常规晚孕期超声检查单。后续因胎心监护多次异常，当日剖宫产分娩。新生儿出生当日血氧饱和度介于90%～95%，吸氧后可正常。出生后第二天新生儿心脏超声提示卵圆孔未闭、三尖瓣少量反流，余未见明显异常。

【超声检查方法及所见描述】

经腹部超声检查。超声描述：胎儿右心饱满，右心房内径16.8mm，右心室舒张末径18.0mm，卵圆孔内径及开放正常，主、肺动脉内径及走行未见异常，三尖瓣开放略受限，CDFI：三尖瓣可见中量反流信号；PW：三尖瓣开放时频谱呈"单峰"样；CW：三尖瓣反流流速约为155cm/s。动脉导管内径狭细，内径约为0.9mm，PW：动脉导管血流频谱呈低阻，PSV 65cm/s，舒张期流速47cm/s，肺动脉前向流速减低，约为50cm/s。胎儿大脑中动脉血流频谱：S/D 3.74，PI 1.70，RI 0.73。超声提示：晚孕、单活胎、头位，胎儿动脉导管提前收缩，胎儿右心饱满，胎儿三尖瓣中量反流信号。

【超声图像】

见图4-3-69～图4-3-71，视频4-3-7、视频4-3-8。

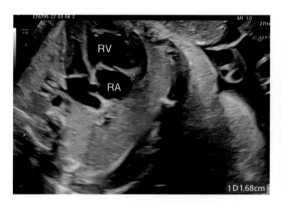

图4-3-69　**右心饱满**
RV：右心室；RA：右心房

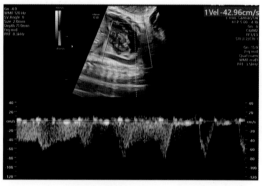

图4-3-70　**动脉导管低阻血流，舒张期流速增快**

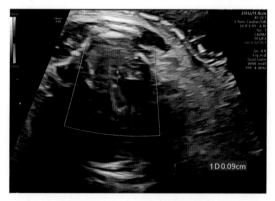

图4-3-71　**动脉导管内径**

视频4-3-7　**动态显示动脉导管**
纤细前向血流

视频4-3-8　**右心饱满，三尖瓣开放略受**
限并中量反流，卵圆孔瓣正常右向左分流

【超声诊断思路及检查注意事项】

1. 晚孕期右心增大、中大量三尖瓣反流、左心大小正常、三尖瓣及肺动脉瓣结构未见异常、三尖瓣启闭正常。此时一定要观察动脉导管内径及频谱多普勒频谱，内径狭窄并收缩期及舒张期流速增高，尤以舒张期流速增高有意义，一般晚孕期动脉导管舒张期流速<40cm/s，在动脉导管矢状切面测量动脉导管流速最佳，取样线与动脉导管间角度尽量控制在15°以内，否则测量值容易偏大。

2. 动脉导管提前收缩或闭合时三尖瓣常表现为回声略增粗，可能系三尖瓣中大量反流冲击三尖瓣导致血小板附集所致，但出生后观察均可恢复正常。上述表现需要与三尖瓣发育不良相鉴别，前者三尖瓣启闭正常，后者三尖瓣启闭异常。

3. 动脉导管闭合程度常与三尖瓣反流流量呈正相关。

4. 明确诊断后需要密切观察，如收缩程度逐渐加重且胎动及胎心监护持续异常，需要结合临床考虑是否适时终止妊娠。

5. 如无严重的宫内窘迫，出生后部分新生儿会表现为短期内血氧不稳定，但绝大部分预后良好，因此明确诊断后选择合适分娩时机显得尤为重要。

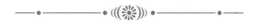

（2）卵圆孔通道血流受限：

① 超声诊断要点及声像图特征：a. 经腹超声检查，使用胎儿心脏检查条件，在胎儿心脏四腔心切面观察，使声束尽量与房间隔垂直，测量卵圆孔内径并观察卵圆孔瓣开放情况，彩色多普勒观察右房血流经卵圆孔至卵圆孔瓣瓣尖整个卵圆孔通道血流通过情况。b. 在卵圆孔通道各处均可发生，主要异常包括卵圆孔内径减小、卵圆孔瓣开放内径减小、房间隔膨出及卵圆孔瓣冗长致卵圆孔瓣开放受限等。c. 超声表现为右心房或右心增大、左心偏小（左心经卵圆孔灌注减少），卵圆孔通道最细窄处内径<2.5mm，二尖瓣及主动脉瓣启闭正常，三尖瓣不同程度反流。d. 卵圆孔瓣冗长时卵圆孔瓣紧贴左房壁

甚至达二尖瓣瓣口水平导致卵圆孔瓣瓣尖开放受限，右心压负荷增加，左心容量减少。e. 常见的超声影像表现为以房间隔右向左细窄分流为主的特征性超声影像表现。

②鉴别诊断：需要与引起三尖瓣反流并右心增大的疾病相鉴别，包括肺动脉瓣、三尖瓣发育异常及动脉导管提前收缩或闭合等。

③示例：

案例 25 卵圆孔瓣开放受限

【临床资料】

袁××，女，36岁，G_3P_1，此胎为体外受精-胚胎移植术后受孕，NIPT低风险，早孕期及中孕期超声筛查未见明显异常。现孕33^{+3}周，核对孕周无误，医师开具晚孕期超声及胎儿超声心动检查单。后续于专科医院行胎儿超声心动检查，提示胎儿右心轻度增大，卵圆孔瓣略受限，三尖瓣轻-中度反流。继续妊娠至足月分娩，孕期胎动及胎心监护均未见明显异常。新生儿出生后第二天行心脏超声检查提示三尖瓣少量反流、卵圆孔未闭，余未见明显异常。

【超声检查方法及所见描述】

经腹部超声检查。超声描述：胎儿右心偏大，右心房内径18.3mm，右心室舒张末径17.4mm。胎儿三尖瓣可见中量反流信号，PW：三尖瓣反流速度约为256cm/s，胎儿卵圆孔瓣开放内径约2.0mm，CDFI：房水平右向左分流。超声提示：晚孕、单活胎，头位（超声孕周：34^{+6}周），胎儿心脏异常声像，右心偏大，三尖瓣中量反流，卵圆孔瓣开放受限可能。

【超声图像】

见图4-3-72～图4-3-74，视频4～3-9、视频4-3-10。

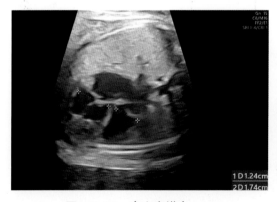

图4-3-72 **右心室增大**

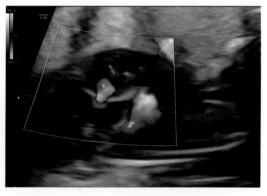

图4-3-73 **三尖瓣轻-中度反流**

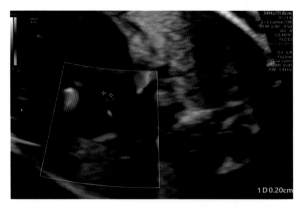

图4-3-74　卵圆孔瓣开放最大内径

视频4-3-9　**动态显示右心增大，**
三尖瓣轻-中度反流

视频4-3-10　**动态显示卵圆孔瓣**
开放受限

【**超声诊断思路及检查注意事项**】

1. 多发生于孕晚期，以右心增大为首要检出异常，此时需要先除外肺动脉瓣及三尖瓣发育异常等心脏结构异常因素，然后仔细扫查卵圆孔、动脉导管、胎盘及胎儿等，一一扫查导致右心增大的非胎儿心脏结构异常因素。

2. 右心增大诊断不难，但因预后差异较大（肺动脉瓣及三尖瓣发育异常预后可不佳，卵圆孔及动脉导管异常在随后孕期密切观察情况下出生后预后较好），故努力探查病因更重要。

3. 胎儿如没有发生卵圆孔通道完全闭合，且无心功能不全表现，可以考虑临床期待治疗。当出现静脉导管a波反向、心包腔积液、胸腹腔积液、皮肤水肿等心力衰竭表现时及时终止妊娠，预后通常较好。

4. 需要与左心发育不良相鉴别。左心发育不良时也表现为左心小，但同时伴有主动脉及二尖瓣发育不良，此外左心发育不良时右心常不增大。

5. 卵圆孔通道血流受限时常伴三尖瓣反流，此时三尖瓣常表现为回声略增粗，可能系三尖瓣中大量反流冲击三尖瓣导致血小板附集所致，但出生后观察均可恢复正常。上述表现需要与三尖瓣发育不良相鉴别，前者三尖瓣启闭正常，后者三尖瓣启闭异常。

（3）胎盘血管瘤：又称绒毛膜血管瘤，是血管源性的肿瘤。

①超声诊断要点及声像图特征：a. 胎盘血管瘤的超声图像表现为胎盘实质内见圆形或类圆形包块，多邻近胎盘子面，有包膜，边界清晰。b. 肿瘤内部由于血管和结缔组织所占的比例不同，声像图可呈不均质实性回声，或以囊性无回声为主，或含网状及条索状混合回声，实性回声以低回声常见。c. 彩色多普勒显示病灶以囊性回声为主者血流信号不明显，病灶内以实性回声为主者可见丰富动静脉血流信号或少量静脉血流信号。

②鉴别诊断：需要与胎盘早剥形成的血肿、副胎盘、胎盘血窦及胎盘囊肿相鉴别。a.胎盘早剥属于急症，与血管瘤临床处理方式及预后完全不一样。典型胎盘早剥孕妇有阴道出血、腹痛及持续性宫缩等症状，胎盘后方、边缘等宫腔内部见回声杂乱的包块，内部无血流信号，结合临床容易鉴别。b. 副胎盘有血管和主胎盘相连，内部回声与主胎盘一致。c. 胎盘内血窦呈"云雾状"低回声，内见光点样回声流动。d. 胎盘囊肿多位于胎盘的胎儿面实质内，呈无回声，边界清晰，内无血流信号。

③示例：

案例26 胎盘血管瘤

【临床资料】

张××，女，32岁，G_1P_0，早孕期超声筛查未见明显异常，中孕期超声筛查提示胎盘血管瘤（3.2cm×2.2cm及2.4cm×2.0cm），胎儿未见明显异常。现孕31^{+5}周，核对孕周无误，医师开具常规超声检查单。后续因胎动减少及胎心监护异常，临床行剖宫产分娩，新生儿外观见胸壁增厚，因呼吸窘迫行右侧胸腔穿刺术抽取胸腔积液。产后胎盘病理提示2个胎盘绒毛膜血管瘤，胎盘内部小血管间见增生毛细血管及血窦样结构，考虑动静脉瘘所致。

【超声检查方法及所见描述】

经腹部超声检查。超声描述：胎盘位于前壁，胎盘内部近胎儿面可见范围约4.1cm×2.5cm及3.6cm×2.5cm不均质低回声团，边界均较清晰，形态均较规整，CDFI：两者内部及周边均可见血流信号，胎儿右侧胸腔见最大深度约2.0cm不规则无回声，左侧胸腔见最大深度约0.8cm不规则无回声，胎儿胸壁皮肤及皮下组织增厚，最厚处厚约1.2cm。脐静脉游离段及胎儿腹腔段最宽处内径均约0.8cm，胎儿心脏各房室腔内径在正常范围，三尖瓣仅见少许反流，胎儿静脉导管及脐静脉血流频谱未见明显异常。超声提示：中孕、单活胎，臀位（超声孕周：31^{+4}周），胎儿水肿（胸壁皮肤及皮下组织增厚、双侧胸腔积液），胎盘血管瘤可能，脐静脉增宽。

【超声图像】

见图4-3-75～图4-3-77。

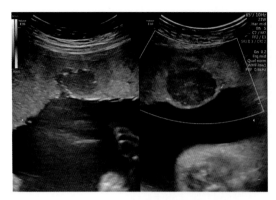

图4-3-75 胎盘内可见2个血管瘤

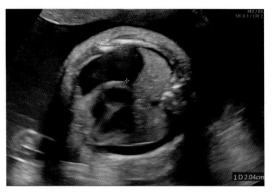

图4-3-76 双侧胸腔积液及胸壁增厚

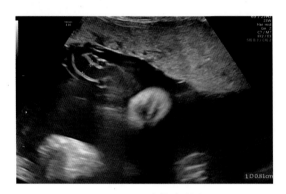

图4-3-77 脐静脉增宽

【超声诊断思路及检查注意事项】

1. 胎盘血管瘤产前诊断重点是关注其对妊娠结局的影响，主要关注是否增加了胎儿心脏负荷。

2. 胎盘血管瘤是否引起胎儿心脏负荷增加与胎盘大小无正相关，与肿瘤内部血流是否丰富及是否存在动静脉明显分流关系更密切。当然肿瘤越大血流越容易丰富且发生分流可能性越大，因此发现直径大于4cm的胎盘血管瘤时应格外关注胎儿心脏大小及功能。

3. 该案例胎盘内部可见2个血管瘤，因此需要两者体积相加来综合考虑，2个血管瘤晚孕期与中孕期比较均有所增大并均可见血流信号。晚孕期胎儿出现水肿及脐静脉增宽，考虑系胎儿循环血容量增加所致。该案例胎儿心脏未见明显增大且三尖瓣仅见少许反流，考虑系双侧胸腔积液压迫所致。

4. 后壁胎盘血管瘤因胎儿遮挡易漏诊，较小血管瘤也易漏诊，但较小血管瘤常对胎儿无明显影响。

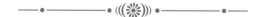

（4）静脉导管缺失：静脉导管与脐静脉及下腔静脉近心端相连，呈"沙漏状"，开口处有括约肌功能，有助于根据血氧及血流量调节血液循环。静脉导管缺失是卵黄静脉在分化演变过程中受某些因素的影响导致静脉导管先天缺失，罕见，可单独发生，常合并心内、心外系统多发畸形。

静脉导管缺失时胎儿的脐静脉主要通过两种方式连接：肝内分流（脐静脉与门静脉相连接）和肝外分流（脐静脉与体静脉相连接，脐静脉直接连接下腔静脉、右心房、髂总静脉、腹壁静脉等）。

①超声诊断要点及声像图特征：a. 正常情况下上腹部横切面下腔静脉与门静脉窦可见一亮彩样血流相连，近正中矢状切面同时显示脐静脉腹腔段和下腔静脉近心端，两者之间可见一亮彩样血流相连，如上述两个切面均未显示亮彩样静脉导管血流且未探及静脉导管频谱，提示静脉导管缺失可能，取而代之的是脐静脉与右心房、下腔静脉或其他静脉直接相连。b. 超声声像图特征：脐静脉直接回流入右心房者，在各切面均不能显示静脉导管，在肝表面或后方可见一血管连接于脐静脉腹腔段与右心房；脐静脉直接注入下腔静脉者，在各切面均不能显示静脉导管，脐静脉直接连接下腔静脉。c. 静脉导管缺失时，脐静脉血流直接回流入心脏，胎儿心脏容量负荷增大，从而导致右心增大，甚至胎儿水肿。d. 脐静脉血流直接回流入心脏时，门静脉灌注会减少，易导致肝内门静脉各分支发育异常、肝体积减小，腹围减小。

②鉴别诊断：静脉导管缺失需要与静脉导管闭锁相鉴别，后者脐静脉走行正常，在静脉导管处可见一纤细强回声带，彩色多普勒超声其内未显示血流，多见于晚孕期，预后较好。

③示例：

案例27 静脉导管缺失

【临床资料】

刘×，女，25岁，G_2P_0，既往体健，早孕期超声筛查未于我院检查，自述异常。现孕15^{+0}周，核对孕周无误，医师开具产前诊断超声检查单。

【超声检查方法及所见描述】

经腹部超声检查。超声描述：胎儿脐静脉直接进入下腔静脉，未探及明确静脉导管回声及频谱，肝内血管血流频谱为动脉频谱。胎儿左前臂内仅见一根长骨回声，左手呈钩状贴附于左前臂。心脏室间隔上段至房间隔下段可见宽约2.7mm回声中断，仅见一组房室瓣。超声提示：胎儿静脉导管缺失，左侧桡骨缺失，完全型心内膜垫缺损可能，综上考虑胎儿染色体异常可能，建议染色体检查及临床咨询。

【超声图像】

见图4-3-78～图4-3-82。

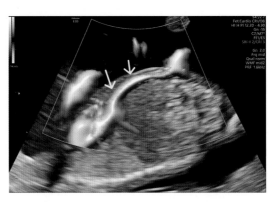

图4-3-78　脐静脉（白色箭头所示）直接注入下腔静脉，未进入肝

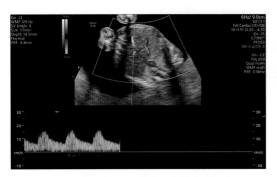

图4-3-79　肝内部血流为动脉频谱

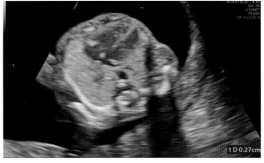

图4-3-80　心脏完全型心内膜垫缺损

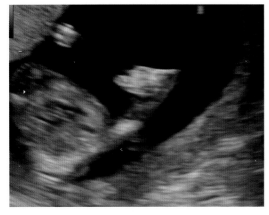

图4-3-81　左手呈钩状

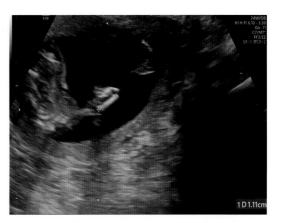

图4-3-82　左前臂内仅见一根长骨回声

【超声诊断思路及检查注意事项】

1. 胎儿右心增大往往是该病的首要超声检出指征，在排除肿瘤、动脉导管等因素外需要关注是否存在静脉导管缺失。

2. 腹围横切面及近矢状切面沿脐静脉走行未观察到一纤细亮彩样血管汇入下腔静脉且频谱多普勒未显示特征性静脉导管频谱时提示静脉导管缺失可能。

3. 静脉导管缺失可孤立存在，也可合并心内、心外系统多发畸形。

4. 胎儿仅腹围明显小时应考虑到肝内血管异常。

5. 静脉导管缺失部分合并早孕期NT增厚及染色体异常，常见的为Noonan综合征。

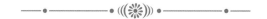

（四）大动脉与心室连接异常

左、右心室流出道切面是判定心室与大动脉连接关系的重要切面，也是诊断大动脉异常的关键切面，常见的异常为完全型与矫正型大动脉转位及右心室双出口等。

1. **完全型与矫正型大动脉转位**　大动脉转位可能是由于动脉圆锥发生、发育以及吸收异常所致，肺动脉下圆锥组织被吸收，而保留了主动脉下圆锥组织，造成圆锥部旋转方向相反。大动脉转位分为完全型和矫正型。完全型大动脉转位是动脉导管依赖性先天性心脏病，即出生后需要保持动脉导管开放，从而为后续临床救治打下基础。因此，产前除超声诊断明确外，还需要进行产前临床咨询及产前-产时-产后一体化管理。

（1）超声诊断要点及声像图特征：

①完全型大动脉转位：四腔心切面显示左、右心室对称，房室连接一致，左、右心室流出道切面显示大动脉根部形成的大动脉交叉排列关系消失，大动脉呈平行排列，肺动脉与解剖左室相连，位于左后方，主动脉与解剖右心室相连，位于右前方。常伴有室间隔缺损及肺动脉狭窄

②矫正型大动脉转位：四腔心切面显示左、右心室对称，房室连接不一致，位于左侧的心室为形态学右心室，位于右侧的心室为形态学左心室，主动脉与左侧心室即形态学右心室相连，肺动脉与右侧心室即形态学左心室相连。两条大动脉平行排列。

（2）鉴别诊断：

①大动脉转位伴室间隔缺损较大时，位于后方的肺动脉骑跨于室间隔上，此时产前超声很难鉴别其与右心室双出口，可以依据骑跨率鉴别。

②心房、心室的确定，两条大血管的起源及位置的判断对诊断和鉴别大动脉转位是非常重要的。心室内壁较粗糙，心尖部可见调节束，房室瓣更接近心尖为三尖瓣，此心

室为形态学右心室；心室内壁较光滑，房室瓣附着点高于对侧者为二尖瓣，此心室为形态学左心室。大动脉判断主要根据分支情况、分支后主干的有无及有无冠状动脉开口，两条大动脉中主干较短，分出左右两条分支后无主干存在的为肺动脉；主干较长，分出三条分支后主干继续存在前行的为主动脉。

（3）示例：

案例28 完全型大动脉转位

【临床资料】

张××，女，28岁，G_2P_0，既往体健，NIPT筛查低风险，早孕期超声筛查未见明显异常，中孕期超声筛查提示完全型大动脉转位。现孕24^{+6}周，核对孕周无误，医师开具产前诊断超声检查单。

【超声检查方法及所见描述】

经腹部超声检查。超声描述：胎儿心脏位于左侧胸腔内，心尖指向左侧，肝位于腹腔右侧，胃泡位于腹腔左侧。心轴及心胸比例未见明显异常，心脏左右房室基本对称，各心腔内径大致正常，室壁厚度大致正常。心房正位，心室右襻，房室连接一致，二、三尖瓣启闭未见明显异常。卵圆孔瓣在左房内扑动，CDFI：房水平右向左分流。室间隔连续完整，心室与大动脉连接关系不一致，主动脉发自形态学右心室，肺动脉发自形态学左心室，两者起始部呈平行排列，主动脉位于肺动脉右前方，三血管气管切面仅见两条血管，主、肺动脉及左右肺动脉内径正常。上下腔静脉进入右心房，肺静脉进入左心房。超声提示：中孕、单活胎，头位（超声孕周：24^{+0}周），胎儿心脏异常声像——完全型大动脉转位。

【超声图像】

见图4-3-83~图4-3-87。

【超声诊断思路及检查注意事项】

1. 心室流出道切面显示大动脉交叉关系消失呈平行走行和三血管气管切面仅见两条血管是大动脉转位的主要诊断线索。

2. 有效的心脏切面是左、右心室流出道切面。诊断大动脉转位时两条大动脉必须分别从左、右心室发出，如从同一心室发出不能诊断大动脉转位。

3. 两个分型的鉴别要点是房室连接关系的判定，房室连接一致为完全型，不一致为矫正型，因此判定形态学心室非常重要。形态学右心室内壁较粗糙，心尖部可见调节束，房室瓣更接近心尖；形态学左心室内壁较光滑，房室瓣附着点高于对侧。

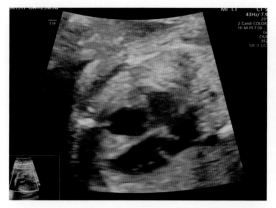

图4-3-83　四腔心切面显示左、右房室连接正常

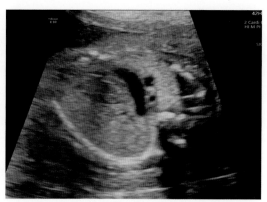

图4-3-84　三血管气管切面仅见两条血管

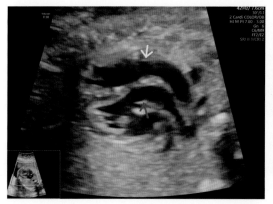

图4-3-85　心室流出道切面显示大动脉呈平行走行，主动脉（白色箭头所示）发自右心室，肺动脉（蓝色箭头所示）发自左心室

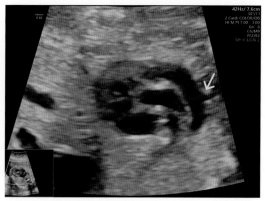

图4-3-86　发自右心室并走行于右前方的主动脉发出右头臂动脉（白色箭头所示）

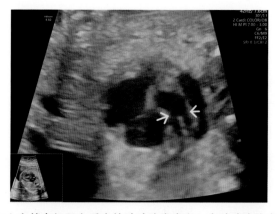

图4-3-87　发自左心室并走行于左后方的肺动脉发出左、右肺动脉分支（白色箭头所示）

4. 完全型大动脉转位胎儿可能发生卵圆孔开放受限或早闭，以及动脉导管提前收缩或早闭，因此中孕期明确诊断的胎儿，应每6～8周复查胎儿超声心动检查，尤其是孕34

周后，应适当增加检查频次。

5．完全型大动脉转位出生后病情是否稳定很大程度取决于动脉导管开放大小及时长、室间隔缺损及卵圆孔大小，动脉导管开放时间越长、室间隔缺损及卵圆孔越大，出生后病情一般会相对越稳定。该案例室间隔完整，需要出生后保持动脉导管开放。

6．完全型大动脉转位出生后需要紧急救治，产前咨询、产前产后一体化管理包括合理转诊和及时治疗有助于改善胎儿的预后。

7．矫正型大动脉转位血流动力学未见明显异常，出生后病情常较稳定，但因形态学右心室承担功能性左心室功能，成年后会出现形态学右心室功能衰竭。

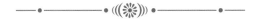

2.右心室双出口　右心室双出口指两条大动脉完全起源于右心室，或一条大动脉完全起源于右心室，另一条大动脉大部分起源于右心室，室间隔缺损是左心室的唯一出口。右心室双出口分类复杂，根据室间隔缺损与大动脉关系、两条大动脉位置关系、肺动脉是否狭窄等进行分型。

（1）超声诊断要点及声像图特征：

① 右心室双出口四腔心切面可表现为正常，也可左、右心室不对称，常为左心室小于右心室。

②均有室间隔缺损。

③心室流出道切面显示左心室与主动脉连接缺如，主动脉瓣与二尖瓣间无纤维连接，左心室流出道不能显示。

④主动脉及肺动脉完全或大部分起源于右心室，两组瓣下均见圆锥结构，主动脉与肺动脉起始部多呈平行排列，也可呈正常交叉排列，主动脉与肺动脉排列关系和走行复杂多变，大动脉短轴可直观评价主动脉和肺动脉位置关系。

⑤彩色多普勒显示室间隔缺损位于主动脉瓣下时，左心室血液经室间隔注入主动脉内；室间隔缺损位于肺动脉瓣下时，左心室血液经室间隔注入肺动脉内；室间隔缺损远离主动脉瓣和肺动脉瓣时，左心室血液经室间隔分别注入主动脉和肺动脉内。

⑥可合并肺动脉或主动脉狭窄。

⑦右心室双出口常合并其他心内畸形。

（2）鉴别诊断：

① 右心室双出口与完全型大动脉转位并较大室间隔缺损及肺动脉骑跨时难以鉴别，可以依据骑跨率进行鉴别。

②右心室双出口并肺动脉瓣狭窄时与法洛四联症难以鉴别，以主动脉瓣下是否可见圆锥结构进行鉴别，前者主动脉瓣下可见圆锥，后者主动脉瓣下可见纤维结构与二尖瓣相连。

（3）示例：

案例29 右心室双出口、肺动脉狭窄、室间隔缺损（肺动脉瓣下型）

【临床资料】

王×，女，30岁，G_1P_0，既往体健，早孕期超声筛查未见明显异常，临床诊断妊娠期高血压疾病。现孕23^{+1}周，核对孕周无误，医师开具中孕期产前筛查超声检查单。

【超声检查方法及所见描述】

经腹部超声检查。超声描述：胎儿心轴及心胸比例未见明显异常，心脏左右房室对称，各心腔内径在正常范围。室间隔上段可见宽约4.4mm连续性中断，室间隔缺损位于肺动脉瓣下，主动脉瓣与二尖瓣间无纤维连接，左心室流出道不能显示，主动脉及肺动脉均发自右心室，主动脉与肺动脉起始部呈平行排列，主动脉位于肺动脉右前方，主动脉内径约3.8mm，肺动脉狭窄，主肺动脉内径约2.2mm，左肺动脉内径约1.5mm，右肺动脉内径约1.7mm，PW：肺动脉瓣上流速轻快，约为76cm/s。胸腺大小在正常范围。HC、AC、FL及HL超声测值均低于M-2SD线。超声提示：中孕、单活胎，头位（超声孕周：21^{+0}周），胎儿心脏异常声像——右心室双出口、肺动脉狭窄、室间隔缺损（肺动脉瓣下型）。

【超声图像】

见图4-3-88～图4-3-91。

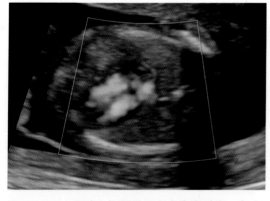

图4-3-88 四腔心切面显示左右房室对称，各心腔内径正常

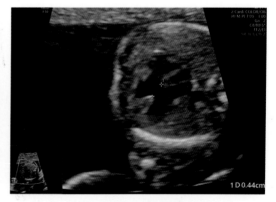

图4-3-89 室间隔缺损

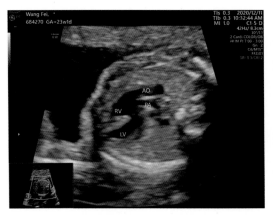

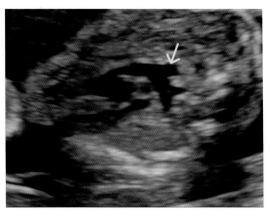

图4-3-90　**主动脉及肺动脉均发自右心室，主动脉与肺动脉起始部呈平行排列，主动脉位于肺动脉右前方，肺动脉狭窄**

AO：主动脉；PA：肺动脉；RV：右心室；LV：左心室

图4-3-91　**主动脉发自右心室走行于右前方，发出右头臂干（白色箭头所示）**

【超声诊断思路及检查注意事项】

1．两条大动脉均发自或大部分发自右心室并室间隔缺损为右心室双出口最初诊断线索。

2．诊断右心室双出口时室间隔位于哪条大动脉下方及大动脉是否有狭窄是判定预后的指标。

3．右心室双出口为圆锥动脉干畸形，常合并染色体异常，如18-三体、21q11微缺失等。

4．需要探查胸腺发育情况，因21q11微缺失常伴胸腺发育异常，扫查切面为略高于心底部大动脉短轴切面，胸腺前缘为胸壁，后缘紧邻心底大动脉，两侧边缘为双侧内乳动脉，该切面可以测量胸腺厚径、周长及面积用以判断胸腺发育程度。

———————— • ———— • (((※))) • ———— • ————————

（五）房室连接部及房室间隔异常

1．**房室连接关系异常**　正常情况下，心房正位，心室右襻，房室连接一致，房室连接异常主要包括矫正型大动脉转位及"十"字交叉心等。

2．**房室瓣异常**　正常情况下，存在左、右两组房室瓣，左侧房室瓣为二尖瓣，右侧房室瓣为三尖瓣，二、三尖瓣与室间隔连接部位略有差异，三尖瓣与室间隔连接部位较二尖瓣偏低，更靠近心尖部。房室瓣异常主要包括二尖瓣狭窄或闭锁、三尖瓣狭窄或闭锁、三尖瓣下移畸形及共同房室瓣等。

（1）二尖瓣狭窄或闭锁：二尖瓣是由瓣环、瓣叶、腱索和乳头肌构成的复合体。当二尖瓣复合体出现结构异常时，可引起心脏血流动力学改变。二尖瓣病变主要类型有二尖瓣狭窄、二尖瓣闭锁等。

①超声诊断要点及声像图特征：a. 二尖瓣狭窄超声常表现为四腔心切面左心室大致正常或缩小；二尖瓣瓣环不同程度狭小，瓣叶开放受限，部分闭合受限；瓣叶增厚伴腱索增粗短小；常合并主动脉缩窄；频谱多普勒测量二尖瓣瓣口前向血流速度增快，缩窄主动脉前向流速增快或有逆灌血流。b. 二尖瓣闭锁超声常表现为四腔心切面左右心明显不对称，左心室明显缩小或显示不满意；伴室间隔缺损时左心室可正常或缩小，不伴室间隔缺损时左心室仅为一几乎不显示的残腔；二尖瓣瓣环明显狭小，瓣叶无启闭运动，房室无连接；二尖瓣器整体发育不良或缺失；常合并主动脉闭锁或缩窄；彩色多普勒显示二尖瓣无过瓣血流信号，主动脉瓣闭锁时主动脉瓣无过瓣血流信号，主动脉弓内见由动脉导管逆灌血流。c. 二尖瓣重度狭窄及闭锁伴发主动脉缩窄、闭锁时常表现为不同程度左心发育不良，预后不佳。

②鉴别诊断：二尖瓣重度狭窄时需要与二尖瓣闭锁相鉴别，鉴别要点是彩色多普勒仔细观察过瓣血流，适当降低流速并提高增益。

③示例：

案例30　功能性单心室

【临床资料】

柴××，女，27岁，G_2P_0，既往体健，NIPT筛查低风险，早孕期超声筛查未见明显异常。现孕23^{+1}周，核对孕周无误，医师开具中孕期产前筛查超声检查单。

【超声检查方法及所见描述】

经腹部超声检查。超声描述：胎儿心轴及心胸比例未见明显异常，四腔心切面左右心明显不对称，左房室内径明显小；室间隔上段可见宽约2.0mm回声中断；二尖瓣瓣环明显狭小，瓣叶未见明显启闭运动；主动脉起自左心室，肺动脉起自右心室，主动脉狭窄且主动脉瓣未见明显启闭运动，CDFI：二尖瓣及主动脉瓣未见明显过瓣血流信号，三血管气管切面显示升主动脉及主动脉弓内可见经由动脉导管逆灌血流信号；卵圆孔瓣在左右心房内往复扑动，CDFI：房水平双向分流。超声提示：胎儿心脏异常声像——左心小、二尖瓣闭锁、主动脉瓣闭锁、室间隔缺损，综上考虑功能性单心室。

【超声图像】

见图4-3-92～图4-3-94。

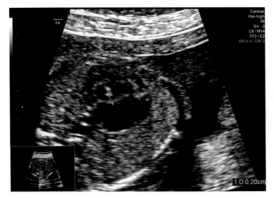

图4-3-92　**左心小，室间隔缺损**

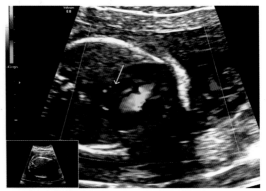

图4-3-93　**二尖瓣未见明显过瓣血流信号（白色箭头所示）**

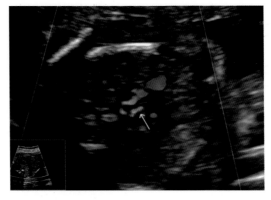

图4-3-94　**主动脉狭窄、升主动脉及主动脉弓内可见逆灌血流信号（白色箭头所示）**

【**超声诊断思路及检查注意事项**】

1. 二尖瓣过瓣血流减少为最初诊断线索，常伴有左心小及主动脉狭窄。

2. 重度二尖瓣狭窄或闭锁常伴发主动脉缩窄或闭锁及左心小。

3. 轻度二尖瓣狭窄产前因瓣膜常无明显增厚，血流亦无明显改变，常容易漏诊，但出生后狭窄程度可逐渐加重。

4. 二尖瓣狭窄需要与对位不良型室间隔缺损所致左心小及主动脉狭窄相鉴别，后者易被误诊为左心发育不良，鉴别要点为后者二尖瓣及主动脉瓣启闭正常。

5. 常合并其他心内、心外畸形。

———•————————•(((※)))•————————•———

（2）三尖瓣狭窄或闭锁：

①超声诊断要点及声像图特征：a. 三尖瓣狭窄超声常表现为四腔心切面右心室大致正常或缩小；三尖瓣瓣环不同程度狭小，瓣叶开放受限，部分闭合受限；瓣叶增厚伴腱

索增粗短小；频谱多普勒测量三尖瓣瓣口前向血流速度增快。b. 三尖瓣闭锁超声常表现为四腔心切面左右心明显不对称，右心室明显缩小或显示不满意；伴室间隔缺损时右心室可正常或缩小，室间隔越大右心室越大，此时肺动脉可正常或狭窄，不伴室间隔缺损时右心室仅为一几乎不显示的残腔，此时肺动脉常闭锁；三尖瓣瓣环明显狭小，瓣叶无启闭运动，房室无连接；三尖瓣整体发育不良或缺失；彩色多普勒显示三尖瓣无过瓣血流信号，动脉导管内见由主动脉逆灌血流。c. 三尖瓣重度狭窄或闭锁时常表现为不同程度右心发育不良，预后不佳。

②鉴别诊断：三尖瓣重度狭窄时需要与三尖瓣闭锁相鉴别，鉴别要点是彩色多普勒仔细观察过瓣血流，适当调低速度范围并提高增益。

③示例：

案例31 双胎，胎二心脏三尖瓣狭窄并大量反流、肺动脉狭窄、室间隔缺损

【临床资料】

朱×，女，40岁，G_3P_0，既往体健，自然受孕，单绒毛膜囊双羊膜囊双胎，早孕期超声筛查未见明显异常。现孕23^{+2}周，核对孕周无误，医师开具中孕期产前筛查超声检查单。

【超声检查方法及所见描述】

经腹部超声检查。超声描述：胎一心脏及大血管结构未见明显异常。胎二心轴及心胸比例正常，左、右房室腔内径大致正常；室间隔上段可见宽约2.1mm回声中断，CDFI：可探及双向过隔血流信号，室壁厚度正常；卵圆孔瓣在左心房内扑动，CDFI：房水平右向左分流；三尖瓣回声增粗增强且启闭受限，CDFI：三尖瓣可探及少许过瓣血流并可见大量反流至右心房顶部，反流流速约为180cm/s；主动脉起源于左心室，肺动脉起源于右心室，主、肺动脉呈"十"字交叉走行，肺动脉瓣回声增粗增强且开放略受限，肺动脉瓣环内径约为4.3mm，肺动脉瓣开放最大内径约为3.0mm，CDFI：肺动脉瓣上可见亮彩样血流信号，PW：肺动脉瓣上流速轻快，约为78cm/s。超声提示：胎二心脏异常声像——三尖瓣狭窄并大量反流、肺动脉瓣狭窄、室间隔缺损。

【超声图像】

见图4-3-95～图4-3-100。

【超声诊断思路及检查注意事项】

1. 三尖瓣过瓣血流减少为最初诊断线索。

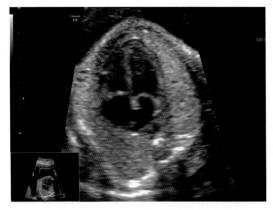

图4-3-95　左、右房室腔内径大致正常

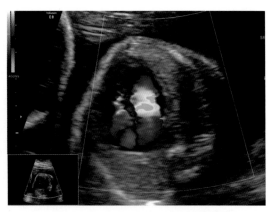

图4-3-96　三尖瓣瓣口前向血流减少

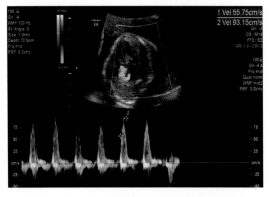

图4-3-97　三尖瓣瓣口前向血流流速增快

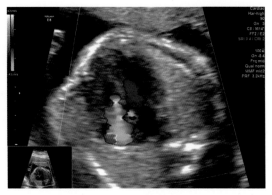

图4-3-98　三尖瓣大量反流

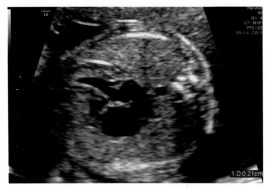

图4-3-99　室间隔缺损

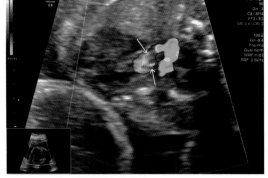

图4-3-100　三血管气管切面显示肺动脉瓣上亮彩样血流信号（白色箭头所示）

2. 重度三尖瓣狭窄或闭锁常伴发肺动脉狭窄或闭锁及右心发育小，该案例孕中期右房室内径大致正常，孕晚期右心室偏小、右心房因三尖瓣大量反流导致增大。

3. 常合并其他心内、心外畸形。

（3）三尖瓣下移畸形：又称埃布斯坦畸形，指三尖瓣隔叶和后叶未附着于三尖瓣瓣环正常位置，而向心尖移位，异常附着于右心室壁，下移的瓣膜常发育不全、短小、粘连，三尖瓣前叶附着于正常位置，但瓣叶冗长。总体预后不良，但极少并发染色体异常。

①超声诊断要点及声像图特征：四腔心切面显示右心增大（右心房增大为主），功能右心室较小。四腔心切面显示三尖瓣下移至右心室且形态失常，表现为隔瓣和（或）后瓣下移，前瓣不下移但冗长。彩色多普勒显示三尖瓣少量至大量反流，反流起源点位置偏低。胎儿期诊断三尖瓣下移畸形量化指标目前尚无定论，测量三尖瓣隔叶附着点上缘至二尖瓣前叶附着点下缘的距离是量化三尖瓣下移畸形的重要指标，于四腔心切面收缩末期测量，文献报道孕24～28周正常值介于2.02～3.55 mm，可作为参考值。

②鉴别诊断：a. 需要与胎儿肺动脉狭窄及动脉导管早闭等引起右房扩大及三尖瓣反流相鉴别，后者由于右心流出道血流受阻，导致右心压力增高，出现三尖瓣反流及右心房扩大，但三尖瓣形态及附着点位置正常。b. 需要与原发性右心耳扩张相鉴别，后者由于右侧心房壁及三尖瓣瓣环扩张可造成三尖瓣反流，三尖瓣附着点位置是否正常是鉴别的要点。

③示例：

案例 32　三尖瓣下移畸形

【临床资料】

李×，女，27岁，G_1P_0，既往体健，NIPT筛查低风险，早孕期及中孕期超声筛查未见明显异常。现孕30^{+0}周，核对孕周无误，医师开具中孕期产前筛查超声检查单。

【超声检查方法及所见描述】

经腹部超声检查。超声描述：胎儿心脏四腔心切面显示右心房增大（16.5mm×16.0mm），可见房化右心室，功能右心室较正常小，三尖瓣隔瓣下移，隔叶附着点上缘至二尖瓣前叶附着点下缘约为5.9mm，三尖瓣前叶冗长，CDFI：三尖瓣可见少量反流信号，反流起源点低于正常水平。超声提示：胎儿心脏异常声像——三尖瓣下移畸形、三尖瓣少量反流。

【超声图像】

见图4-3-101～图4-3-104。

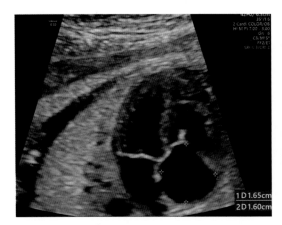

图4-3-101 右心房增大（包括房化右心室）

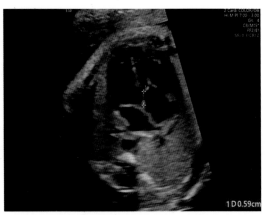

图4-3-102 三尖瓣隔叶附着点上缘至二尖瓣前叶附着点下缘约为5.9mm

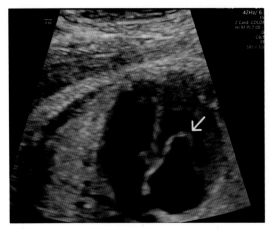

图4-3-103 三尖瓣前叶冗长（白色箭头所示）

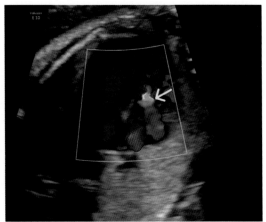

图4-3-104 三尖瓣少量反流，反流起源点偏低（白色箭头所示）

【超声诊断思路及检查注意事项】

1. 右心增大是最初诊断线索，其次观察到三尖瓣室间隔附着点位置下移、前叶冗长及三尖瓣反流进一步证实三尖瓣下移畸形诊断。

2. 三尖瓣反流起源点即瓣叶对合点与房化右心室可间接反映三尖瓣下移畸形的存在及程度，三尖瓣轻度下移时三尖瓣反流亦常为少量。

3. 三尖瓣下移时，部分解剖右心室会成为功能右心房，引起功能右心室面积减少；同时三尖瓣反流导致右心房进一步扩大，所以功能右心室愈小，右心房愈大。功能右心室与右心房面积比值可作为评估预后指标。

4. 文献报道当右心室面积与左心室面积的比值＜1时，则提示预后不良。

5. 仅有瓣叶轻度下移时孕期三尖瓣仅少量反流且右心增大不明显，极易漏诊，该案例中孕期超声筛查未提示异常，考虑系中孕期三尖瓣隔叶下移不明显导致右心房增大不明显所致，可通过仔细观察三尖瓣反流起源点位置是否偏低及三尖瓣前叶形态来降低漏诊率。

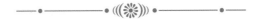

（4）共同房室瓣：见房室间隔缺损。

（5）房室间隔异常：正常情况下，房室间隔仅房间隔近中央部见卵圆孔及卵圆孔瓣回声，卵圆孔瓣开在左心房侧，其余房室间隔连续性完整。房室间隔异常主要包括室间隔缺损、房间隔缺损、房室间隔缺损等。

①室间隔缺损：室间隔缺损是最常见的先天性心脏病之一，常与其他心脏畸形并存，也可单独存在。单纯性室间隔缺损大多预后良好，部分室间隔缺损（大部分肌部及小的膜周部缺损）在胎儿期及产后可自然闭合。胎儿室间隔缺损依据发生部位大致分为膜周部缺损、肌部缺损及漏斗部缺损，其中膜周部缺损最常见，漏斗部缺损可进一步分为干下型和嵴内型。可几个部位同时发生，常伴发其他心内畸形。

a. 超声诊断要点及声像图特征：特征性超声表现为室间隔连续性中断。四腔心切面显示左、右心大多对称，但部分对位不良型室间隔缺损时左、右心可不对称，可见一侧房室内径偏小及该侧心室连接大动脉内径偏窄，在此切面同时可显示二、三尖瓣室间隔附着点位置平齐及肌部室间隔缺损。左心室长轴切面主动脉下方可显示膜周部或流出道部室间隔缺损。主动脉短轴切面可判断室间隔缺损部位，膜周部室间隔缺损位于9～12点处，干下型位于12～3点处。右心室流出道切面在肺动脉瓣下可显示干下型室间隔缺损。较小室间隔缺损二维超声常难以显示明确回声中断，但常可表现为室间隔连续性回声局部出现顿挫感。彩色多普勒显示室间隔缺损处为双向过隔血流信号。

b. 鉴别诊断：部分对位不良型室间隔缺损常伴一侧房室内径小及与该侧心室相连大动脉狭窄，因此需要与左心及右心发育不良相鉴别，鉴别要点为左心及右心发育不良时对应房室瓣及大动脉瓣发育不良，而对位不良型室间隔缺损时房室瓣及大动脉瓣未见明显发育异常。室间隔缺损过隔血流信号需要与冠状动脉心室瘘相鉴别，前者过隔血流横穿室间隔且为双向分流，后者伴冠脉扩张，心室内异常来源血流非横穿室间隔血流，而是来源于肌壁内由扩张冠状动脉而来的分流，分流频谱以舒张期为主，不是双向分流。

c. 示例：

案例 33   室间隔缺损（膜周部）

【临床资料】

隗××，女，35岁，G₃P₁，既往体健，拒绝产前诊断实验室检查，自愿行NIPT筛查，结果为低风险，早孕期超声筛查未见明显异常。现孕24⁺⁵周，核对孕周无误，因孕早期有病毒感染史，医师开具胎儿超声心动检查单。

【超声检查方法及所见描述】

经腹部超声检查。超声描述：胎儿心轴及心胸比例未见明显异常，心脏左右房室对称，各心腔内径正常，室壁厚度正常。四腔心切面显示室间隔上段可见宽约1.5mm回声中断，CDFI：回声中断处可见双向过隔血流信号。大动脉内径及走行未见异常。超声提示：胎儿心脏异常声像——室间隔缺损（膜周部）。

【超声图像】

见图4-3-105、图4-3-106。

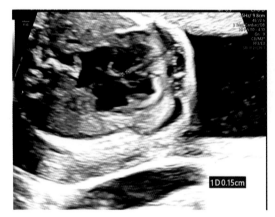

图4-3-105　**四腔心切面测量室间隔缺损**

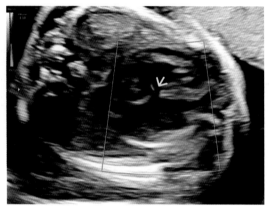

图4-3-106　**彩色多普勒显示室间隔上段过隔血流信号（白色箭头所示）**

案例 34   室间隔缺损（肌部）

【临床资料】

梁×，女，34岁，G₂P₁，既往体健，NIPT筛查低风险，早孕期超声筛查未见明显异常。现孕24⁺⁰周，核对孕周无误，因孕早期有病毒感染史，医师开具胎儿超声心动检查单。

【超声检查方法及所见描述】

经腹部超声检查。超声描述：胎儿心轴及心胸比例未见明显异常，心脏左右房室对称，各心腔内径正常，室壁厚度正常。室间隔肌部可见宽约1.9mm回声中断，CDFI：回声中断处可见双向过隔血流信号。大动脉内径及走行未见异常。超声提示：胎儿心脏异常声像——室间隔缺损（肌部）。

【超声图像】

见图4-3-107。

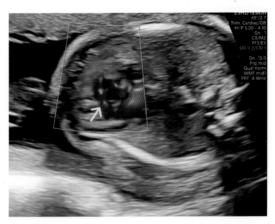

图4-3-107　彩色多普勒显示室间隔肌部过隔血流信号（白色箭头所示）

【超声诊断思路及检查注意事项】（案例33、34）

1. 观察胎儿室间隔时，二维灰阶图像心尖朝向正前方或正后方时因声束与室间隔平行易导致回声失落，从而易误诊为室间隔缺损。避免误诊方法：使室间隔长轴与声束保持一定角度并使用彩色多普勒联合进行观察。

2. 彩色多普勒是诊断室间隔缺损非常有效的方法，较小室间隔缺损二维超声常难以显示。彩色多普勒诊断室间隔缺损时要点：在彩色多普勒条件下，使室间隔长轴与声束始终保持垂直，取样框包括室间隔心尖部至心底部，从室间隔一侧边缘扫查至另一侧边缘，在动态扫查过程中仔细观察肌部、肺动脉瓣下、膜周部等部位是否有过隔血流信号，彩色多普勒血流流速设置不宜过高或过低，介于30～40cm/s为佳，适当调节血流增益。

3. 因左、右心室压差较小，彩色多普勒显示为双向过隔血流信号，因受胎动及胎儿呼吸运动等影响，彩色多普勒常于室间隔处显示一过性过隔血流信号，此多为伪像，需要持续观察到双向过隔血流信号才能诊断室间隔缺损。

4. 室间隔缺损产前部位判定对评估预后有一定意义，四腔心切面及左心室流出道切面于室间隔上段探及的为膜周部室间隔缺损，右心室流出道切面肺动脉瓣下探及的为干下型室间隔缺损，于室间隔肌部探及的为肌部室间隔缺损。单发肌部及较小膜周部室间隔缺损出生后多无明显临床表现且大部分可自愈，干下型、较大膜周部室间隔缺损出生后易较早出现肺动脉高压且难以自愈。

5. 测量室间隔缺损大小时尽量在二维图像上测量两个断端之间距离，彩色多普勒图像测量容易因血流外溢导致测值偏大。

6. 室间隔缺损常合并其他心内结构异常及染色体异常。

———— •————•((❋))• ————•———

② 房间隔缺损：a.根据发生部位分为原发孔型和继发孔型，后者多见。因产前卵圆孔处于开放状态，胎儿产前一般不诊断继发孔型房间隔缺损；原发孔型房间隔缺损、巨大的房间隔缺损产前部分可以诊断。单纯房间隔缺损普遍预后良好，常合并其他心内畸形。原发孔型房间隔缺损亦称部分型房室间隔缺损，在房室间隔缺损部分进行讲解。b.示例：

案例35 单心房

【临床资料】

石××，女，38岁，G₄P₁，既往体健，早孕期超声筛查NT为0.35cm，羊水穿刺染色体核型分析结果未见明显异常。现孕22^{+6}周，核对孕周无误，医师开具中孕期超声筛查检查单。专科医院检查结果提示胎儿单心房。

【超声检查方法及所见描述】

经腹部超声检查。超声描述：胎儿心轴及心胸比例未见明显异常，心脏左右心室对称，内径正常，室壁厚度正常，室间隔未见明显回声中断。四腔心切面显示未探及明确房间隔及卵圆孔瓣回声，呈单一心房，左右房室瓣在同一水平，二、三尖瓣启闭未见异常，二尖瓣未见明显反流。大动脉内径及走行未见异常。超声提示：胎儿心脏异常声像——单心房。

【超声图像】

见图4-3-108～图4-3-110。

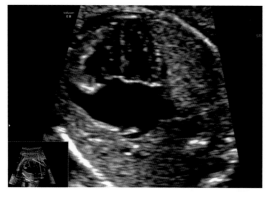

图4-3-108　四腔心切面显示未探及房间隔及卵圆孔瓣回声，左右房室瓣在同一水平

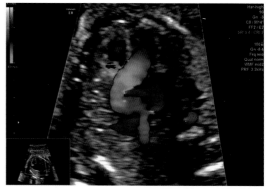

图4-3-109　左心室流出道正常

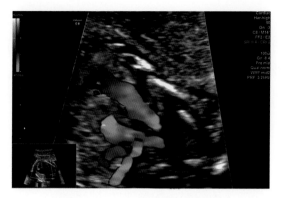

图4-3-110　**右心室流出道正常**

【超声诊断思路及检查注意事项】

1. 继发孔型房间隔缺损因卵圆孔开放，于产前无法诊断。

2. 原发孔型房间隔缺损易与冠状静脉窦混淆，鉴别要点：前者在四腔心切面显示房室瓣时见房间隔下部连续性中断，二、三尖瓣室间隔附着点在同一水平；后者在四腔心切面略向后侧平移至房室沟处时可探及房室瓣瓣环上方见一充满低速血流窦道样回声，二、三尖瓣室间隔附着点不在同一水平。

3. 房间隔顶端缺损（如上腔静脉型，可参见案例38）极易漏诊，产前诊断困难。

————•————————•—((※))—•————————•————

③ 房室间隔缺损：也称心内膜垫缺损或房室共道畸形，是一组累及房间隔、房室瓣及室间隔的复杂性心脏畸形，可分为部分型和完全型两大类。部分型房室间隔缺损表现为原发孔型房间隔缺损，可合并二尖瓣前叶裂，二、三尖瓣均附着于室间隔上缘同一水平；完全型房室间隔缺损主要特点是原发孔型房间隔缺损、共同房室瓣及室间隔缺损同时存在。胎儿房室间隔缺损常预后不佳，因其多合并心内、心外畸形及染色体异常，常见染色体异常为21-三体和18-三体等，右心异构时亦常见房室间隔缺损。

a. 超声诊断要点及声像图特征：

完全型房室间隔缺损：四腔心切面显示房室大小大多正常对称，房间隔下部至室间隔上部连续性中断，仅见一组房室瓣，房室间隔和房室瓣在心脏中央形成的"十"字交叉消失，4个心腔相互交通；左、右心室流出道切面显示心室与大动脉连接关系及两条大动脉正常；彩色多普勒显示4个心腔血流相互交通，舒张期房室间仅见一粗大血流进入两侧心室，收缩期可见明显房室瓣反流。

部分型房室间隔缺损：四腔心切面显示房室大小多正常对称，房间隔下部连续性中断，二尖瓣与三尖瓣在室间隔上附着点在同一水平，易合并二尖瓣前叶裂；左、右心室流出道切面显示心室与大动脉连接关系及两条大动脉正常；彩色多普勒显示二尖瓣可见反流。

b.鉴别诊断：部分型房室间隔缺损需要与冠状静脉窦进行鉴别，前者在四腔心切面显示房室瓣时见房间隔下部连续性中断，二、三尖瓣室间隔附着点在同一水平；后者在四腔心切面略向后侧平移至房室沟处时可探及房室瓣瓣环上方见一充满低速血流窦道样回声，二、三尖瓣室间隔附着点不在同一水平。

c. 示例：

案例 36　完全型心内膜垫缺损、完全型大动脉转位

【临床资料】

白××，女，30岁，G_1P_0，既往体健，NIPT筛查低风险，早孕期超声筛查未见明显异常。现孕23^{+5}周，核对孕周无误，医师开具中孕期超声筛查检查单。

【超声检查方法及所见描述】

经腹部超声检查。超声描述：心脏大部分位于左侧胸腔，心尖朝向左侧，四腔心切面显示左右房室内径大致正常，房间隔下部至室间隔上部可见宽约7.8mm连续性中断，仅见一组房室瓣，心脏中央"十"字交叉消失，4个心腔相互交通，CDFI：共同房室瓣仅见一组粗大血流进入左右心室，共同房室瓣可见反流。主动脉发自右心室，肺动脉发自左心室，主动脉与肺动脉起始部呈平行走行。超声提示：胎儿心脏异常声像——完全型心内膜垫缺损、完全型大动脉转位。

【超声图像】

见图4-3-111～图4-3-113。

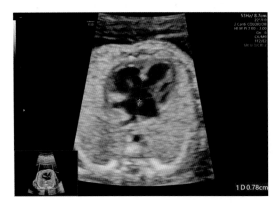

图4-3-111　房间隔下部至室间隔上部缺损，仅见一组房室瓣

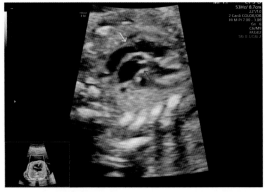

图4-3-112　主动脉（白色箭头所示）发自右侧心室，肺动脉（蓝色箭头所示）发自左侧心室，两者起始部平行走行

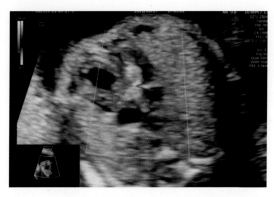

图4-3-113 **共同房室瓣仅见一组粗大血流进入左、右心室**

【超声诊断思路及检查注意事项】

1. 完全型房室间隔缺损因其共用一组房室瓣及房、室间隔缺损等特征性超声表现，诊断大多较明确。

2. 部分型房室间隔缺损在四腔心切面均显示原发孔型房间隔缺损，二尖瓣和三尖瓣在室间隔的附着点位于同一水平，关闭时与室间隔构成"T"字形图像是诊断胎儿部分型房室间隔缺损重要线索。

3. 完全型房室间隔缺损常伴染色体异常（21-三体及18-三体）及心内、心外结构畸形，因此需要仔细扫查与上述染色体相关结构畸形及软指标。

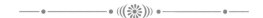

（六）静脉与心房连接异常

正常情况下，左、右肺静脉均汇入左心房，上、下腔静脉均汇入右心房。静脉与心房连接异常主要包括肺静脉异位引流、下腔静脉离断并异常连接、永存左上腔静脉等。

1. **肺静脉异位引流** 肺静脉异位引流是产前最容易漏诊的胎儿心脏畸形之一。因产前超声要将4条肺静脉均显示清晰常很困难，因此肺静脉并不作为产前常规超声筛查内容。肺静脉异位引流分为完全型及部分型：完全型肺静脉异位引流是指全部肺静脉均不能与左心房相连，而是与右心房或其他回流入右心房的静脉相连，是动脉导管依赖性先天性心脏病；部分型肺静脉异位引流是指4条肺静脉中有部分肺静脉与左心房相连，其余肺静脉与右心房或其他回流入右心房的静脉相连。

完全型肺静脉异位引流根据肺静脉异常引流部位分为心上型、心内型、心下型及混合型，心上型多见，混合型极罕见。部分型肺静脉异位引流产前诊断较困难。

完全型肺静脉异位引流出生后即可出现严重发绀，需要紧急进行临床处理。肺静脉异位引流常合并房室间隔缺损、左心发育不良、房间隔缺损及右心异构等。

（1）超声诊断要点及声像图特征：四腔心切面显示左心稍小或大致正常，左心房顶部光滑，无肺静脉开口，4条肺静脉在左心房后方汇入共同肺静脉干。

① 心上型：共同肺静脉干经垂直静脉引流入左无名静脉、奇静脉或直接引流入上腔静脉。

② 心内型：共同肺静脉干直接或经冠状静脉窦汇入右心房，可见冠状静脉窦增宽。

③ 心下型：共同肺静脉干经垂直静脉引流入下腔静脉、门静脉或静脉导管。

（2）鉴别诊断：

① 完全型肺静脉异位引流心上型与永存左上腔静脉相鉴别，两者三血管气管切面肺动脉左侧均可见一血管短轴回声，鉴别要点是前者冠状静脉窦不增宽，后者增宽。

② 完全型肺静脉异位引流心内型与永存左上腔静脉及静脉导管异位引流冠状静脉窦相鉴别，三者冠状静脉窦均增宽，鉴别要点是心内型三血管气管切面肺动脉左侧未见血管短轴回声，永存左上腔静脉可见，静脉导管异位引流冠状静脉窦可见静脉导管与冠状静脉窦直接相连。

（3）示例：

> **案例37**　**完全型肺静脉异位引流（心内型）**

【临床资料】

苗××，女，37岁，G_3P_1，既往体健，NIPT筛查低风险，早孕期超声筛查未见明显异常。现孕23^{+5}周，核对孕周无误，医师开具中孕期超声筛查检查单。

【超声检查方法及所见描述】

经腹部超声检查。超声描述：胎儿心轴及心胸比例未见明显异常，心脏左右房室腔内径大致正常，室壁厚度正常。左心房顶部光滑，未见明确肺静脉开口，冠状静脉窦增宽，宽约4.0mm，可见4条肺静脉汇入共同静脉腔后经增宽的冠状静脉窦注入右心房。大动脉内径及走行未见异常。超声提示：胎儿心脏异常声像——完全型肺静脉异位引流（心内型）。

【超声图像】

见图4-3-114～图4-3-116，视频4-3-11、视频4-3-12。

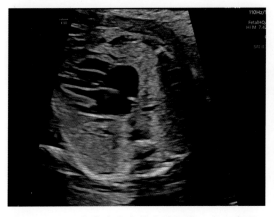

图4-3-114 左右房室内径大致正常，左心房顶部光滑、无肺静脉开口

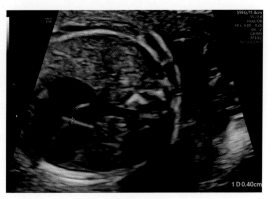

图4-3-115 冠状静脉窦增宽（宽约4.0mm）

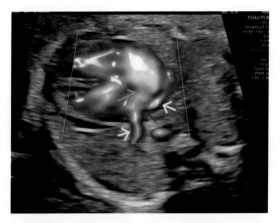

图4-3-116 肺静脉（白色箭头所示）汇入共同静脉腔（蓝色箭头所示）后经增宽冠状静脉窦（绿色箭头所示）注入右心房

视频4-3-11 肺静脉汇入共同静脉腔后经增宽冠状静脉窦注入右心房

视频4-3-12 共同静脉腔与左心房前后重叠

案例38 部分型肺静脉异位引流（心内型）

【临床资料】

刘××，女，34岁，G₁P₀，既往体健，NIPT筛查低风险，早孕期超声筛查未见明显

异常。现孕23⁺²周，核对孕周无误，医师开具中孕期超声筛查检查单。

【超声检查方法及所见描述】

经腹部超声检查。超声描述：胎儿心轴及心胸比例未见明显异常，心脏左右房室对称，各心腔内径正常，室壁厚度正常。房间隔上段可见宽约2.4mm回声中断，心房顶部无房间隔残缘，可见右上肺静脉骑跨于缺损上，血流同时汇入左右心房，CDFI：缺损处可见右向左分流，右下肺静脉、左上肺静脉、左下肺静脉均进入左房，卵圆孔处为右向左分流信号，上、下腔静脉进入右心房。大动脉内径及走行未见异常。超声提示：胎儿心脏异常声像——房间隔缺损（上腔静脉型）、右上肺静脉异位引流（心内型）。

【超声图像】

见图4-3-117、图4-3-118，视频4-3-13。

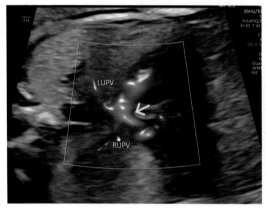

图4-3-117　房间隔上段回声中断处（白色箭头所示）可见右向左分流，可见右上肺静脉骑跨于缺损上

LUPV：左上肺静脉；RUPV：右上肺静脉

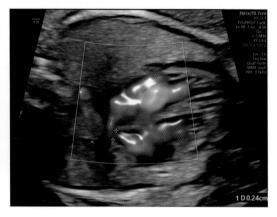

图4-3-118　房间隔上段宽约2.4mm回声中断处可见右向左分流

视频4-3-13　房间隔中部可见卵圆孔处右向左分流，房间隔上段可见右向左分流

案例39　完全型肺静脉异位引流（心上型）

【临床资料】

廖××，女，37岁，G₁P₀，既往体健，NIPT筛查低风险，早孕期超声筛查未见明显

异常。现孕23⁺⁵周，核对孕周无误，医师开具中孕期超声筛查检查单。

【超声检查方法及所见描述】

经腹部超声检查。超声描述：胎儿心轴及心胸比例未见明显异常，左心房小（内径约为7.4mm），左心房顶部光滑，未见明确肺静脉开口。左心房后方与降主动脉之间可见内径约为2.5mm共同静脉腔，三血管气管切面显示肺动脉左侧可见垂直静脉短轴回声，4条肺静脉汇入共同静脉腔后经垂直静脉上行注入上腔静脉，上腔静脉增宽，内径与腹主动脉相当，卵圆孔瓣在左心房内扑动，CDFI：房水平右向左分流。大动脉内径及走行未见异常。超声提示：胎儿心脏异常声像——完全型肺静脉异位引流（心上型）。

【超声图像】

见图4-3-119～图4-3-122。

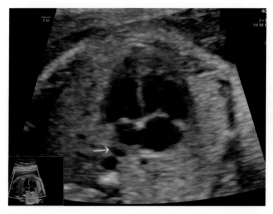

图4-3-119　左心房小，顶部光滑，未见明确肺静脉开口，左心房后方与降主动脉之间可见内径约为2.5mm共同静脉腔

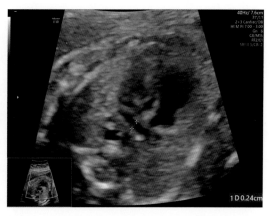

图4-3-120　左心房后方与降主动脉之间可见内径约为2.5mm共同静脉腔

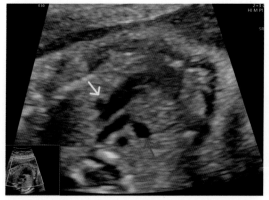

图4-3-121　三血管气管切面显示肺动脉左侧可见垂直静脉短轴回声（白色箭头所示），上腔静脉（蓝色箭头所示）增宽

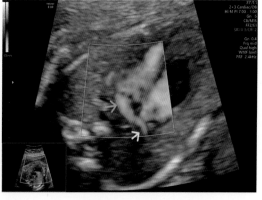

图4-3-122　肺静脉（白色箭头所示）汇入共同静脉腔（绿色箭头所示）

【超声诊断思路及检查注意事项】（案例37～39）

1. 发现四腔心不对称或左心偏小时需要仔细扫查4条肺静脉是否汇入右心房，仅显示1条肺静脉汇入右心房即可除外完全型肺静脉异位引流。

2. 显示血流时需要使用能量多普勒或微血流条件，将显像速度调低并适度调节增益。

3. 完全型肺静脉异位引流心上型重要诊断线索是左心房后方无回声（共同静脉腔）及三血管气管切面在肺动脉左侧另见一血管短轴回声（垂直静脉），与永存左上腔静脉类似，但完全型肺静脉异位引流（心上型）冠状静脉窦不增宽。

4. 完全型肺静脉异位引流心内型最易漏诊，因其共同静脉腔常与左心房前后重叠，易被误认为4条肺静脉均汇入左心房，重要诊断线索是冠状静脉窦增宽，此外显示肺静脉时需要保证肺静脉与左心房、左心室内血流方向一致（即颜色一致），据此可除外完全型肺静脉异位引流心内型。

5. 完全型肺静脉异位引流心下型重要诊断线索是上腹部横切面处除探及降主动脉及下腔静脉血管短轴回声外，另见一血管短轴回声，为向下走行共同静脉腔，其常与门静脉及下腔静脉相连。

6. 部分型肺静脉异位引流产前极易漏诊，常见于"弯刀"综合征（右肺静脉异位引流入下腔静脉）及其他复杂心内畸形。

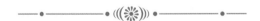

2. **下腔静脉离断并异常连接**　下腔静脉离断并异常连接是下腔静脉异常中常见的先天性下腔静脉畸形，是指下腔静脉肾上段缺失，下腔静脉经奇静脉或半奇静脉回流至上腔静脉。下腔静脉离断并异常连接被认为是左侧异构综合征的特异性指标，同时常伴有内脏异位等，预后欠佳；如仅为孤立性下腔静脉离断，无其他心内、心外畸形时常预后较好。

（1）超声诊断要点及声像图特征：

①四腔心切面显示左心房后方可见一血管横断面即胸主动脉和扩张的位于胸主动脉右侧的奇静脉或位于胸主动脉左侧的半奇静脉。

②上腹部横切面不能显示位于腹主动脉右前方的下腔静脉，而在腹主动脉的左后方或右后方可见一血管横断面，为扩张的半奇静脉或奇静脉。

③胸腹部斜冠状切面显示下腔静脉在肾静脉汇入之上离断，离断处与奇（半奇）静脉异常连接，穿过膈肌入胸腔注入上腔静脉，同时不仅可显示主动脉弓，而且可显示奇

静脉弓。

④右心房矢状切面正常时可显示上、下腔静脉进入右心房，下腔静脉离断显示上腔静脉入右心房，仅下腔静脉肝上段入右心房，肝上段缺失时则肝静脉直接回流到右心房。

⑤三血管气管切面显示上腔静脉增宽，主动脉弓右侧可见扩张奇静脉汇入上腔静脉。

（2）鉴别诊断：下腔静脉离断并半奇静脉异常连接需要与左位下腔静脉相鉴别，冠状切面两者均可表现为下腔静脉于肾水平经脊柱前方至对侧，下腔静脉离断并半奇静脉异常连接时肾水平以下下腔静脉位于脊柱右侧，于肾水平上行至脊柱左侧并进入胸腔；左位下腔静脉肾水平以下下腔静脉位于脊柱左侧，于肾水平上行至脊柱右侧并进入右心房。

（3）示例：

案例 40　下腔静脉离断并奇静脉异常连接

【临床资料】

张×，女，29岁，G_1P_0，既往体健，NIPT筛查低风险，早孕期超声筛查未见明显异常，中孕期超声筛查提示胎儿右位心并下腔静脉离断。现孕23^{+4}周，核对孕周无误，医师开具产前诊断超声检查单。

【超声检查方法及所见描述】

经腹部超声检查。超声描述：胎儿心脏位于右侧胸腔、心尖指向右侧，心房不定位，心室左襻，双侧心耳形态均为左心耳形态；心胸比例未见明显异常，各心腔内径正常，室壁厚度大致正常；下腔静脉肝段缺如，下腔静脉于肾水平与奇静脉异常连接，腹部横切面显示腹主动脉位于脊柱右前方，其左后方可见增宽的奇静脉，奇静脉向上走行汇入上腔静脉进入左侧心房，肝静脉汇入左侧心房，肺静脉汇入右侧心房；主动脉起自解剖左心室，肺动脉起自解剖右心室，主、肺动脉呈"十"字交叉走行；卵圆孔瓣在右侧心房扑动，CDFI：房水平左向右分流。胎儿腹部横切面显示肝位于上腹正中，门静脉窦部左右分支对称；胎儿胆囊位置异常，位于脐静脉左侧；胎儿胃泡位于腹腔左侧。超声提示：胎儿心脏异常声像——右位心、下腔静脉离断并奇静脉异常连接，胎儿中位肝，胎儿胆囊位置异常，综上考虑左心异构。

【超声图像】

见图4-3-123～图4-3-129。

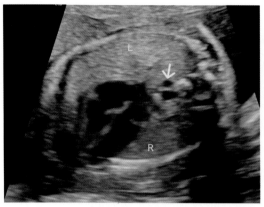

图4-3-123　胎儿心脏心尖朝向右侧，心尖四腔心切面显示主动脉位于脊柱右前方，奇静脉（白色箭头所示）位于脊柱左前方及主动脉左后方

L：左侧；R：右侧

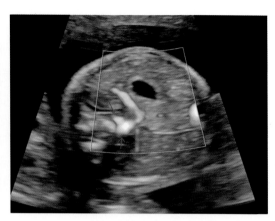

图4-3-124　腹部横切面显示腹主动脉（红色箭头所示）位于脊柱右前方，奇静脉（蓝色箭头所示）位于脊柱左前方及主动脉左后方

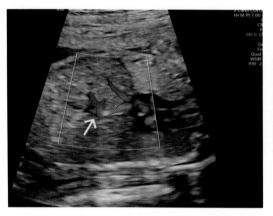

图4-3-125　正中矢状切面显示下腔静脉肝段缺如（白色箭头所示为下腔静脉离断处）

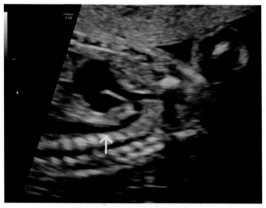

图4-3-126　奇静脉（白色箭头所示）上行进入胸腔并汇入上腔静脉（红色箭头示汇入处）

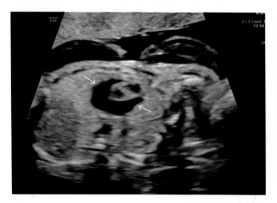

图4-3-127　双侧心耳（白色箭头所示）均为"指"样左心耳

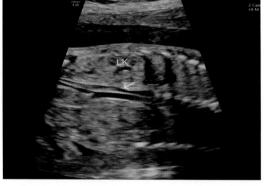

图4-3-128　冠状切面显示下腔静脉肾水平以下位于脊柱及主动脉左侧，于肾水平与奇静脉相连接（白色箭头所示相连接处）

LK：左肾

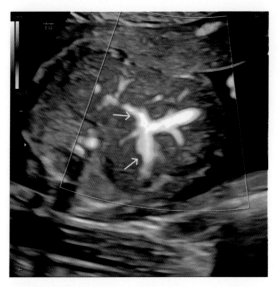

图4-3-129 上腹部横切面显示肝居中，门静脉窦部左、右分支（白色箭头所示）对称

【超声诊断思路及检查注意事项】

1. 上腹部横切面不能显示位于腹主动脉右前方的下腔静脉是诊断重要线索，在上述切面如不能显示位于腹主动脉右前方的下腔静脉，而在腹主动脉的左后方或右后方可见一血管横断面回声时需要高度怀疑下腔静脉离断并异常连接，进而扫查矢状切面观察下腔静脉与右心房是否直接相连。

2. 下腔静脉离断时各支肝静脉正常汇入右心房，因此矢状切面可显示肝中静脉汇入右心房。在此切面特别容易将肝中静脉误认为下腔静脉，避免误诊方法：正中矢状切面正常汇入右心房的下腔静脉由腹腔进入并穿越整个肝入右心房，而肝中静脉仅位于肝内。

3. 下腔静脉离断常为左心异构部分表现，可疑下腔静脉离断并异常连接时首先要确定胎儿内脏和心脏位置，在怀疑胎儿心脏异常或内脏反位时需要详细检查下腔静脉及心外表现。本例即为左心异构，除心脏大血管异常外，另伴有中位肝及胆囊位置异常。

4.部分病例合并胎儿心率慢，可能与胎儿合并心内结构异常导致房室传导系统受损有关。

5.孤立的下腔静脉离断胎儿预后良好，但产前超声易漏诊，避免漏诊方法：上腹部横切面扫查时需要仔细观察腹主动脉与下腔静脉位置关系；伴发左心异构或其他结构异常时常预后欠佳，左心异构除超声探及结构异常外，常因细胞纤毛异常导致多系统结构及功能异常。

3.永存左上腔静脉 永存左上腔静脉是左前主静脉近端退化不完全所致。大多数永存左上腔静脉与右上腔静脉并存，极少数情况下右上腔静脉可缺如，又称为单左上腔静脉。永存左上腔静脉常合并其他心内结构畸形，孤立性永存左上腔静脉预后良好。

（1）超声诊断要点及声像图特征：

①三血管气管切面显示双上腔静脉时，肺动脉左侧及升主动脉右侧分别显示左上腔静脉和右上腔静脉的横断面；单左上腔静脉时，升主动脉右侧右上腔静脉不显示，仅显示肺动脉左侧的左上腔静脉横断面。

②永存左上腔静脉汇入冠状静脉窦时，在四腔心切面略向背侧位移时可见房室沟处的冠状静脉窦增宽。极少数永存左上腔静脉与左心房相连则冠状静脉窦不增宽。

（2）鉴别诊断：

①三血管气管切面肺动脉左侧发现一血管横断面回声时，需要与心上型完全型肺静脉异位引流的垂直静脉相鉴别，左上腔静脉与右上腔静脉内径接近且血流方向相同，心上型完全型肺静脉异位引流的垂直静脉内径明显小于右上腔静脉且与其血流方向相反。此外，永存左上腔静脉冠状静脉窦增宽，但心上型完全型肺静脉异位引流冠状静脉窦不增宽。

②部分胎儿孕期动脉导管走行迂曲冗长，此时，三血管气管切面显示肺动脉左侧可探及一血管短轴回声，该血管为迂曲走行动脉导管横断面，需要与永存左上腔静脉相鉴别，后者冠状静脉窦增宽，而动脉导管迂曲走行病例冠状静脉窦宽度正常。

（3）示例：

案例41 胎儿永存左上腔静脉

【临床资料】

刘×，女，32岁，G_4P_1，既往体健，NIPT筛查低风险，早孕期超声筛查未见明显异常。现孕23^{+5}周，核对孕周无误，医师开具中孕期超声筛查检查单。

【超声检查方法及所见描述】

经腹部超声检查。超声描述：胎儿心轴及心胸比例未见明显异常，心脏左右房室对称，各心腔内径正常，室壁厚度正常；三血管气管切面显示肺动脉左侧可见一内径约为1.8mm血管短轴回声，其经增宽冠状静脉窦注入右心房，冠状静脉窦宽约5.0mm，冠状静脉窦与左心房间未见明显分流；大动脉内径及走行未见异常；右位上腔静脉走行及与右心房连接未见异常。超声提示：胎儿永存左上腔静脉。

【超声图像】

见图4-3-130～图4-3-134。

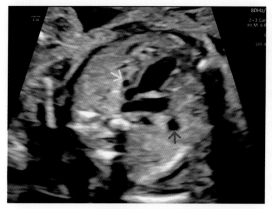

图4-3-130　三血管气管切面显示肺动脉左侧可见一血管短轴回声（白色箭头所示），右位上腔静脉（蓝色箭头所示）位置正常

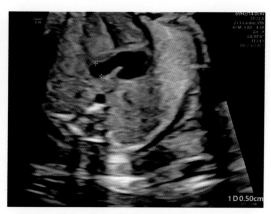

图4-3-131　胸部横切面心脏房室沟处显示增宽冠状静脉窦

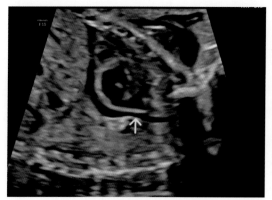

图4-3-132　矢状切面显示左位上腔静脉（白色箭头所示）长轴及汇入冠状静脉窦（蓝色箭头所示）

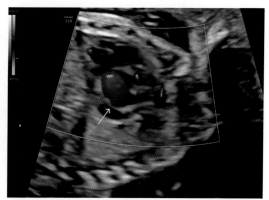

图4-3-133　冠状静脉窦与左心房间未见分流（白色箭头所示）

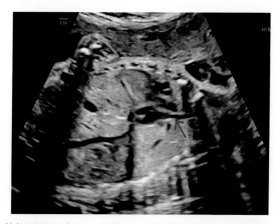

图4-3-134　矢状切面显示右位上腔静脉（蓝色箭头所示）走行及与右心房连接正常

【超声诊断思路及检查注意事项】

1. 三血管气管切面显示肺动脉左侧见一血管横断面回声是诊断重要线索。

2. 三血管气管切面发现左上腔静脉横断面时，以此血管横断面为中心旋转探头90°，追踪该血管连接房室沟处的冠状静脉窦并汇入右心房时方能诊断永存左上腔静脉。

3. 永存左上腔静脉时，三血管气管切面需要注意观察主动脉左侧是否可见右上腔静脉横断面，如无右上腔静脉则诊断为单左上腔静脉。

4. 永存左上腔静脉与冠状静脉窦相连并汇入右心房的，临床多无症状，如汇入左心房或合并无顶冠状静脉窦（冠状静脉窦与左心房相通），出现了右向左分流，出生后患儿可出现发绀，需要行手术治疗。

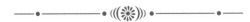

（七）大血管结构走行异常

正常情况下，胎儿肺动脉内径较主动脉内径略宽10%～20%，最低限度肺动脉内径不小于主动脉内径。大血管结构走行常见异常为肺动脉狭窄和闭锁、主动脉狭窄、法洛四联症、主动脉弓离断和缩窄等。正常情况下，主、肺动脉分别起自左、右心室并呈交叉排列，无法在同一切面显示，如主、肺动脉起始部在同一切面显示则提示大动脉畸形，常见异常为完全型或矫正型大动脉转位；正常情况下，左、右心室各自发出一条大动脉，如左、右心室仅见一条大动脉发出则提示大动脉数目异常，常见异常为永存动脉干；正常情况下，主动脉弓及动脉导管弓均走行于气管的左侧，左、右肺动脉均走行于气管前方，主动脉及分支或肺动脉分支走行异常常为先天性血管环形成。

1. **肺动脉狭窄** 主要包括肺动脉瓣狭窄、肺动脉瓣下狭窄及瓣上狭窄，常见为肺动脉瓣狭窄。肺动脉瓣有3个瓣叶，狭窄时表现为瓣叶间融合，瓣叶增厚短缩并瓣口狭窄，少数肺动脉狭窄为2个瓣叶或单瓣叶。肺动脉狭窄后均有扩张。

（1）超声诊断要点及声像图特征：肺动脉瓣环或主肺动脉内径小于正常，部分可见狭窄后肺动脉扩张。肺动脉瓣增厚，开放受限。部分可见右心室肥厚与三尖瓣反流，部分病例右心室可正常。彩色多普勒显示肺动脉内亮彩样血流，狭窄严重时肺动脉内可见来自动脉导管逆灌血流信号，频谱多普勒显示肺动脉内流速增快。

（2）鉴别诊断：

① 肺动脉狭窄后扩张时，显示扩张处肺动脉内径大于主动脉内径，易误诊为主动脉狭窄。彩色多普勒显示肺动脉内亮彩样血流、主动脉内血流正常及频谱多普勒显示肺动脉内高速血流可以进行鉴别。

② 重度肺动脉狭窄与肺动脉闭锁易混淆，彩色多普勒检查时使用能量多普勒或微血流，适度调节增益观察肺动脉瓣环处是否有过瓣的前向血流可进行鉴别。

（3）示例：

案例 42　肺动脉瓣狭窄并主肺动脉增宽

【临床资料】

赵××，女，33岁，G_1P_0，既往体健，NIPT筛查低风险，早孕期超声筛查未见明显异常。现孕23^{+2}周，核对孕周无误，医师开具中孕期超声筛查检查单。

【超声检查方法及所见描述】

经腹部超声检查。超声描述：胎儿心轴及心胸比例未见明显异常，左右房室对称，各心腔内径正常，室壁厚度正常；卵圆孔瓣在左心房内扑动，CDFI：房水平右向左分流；二、三尖瓣启闭未见异常；大动脉走行未见异常，肺动脉瓣增厚且回声增强、开放受限，肺动脉瓣环内径约为4.0mm，主肺动脉增宽，内径约为6.4mm，肺动脉瓣开放最大内径约2.0mm，左肺动脉内径约2.9mm，右肺动脉内径约2.6mm，CDFI：肺动脉瓣上可见亮彩样血流信号，主肺动脉内见湍流样血流信号，PW：肺动脉瓣上流速增快，流速约为183cm/s。超声提示：胎儿肺动脉瓣狭窄并主肺动脉增宽。

【超声图像】

见图4-3-135～图4-3-137，视频4-3-14。

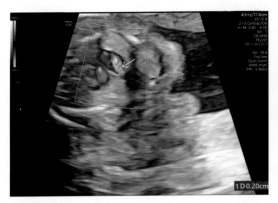

图4-3-135　**肺动脉瓣开放受限，主肺动脉增宽且内见湍流样血流，肺动脉瓣上可见亮彩样血流（白色箭头所示）**

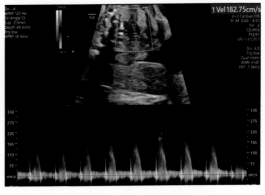

图4-3-136　**肺动脉瓣上流速增快**

【超声诊断思路及检查注意事项】

1. 胎儿时期肺循环阻力较高，肺动脉瓣轻度狭窄时肺动脉瓣上不会出现异常高速血流，因此单纯轻度肺动脉瓣狭窄产前超声很难检出，肺动脉狭窄到一定程度时方能检出。

2. 肺动脉瓣狭窄时，尤其轻中度狭窄时，单凭肺动脉瓣二维图像常难以诊断，且此时主肺动脉及左右肺动脉内径常可大致正常，因此诊断要点为观察肺动脉内彩色多普勒血流信号色彩及方向。前提为务必调节好血流与声束夹角（应<15°）并根据不同孕周

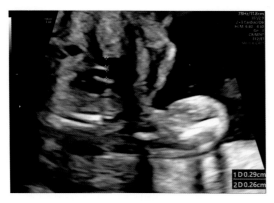

图4-3-137　左、右肺动脉内径正常

视频4-3-14　肺动脉瓣开放受限，主肺动脉增宽且内见湍流样血流，肺动脉瓣上可见亮彩样血流

调节血流速度标尺，使之与相应胎儿孕周正常肺动脉流速相同，如此时肺动脉内出现亮彩样血流或与相邻主动脉内血流方向相反，说明肺动脉狭窄可能，再进一步观察并进行频谱测量。

3.胎儿肺动脉狭窄程度在宫内可发生转变，少部分重度肺动脉狭窄可转化为闭锁、中度肺动脉狭窄可转变为重度肺动脉狭窄。

4.肺动脉狭窄中晚孕期诊断率较孕早期明显提高。

5.肺动脉狭窄严重时肺动脉内流速反而增快不明显，同时狭窄后扩张亦不明显，因此狭窄后扩张程度与肺动脉狭窄程度不一定呈正相关。

6.产前诊断肺动脉狭窄程度对判断预后有很大意义，可以通过肺动脉瓣开放程度判定，同时可根据肺动脉内是否有逆灌血流进行判定，如有逆灌血流常提示肺动脉狭窄程度较严重或闭锁。

———•———————•———•((❋))•———•———————•———

2.室间隔缺损型肺动脉闭锁　是一种少见发绀型复杂先天性心脏病，是动脉导管依赖性心血管畸形，即出生后需要保持动脉导管开放，从而为后续临床救治打下基础。因此，产前除超声诊断明确外，还需要进行产前临床咨询及产前-产时-产后一体化管理。

（1）超声诊断要点及声像图特征：

①室间隔缺损。

②主动脉内径增宽并骑跨于缺损的室间隔上，彩色多普勒超声显示收缩期左、右心室血流同时流入主动脉。

③病情较轻病例肺动脉瓣回声增粗增强，无启闭运动，但主肺动脉及左、右肺动脉

分支发育良好，主肺动脉内探及动脉导管逆灌血流信号；病情较重病例主肺动脉及左、右肺动脉分支发育不良甚至闭锁，左、右肺动脉内探及由动脉导管逆灌或来自体肺动脉侧支循环血流信号。

④严重病例降主动脉周围探及数支体肺动脉侧支。

（2）鉴别诊断：

①法洛四联症：室间隔缺损型肺动脉闭锁虽然与法洛四联症相似，均有一个较大且对位不良的室间隔缺损，漏斗部极度向前移位导致右室流出道梗阻，但两者区别在于室间隔缺损型肺动脉闭锁右心室与肺动脉之间完全失去连接，而法洛四联症右心室与肺动脉间可见连接。

②永存动脉干：室间隔缺损型肺动脉闭锁如肺动脉主干及左、右肺动脉闭锁，此时左、右肺动脉内血供来自体肺动脉侧支血管，此时常无动脉导管逆灌；而永存动脉干双侧肺动脉部分可直接起自共同动脉干，肺动脉供血由共同动脉干供应，亦无动脉导管逆灌，主要鉴别要点为体肺动脉侧支血管走行常较迂曲且主动脉起始部位可不对称，而发自共同动脉干的左、右肺动脉常对称且走行较自然平滑，但部分病例鉴别较困难。

（3）示例：

案例43 室间隔缺损并肺动脉闭锁

【临床资料】

朱××，女，26岁，G_2P_1，既往不良孕产史（胎儿肺动脉瓣重度狭窄，中孕期引产），妊娠合并亚临床甲减，NIPT筛查低风险，早孕期超声筛查未见明显异常。现孕23^{+0}周，核对孕周无误，医师开具中孕期超声筛查检查单。

【超声检查方法及所见描述】

经腹部超声检查。超声描述：胎儿心轴及心胸比例未见异常，左心偏小，室壁厚度正常；卵圆孔瓣在左心房内扑动，CDFI：房水平右向左分流；二、三尖瓣启闭未见明显异常；室间隔上段可见宽约3.0mm回声中断，CDFI：中断处可探及左向右为主分流血流信号；主动脉发自左心室并骑跨于室间隔之上，肺动脉瓣回声增粗增强，未探及肺动脉瓣启闭运动，动脉导管内可探及自降主动脉逆灌血流并供应左、右肺动脉，左、右肺动脉内径在正常范围。超声提示：胎儿心脏异常声像——左心偏小、室间隔缺损、肺动脉闭锁。

【超声图像】

见图4-3-138～图4-3-140。

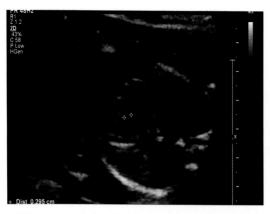

图4-3-138　**左心偏小，室间隔上段可见缺损**

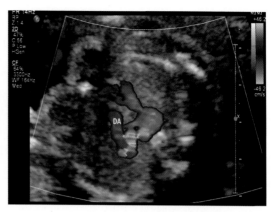

图4-3-139　**动脉导管内逆灌血流信号**

DA：动脉导管

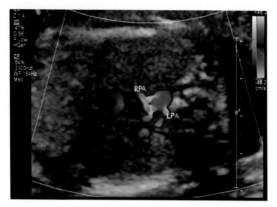

图4-3-140　**由逆灌血流供应左、右肺动脉血供**

LPA：左肺动脉；RPA：右肺动脉

【**超声诊断思路及检查注意事项**】

1. 室间隔缺损、右心室与肺动脉之间无连接、肺血供应主要依赖动脉导管逆灌或体肺动脉侧支形成是诊断几大要素。

2. 预后主要取决于肺动脉发育情况和肺部的血液供应情况，因此产前超声必须仔细评估肺动脉主干及左、右肺动脉发育情况。

3. 由于胎儿期动脉导管处于开放状态，这种特殊的血液循环可以由动脉导管或体肺动脉侧支供应肺，因此胎儿能够在宫内生长发育，但出生后动脉导管闭合或体肺动脉侧支严重梗阻，患儿则难以存活。

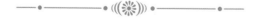

3. **室间隔完整型肺动脉闭锁**　是一种比较少见的发绀型先天性心脏病，是动脉导管依赖性心血管畸形，即出生后需要保持动脉导管开放，从而为后续临床救治打下基础。

因此，产前除超声诊断明确外，还需要进行产前临床咨询及产前-产时-产后一体化管理。

（1）超声诊断要点及声像图特征：

① 室间隔连续性完整。

② 肺动脉主干及左、右分支内径细小，肺动脉瓣融合或有膜状强回声显示，彩色多普勒血流不能显示肺动脉内的前向血流，肺动脉主干及左、右肺动脉内血供来自动脉导管逆灌血流。

③ 三尖瓣常发育不良并中大量反流导致右心房增大，右心室腔轻症者发育大致正常，重症者多发育不良且小。

④ 根据右心室流入道、小梁部及右心室流出道发育异常程度将本病分为3型。

Ⅰ型：右心室腔三部分均存在，但可有轻度发育不良或基本正常。

Ⅱ型：右心室小梁部缺如，右心室腔小。

Ⅲ型：右心室小梁部及漏斗部均缺如，右心室腔极小。

⑤ 三尖瓣严重狭窄并右心室小时，因右心室压力大导致右心室腔血液渗入右心室肌壁内窦状隙并达到冠状动脉，称为"依赖右心室的冠脉循环"，此时可探及右心室腔向右心室肌壁内分流。

（2）鉴别诊断：

①永存动脉干：主要是由于肺动脉闭锁时，肺动脉内径非常细小，通常难以显示，或者紧邻粗大的主动脉旁，容易误认为是肺动脉发自共同动脉干，以致误诊为永存动脉干。鉴别要点是室间隔完整型肺动脉闭锁三血管气管切面显示动脉导管内反向血流，而永存动脉干则无动脉导管反向血流。发自永存动脉干共同动脉干侧壁的肺动脉通常是以左右两支成对发出，或者是以一支较粗的主肺动脉干的形式发出，再分为左、右肺动脉，而不是一支细小肺动脉干发自共同动脉干一侧壁。

②主动脉闭锁：主动脉闭锁彩色多普勒显示主动脉弓内血流反向，而肺动脉闭锁为动脉导管内血流反向，且主动脉闭锁多伴左心室小，往往还合并二尖瓣狭窄或闭锁，形成左心发育不良综合征。

③室间隔缺损型肺动脉闭锁：室间隔缺损型肺动脉闭锁可见室间隔缺损，同时右心发育常正常。

（3）示例：

案例 44 室间隔完整型肺动脉闭锁

【临床资料】

李××，女，33岁，G_2P_0，既往体健，NIPT筛查低风险，早孕期超声筛查未见明显异常。现孕23^{+5}周，核对孕周无误，医师开具中孕期超声筛查检查单。

【超声检查方法及所见描述】

经腹部超声检查。超声描述如下。四腔心切面：胎儿心轴及心胸比例未见异常，心尖朝向左侧，左、右心室大小不对称，右心室腔缩小，右心室室壁增厚，房室连接一致，心脏中央"十"字交叉存在，二尖瓣启闭未见异常，三尖瓣瓣叶回声增强增厚，开放尚可，三尖瓣瓣环内径约为6.5mm（Z值为-0.40），室间隔连续性完整，卵圆孔瓣在左心房内扑动。左、右心室流出道切面：主动脉与肺动脉可显示，两者在心底呈交叉排列，心室与大动脉连接关系一致，肺动脉内径小，肺动脉瓣呈一膜状强回声，无启闭运动。CDFI：三尖瓣可见大量反流血流信号达右心房底部，血流在右心房与右心室之间呈往返运动；三血管气管切面显示肺动脉内无前向血流，但可显示来自动脉导管的反向血流；右心室心腔与右心室肌壁内未见明显分流。超声提示：胎儿心脏异常声像——肺动脉瓣闭锁（室间隔完整型）、三尖瓣大量反流。

【超声图像】

见图4-3-141～图4-3-144。

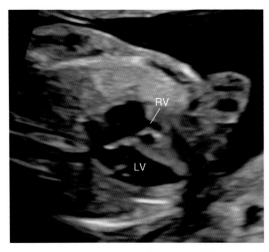

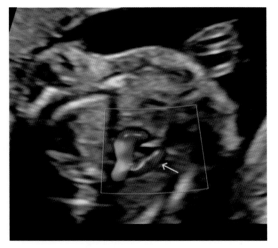

图4-3-141 四腔心切面显示右心室腔狭小，右心室室壁增厚

RV：右心室；LV：左心室

图4-3-142 肺动脉内无前向血流，可显示来自动脉导管的反向血流（白色箭头所示）

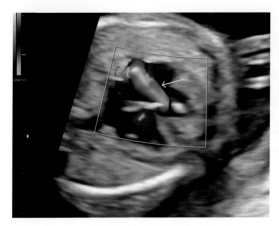

图4-3-143　三尖瓣大量反流信号（白色箭头所示）达右心房底部

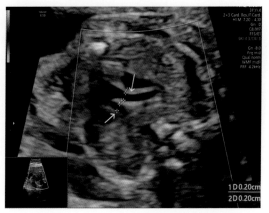

图4-3-144　左、右肺动脉内径正常

【超声诊断思路及检查注意事项】

1. 室间隔完整很重要。

2. 三血管气管切面是诊断肺动脉闭锁的关键切面。室间隔完整型肺动脉闭锁时动脉导管弓的长轴切面往往难以获得，而三血管气管切面容易获得，此切面可以非常直观地显示动脉导管内血流与主动脉弓内血流方向相反，血流束粗细不一，动脉导管内血流束小于主动脉弓内血流束，其内血流方向由降主动脉流向动脉导管及主肺动脉内。

3. 三尖瓣瓣环直径大小可间接反映右心室腔的大小。

4. 右心房及右心室大小与三尖瓣的发育直接相关，当三尖瓣严重狭窄时，则通过三尖瓣进入右心室的血液很少，右心室腔没有血液的扩张，故右心室腔很小，同时右心房血液无法全部打入右心室导致三尖瓣中大量反流致右房扩大。

5. 胎儿期肺动脉闭锁可为一渐进性发展过程，起初可仅为轻度狭窄，后期部分狭窄可逐渐加重甚至闭锁。

6. 产前一定要关注是否存在右心室心腔至右心室肌壁内分流，如存在，出生后如肺动脉闭锁及右心室压力经手术得以解除，右心室内压力陡降导致冠状动脉供血减少，从而影响心肌供血，"依赖右心室的冠脉循环"是手术方式选择衡量的重要因素。

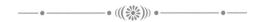

4. **主动脉狭窄**　主动脉狭窄的病理类型分瓣上狭窄、瓣狭窄和瓣下狭窄，这三种类型产前诊断常见的为主动脉瓣狭窄，其他类型狭窄极少诊断。主动脉瓣狭窄为瓣膜发育异常或融合，常见异常为二瓣化及单瓣化畸形，轻度主动脉瓣狭窄较难在产前做出诊断。

（1）超声诊断要点及声像图特征：

①轻度主动脉瓣狭窄时左心大小正常；中度以上狭窄时，可表现为左心室肌壁增厚，二尖瓣可见反流；严重狭窄可致左心室扩张，收缩减弱，左心房增大，卵圆孔瓣因左心房压力增高致早闭。少部分胎儿左心室出现继发性心内膜弹力纤维增生症，表现为心内膜、左心室壁及乳头肌回声增厚增强，左心室收缩及舒张功能受限。

②左心室流出道显示主动脉瓣回声增粗增强，开放受限，狭窄部位主动脉瓣开放内径缩小。

③升主动脉可出现狭窄后扩张。

④彩色多普勒显示主动脉瓣上探及亮彩样血流信号，扩张升主动脉内探及湍流样血流信号，狭窄严重时主动脉弓内见舒张期来自动脉导管反流血流。频谱多普勒测量主动脉瓣上流速增快，扩张升主动脉内测及湍流样频谱。

⑤ 常合并其他心内畸形。

（2）鉴别诊断：

① 左心发育不良综合征：左心发育不良综合征是指左心室流出道与流入道发育不良的先天性畸形，均有主动脉瓣狭窄、闭锁或主动脉缩窄，同时包括不同程度二尖瓣狭窄、闭锁，而单纯主动脉瓣狭窄二尖瓣发育未见明显异常。

② 主动脉缩窄：主动脉缩窄时主动脉弓常失去正常柔和"C"字形弯曲，其弯曲度变小、僵直，但主动脉瓣常发育正常。

（3）示例：

案例 45　主动脉狭窄

【临床资料】

陈××，女，35岁，G_3P_2，既往体健，NIPT筛查低风险，早孕期超声筛查未见明显异常，中孕期筛查提示胎儿主动脉发育不良可能，现孕25^{+2}周，核对孕周无误，医师开具产前诊断超声检查单。

【超声检查方法及所见描述】

经腹部超声检查。超声描述：胎儿心轴及心胸比例未见异常，左心偏小，左心室舒张末径约为5.6mm，左心房内径约为6.0mm，室壁厚度正常；卵圆孔瓣在左心房内扑动，CDFI：房水平右向左分流；二、三尖瓣启闭未见明显异常；室间隔肌部可见宽约2.2mm回声中断，CDFI：回声中断处可见双向过隔血流信号；大动脉走行未见明显异常，主动脉狭窄，主动脉瓣环内径约为2.4mm，主动脉峡部内径约为1.3mm，主动脉横弓部内径约为1.4mm。主动脉瓣上流速约为81cm/s。超声提示：胎儿心脏异常声像——左心小、室间隔缺损（肌部）、主动脉狭窄。

【超声图像】

见图4-3-145～图4-3-147，视频4-3-15。

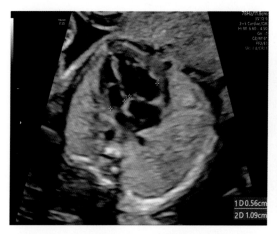

图4-3-145　**左心小**

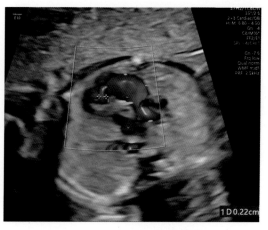

图4-3-146　**肌部室间隔缺损**

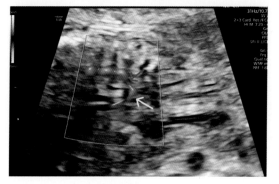

图4-3-147　**主动脉横弓部（白色箭头所示）及峡部（蓝色箭头所示）细窄**

视频4-3-15　**主动脉狭窄**

【超声诊断思路及检查注意事项】

1. 主动脉瓣狭窄时，尤其轻中度狭窄时，单凭主动脉瓣二维图像常难以诊断，且此时升主动脉及主动脉弓内径常可大致正常，因此诊断要点为观察主动脉内彩色多普勒血流信号色彩及方向。前提为务必调节好血流与声束夹角（最佳应<15°）并调节血流速度标尺，使之与相应胎儿孕周正常主动脉流速相同，如此时主动脉内出现亮彩样血流或与相邻肺动脉内血流方向相反，说明主动脉狭窄可能，再进一步观察并进行频谱测量。

2. 大多数胎儿产前观察主动脉瓣数目常较困难，孕周较大或胎儿较好时，可利用心底短轴面观察胎儿主动脉瓣数目、形态及启闭状态。

3. 本病例主动脉狭窄考虑可能系室间隔缺损、左心室内血液分流引起左心小及主动脉灌注不足所致。

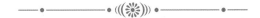

5. **法洛四联症**　属于心室圆锥发育异常，病理改变为室间隔缺损、肺动脉狭窄、主动脉骑跨及右心室壁肥厚，胎儿期右心室壁肥厚多不明显。

（1）超声诊断要点及声像图特征：

①四腔心切面多可正常，右心室壁肥厚在胎儿期很少见。

②左心室流出道切面可见膜周部室间隔缺损，主动脉骑跨于室间隔之上。

③右心室流出道切面显示肺动脉狭窄，肺动脉瓣回声增粗增强，启闭受限，肺动脉瓣上部分可见扩张。

④三血管切面显示肺动脉内径缩小，正常情况下肺动脉内径不能小于主动脉内径，左、右肺动脉内径狭窄。

⑤彩色多普勒血流显示室间隔缺损处可见双向过隔血流信号，左心室及右心室部分血流可同时射入主动脉内，肺动脉瓣上可见亮彩样血流信号，肺动脉狭窄严重时，肺动脉内血流由动脉导管逆灌，与主动脉内血流反向。

（2）鉴别诊断：

①永存动脉干：永存动脉干表现为仅见一条骑跨于室间隔上的共同动脉干发自心室，无其他大动脉发自心室，无主、肺动脉起始部的交叉排列关系存在，三血管平面仅显示两条血管（共同动脉干和上腔静脉），另外可见肺动脉起源于共同动脉干或缺如。

②右室双出口：部分鉴别较困难，右室双出口可见主、肺动脉均发自右心室或一条大动脉全部起自右心室而另一条大部分起自右心室，右室双出口如肺动脉起自右心室且内径狭窄、主动脉骑跨于室间隔之上时，产前超声很难与法洛四联症相鉴别，部分文献报道可依据主动脉骑跨率进行鉴别，右室双出口骑跨率超过50%，但产前不同切面不同角度骑跨率判定会有差异，难以准确量化。准确的鉴别要点是右室双出口时主动脉后壁与二尖瓣前叶之间为肌性圆锥组织，而非纤维连接，但产前超声判定常较困难。

③轻度法洛四联症需与对位不良型室间隔缺损相鉴别，后者也可发生主动脉骑跨于室间隔之上，同时因右心室部分血液注入主动脉，肺动脉内径可略狭窄，因此与轻度法洛四联症很难鉴别。鉴别要点是法洛四联症存在漏斗部右心室流出道狭窄，但对位不良型室间隔缺损不存在漏斗部狭窄。

（3）示例：

案例46 法洛四联症

【临床资料】

哈××，女，35岁，G_1P_0，既往体健，NIPT筛查低风险，早孕期超声筛查未见明显异常，中孕期筛查提示法洛四联症可能。现孕24^{+5}周，核对孕周无误，医师开具产前超声诊断检查单。

【超声检查方法及所见描述】

经腹部超声检查。超声描述：胎儿心轴及心胸比例未见明显异常，左右房室对称，各心腔内径正常，室壁厚度正常；卵圆孔瓣在左房内扑动，CDFI：房水平右向左分流；二、三尖瓣启闭未见异常；主动脉起自左心室，肺动脉起自右心室，主、肺动脉呈"十"字交叉走行，肺动脉瓣回声增粗增强，开放略受限，肺动脉瓣环内径约为3.8mm，肺动脉瓣开放最大内径约为2.4mm，主肺动脉内径约为4.3mm，左肺动脉内径约为2.6mm，右肺动脉内径约为2.2mm，PW：肺动脉瓣上流速轻快，约为79cm/s；室间隔上段可见宽约2.0mm回声中断，CDFI：回声中断处可见双向过隔血流信号；胎儿胸腺大小尚可。超声提示：胎儿心脏异常声像——肺动脉瓣狭窄、室间隔缺损、主动脉骑跨，综上考虑法洛四联症。

【超声图像】

见图4-3-148～图4-3-150。

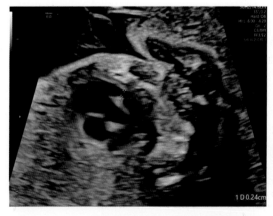

图4-3-148 **大动脉短轴显示肺动脉瓣开放受限**

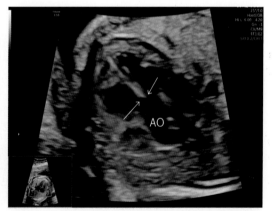

图4-3-149 **主动脉骑跨于室间隔之上（白色箭头所示）**

AO：主动脉

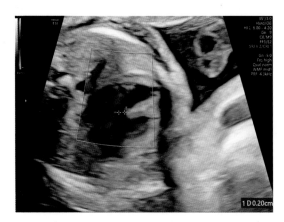

图4-3-150　**室间隔缺损（膜周部）**

【超声诊断思路及检查注意事项】

1. 左心室流出道和右心室流出道切面是法洛四联症筛查和诊断的重要切面。

2. 由于法洛四联症是进展性先天性心脏病，肺动脉狭窄可随孕周增加而渐进性加重，部分病例较晚出现肺动脉狭窄。

3. 轻型法洛四联症可能漏诊，其主要原因是室间隔缺损较小，主、肺动脉内径相差不大。本案例肺动脉瓣上流速增快不明显、主肺动脉及左、右肺动脉内径正常，极易漏诊，一定要仔细观察肺动脉瓣回声及启闭运动。

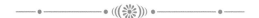

6.**主动脉弓缩窄**　是指先天性主动脉弓降部缩窄，通常发生在左锁骨下动脉远端、动脉导管插入点周围，是动脉导管依赖性先天性心脏病。

（1）超声诊断要点及声像图特征：

① 四腔心切面显示左心室内径及二尖瓣瓣环内径可减小，可用右心室/左心室（横径）>1.6进行筛查。

② 升主动脉及主动脉横弓部可细窄。

③ 主动脉峡部细窄，峡部内径Z值<-2。

④主动脉弓长轴切面显示峡部与降主动脉连接处形态异常，局部形成环形缩窄。

⑤ 彩色多普勒血流显示主动脉峡部可见亮彩样血流，严重时峡部可见逆灌血流。

（2）鉴别诊断：

① 主动脉弓离断：严重主动脉弓缩窄需要与主动脉弓离断相鉴别。主动脉弓缩窄时，主动脉峡部仍可探及前向或逆灌血流信号，主动脉弓离断时主动脉弓与降主动脉间未见血流。

②较大对位不良型室间隔缺损所致主动脉弓狭窄：此类室间隔缺损左心亦会偏小，但主动脉瓣环、升主动脉、主动脉弓及峡部常呈均匀细窄，而主动脉弓缩窄常表现为峡部缩窄，且仅少部分伴有室间隔缺损。

③左心发育不良：左心发育不良时左心明显小、二尖瓣及主动脉瓣发育异常，而主动脉弓缩窄时二尖瓣及主动脉瓣常正常。

（3）示例：

案例 47　主动脉弓缩窄

【临床资料】

徐××，女，36岁，G_3P_1，既往体健，NIPT筛查低风险，早孕期及中孕期超声筛查未见明显异常，孕30周超声检查提示主动脉狭窄。现孕31^{+0}周，核对孕周无误，医师开具产前诊断超声检查单。

【超声检查方法及所见描述】

经腹部超声检查。超声描述：胎儿心轴未见明显异常，心胸面积比约为0.38，右心增大，左心偏小，右心室舒张末径18.9mm，右心房内径20.9mm，左心室舒张末径8.8mm，左心房内径7.7mm，室壁厚度正常；卵圆孔瓣在左心房内扑动，CDFI：房水平右向左分流；室间隔上段可见宽约3.4mm回声中断，CDFI：回声中断处可见双向过隔血流信号；二、三尖瓣启闭尚可，三尖瓣可见少量反流，PW：反流流速约为108cm/s；主动脉起自左心室，肺动脉起自右心室，主、肺动脉呈"十"字交叉走行，主动脉瓣环内径约为4.3mm，升主动脉及主动脉横弓部细窄，升主动脉内径约为4.0mm，主动脉横弓部内径约为1.8mm，主动脉峡部内径约为1.4mm，肺动脉内径增宽，肺动脉瓣环内径约为8.3mm。超声提示：胎儿心脏异常声像——右心增大、左心小、室间隔缺损、升主动脉及主动脉横弓部细窄、主动脉弓缩窄、肺动脉增宽。

【超声图像】

见图4-3-151～图4-3-155。

【超声诊断思路及检查注意事项】

1. 孕25周前右心室/左心室（横径）＞1.6诊断主动脉缩窄敏感性较高，晚孕期特别是孕34周后，该指标可靠性较差。

2. 合并室间隔缺损时，由于左、右心室压力在心室水平得到平衡，心室比例失调不明显，此时峡部缩窄诊断意义更大。

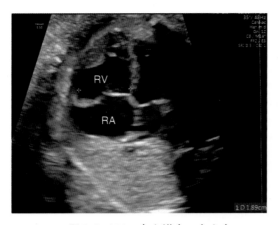

图4-3-151 　右心增大、左心小

RV：右心室；RA：右心房

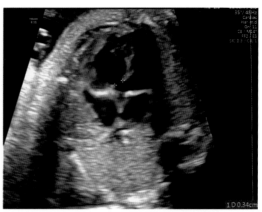

图4-3-152 　室间隔上段缺损

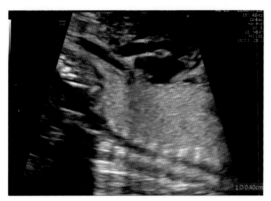

图4-3-153 　升主动脉略细窄

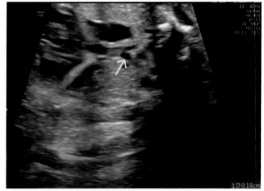

图4-3-154 　主动脉横弓部细窄（白色箭头所示为右头臂干）

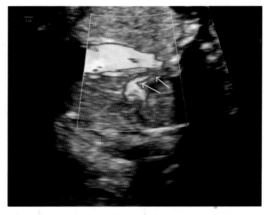

图4-3-155 　主动脉横弓部及峡部细窄（白色箭头所示）

3. 主动脉弓缩窄病变过程是渐进性的，缩窄较轻时心室及大动脉内径并不会出现明显变化，多数病例直至晚孕期才能被发现。此外，根据病理学特点，部分病例是在胎儿出生后随着动脉导管的关闭，主动脉缩窄才逐渐表现出来，并呈渐进性狭窄，此种情况产前无法明确诊断。

4. 正常胎儿主动脉峡部血流量仅占心排血量的10%～15%，所以正常情况下峡部内径可表现为轻度细窄。

5. 主动脉弓缩窄合并心内畸形最常见的为室间隔缺损。

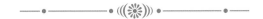

7. **永存动脉干**　属于圆锥动脉干畸形，是原始动脉干的分隔在发育过程中早期停顿，以致保存了胚胎期从心底部发出一大动脉。分为四型。Ⅰ型：肺动脉干起始于共同动脉干的左后侧壁上，然后再分为左、右肺动脉；Ⅱ型：主肺动脉缺如，左、右肺动脉分别起源于共同动脉干的后壁；Ⅲ型：左、右肺动脉分别起源于共同动脉干的两侧；Ⅳ型：左、右肺动脉分别起源于降主动脉。

（1）超声诊断要点及声像图特征：

① 四腔心切面显示单纯永存动脉干胎儿心脏大小、左右心室内径基本正常，室间隔上段可见连续性回声中断。

② 心底大动脉短轴切面可见由左右心室发出的一支宽大畸形的动脉干骑跨在室间隔上，正常肺动脉包绕主动脉特点消失，这是产前超声诊断永存动脉干的重要依据。

③ 三血管气管切面仅显示一支明显宽大畸形的动脉干及上腔静脉两根血管回声。

④ 主肺动脉干或肺动脉分支起始于共同动脉干。

⑤ 彩色多普勒血流显示左右心室内血流一起进入宽大畸形的共同动脉干。

⑥ 常合并其他心内、心外畸形。

（2）鉴别诊断：

① 重症法洛四联症：法洛四联症虽有骑跨，但正常位置仍可见内径变小的肺动脉，而且存在肺动脉瓣及右室流出道。

② 室间隔缺损型肺动脉闭锁：室间隔缺损型肺动脉闭锁如肺动脉主干及左、右肺动脉闭锁时，左、右肺动脉内血供如来自动脉导管逆灌则与永存动脉干较易鉴别，永存动脉干内无动脉导管逆灌。如左、右肺动脉内血供来自体肺动脉侧支血管，此时常无动脉导管逆灌；而永存动脉干双侧肺动脉部分可直接起自共同动脉干，肺动脉供血由共同动脉干供应，亦无动脉导管逆灌；主要鉴别点为体肺动脉侧支血管走行常较迂曲且主动脉起始部位可不对称，而发自共同动脉干的左、右肺动脉常对称且走行较自然平滑。即便如此，部分病例鉴别仍较困难。

③ 主肺动脉间隔缺损Ⅲ型：两者肺动脉都起始于主动脉，但主肺动脉间隔缺损存在2组半月瓣，而永存动脉干仅有1组。

（3）示例：

案例 48　共同动脉干（Ⅱ型）

【临床资料】

王××，女，28岁，G_2P_1，既往体健，中孕期唐氏筛查低风险，早孕期超声筛查未见明显异常。现孕23^{+5}周，核对孕周无误，医师开具中孕期超声筛查检查单。

【超声检查方法及所见描述】

经腹部超声检查。超声描述：胎儿心轴及心胸比例正常，左右房室对称，各心腔内径正常，室壁厚度正常，卵圆孔瓣在左心房内扑动，室间隔上段可见宽约3.9mm连续性中断，CDFI：回声中断处可见双向过隔血流信号；二、三尖瓣启闭未见明显异常；仅见一条共同动脉干起自左右心室并骑跨于室间隔上，共同动脉干内径约5.2mm，其心室起始部仅见一组动脉瓣回声，自共同动脉瓣上侧后方分别发出左右肺动脉，左右肺动脉内径正常。超声提示：胎儿心脏异常声像——共同动脉干（Ⅱ型）、室间隔缺损。

【超声图像】

见图4-3-156～图4-3-158。

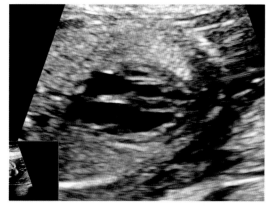

图4-3-156　左右房室内径正常

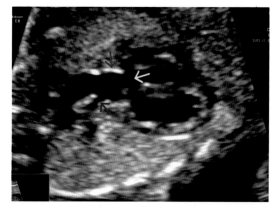

图4-3-157　室间隔上段可见缺损（白色箭头所示），共同动脉干（蓝色箭头所示）骑跨于室间隔之上，左肺动脉（红色箭头所示）发自共同动脉干侧后方

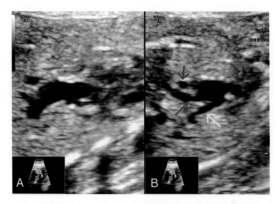

图4-3-158　A为共同动脉干，B为左肺动脉（白色箭头所示）及右肺动脉（蓝色箭头所示），均发自共同动脉干侧后方，共同动脉干位于气管（红色箭头所示）左侧

【超声诊断思路及检查注意事项】

1．由左右心室共同发出一支宽大的共同动脉干骑跨在室间隔上，正常肺动脉包绕主动脉特征消失，以上是永存动脉干的超声特征性表现。

2．产前明确诊断非常重要，由于新生儿早期会发生肺动脉高压，唯一有效的治疗方法就是及时手术。

3．共同动脉干部分合并染色体异常。

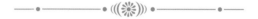

8. **先天性血管环**　血管环的形成与主动脉弓发育异常有关，在胚胎发育期，主动脉弓的发育过程中，正常应消失的部分仍然保留或正常应保留的部分却退化消失均引起环绕气管及食管血管环。常见先天性血管环为右位主动脉弓伴左位动脉导管、迷走右锁骨下动脉、双主动脉弓及肺动脉悬带等。右位主动脉弓伴左位动脉导管及双主动脉弓为完全性血管环，即形成完整闭合血管环，而迷走右锁骨下动脉及肺动脉悬带未形成闭合血管环。出生后临床表现与血管环是否闭合并无绝对关系，通常双主动脉弓及肺动脉悬带出生后出现气管及食管压迫症状概率较右位主动脉弓伴左位动脉导管高，迷走右锁骨下动脉几乎无异常表现。

（1）超声诊断要点及声像图特征：

① 三血管气管切面是诊断胎儿双主动脉弓及右位主动脉弓伴左位动脉导管这两种完全性血管环的重要切面，超声表现为气管左右侧均可见一血管回声，双主动脉弓时这两支血管分别发自升主动脉的左、右2个动脉弓，其上分别发出左、右侧颈总动脉及锁骨下动脉，2个动脉弓分别走行于食管及气管两侧并于气管及食管后方汇入降主动脉，通常两支血管内径略有差异，动脉导管位于气管左侧；右位主动脉弓伴左侧动脉导管时，

气管左侧为与肺动脉相连的动脉导管，右侧为与升主动脉相连的右位主动脉弓，两者亦均与降主动脉相连。右位主动脉弓合并迷走左锁骨下动脉和左位动脉导管的声像图表现为典型的闭合"U"形血管环包绕气管和食管。

② 右位主动脉弓可分为镜像分支型和迷走左锁骨下动脉。右位主动脉弓并迷走左锁骨下动脉时可见左锁骨下动脉发自降主动脉起始部并绕经气管后方向左肩部走行，扫查最简便有效切面为三血管气管切面继续往头颈部移动并略向面部倾斜，于降主动脉起始部见一血管长轴绕经气管后方向左肩部走行，同理迷走右锁骨下动脉亦可用此方法扫查，冠状切面亦可扫查，但难度较上述切面大；镜像分支型气管后方未探及迷走左锁骨下动脉，同时可见左侧头臂干跨越气管前方向左颈部走行并发出左侧颈总动脉及左锁骨下动脉。

③ 迷走右锁骨下动脉起自降主动脉起始部，在气管后方向右肩部走行。

④ 肺动脉分支切面是检出胎儿肺动脉悬带重要切面，在此切面可见左肺动脉起自右肺动脉后穿过食管与气管之间并环绕气管到达左肺门，在气管周边形成一悬带。

（2）鉴别诊断：

① 镜像分支型右位主动脉弓需要与双主动脉弓相鉴别，前者走行于气管左前方血管为左侧头臂干，其向颈部走行并发出左颈总动脉及左锁骨下动脉，不与降主动脉相连；后者走行于气管左前方血管为左侧主动脉弓，其也发出左颈总动脉及左锁骨下动脉，但其发出分支后与降主动脉相连。

② 右位主动脉弓伴右位动脉导管时需要与正常情况相鉴别，两者均未形成血管环，但前者主动脉弓及动脉导管位置均异常。

（3）示例：

案例 49　右位主动脉弓并左迷走锁骨下动脉、血管环形成

【临床资料】

易×，女，36岁，G_2P_0，既往体健，NIPT筛查低风险，早孕期超声筛查未见明显异常。现孕23^{+1}周，核对孕周无误，医师开具中孕期超声筛查检查单。

【超声检查方法及所见描述】

经腹部超声检查。超声描述：胎儿心轴及心胸比例未见明显异常，左右房室基本对称，各心腔内径正常，室壁厚度正常；卵圆孔瓣在左心房内扑动；主动脉起自左心室，肺动脉起自右心室，主、肺动脉呈"十"字交叉走行；三血管气管切面显示主动脉弓绕经气管右侧向左注入降主动脉，左位动脉导管，三血管气管切面略向头侧偏斜显示左锁

骨下动脉起自降主动脉起始部，动脉导管、左锁骨下动脉及主动脉弓形成血管环。超声提示：胎儿右位主动脉弓并迷走左锁骨下动脉、血管环形成。

【超声图像】

见图4-3-159、图4-3-160，视频4-3-16。

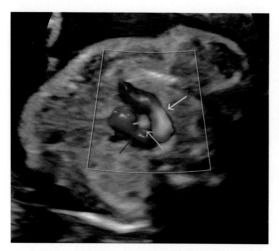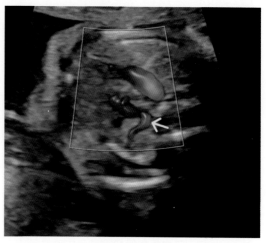

图4-3-159　三血管气管切面显示主动脉弓（白色箭头所示）位于气管（黄色箭头所示）右侧，动脉导管（红色箭头所示）位于气管左侧

图4-3-160　三血管气管切面略向头侧偏斜显示左锁骨下动脉（白色箭头所示）起自降主动脉起始部

视频4-3-16　左锁骨下动脉起自降主动脉起始部

案例50　右位主动脉弓（镜像型）

【临床资料】

骆××，女，27岁，G_2P_1，既往体健，中孕期唐氏筛查低风险，早孕期超声筛查未见明显异常。现孕23^{+5}周，核对孕周无误，医师开具中孕期超声筛查检查单。

【超声检查方法及所见描述】

经腹部超声检查。超声描述：胎儿心轴及心胸比例未见明显异常，左右房室基本对称，各心腔内径正常，室壁厚度正常；卵圆孔瓣在左心房内扑动；主动脉起自左心室，肺动脉起自右心室，主、肺动脉呈"十"字交叉走行，三血管气管切面显示主动脉弓绕经气管右侧向左注入降主动脉，左位动脉导管，右位主动脉弓上发出第一支分支为左头臂动脉，其于气管前方向左侧走行发出左颈总动脉及左锁骨下动脉，第一分支与降主动脉未见明显连接，右位主动脉弓上发出第二、三分支分别为右颈总动脉及右锁骨下动脉。超声提示：胎儿右位主动脉弓（镜像型）并血管环形成。

【超声图像】

见图4-3-161、图4-3-162，视频4-3-17。

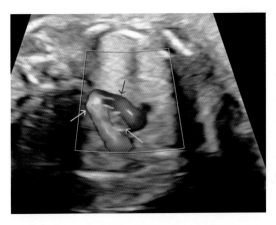

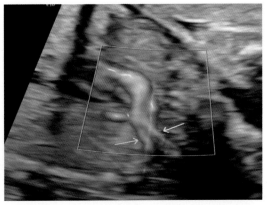

图4-3-161　三血管气管切面显示主动脉弓（白色箭头所示）位于气管（黄色箭头所示）右侧，动脉导管（红色箭头所示）位于气管左侧

图4-3-162　右位主动脉弓上发出第一支分支为左头臂动脉，其于气管前方向左侧走行发出左颈总动脉（白色箭头所示）及左锁骨下动脉（黄色箭头所示）

视频4-3-17　右位主动脉弓上发出第一支分支为左头臂动脉，其于气管前方向左侧走行发出左颈总动脉及左锁骨下动脉

案例51　双主动脉弓

【临床资料】

郭××，女，33岁，G_2P_0，既往体健，中孕期唐氏筛查低风险，未行早孕期超声筛查。现孕22^{+5}周，核对孕周无误，医师开具中孕期超声筛查检查单。

【超声检查方法及所见描述】

经腹部超声检查。超声描述：胎儿心轴及心胸比例未见明显异常，左右房室基本对称，各心腔内径正常，室壁厚度正常；卵圆孔瓣在左心房内扑动；主动脉起自左心室，肺动脉起自右心室，主、肺动脉呈"十"字交叉走行，三血管气管切面显示自升主动脉弓分出双主动脉弓，右弓绕经气管右侧注入降主动脉，左弓绕经气管左侧注入降主动脉，双弓大致对称，动脉导管位于左主动脉弓的左侧。超声提示：胎儿双主动脉弓。

【超声图像】

见图4-3-163～图4-3-166。

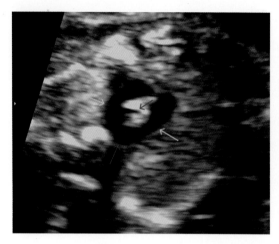

图4-3-163 气管（蓝色箭头所示）两侧双主动脉弓（黄色箭头所示）分别自左、右侧绕行并注入降主动脉（红色箭头所示）

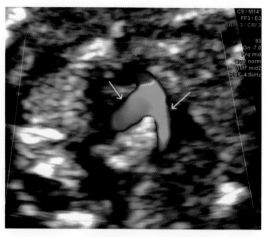

图4-3-164 双主动脉弓（白色箭头所示）由升主动脉共同发出并分别绕经气管两侧

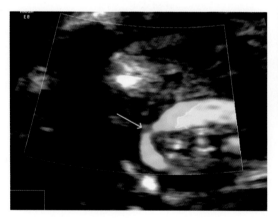

图4-3-165 矢状切面显示右侧主动脉弓（白色箭头所示）

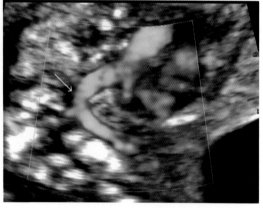

图4-3-166 矢状切面显示左侧主动脉弓（白色箭头所示）

案例52 肺动脉悬带

【临床资料】

李×，女，34岁，G₂P₀，既往体健，NIPT筛查低风险，早孕期超声筛查未见明显异常。现孕23⁺²周，核对孕周无误，医师开具中孕期超声筛查检查单。

【超声检查方法及所见描述】

经腹部超声检查。超声描述：胎儿心轴及心胸比例未见明显异常，左右房室基本对称，各心腔内径正常，室壁厚度正常；卵圆孔瓣在左房内扑动；主动脉起自左心室，肺动脉起自右心室，主、肺动脉呈"十"字交叉走行，胎儿正常肺动脉分叉处未探及明确左肺动脉，左肺动脉起自右肺动脉中远段并绕经气管后方向左侧走行进入左肺，左肺动脉内径偏细，内径约为1.4mm，右肺动脉内径约2.9mm。超声提示：胎儿肺动脉悬带。

【超声图像】

见图4-3-167，视频4-3-18。

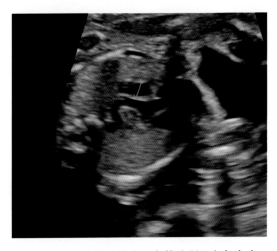

图4-3-167　左肺动脉（红色箭头所示）起自右肺动脉（绿色箭头所示）中远段并绕经气管（蓝色箭头所示）后方向左侧走行进入左肺

视频4-3-18　左肺动脉起自右肺动脉中远段并绕经气管后方向左侧走行进入左肺

案例53　迷走右锁骨下动脉

【临床资料】

骆××，女，27岁，G₁P₀，既往体健，羊膜腔穿刺羊水核型分析正常，早孕期超声筛查未见明显异常，中孕期超声筛查提示迷走右锁骨下动脉可能。现孕26⁺⁴周，核对孕周无误，医师开具产前诊断超声检查单。

【超声检查方法及所见描述】

经腹部超声检查。超声描述：胎儿心轴及心胸比例未见明显异常，左右房室基本对称，各心腔内径正常，室壁厚度正常；卵圆孔瓣在左心房内扑动；主动脉起自左心室，肺动脉起自右心室，主、肺动脉呈"十"字交叉走行；三血管气管切面略向头侧偏斜显示右锁骨下动脉起自降主动脉起始部并绕经气管后方向右侧走行。超声提示：胎儿迷走右锁骨下动脉。

【超声图像】

见图4-3-168、图4-3-169。

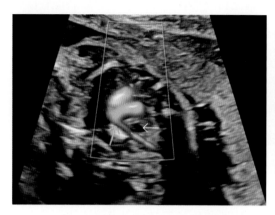
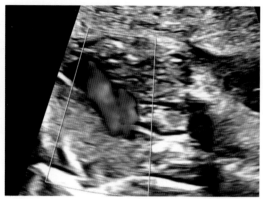

图4-3-168　三血管气管切面略向头侧偏斜显示右锁骨下动脉起自降主动脉起始部（黄色箭头所示）并绕经气管（白色箭头所示）后方向右侧走行

图4-3-169　三血管气管切面显示主动脉弓位置正常

【超声诊断思路及检查注意事项】（案例49～53）

1. 三血管气管切面气管两侧均可见血管走行为双主动脉弓及右位主动脉弓伴左位动脉导管特征性超声表现。

2. 肺动脉分支切面无法扫出对称发自主肺动脉的左、右肺动脉为肺动脉悬带超声筛查重要表现，随后再仔细扫查左、右肺动脉的分支走行即可明确诊断。

3. 双主动脉弓与镜像型右位主动脉弓极易混淆，但两者预后有所差异，产前需要仔细鉴别。

4. 胎儿血管环产后因受肺气干扰及动脉导管关闭影响，超声常难以确诊，因此产前诊断非常重要。

5. 迷走右锁骨下动脉目前不作为常规筛查诊断内容，但如发现心内畸形可尝试扫查，掌握方法也较容易诊断。

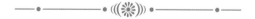

四、胎儿肢体骨骼畸形

（一）骨骼发育不良性先天畸形

种类繁多，产前超声不能对所有骨骼系统畸形做出具体类型的判断。产前超声不应把注意力集中在某一具体骨骼发育不良的诊断，而应集中精力判定是致死性还是非致死性骨骼发育不良，前者常因胸廓发育不良引起肺发育障碍致新生儿死亡，后者能存活，但常由于骨骼畸形而致残，甚至引发神经系统并发症，影响生存质量，存活至成年患者可能将致病基因传至下一代。对骨骼发育异常胎儿进行产前诊断是有效预防此类出生缺陷的重要措施。

1. 致死性骨骼发育不良　　较常见的致死性骨骼发育不良包括致死性侏儒、软骨发育不全、成骨不全Ⅱ型，少见的包括先天性低磷酸酶症、肢体屈曲症、骨骺点状发育不良、短肋多指综合征等。

（1）超声诊断要点及声像图特征：

①严重的四肢均匀短小畸形，四肢所有长骨长度均低于正常孕周平均值的4个标准差。

②四肢长骨形态失常，可呈"听筒"征或成角畸形等。

③严重的胸部发育不良，常导致肺发育不良和新生儿死亡。主要诊断指标：心胸比值＞60%（除外心脏畸形）。

④某些特殊征象：如三角形头颅为致死性侏儒Ⅱ型特征超声表现，多发骨折为成骨不全Ⅱ型的特征超声表现。

⑤常伴羊水多。

（2）鉴别诊断：致死性骨骼发育不良由于有严重短肢畸形，产前超声检查不难发现，但超声对于判定具体疾病类型常较困难，部分特殊超声征象有助于判定。产前超声重点是区分致死性和非致死性骨骼发育不良。

（3）示例：

案例 54　致死性骨骼发育不良

【临床资料】

黄××，女，38岁，G_2P_1，既往体健，NIPT筛查低风险，未于我院行早孕期超声筛查。现孕23^{+0}周，核对孕周无误，医师开具中孕期超声筛查检查单。

【超声检查方法及所见描述】

经腹部超声检查。超声描述：胎儿四肢长骨严重对称短小，FL及HL超声测值均低于

M-4SD线，胎儿足长约为3.50cm，FL/足长=0.56，四肢长骨形态失常，短粗且弯曲；胸围13cm，胸围狭小，心胸比值约为0.65，矢状切面显示胸腹部移行处可见明显切迹；颅骨骨化欠佳，探头稍加压颅骨可见变形。超声提示：胎儿致死性骨骼发育不良。

【超声图像】

见图4-3-170～图4-3-174。

【超声诊断思路及检查注意事项】

1. 严重均匀四肢长骨短小及形态异常为超声特征性表现。

2. 一定要关注是否有胸廓狭窄，此为评估出生后是否能生存的重要指标。

3. 必须确保核对孕周无误。

4. 一些特征性超声表现有利于具体分类判定，但产前诊断判断具体类型时部分病例很困难，需要结合染色体及实验室相关检查，产前超声明确诊断致死性骨骼发育不良即可。

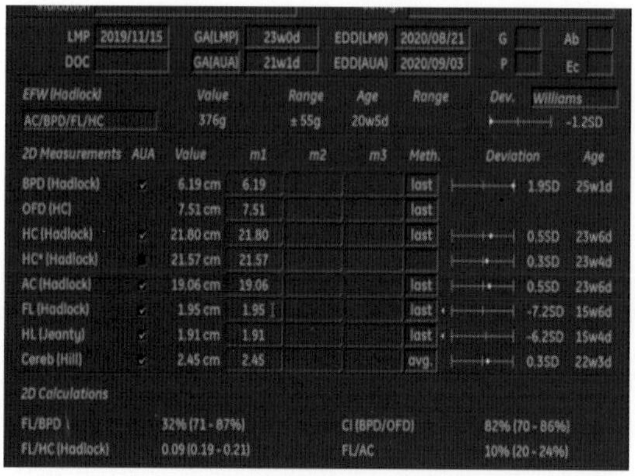

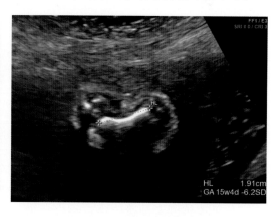

图4-3-170　胎儿生长发育表显示FL及HL超声测值均低于M-4SD线

图4-3-171　胎儿长骨短小弯曲

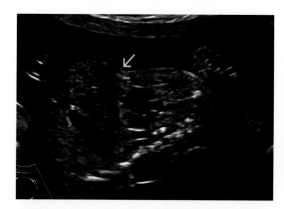

图4-3-172　矢状切面显示胸腹部移行处可见明显切迹（白色箭头所示）

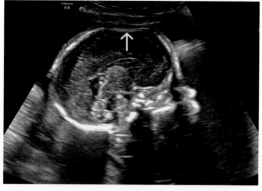

图4-3-173　颅骨回声减低，探头稍加压近场颅骨可见变形（白色箭头所示）

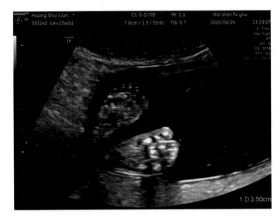

图4-3-174　足长在正常范围

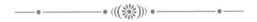

2. 非致死性骨骼发育不良　较少见，发生率低于1/20 000，部分类型罕见，如杂合子软骨发育不良，成骨不全Ⅰ、Ⅲ、Ⅳ型及窒息性胸廓发育不良等。

（1）超声诊断要点及声像图特征：

①常为轻中度短肢，部分于孕晚期才发现。

②胸廓狭窄常为轻中度，且常不是渐进性发展。

③常伴羊水多。

（2）鉴别诊断：

① 超声发现股骨或肱骨短不一定表示胎儿患有骨骼发育不良，需要结合胎儿父母身高相关遗传因素及遗传检查综合考虑，需要与正常生理变异及生长发育受限进行鉴别，可以测量胎儿足长并计算股骨长与足长之比，正常应＞0.85，如股骨或肱骨长介于−2SD～−3SD、股骨长与足长之比在正常范围、无窄胸且胎儿遗传相关检查未提示明显异常，考虑属于肢体偏短而非发育不良。

②非致死性骨骼发育不良种类繁多且缺乏超声图像特异性，产前大部分尚不能区分是何具体类型。

（3）示例：

案例55　骨骼系统发育异常

【临床资料】

杨××，女，27岁，G_1P_0，既往体健，NIPT筛查低风险，早孕期超声筛查未见明显异常。现孕23^{+3}周，核对孕周无误，医师开具中孕期超声筛查检查单。孕25周诊断妊娠期糖尿病，后续行产前诊断，基因检测结果提示锁骨颅骨发育不良。

【超声检查方法及所见描述】

经腹部超声检查。超声描述：胎儿右侧鼻骨长约4.6mm，左侧鼻骨未显示；胎儿左侧FL约为3.46cm（位于M-3.7SD线），中段可见弯曲成角，右侧FL约为3.76cm（位于M-2.7SD线），足长约为4.54cm，左侧FL/足长=0.76；颅骨回声减低，探头稍加压可探及颅骨变形，近场颅内结构异常清晰。超声提示：胎儿骨骼系统异常声像——左侧股骨中段弯曲成角、左侧鼻骨未显示、右侧鼻骨偏短、颅骨骨化异常，综上考虑骨骼系统发育异常可能，建议遗传咨询。

【超声图像】

见图4-3-175～图4-3-177。

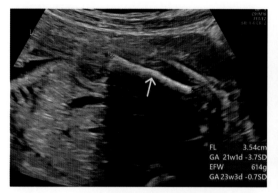

图4-3-175　左侧股骨中段可见弯曲成角（白色箭头所示），股骨长超声测值位于M-3.7SD线

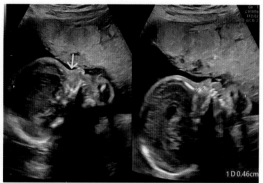

图4-3-176　左侧鼻骨未显示（白色箭头所示），右侧鼻骨偏短

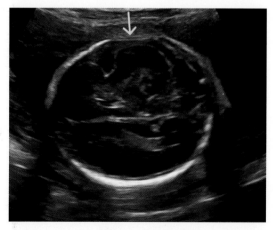

图4-3-177　颅骨回声减低，探头稍加压近场颅骨可见变形（白色箭头所示），近场颅内结构异常清晰

【超声诊断思路及检查注意事项】

1. 对于非致死性骨骼发育不良以及致死性骨骼发育不良诊断并不明确而选择继续妊娠的胎儿，首先需要动态评估胎儿是否具有可能致死的迹象（FL/AC比值降低，严重羊水过多、内脏异常等），胎儿出现致死迹象或在动态监测过程中发现胎儿出现其他系统的畸形或异常复杂胎儿畸形时，同样建议早诊断早终止妊娠。

2. 产前超声发现肢体长骨短后，需要对骨骼系统进行全面扫查，包括长骨及颅骨形态、骨化情况、长骨干骺端粗度、胎儿姿势、脊柱及肋骨等扁骨及短骨形态、双手及双足骨骼发育情况等，为诊断提供更多线索，如发现骨骼系统多处异常则高度怀疑骨骼系统发育异常及基因染色体异常可能，需要进一步进行遗传咨询及相关实验室检查。

3. 由于小脑横径及足长等受骨骼发育不良影响较小，因此，可以根据上述测量结果评估胎儿孕周大小。

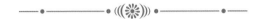

（二）肢体缺陷

肢体局部畸形包括横行肢体缺失（截断平面以远肢体完全缺失，如手部缺失）、纵行肢体缺失（缺失平面以远结构存在，如海豹肢畸形）、并腿畸形、裂手/足畸形、多指/趾、并指/趾、马蹄内翻足等。横行肢体缺失常见病因为羊膜带缠绕、血管损伤、孕妇服用镇静药等，纵行肢体缺失常见病因为孕妇孕早期服用反应停等药物过量、孕期接触X线辐射及其他化学污染物、遗传因素等，肢体-体壁综合征、Meckel-Gruber综合征、羊膜带综合征等多伴典型的肢体局部畸形表现。

1. 超声诊断要点及声像图特征

（1）横行肢体缺失：

①完全截肢：上肢或下肢整条肢体完全缺失。

②部分截肢：在截断平面以上的肢体存在，截断平面以下肢体缺失，断端可规整也可不规整，羊膜带综合征引起的截肢断端常不规整。

（2）纵行肢体缺失：种类繁多，主要有桡骨发育不全或缺失，分为3型。

①桡骨完全缺失：最常见，前臂仅见一根弯曲偏短长骨，腕部因缺乏桡骨的支持导致明显向桡侧偏转，与桡骨相连的掌骨及拇指常缺失，拇指如存在亦多发育不全呈悬浮状。

②桡骨部分缺失：常为桡骨远端部分未发育而近端发育不全，并常与尺骨融合，

腕部向桡侧偏转，与桡骨相连的掌骨及拇指常缺失，拇指如存在亦多发育不全呈悬浮状。

③桡骨发育不良：桡骨缩短，腕部向桡侧偏转，拇指缺失或呈悬浮状。

（3）海豹肢畸形：一个或多个肢体近中段部分或完全缺失，手或足直接或间接连于躯干，手足回声可异常。

（4）手足畸形：种类繁多，轻则仅为多指/趾，重则手足缺失。

①手足缺失：前臂及小腿远端未探及手足回声。

②裂手/足畸形：手/足中央1个或以上指/趾缺失，手/足中央形成"V"形缺失，手/足分成两部分，残留指/趾呈融合状或长短不一。

③马蹄内翻足：为跟骨与跗骨之间关系异常，导致足内收、跟骨内翻。超声诊断要点为显示足底平面时可同时显示胫腓骨长轴切面，且此姿势长期固定存在。

④手（指）足（趾）畸形：分为多指（趾）、并指（趾）、缺指（趾）、截指（趾）等畸形。指（趾）畸形不作为产前常规需要诊断的畸形，但在某些综合征中可作为指征中一项内容进行探查。

（5）并腿畸形：可能与血管盗血有关，导致脊柱、肾、下消化道、泌尿生殖系统因缺少血供严重畸形。

①双下肢融合，足缺如或发育不良。

②双肾缺如或双侧多囊性发育不良肾。

③羊水过少或无法测量。

④脊柱骶尾椎缺如或发育不良。

⑤腹部及下肢血管异常，腹部可见畸形粗大"盗"血血管，起自高位腹主动脉，经脐带达胎盘，腹主动脉明显变细且缺乏分支血管。

2. 鉴别诊断

（1）因胎儿手部常呈握拳状，常与指的部分缺失难以鉴别。

（2）尺骨发育不全或缺失少见，超声表现前臂也仅见一根弯曲长骨或一根长骨短小。尺骨发育不全或缺失表现为腕部朝尺侧偏转，常伴第四、五掌骨及无名指、小指缺失。下肢腓骨与胫骨发育不全或缺失鉴别亦如此。

（3）并腿畸形伴羊水少：如并腿畸形仅皮肤融合时与因羊水少导致的双下肢受挤压并拢需要鉴别，鉴别要点为并腿畸形胎动时双下肢并列并同步运动，检查畸形粗大"盗"血血管及细小腹主动脉是区分并腿畸形与其他原因所致羊水过少时的重要鉴别点。

（4）孕晚期孕周较大且羊水相对中孕期减少，胎足受子宫限制与压迫，使足呈现内翻姿势，此时需要与足内翻畸形相鉴别，鉴别要点为等待胎儿下肢运动，下肢运动时如胎足姿势可恢复正常则除外足内翻畸形诊断。

3. 示例

案例 56　双侧桡骨缺失

【临床资料】

何××，女，31岁，G_1P_0，既往体健。现孕13^{+2}周，核对孕周无误，医师开具早孕期超声筛查检查单。

【超声检查方法及所见描述】

经腹部及经阴道超声检查。超声描述：胎儿双侧前臂内均仅见一根长骨回声，双手姿势异常，呈"钩"状。超声提示：胎儿双侧桡骨缺失。

【超声图像】

见图4-3-178、图4-3-179。

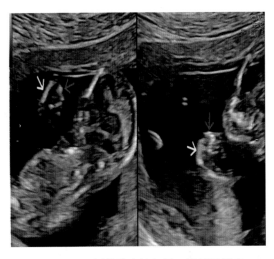
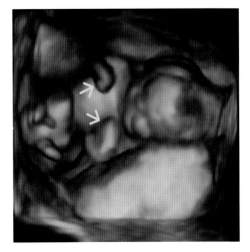

图4-3-178　双侧前臂内均仅见一根长骨回声（白色箭头所示），双手姿势异常，呈"钩"状（蓝色箭头所示）

图4-3-179　双手姿势异常，呈"钩"状（白色箭头所示）

案例 57　裂手畸形

【临床资料】

孙××，女，33岁，G_4P_1，既往体健，唐氏筛查低风险，早孕期超声筛查未见明显异常。现孕23⁺²周，核对孕周无误，医师开具中孕期超声筛查检查单。

【超声检查方法及所见描述】

经腹部超声检查。超声描述：胎儿右手可见食指及中指缺失，右手中央形成"V"形缺失达手掌部，右手分成两部分，残留小指及无名指融合且短小。拇指粗短。超声提示：胎儿右手异常声像（裂手畸形）。

【超声图像】

见图4-3-180、图4-3-181。

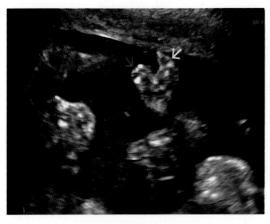
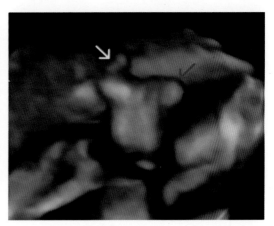

图4-3-180　右手中央形成"V"形缺失达手掌部，残留小指及无名指融合且短小（蓝色箭头所示），拇指粗短（白色箭头所示）

图4-3-181　右手中央形成"V"形缺失达手掌部，残留小指及无名指融合且短小（蓝色箭头所示），拇指粗短（白色箭头所示）

案例58　多指（趾）及并指（趾）畸形

【临床资料】

曹××，女，31岁，G₂P₀，既往体健，胎儿父亲及爷爷双手（足）多指（趾）并指（趾），NIPT筛查低风险，早孕期超声筛查未见明显异常。现孕23⁺²周，核对孕周无误，医师开具中孕期超声筛查检查单。

【超声检查方法及所见描述】

经腹部超声检查。超声描述：胎儿双手多指且形态失常，自桡侧向尺侧计数，第3、4、5指并联，并联手指第一节指骨均可见，第3及第5指中节指骨较短，第4指中节指骨显示不清，3、4、5指末节指骨显示不清，双手第6指中节指骨显示不满意，第4掌骨短小。胎儿双足形态失常，自胫骨侧向腓骨侧计数，第4、5、6趾并联，其内趾骨短小。超声提示：胎儿双手及双足异常声像——多指（趾）及并指（趾）畸形。

【超声图像】

见图4-3-182，视频4-3-19。

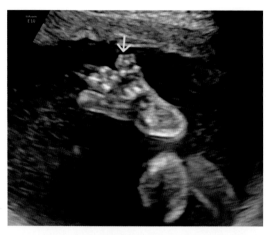

图4-3-182　足多趾及并趾（白色箭头所示第4、
5、6趾并联，其内趾骨短小）

视频4-3-19　手多指及并指

案例59　双侧内翻足

【临床资料】

王××，女，31岁，G_2P_0，既往体健，NIPT筛查低风险，早孕期超声筛查未见明显异常。现孕23^{+0}周，核对孕周无误，医师开具中孕期超声筛查检查单。

【超声检查方法及所见描述】

经腹部超声检查。超声描述：胎儿双足姿势异常，双侧足底切面与胫腓骨长轴切面可同时显示，双下肢运动时及间隔30分钟后复查双足姿势未见改变。超声提示：胎儿双侧内翻足。

【超声图像】

见图4-3-183。

【超声诊断思路及检查注意事项】（案例56～59）

1. 因胎儿双手握拳及体位影响等因素，双手及双足尚不作为产前胎儿常规筛查内容，但建议双手最好扫查至掌骨水平，这样手缺如及裂手等较严重畸形可得以检出；双足需要扫查足底切面，可以检出严重足发育异常及内翻足。

2. 诊断内翻足时需要反复动态观察，下肢运动时如胎足姿势恢复正常则可除外内翻足，这种情况考虑系双足紧贴宫壁导致被动体位所致。

3. 如胎儿父母及近亲属患有手足等肢体畸形，需要仔细扫查胎儿肢体。

4．肢体发育异常常伴发其他结构异常及综合征，如尖头并指畸形、Meckel-Gruber综合征（伴有多指畸形）等，需要掌握相关综合征内容。

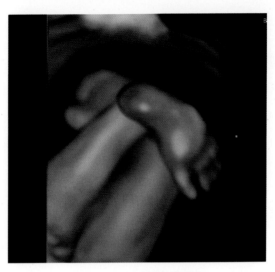

图4-3-183　**双侧内翻足**

——•——•——•(((❋)))•——•——•——

五、胎儿胸部畸形

（一）先天性肺囊腺瘤

先天性肺囊腺瘤（CCAM）为支气管样气道异常增生所致畸形，多于孕中期检出，不合并其他异常及胎儿水肿多预后较好。依据解剖特征可分为3种类型：Ⅰ型（大囊型），病灶内存在1个或多个大小不等的无回声区（最大直径＞20mm）；Ⅱ型（中囊型），病灶内多个小无回声区（最大直径＜20mm）；Ⅲ型（微囊型），病灶内有大量细小囊腔，因此病灶呈实性高回声。

1.**超声诊断要点及声像图特征**

（1）胸腔内实性强回声或囊实混合性回声肿块。

（2）肿块较大时可对同侧甚至对侧肺产生明显挤压，使正常肺回声减小。

（3）肿块较大时心脏可受压向对侧移位。

（4）肿块明显压迫心脏及胸腔内血管导致移位时，可致上、下腔静脉血液回流受阻引起胎儿水肿。

（5）可有羊水过多。

（6）孕晚期部分可缩小甚至难以探查到。

（7）计算瘤头比（CVR）：瘤头比（CVR）=（病灶左右径×前后径×上下径×0.523）/胎儿头围（单位cm）。CVR≥1.6时，胎儿发生水肿的风险及胎儿病死率均增加。

（8）CCAM血供来源于肺循环。

2. 鉴别诊断　需要与隔离肺（BPS）、膈疝及支气管闭锁等相鉴别。

（1）胸腔内CCAM与BPS病灶超声表现相似，BPS多为实性回声，少部分内部也可见囊腔，病灶血供来源是鉴别两者的重要特征。BPS血供以来自胸主动脉最多见，其次为腹主动脉，还可来自主动脉弓及其分支或腹主动脉分支，而CCAM血供来源于肺动脉。

（2）膈疝时膈肌回声可见部分缺失，胸腔内异常回声如为胃泡及肠管时其内部可见蠕动且血供来源于腹主动脉。

（3）较大CCAM与支气管闭锁常难以鉴别，支气管闭锁为胸腔内实性为主强回声团，内见自肺门处向肺表面呈"树枝"状由粗至细走行低回声结构，近肺表面因无数扩张肺泡微囊而呈强回声；CCAM内部囊性无回声分布较随意。

3. 示例

案例 60 **肺囊腺瘤**

【临床资料】

冯××，女，39岁，G_2P_1，既往体健，NIPT筛查低风险，早孕期超声筛查未见明显异常，中孕期超声筛查提示胎儿肺囊腺瘤可能。现孕25^{+5}周，核对孕周无误，医师开具产前诊断超声检查单。

【超声检查方法及所见描述】

经腹部超声检查。超声描述：胎儿右侧胸腔内可见范围约5.3cm×4.4cm×3.7cm中高回声包块，其内见多个细小无回声，CVR约为1.97，中高回声团内侧缘越过中线达左侧胸腔，右侧胸腔内仅于近膈肌处见少许肺组织回声，CDFI：中高回声团内部可见来源于肺动脉血供，胎儿心脏受挤压略向左侧移位，心轴及心胸比未见明显异常。超声提示：胎儿右侧胸腔中高回声包块（肺囊腺瘤可能）。

【超声图像】

见图4-3-184、图4-3-185，视频4-3-20。

【超声诊断思路及检查注意事项】

1. 胎儿胸腔内肿块多为肺囊腺瘤，如内部血供来源于肺动脉则基本可明确诊断。

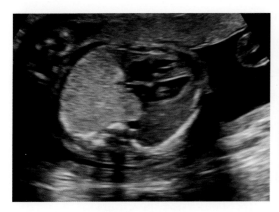

图4-3-184　右侧胸腔中高回声团，胎儿心脏受挤压略向左侧移位

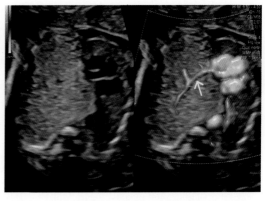

图4-3-185　中高回声团内部可见来源于肺动脉血供（白色箭头所示）

视频4-3-20　中高回声团内部可见来源于肺动脉血供

2. CCAM肿块大小常于中孕期达顶峰，孕晚期大部分肿块大小较稳定，少部分缩小甚至消失。

3. 孕晚期正常肺回声逐渐增强，此时因正常肺回声与微囊型CCAM回声极其接近导致CCAM病灶难以探查，这种情况下并非皆为CCAM消失，出生后肺充气，与CCAM可明显区分。

4. 当病灶较大，CVR≥1.6时，病灶常压迫胎儿体静脉导致回流受阻，使胎儿出现胸腔积液、腹腔积液等水肿征象，而病灶压迫食管造成梗阻使胎儿出现羊水过多，这些最终可导致胎儿循环衰竭。

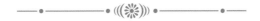

（二）隔离肺

隔离肺（BPS）是以血管发育异常为基础的肺先天发育缺陷，分叶内型和叶外型，不合并其他异常及胎儿水肿的多预后较好。

1. 超声诊断要点及声像图特征

（1）边界清晰的实性高回声病灶，少部分内见囊性结构（考虑为扩张支气管或与CCAM并存），常呈三角形或楔形，多发生于左胸腔底部，亦可发生于腹腔。

（2）包块大小不一，较大者可引起心脏移位和胎儿水肿。

（3）多于孕中期检出，体积多于孕中期达顶峰，此后大部分随孕周增加而缩小。

（4）BPS血供来源于体循环，以来自胸主动脉最多见，其次为腹主动脉，还可来自主动脉弓及其分支或腹主动脉分支。BPS静脉可回流至体静脉，也可回流至肺静脉，回流至肺静脉者为叶内型。

（5）膈疝可伴发隔离肺。

2. **鉴别诊断**　位于膈上BPS需要与CCAM相鉴别，位于膈下BPS需要与肾上腺肿物、出血及神经母细胞瘤相鉴别，可根据血供、内部回声及与周边脏器位置关系进行鉴别。

（1）与CCAM鉴别，病灶血供来源是鉴别两者的重要特征，BPS血供以来自胸主动脉最多见，其次为腹主动脉，还可来自主动脉弓及其分支或腹主动脉分支，而CCAM血供来源于肺动脉。

（2）膈下BPS需要与肾上腺肿物、出血相鉴别，肾上腺出血内部无血流信号，肾上腺肿物紧邻肾上方，周边可见正常肾上腺组织。

（3）膈下BPS需要与神经母细胞瘤相鉴别，后者多于孕晚期发现且多为囊性，好发于右上腹，而BPS多于中孕期发现且体积多于中孕期达峰值。

3. **示例**

案例61　叶内型隔离肺

【临床资料】

周×，女，42岁，G_2P_1，既往体健，NIPT筛查低风险，早孕期超声筛查未见明显异常，现孕23^{+0}周，核对孕周无误，医师开具中孕期超声筛查检查单。

【超声检查方法及所见描述】

经腹部超声检查。超声描述：胎儿左侧胸腔内可探及范围约4.3cm×2.8cm×1.8cm中高回声包块，包块形态较规则，边界较清晰，瘤头比（CVR）约为1.28，心脏受挤压向右侧移位，CDFI：可见来源于腹主动脉血供穿过膈肌进入包块内，该包块内静脉回流入左肺静脉。超声提示：胎儿左侧胸腔中高回声包块（叶内型隔离肺可能）。

【超声图像】

见图4-3-186～图4-3-188。

【超声诊断思路及检查注意事项】

1. 胸腔内及膈下边界清晰高回声病灶在除外肺囊腺瘤后，首先应考虑BPS，如内部血供来源于主动脉则基本可较明确诊断。

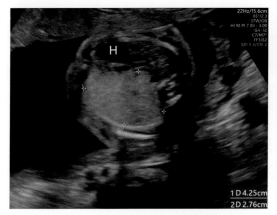

图4-3-186　胎儿左侧胸腔内中高回声包块，心脏受挤压向右侧移位

H：心脏

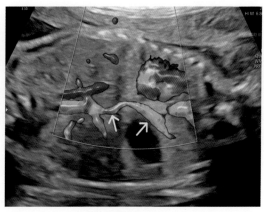

图4-3-187　可见来源于腹主动脉血供（白色箭头所示）穿过膈肌进入包块内

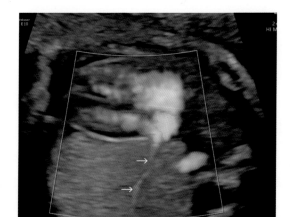

图4-3-188　该包块内静脉（白色箭头所示）回流入左肺静脉

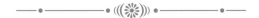

2. 探查内部静脉回流也很重要，该案例包块内静脉回流至肺静脉，属于叶内型BPS，这种情况相当于右向左分流，如静脉回流量较大可能致出生后血氧较正常低。

3. 胸腔内BPS血供可来源于腹主动脉或其分支并穿过膈肌进入病灶，供血动脉常走行迂曲，需要连续动态仔细探查。

（三）先天性膈疝

先天性膈疝是膈的发育缺陷导致腹腔内容物疝入胸腔，大多发生于左侧，少数发生于右侧或双侧，伴发以下情况常提示预后不佳：合并其他结构异常，疝入物较多压迫肺致肺明显发育不良，压迫心脏并影响上、下腔静脉回流致胎儿水肿等。

1. 超声诊断要点及声像图特征

（1）产前完整显示膈肌非常困难，且即使超声显示膈肌完整亦不能除外膈疝可能。

（2）只有当腹腔内容物疝入胸腔时膈疝才可能经超声诊断。左侧膈肌缺损多见，右侧缺损少见，双侧缺损罕见。如缺损发生于左侧，心脏左侧多可见胃泡无回声，也可见蠕动肠管回声，部分左侧膈疝仅见肠管疝入；如发生于右侧，疝入胸腔脏器主要为肝右叶，肝回声与肺回声接近，可使用彩色多普勒显示疝入胸腔内实质回声内部血流与膈下脐静脉是否相通，如相通即为肝内门静脉，从而证明疝入实质为肝。

（3）胸腔内肺、心脏等常受压移位。

（4）腹围常因腹腔脏器疝入胸腔而减小。

（5）部分膈疝为交通性的，即疝入胸腔内容物可随腹腔压力改变往复于胸腹腔之间。

（6）疝入胸腔内容物如压迫心脏可致胎儿水肿，压迫食管使吞咽困难致羊水过多。

（7）可伴发隔离肺。

（8）评估左侧膈疝时右侧肺发育程度使用肺头比（LHR）=（右侧肺左右径×前后径）/胎儿头围（单位mm）。LHR≥1.4时说明右侧肺发育尚可，测量切面为四腔心切面。

2. 鉴别诊断 需要与肺囊腺瘤及膈膨升鉴别。

（1）膈疝时膈肌回声可见部分缺失，胸腔内异常回声如为胃泡及肠管时其内部可见蠕动且血供来源于腹主动脉，而CCAM内囊性结构不会蠕动且血供来源于肺动脉。

（2）膈膨升时虽然胸腔内心脏旁也可见胃泡等回声，但膈肌可完整显示，矢状切面可显示膨升侧膈肌水平明显抬高。

3. 示例

> **案例 62** 左侧膈疝

【临床资料】

刘×，女，32岁，G_2P_0，既往体健，NIPT筛查低风险，早孕期超声筛查未见明显异常。现孕20^{+3}周，核对孕周无误，医师开具中孕期常规超声筛查检查单。

【超声检查方法及所见描述】

经腹部超声检查。超声描述：胎儿左侧胸腔可探及胃泡及肠管回声，心脏略向右侧移位，肺头比约为1.24，左侧膈肌可见回声中断。超声提示：胎儿左侧膈疝。

【超声图像】

见4-3-189、图4-3-190。

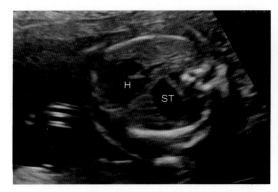 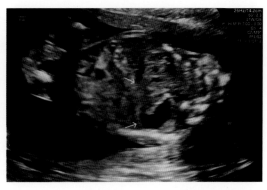

图4-3-189 胎儿左侧胸腔可探及胃泡及肠管回 声，心脏略向右侧移位

ST：胃泡；H：心脏

图4-3-190 矢状切面显示左侧膈肌局部回声中 断（白色箭头所示）

【超声诊断思路及检查注意事项】

1. 胸腔内发现腹腔内脏器及心脏移位是诊断膈疝的重要指征。

2. 膈肌显示完整也不能除外膈疝可能，诊断膈疝最重要的依据为胸腔内探查到疝入腹腔脏器。

3. 右侧膈疝裂孔部位偏后时可仅表现为右肾疝入胸腔而肝未疝入。

4. 可合并隔离肺。

5. 肝疝入胸腔常提示预后不良。

6. 膈肌缺损较小且腹腔压力不够大时，腹腔脏器可不疝入胸腔，当腹腔压力足够大时才可能致腹腔脏器疝入胸腔。

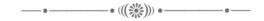

（四）胸腔积液

胸腔积液是指在胎儿发育过程中因各种病因引起的异常液体聚集在胸膜腔内，分为原发性和继发性胸腔积液。胎儿胸腔积液诊断较容易，但区分原发性及继发性较困难。原发性胸腔积液常为乳糜胸；继发性胸腔积液常为免疫性或非免疫性胎儿水肿的表现之一，常合并其他畸形，预后不良。

1. **超声诊断要点及声像图特征**

（1）胸腔内探及片状无回声区，可于单侧胸腔探及，也可于双侧胸腔均探及。

（2）大量胸腔积液时，心脏可向对侧移位，同侧及对侧肺受压变小；双侧胸腔积液量较均衡时心脏可不移位，但肺受压变小。

（3）继发性胸腔积液常继发于胎儿水肿，且此时多为双侧胸腔积液。

2. **鉴别诊断** 产前超声诊断胸腔积液比较容易，但区分是原发性还是继发性并确定病因常较困难。

3. 示例

案例 63　胸腔积液

【临床资料】

吴××，女，40岁，G_4P_2，既往因宫颈上皮内瘤变（CIN）Ⅱ级行宫颈锥切术，羊水穿刺染色体核型分析未见明显异常，早孕期及中孕期超声筛查未见明显异常。现孕31^{+1}周，核对孕周无误，医师开具晚孕期常规超声筛查检查单。后续超声复查胸腔积液进展为双侧（右侧居多）且积液量持续增加，羊水量亦持续增加至羊水指数31cm。出生后新生儿重度窒息，给予急诊胸腔穿刺抽取积液后有所缓解，后转至专科医院治疗，临床诊断原发性胸腔积液（乳糜胸）。

【超声检查方法及所见描述】

经腹部超声检查。超声描述：胎儿右侧胸腔内可见片状不规则无回声，最大深度约为1.9cm；胎儿胸壁皮肤及皮下组织增厚，最厚处厚约1.1cm；羊水指数为25.8cm。超声提示：胎儿水肿——右侧胸腔积液、胸壁皮肤及皮下组织增厚，羊水过多。

【超声图像】

见图4-3-191、图4-3-192。

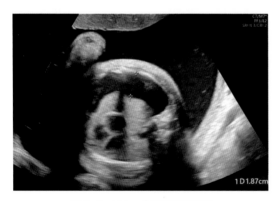 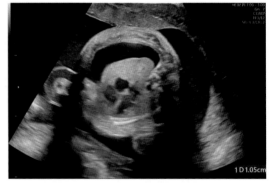

图4-3-191　**右侧胸腔积液**　　　　　图4-3-192　**胸壁皮肤及皮下组织增厚**

【超声诊断思路及检查注意事项】

1. 单侧胸腔积液增加染色体异常（如Turner、21-三体等）风险，双侧胸腔积液常伴发其他畸形及异常，尤其是易导致胎儿水肿的畸形及异常［如胎儿胸腔占位、心脏结构异常、贫血、感染、泌尿系异常、胎盘较大血管瘤、胎儿体内存在较大血液分流（如肝外型门静脉—体静脉分流）及具有较大动静脉瘘占位（如Galen静脉瘤）等］。因此探查到胸腔积液时需要对胎儿进行全面系统超声检查，除外其他畸形及染色体相关结构异常，争取寻找到病因。

2. 胎儿胸腔积液预后与发生时间、积液量、是否合并胎儿水肿及其他结构异常等相关。如胸腔少至中量积液且不合并胎儿水肿、染色体异常及其他结构异常，则预后较好；大量胸腔积液导致肺发育不良、心脏受压致收缩舒张功能受限、上下腔静脉受压致血液回流受阻，发生越早预后越差，伴发胎儿水肿预后最差；伴发其他结构畸形预后差。

3. 原发性胸腔积液常出现于晚孕期，孕期部分可自行消失，积液量不多且无明显心、肺压迫则预后较好。该案例为原发性胸腔积液，孕晚期右侧胸腔首发，后进展为双侧且积液量持续增加，胸腔积液压迫上下腔静脉导致胎儿水肿。

4. 产前大量胸腔积液产后可因肺发育不良而致呼吸窘迫，因此产前需要进行评估，如条件允许可进行产时气管插管以避免出生后新生儿严重窒息，为后续治疗争取时间。

5. 测量胸腔积液时，在胸腔横切面，垂直于胸壁测量积液最大深度。

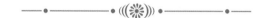

（五）先天性高位呼吸道梗阻或闭锁

多为喉和气管闭锁，肺内液体积聚，预后很差，因无法呼吸出生后短时间内死亡。

1. 超声诊断要点及声像图特征

（1）双肺对称性增大，肺实质回声因大量内含液体的小气道或肺泡扩张而反射增多导致增强。

（2）梗阻远端气管及左右主支气管多明显扩张。

（3）膈肌受压向腹腔移位。

（4）压迫食管导致羊水过多。

（5）心脏无明显位移，但心胸比减小，这一点很重要，因高位气道梗阻时双肺回声有时仅表现为略增强，没有占位感，但此时双肺体积是增大的，因此检查时第一印象便是心胸比小，但心脏大小其实是正常的。

（6）增大肺压迫上下腔静脉时可导致胎儿水肿。

2. 鉴别诊断 因胸腔占位常为单侧，几乎没有双侧且如此对称的，因此该畸形超声图像具有典型特征，诊断较明确。

3. 示例

案例64 喉闭锁

【临床资料】

关××，女，38岁，G₂P₁，既往体健，NIPT筛查低风险，早孕期超声筛查未见明显异常。现孕23⁺⁶周，核对孕周无误，医师开具中孕期超声筛查检查单。

【超声检查方法及所见描述】

经腹部超声检查。超声描述：胎儿双肺回声增强，体积增大，左肺大小约为4.8cm×3.2cm×2.0cm，右肺大小约为4.8cm×3.3cm×1.9cm，气管与会厌部未见明显相通，气管及左右主支气管增宽，气管内径约0.41cm，右主支气管内径约0.15cm，左主支气管内径约0.19cm；上下腔静脉增宽，下腔静脉近右心房处内径约0.40cm，上腔静脉近右心房处内径约0.33cm；心脏未见明显位移，心胸面积比约为0.22；腹腔内可见游离液性暗区，最大深度约为1.1cm；头颈部皮肤及皮下组织增厚，最厚处厚约1.6cm。超声提示：胎儿双肺回声增强、气管及左右主支气管增宽——考虑喉-气管闭锁可能，胎儿上下腔静脉增宽，胎儿水肿（头颈部皮肤及皮下组织增厚、腹腔积液）。

【超声图像】

见图4-3-193～图4-3-196，视频4-3-21。

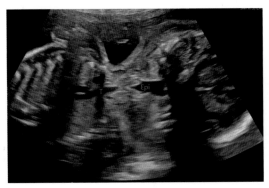

图4-3-193　气管与会厌部未见明显相通

Epi：会厌部；T：气管

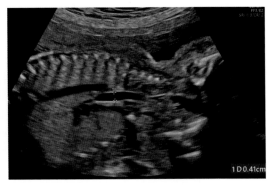

图4-3-194　气管增宽

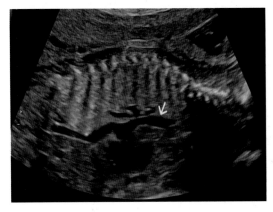

图4-3-195　增宽上腔静脉（白色箭头所示）及下腔静脉（蓝色箭头所示）

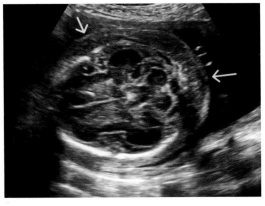

图4-3-196　头颈部皮肤及皮下组织增厚（白色箭头所示）

视频4-3-21　**双肺增大且回声增强，腹腔积液**

【超声诊断思路及检查注意事项】

1. 双侧肺体积对称性增大且回声增强、气管及左右支气管扩张为典型超声表现。

2. 心脏与胸腔相比明显"减小"，不是心脏小了，而是双侧肺增大。

3. 如增大肺压迫上下腔静脉，易导致胎儿水肿。

4. 双侧肺内部血流常未受明显影响，因此对诊断及鉴别诊断无太大意义。

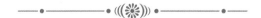

（六）支气管囊肿

支气管囊肿是胚胎早期前肠腹侧肺芽或气管、支气管树分支发育异常所致，表现为单个或多个，直径大小不一。囊肿常黏附于气管或支气管壁，绝大多数与其不相通，而极少一部分可相通。

1. **超声诊断要点及声像图特征**

（1）胸腔内多发生于气管、支气管或肺门旁的单发或多发囊性包块，壁薄、透声较好，大小不定，多位于纵隔中线气管旁。

（2）因囊肿常与气管及支气管不相通，因此多数情况下囊肿与气管或支气管的关系难以确定，若产前超声能观察到囊性包块与气管或支气管相通，则可直接诊断。

（3）囊肿较大时可引起心脏移位。

（4）囊肿内部未见血流信号。

2. **鉴别诊断**　与肺囊腺瘤相鉴别，晚孕期肺囊腺瘤边界因正常肺组织回声增强而较难清晰显示，其内的囊性结构与支气管囊肿较难鉴别，一是观察囊肿位置，支气管囊肿位置通常靠近气管、支气管及肺门处，而肺囊腺瘤内囊性结构位于肺实质内；二是可参考中孕期图像。

3. 示例

案例 65 支气管囊肿

【临床资料】

赵××，女，35岁，G_2P_1，既往体健，NIPT筛查低风险，早孕期超声筛查未见明显异常，中孕期超声筛查提示右侧支气管囊肿可能。现孕27^{+2}周，核对孕周无误，医师开具产前诊断超声检查单。

【超声检查方法及所见描述】

经腹部超声检查。超声描述：胎儿右侧胸腔近肺门旁可见范围约1.2cm×0.8cm×0.5cm不规则无回声，内透声较好，形态不规整，周边可见数个"毛刺"样回声，可见其与右主支气管相通，CDFI：其内及周边未见明显血流信号。超声提示：胎儿右侧胸腔近肺门旁囊性包块（右侧支气管囊肿可能）。

【超声图像】

见图4-3-197，视频4-3-22、视频4-3-23。

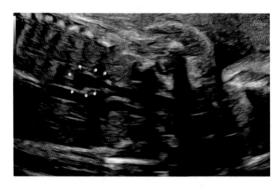

图4-3-197　胸部冠状切面显示右侧胸腔近肺门旁形态不规则囊性占位（白色注释标注）与右主支气管（红色箭头所示）相通

视频4-3-22　胸部横切面显示右侧胸腔近肺门旁囊性占位

视频4-3-23　胸部冠状切面显示右侧胸腔近肺门旁囊性占位与右主支气管相通

【超声诊断思路及检查注意事项】

1. 胸腔内发生于气管、支气管或肺门旁的单发或多发壁薄、透声较好的囊性包块是超声诊断要点。

2. 观察囊性包块与气管、支气管是否相通，如相通则诊断明确。

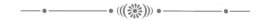

（七）肺发育异常

胎儿呼吸运动减退、羊水量、肺内液体在气道内产生排出动态平衡异常、胸腔容积及胸腔内肿块压迫均会对胎儿肺发育产生影响。可分为肺发育不良和肺不发育，前者常为继发性，后者常为肺血管发育异常或遗传因素所致，为原发性。肺发育不良越严重，出生后预后越差。

1. 超声诊断要点及声像图特征

（1）肺体积减小。

（2）原发性的常胸廓减小，绝大多数情况胸廓大小与肺大小成正相关。

（3）膈疝、肺囊腺瘤等占位压迫心脏时，心脏位移越明显肺发育不良越明显。

（4）如一侧肺或双侧肺及同侧或双侧气管、肺血管缺如，则为单侧或双侧肺不发育。

2. 鉴别诊断　胸腔内心底前方胸腺易与肺相混淆，可根据位置及内部血供来源相鉴别。

3. 示例

案例66 右肺动脉狭窄并右肺发育不良

【临床资料】

王××，女，31岁，G_2P_0，既往体健，NIPT筛查低风险，早孕期超声筛查未见明显异常。现孕23^{+0}周，核对孕周无误，医师开具中孕期超声筛查检查单。

【超声检查方法及所见描述】

经腹部超声检查。超声描述：胎儿心脏右移，大部分位于右侧胸腔内，心尖指向左侧，心轴及心胸比例在正常范围，心脏左右房室对称，各心腔内径大致正常，肺动脉起源于右心室，主、肺动脉呈"十"字交叉走行，肺动脉瓣环处、主肺动脉及左肺动脉内径正常，右肺动脉内径狭窄，右肺动脉内径约为0.7mm，左肺动脉内径约为1.7mm；右肺体积小，大小约为2.6cm×1.4cm×1.0cm，左肺大小在正常范围。超声提示：胎儿心脏异常声像——右肺动脉狭窄、心脏右移，胎儿右肺发育不良。

【超声图像】

见图4-3-198、图4-3-199。

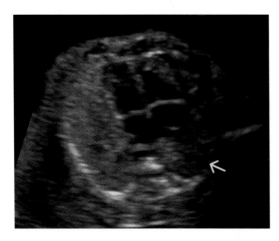

图4-3-198　右肺（白色箭头所示）小，心脏向右侧胸腔移位

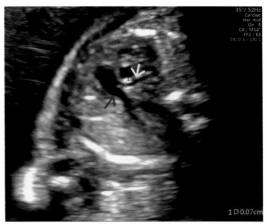

图4-3-199　右肺动脉狭窄（白色箭头所示），左肺动脉内径正常（蓝色箭头所示）

【超声诊断思路及检查注意事项】

1. 肺体积小为最直接超声表现。

2. 如单侧肺发育异常，常伴有心脏移位。

3. 肺体积小时，如除外继发因素所致，必须仔细探查患侧肺动脉发育情况。

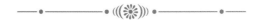

六、胎儿消化系统畸形

（一）十二指肠闭锁与狭窄

十二指肠闭锁与狭窄是胎儿最常见的消化道梗阻，普遍认为十二指肠腔化障碍是导致该畸形的主要原因，环状胰腺、肠旋转不良等也可导致十二指肠狭窄。单发十二指肠闭锁与狭窄预后较好，但因羊水过多有早产风险，伴发其他畸形及染色体异常者预后不佳。

1. 超声诊断要点及声像图特征

（1）胃及十二指肠近段明显扩张，上腹部横切面可见典型"双泡"征，位于左侧扩张无回声为胃泡，位于右侧扩张无回声为扩张十二指肠，胃泡向下蠕动时两者相通。

（2）胃泡及扩张十二指肠蠕动亢进。

（3）羊水过多。

（4）彩色多普勒低速标尺显示：胃幽门处可见十二指肠内容物反流至胃泡。

2. 鉴别诊断　结肠扩张时，尤其是横结肠扩张时，超声可显示胃泡与扩张结肠相邻切面，但两者不相通是鉴别要点。

3. 示例

案例67　十二指肠闭锁或重度狭窄

【临床资料】

智××，女，37岁，G_4P_1，早孕期诊断亚临床甲减，羊水穿刺染色体核型分析未见异常，早孕期超声筛查未见明显异常。现孕23^{+5}周，核对孕周无误，医师开具中孕期超声筛查检查单。晚孕期诊断羊水过多且羊水指数持续增大，分娩时羊水总量估计3000ml。

【超声检查方法及所见描述】

经腹部超声检查。超声描述：胎儿十二指肠可见扩张，扩张十二指肠范围约1.6cm×1.0cm，其与胃泡相通形成"双泡"征，胃泡蠕动亢进，CDFI：低速条件可显示十二指肠内容物逆流至胃泡。超声提示：胎儿十二指肠闭锁或重度狭窄。

【超声图像】

见图4-3-200，视频4-3-24。

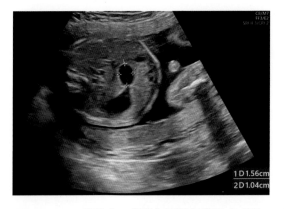

图4-3-200　扩张十二指肠与胃泡相通形成"双泡"征

视频4-3-24　低速条件显示胃内容物经幽门进入十二指肠（蓝色）后立即部分反流（红色）回胃泡

【超声诊断思路及检查注意事项】

1. 上腹部横切面显示"双泡"征为该畸形的典型超声表现。

2. 胎儿腹部斜切时，膀胱可与胃泡于同一切面显示，当膀胱及胃泡充盈明显时，膀胱上缘可非常接近胃泡下缘，但两者不会相通。

3. 中晚孕期十二指肠部分时间可局段充盈显示，属于正常范围，但胃泡及十二指肠均未见明显扩张及蠕动亢进。

4. 少部分十二指肠闭锁与狭窄胎儿因将羊水呕吐出胃泡，胃泡大小可一过性正常，但羊水过多存在，因此对于羊水过多胎儿即使胃泡大小正常也应仔细探查胃泡远端肠管有无扩张。

5. 如扩张肠管发生穿孔，则无法探及"双泡"征，但腹腔可见游离积液。

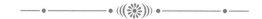

（二）食管闭锁

食管闭锁是新生儿严重先天性畸形之一，食管闭锁处超声常难以显示，只能依靠胃泡不充盈作为间接诊断征象，但食管闭锁大多数伴有气管食管瘘，胃泡可充盈，因此产前明确诊断较困难。不伴其他畸形预后较好，伴发其他畸形预后不佳。

1. **超声诊断要点及声像图特征**

（1）胃泡小或不显示，少部分胃泡大小可正常。

（2）羊水过多，常于中晚孕期发生。

（3）部分病例可见闭锁以上食管因梗阻呈囊袋状，此为诊断直接征象，囊袋状下缘为食管中断处。

（4）少数情况可探及气管与食管相通。

2. **鉴别诊断**　与胃泡排空后相鉴别，超声检查时如发现胃泡不显示或小，需要嘱孕妇间隔30分钟后复查，如复查可见胃泡充盈良好则可基本排除此畸形；如反复观察胃泡大小形态均无明显改变，需要高度警惕食管闭锁可能，并进一步扫查。

3. **示例**

案例68　食管闭锁

【临床资料】

马××，女，28岁，G_1P_0，既往体健，NIPT筛查低风险，早孕期超声筛查未见明显异常，中孕期超声筛查提示胎儿胃泡未显示。现孕25^{+6}周，核对孕周无误，医师开具产前诊断超声检查单。

【超声检查方法及所见描述】

经腹部超声检查。超声描述：经反复观察胎儿腹部未探及明确充盈胃泡回声，颈部气管后方部分时段可探及扩张囊袋样无回声，其末端圆钝，大小约为1.4cm×0.6cm，无回声囊壁可见肌样结构。超声提示：胎儿未探及明确充盈胃泡回声、颈部气管后方囊性包块——综上考虑食管闭锁可能。

【超声图像】

见图4-3-201、图4-3-202，视频4-3-25。

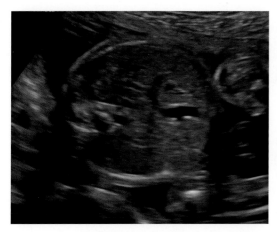 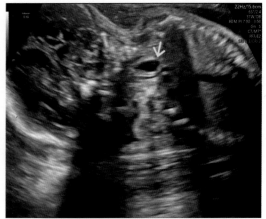

图4-3-201 胎儿腹部未探及明确充盈胃泡回声　　图4-3-202 颈部气管后方扩张囊袋样无回声（白色箭头所示），其末端圆钝

视频4-3-25 颈部气管后方扩张囊袋样无回声，其末端圆钝

【超声诊断思路及检查注意事项】

1. 食管呈囊袋状扩张为诊断该畸形特征性超声表现，但因食管闭锁部分分型具有气管食管瘘及食管囊袋状扩张会反流等原因常难以显示。该案例胃泡多次复查不显示，偶然探及食管囊袋状扩张，但很快因囊袋内容物发生反流而消失，间隔一段时间再次出现。此外，胃泡不显示或小是诊断该畸形的重要间接指征，遇到此类情况一定需要反复观察，如胃泡大小形态均无明显变化需要考虑存在食管闭锁可能。

2. 胃泡不显示或小亦可能为周边占位压迫或支配吞咽的神经肌肉发育异常等原因造成。

3. 中孕期食管闭锁伴食管气管瘘者羊水量可正常，晚孕期方可表现出羊水多。

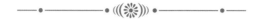

（三）小肠闭锁

可能系肠管局部血循环中断导致，部分可出现不同程度肠管短缩，也可能系遗传因素致肠管腔化障碍。可发生于小肠任何部位，单独发生如无肠穿孔并发胎粪性腹膜炎者大部分预后良好。

1. 超声诊断要点及声像图特征

（1）扩张肠管位于中腹部，内径＞7mm，但肠管扩张严重时扩张小肠可达腹腔周边，扩张肠管呈一圈套一圈的"同心圆"状排列。

（2）常于中孕期发现，结肠直肠梗阻致结肠直肠肠管扩张常于晚孕期发现。

（3）扩张肠管内径呈进行性增加。

（4）扩张肠管可见蠕动亢进。

（5）扩张肠管最远端可见圆弧形断端样回声。

（6）扩张肠管穿孔时可有较大量腹腔积液及包裹性积液，少部分腹腔可探及点片状强回声。

（7）中晚孕期部分可出现羊水过多。

2. 鉴别诊断

（1）结肠扩张：结肠梗阻导致肠管扩张常于晚孕期发现甚至出生前都不典型，这是因为胃泡与小肠具有吸收及一定容受性功能，中孕期结肠尚不会过度充盈。此外，小肠闭锁肠管扩张呈一圈套一圈的"同心圆"征，而扩张结肠分布于腹腔左右边缘、肝下及下腹，不会出现一圈套一圈情况。

（2）输尿管扩张：扩张输尿管呈纵行走行，上端连于肾，下端连于膀胱。

（3）腹腔内其他囊性占位：腹腔内囊性占位较局限，亦无蠕动。

3. 示例

案例69　小肠闭锁

【临床资料】

李××，女，30岁，G_2P_0，既往体健，NIPT筛查低风险，早孕期超声筛查未见明显异常，中孕期超声筛查提示肠管局段增宽。现孕25^{+2}周，核对孕周无误，医师开具产前诊断超声检查单。引产后病理提示小肠局段闭锁，该段未见管腔形成。

【超声检查方法及所见描述】

经腹部超声检查。超声描述：胎儿中腹部可见增宽肠管回声，肠管最宽处内径约1.25cm，扩张肠管一圈套一圈呈"同心圆"状排列并蠕动亢进，扩张肠管远端未见明显充盈肠管回声。超声提示：胎儿中腹部肠管局段增宽——考虑小肠闭锁可能。

【超声图像】

见图4-3-203，视频4-3-26。

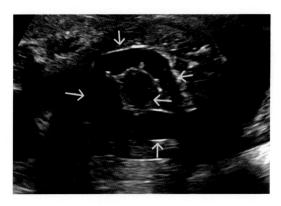

图4-3-203　腹部横切面显示小肠扩张（白色箭头所示）呈"同心圆"征

视频4-3-26　扩张肠管呈"同心圆"状排列并蠕动亢进

【超声诊断思路及检查注意事项】

1. 中孕期中腹部出现呈"同心圆"样扩张且蠕动亢进肠管回声是诊断该畸形重要的超声表现。

2. 出现孕周对于该畸形诊断很关键，多于中孕期诊断。该案例于中孕期诊断，因此考虑小肠闭锁可能性大。

3. 动态扫查探及扩张肠管远端圆弧形断端样回声对诊断小肠闭锁有价值。

4. 肠管扩张严重时因充满腹腔而达腹腔边缘，此时结肠常充盈不明显，因此易误诊为结肠扩张。

5. 肠管穿孔后腹腔内可出现由腹膜包裹腹腔积液而成的包裹性积液，需要与扩张肠管相鉴别，包裹性积液无肠蠕动。

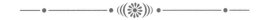

（四）结肠闭锁与狭窄

较小肠闭锁少见，多与病变肠管血供障碍有关，也可由腹裂、脐膨出等引起。一般不合并染色体异常，如不合并其他畸形及染色体异常，新生儿术后预后较好。结肠闭锁或狭窄时，因肠管具有吸收功能，因此近段结肠可扩张也可不扩张，产前较难明确结肠闭锁与狭窄的诊断，且诊断孕周大多位于孕晚期。

1. **超声诊断要点及声像图特征**

（1）腹腔周边可见扩张肠管（孕足月时肠管内径＞2.0cm，中孕期筛查时＞0.7cm），扩张肠管内透声常不佳，可见密集点状回声或散在星点状高回声，可见结肠带回声。

（2）近段扩张肠管如出现穿孔，可出现腹腔积液，另腹腔内可见多发点片状强回声，为胎粪性腹膜炎超声表现。

（3）可见扩张肠管蠕动亢进。

（4）结肠闭锁时扩张肠管最远端可见圆弧形断端样回声。

（5）一般不会引起羊水过多。

2. **鉴别诊断**　结肠闭锁与狭窄时近段肠管扩张需要与小肠扩张鉴别，结肠扩张常于晚孕期发现，扩张肠管位于腹腔周边且其内可见结肠带，小肠扩张可位于中腹也可位于腹腔周边，但呈一圈套一圈的"同心圆"征排列。

3. **示例**

案例 70　**结肠膜状闭锁**

【临床资料】

刘×，女，32岁，G_2P_1，既往体健，唐氏筛查低风险，早孕期及中孕期超声筛查未见明显异常。现孕31^{+4}周，核对孕周无误，医师开具常规产前超声检查单。后续复查超声提示胎儿肠管增宽及腹腔积液量逐渐加重并胎死宫内。引产后病理提示结肠膜状闭锁。

【超声检查方法及所见描述】

经腹部超声检查。超声描述：胎儿腹腔周边可见扩张肠管回声，内透声不佳，可见密集点状回声及少许星点状高回声，肠管最宽处内径约为3.1cm；腹腔内可见最大深度约为0.8cm不规则无回声暗区；可探及肛门部位"靶环"征结构。超声提示：胎儿结肠增宽——考虑结肠狭窄或闭锁可能。

【超声图像】

见图4-3-204、图4-3-205。

【超声诊断思路及检查注意事项】

1. 晚孕期腹腔周边可见扩张肠管回声且内部透声不佳为超声诊断重要线索。

2. 部分结肠闭锁与狭窄病例结肠未见明显增宽，尤其是闭锁与狭窄部位较低者。

3. 肠管闭锁与狭窄发生位置越低，超声发现孕周越晚，羊水过多发生概率越低。

4. 个别胎儿产前结肠可略增宽，出生排便后可恢复正常。

5. 结肠明显扩张时，结肠带常难以显示。该案例结肠带就难以探及。即使结肠未见增宽，结肠带亦不易探及。

6. 动态扫查探及扩张肠管远端圆弧形断端样回声对诊断结肠闭锁有价值。

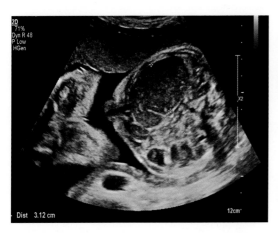 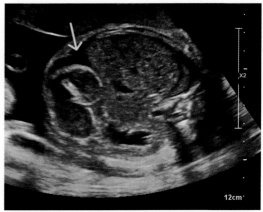

图4-3-204　腹部横切面显示腹部周边结肠增宽，内透声不佳，可见密集点状回声及少许星点状高回声　　图4-3-205　腹部横切面显示腹腔可见少许积液（白色箭头所示）

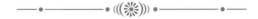

（五）肛门闭锁

产前检出率较低，主要原因是胎儿吞咽的羊水大部分可由小肠、结肠吸收，此外，肛门闭锁常伴有阴道直肠瘘，因此产前大多不会导致肠管扩张，也不会有羊水过多。

1. **超声诊断要点及声像图特征**

（1）大多数肠管未见明显扩张，少部分结、直肠可见扩张，且大多于晚孕期方可有所表现。胎儿结肠内径在孕25周左右不超过7mm，孕足月一般不超过18mm。

（2）部分肛门闭锁病例肛门低回声"靶环"征消失，但对于肛门低回声"靶环"征存在但肛管内膜状闭锁者此方法无效。

2. **鉴别诊断**　与生理性肠管扩张往往难以鉴别，可尝试探查肛门"靶环"征进行鉴别，但"靶环"征存在亦不能除外肛门闭锁。

3. 示例

案例71 VACTERL综合征

【临床资料】

王××，女，31岁，G_2P_0，既往体健，NIPT筛查低风险，早孕期超声筛查未见明显异常。现孕23^{+0}周，核对孕周无误，医师开具中孕期超声筛查检查单。

【超声检查方法及所见描述】

经腹部超声检查。超声描述：胎儿右肾大小约为5.0cm×3.6cm×3.7cm，右肾上缘达膈肌、下缘并突向右侧胸腔，内可见多个大小不等无回声，无回声之间未见明显相通，右侧输尿管全程迂曲扩张，最宽处宽约1.6cm，CDFI：右肾实质可见少许血流信号。左肾大小约为3.7cm×2.9cm×2.0cm，左肾肾盂分离宽约1.3cm，可见部分肾盏扩张，肾实质最薄处厚约0.2cm，左侧输尿管全程迂曲扩张，最宽处宽约0.5cm，CDFI：左肾内血流未见异常。膀胱明显增大，大小约为7.2cm×5.2cm×3.5cm，膀胱壁增厚，检查期间反复探查，膀胱大小及形态未见明显变化，后尿道扩张呈"钥匙孔"征，阴茎海绵体内可见范围约1.0cm×0.8cm无回声。脊柱第6至第8胸椎椎体体积小且排列不规整，左侧第6至第8肋骨间距小，可见肋骨融合，骶尾部椎体及椎弓体积及间距小，排列欠规整。心脏三血管气管切面显示肺动脉左侧可见内径约为2.4mm血管短轴回声，其经增宽冠状静脉窦汇入右心房，冠状静脉窦宽约4.4mm。右足呈内翻姿势，右侧足底平面与右侧胫腓骨长轴切面可同时显示。肛门处未探及明确"靶环"征结构。超声提示：胎儿多发畸形——后尿道瓣膜可能（膀胱增大、右肾梗阻性囊性发育不良肾、左肾肾盂肾盏扩张、双侧输尿管扩张）、阴茎囊性占位、脊柱胸椎局段及骶尾部发育不良、左侧第6～8肋骨发育不良、永存左上腔静脉、肛门闭锁可能、右足内翻姿势，综上考虑为VACTERL综合征。

【超声图像】

见图4-3-206～图4-3-210，视频4-3-27。

【超声诊断思路及检查注意事项】

1. 肛门闭锁最直接的超声诊断依据是肛门"靶环"征消失。

2. 少部分病例可有晚孕期结、直肠扩张。

3. 几乎不伴有羊水过多。

4. 因肛门"靶环"征不是产前超声筛查内容，但如结、直肠扩张则需要扫查肛门是否有"靶环"征以除外肛门闭锁可能，不过即使可探及肛门"靶环"征亦不能除外肛门闭锁。

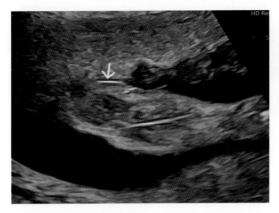

图4-3-206　肛门处未探及"靶环"征，而为线样结构（白色箭头所示）

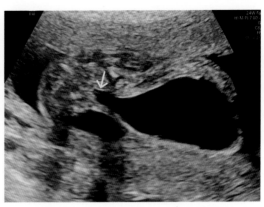

图4-3-207　后尿道扩张呈"钥匙孔"征（白色箭头所示）

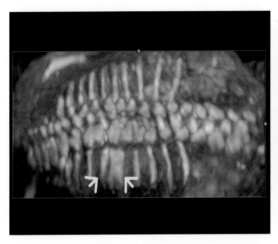

图4-3-208　左侧第6～8肋骨可见融合（白色箭头所示）

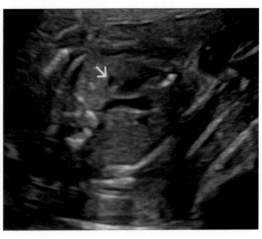

图4-3-209　三血管气管切面显示肺动脉左侧可见永存左上腔静脉短轴回声（白色箭头所示）

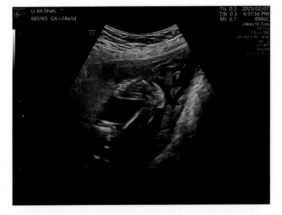

图4-3-210　右足呈内翻姿势，右侧足底平面与右侧胫腓骨长轴切面可同时显示

视频4-3-27　右肾增大，内可见多个大小不等无回声，无回声之间未见明显相通，右侧输尿管全程迂曲扩张

5. 肛门闭锁产前诊断多因可疑泄殖腔相关畸形或VACTERL综合征（包括脊柱、肛门、心、气管、食管、肾、肢体等的多发性先天畸形）等扫查肛门"靶环"征时发现。

—— • ———— • (((❀))) • ———— • ——

（六）胎粪性腹膜炎

多数由胎儿期肠道穿孔胎粪进入腹腔后引起的无菌性化学性腹膜炎，也可由囊性纤维化引起。不合并囊性纤维化及其他结构畸形者预后尚可。

1. **超声诊断要点及声像图特征**

（1）腹腔内可见多个点片状强回声钙化灶，部分后方可伴声影。

（2）腹腔积液。

（3）因肠道闭锁导致肠穿孔者，部分可见扩张肠管。部分病例因肠腔内容物从穿孔处破入腹腔导致肠管萎瘪，闭锁处远端肠管亦因无肠液充盈而萎瘪。

（4）羊水过多。

（5）腹腔积液量较大致膈肌膨向胸腔。

（6）部分病例肠道穿孔时腹膜等可包裹部分肠管和积液形成假性囊肿。

2. **鉴别诊断** 应与先天性宫内感染导致腹腔内钙化灶相鉴别，宫内感染腹腔内钙化灶多为多脏器散发，肝及脾等部位亦可累及。此外，宫内感染也可累及颅内等腹腔外脏器，亦无明显腹腔积液及肠管扩张、萎瘪。

3. **示例**

案例 72 肠道穿孔并胎粪性腹膜炎

【临床资料】

韩××，女，31岁，G_2P_0，既往体健，NIPT筛查低风险，早孕期及中孕期超声筛查未见明显异常。现孕27^{+0}周，核对孕周无误，医师开具常规超声检查单。

【超声检查方法及所见描述】

经腹部超声检查。超声描述：胎儿腹腔内可探及不规则游离液性无回声，无回声最大深度约为3.3cm，胃泡可见且充盈尚可，肠管内均未探及明确肠液充盈，肠管表面可见点片状高回声，腹腔内紧贴胃泡及胆囊下方可见范围约6.3cm×3.8cm无回声，内见点片状中等回声沉积，反复观察该无回声未探及蠕动，CDFI：其内未见血流信号。超声提示：胎儿腹腔积液及稀疏点片状高回声、胎儿腹腔囊性占位待查（假性囊肿可能）、胎儿未探及肠液充盈的肠管回声，综上考虑胎儿肠道穿孔并胎粪性腹膜炎可能。

【超声图像】

见图4-3-211～图4-3-213。

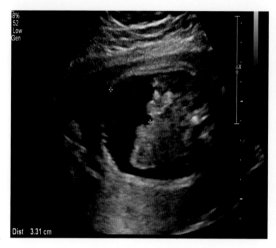

图4-3-211 腹部横切面测量腹腔积液最大深度

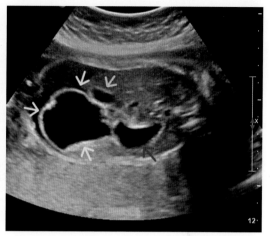

图4-3-212 腹腔内紧贴胃泡（蓝色箭头所示）及胆囊（黄色箭头所示）下方可见假性囊肿（白色箭头所示）

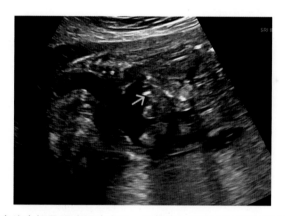

图4-3-213 肠管内均未探及明确肠液充盈，肠管表面可见点片状高回声（黄色箭头所示）

【超声诊断思路及检查注意事项】

1. 腹腔积液、腹腔内钙化灶及肠管未见肠液充盈是超声诊断特征性表现。

2. 腹腔内形成假性囊肿时需要与扩张肠管相鉴别，假性囊肿无肠蠕动且包裹壁无肠管肌性结构。

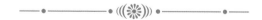

（七）胆囊异常

孕16周后胎儿胆囊基本可显示并测量。胎儿胆囊有一定收缩功能，因此部分胎儿孕期某次检查胆囊不显示，但后续复查胆囊可显示即为正常。胎儿胆囊异常主要有胆囊不显示、胆囊内异常回声、双胆囊及胆囊增大等。除胆道闭锁及先天性囊性纤维化导致胆囊异常外，其他预后均较好。

1. **胆囊不显示** 多因胆囊收缩导致，择期复查后大部分胆囊可显示即提示正常。孕期反复观察胆囊不显示者，其中大部分产后复查胆囊无异常，少部分存在胆道闭锁及囊性纤维化等异常，伴发其他畸形时可合并染色体异常。正常胆囊回声为近肝门处胆囊颈部细窄而远端胆囊底部宽大，同时彩色多普勒无法显示血流信号，部分胆囊体部可见成角、折叠。

（1）超声诊断要点及声像图特征：

①胎儿右上腹腹围横切面略向足侧倾斜时近肝门处未探及明确胆囊回声。

②合并胆道闭锁时部分肝内胆管可见扩张，部分胆道闭锁宫内胆管未见明显扩张。

（2）鉴别诊断：

①胆囊回声需要与胆囊周边门静脉进行鉴别，正常胆囊彩色多普勒无法显示血流信号，而门静脉可显示血流信号。

②偏小胆囊需要与胆总管囊肿相鉴别，胆总管囊肿部位与胆囊接近，但胆总管囊肿形态不规整，周边可见毛刺样胆道回声，但当胆总管囊肿体积较小时周边毛刺样回声不显著，与小胆囊较难鉴别，需要反复观察进行鉴别。

③胎儿晚孕期胆囊收缩不明显，因此部分胎儿胆囊内胆汁浓缩致回声增强，此时胆囊与周边肝回声较接近难以显示，此时需要结合中孕期超声图像，同时仔细扫查是否能在胆囊区扫查到胆囊壁结构也可以进行鉴别。

④胆囊回声需要与周边肠管进行鉴别，肠管可探及蠕动且内部透声中孕晚期较胆囊偏强。

（3）超声诊断思路及检查注意事项：

①胎儿右上腹腹围横切面略向足侧倾斜时肝门处反复探查未探及明确胆囊回声为超声诊断重要线索。

②因中孕期胎儿胆囊缩窄较明显，一次探查不到胆囊不能说明问题，需要择期反复观察。

③即使孕期胆囊均探查不到，根据文献报道及我院随访结果，这部分胎儿绝大部分出生后复查胆囊未见明显异常。

④晚孕期部分胆囊内部透声欠佳，甚至可见多发点片状强回声，考虑可能系胆汁浓缩及成分变化所致。上述情况预后较好，出生摄入乳汁数日后复查基本均可恢复正常。

2.胆囊增大　真正胆囊增大少见，其中少部分由胆道闭锁所致，闭锁部位位于胆囊管远端的胆总管。多数产前胆囊增大仅表现为形态饱满，为正常变异。

（1）超声诊断要点及声像图特征：胎儿腹部横切面略向足侧倾斜获得胆囊最大长轴切面后测量长度、宽度或面积，胆囊呈折叠状者长度为各节段测量后相加，大于同孕周均数的2倍标准差。

（2）鉴别诊断：增大胆囊需要与周边肠管相鉴别，肠管可探及蠕动且内部透声中晚孕期较胆囊偏强。

（3）示例：

案例 73　胆囊增大

【临床资料】

江××，女，30岁，G_1P_0，既往体健，NIPT筛查低风险，早孕期超声筛查未见明显异常。现孕23^{+0}周，核对孕周无误，医师开具中孕期产前超声筛查检查单。孕30周超声检查提示胆囊形态饱满，出生后3天复查胆囊大小形态正常范围。

【超声检查方法及所见描述】

经腹部超声检查。超声描述：胎儿胆囊大小约为3.3cm×0.9cm，内未见明确异常回声，肝内外胆管未见明显扩张。超声提示：胎儿胆囊增大。

【超声图像】

见图4-3-214。

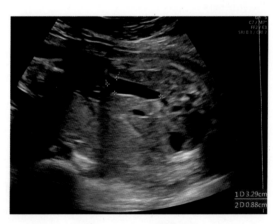

图4-3-214　**胆囊增大**

【超声诊断思路及检查注意事项】

诊断标准：胆囊最大长轴切面测量长和宽或面积大于同孕周均数的2倍标准差，其中胆囊宽径增大更有意义。

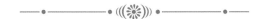

3.双胆囊 少见，预后较好。

（1）超声诊断要点及声像图特征：胎儿右上腹可见2个并列走行胆囊样无回声。

（2）鉴别诊断：需要与腹部其他囊性包块相鉴别。

①胆总管囊肿：胆总管囊肿亦可位于胆囊窝处，但胆总管囊肿形态多不规则，周边可见胆管的毛刺样无回声，同时囊肿不与胆囊呈并列走行。

②周边肠管：肠管可探及蠕动且内部透声中晚孕期较胆囊偏强，同时肠管不与胆囊呈并列走行。

③持续性右脐静脉：持续性右脐静脉内可探及血流信号，而胆囊无法探及。

（3）示例：

案例 74　双胆囊

【临床资料】

谭××，女，36岁，G_2P_1，既往体健，中孕期拒绝羊水穿刺产前诊断，NIPT筛查低风险，早孕期超声筛查未见明显异常。现孕22^{+6}周，核对孕周无误，医师开具中孕期超声筛查检查单。超声筛查后行脐血穿刺，SNP结果提示胎儿染色体1q44存在4.9mb片段缺失，诊断咨询门诊考虑1q44缺失致病性可能性大。

【超声检查方法及所见描述】

经腹部超声检查。超声描述：胎儿右上腹胆囊窝处可见大小分别约为2.3cm×0.6cm及2.2cm×0.5cm 2个胆囊样回声，两者并列走行，其内均未见明确异常回声。超声提示：胎儿双胆囊可能。

【超声图像】

见图4-3-215。

【超声诊断思路及检查注意事项】

1.胎儿右上腹探见2个并行走行胆囊样无回声为超声诊断重要线索。

2.2个并行走行胆囊样无回声大小及透声相近，同时内部均未探及血流。

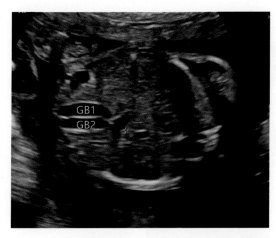

图4-3-215 右上腹胆囊窝处可见2个并列走行胆囊样回声

GB：胆囊

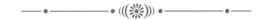

（八）肝内钙化灶

可以发生于肝表面、肝血管内及肝实质内，发生于肝表面的常与胎粪性腹膜炎相关，发生于肝血管内的常与血管内血栓形成有关，发生于肝实质内的常与感染导致缺血坏死及出血有关，部分肝脏肿瘤内部也可见钙化灶。单纯肝内钙化灶预后较好，合并其他部位钙化灶及其他结构异常者预后视伴发异常而定。

1. 超声诊断要点及声像图特征

（1）肝表面或内部点状或团状高回声，较大者后方可伴声影。

（2）肝内钙化灶可发生于肝表面、肝血管内及肝实质内。

2. 鉴别诊断 需要与胆囊内高回声相鉴别，胆囊内高回声位于胆囊窝处，周边可见胆汁样无回声或低回声，以上回声周边可见胆囊壁包裹。

3. 示例

案例 75 肝内钙化灶

【临床资料】

赵×，女，30岁，G_3P_1，既往体健，唐氏筛查低风险，早孕期超声筛查未见明显异常。现孕23^{+2}周，核对孕周无误，医师开具中孕期超声筛查检查单。

【超声检查方法及所见描述】

经腹部超声检查。超声描述：胎儿肝内部紧邻膈下及肝被膜下方可见范围约

1.0cm×0.6cm强回声团，后方伴声影，肝内血管及肝管内径及走行未见明显异常，胎儿腹腔及颅内均未探及异常强回声。超声提示：胎儿肝内钙化灶。

【超声图像】

见图4-3-216、图4-3-217。

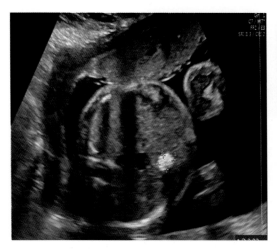
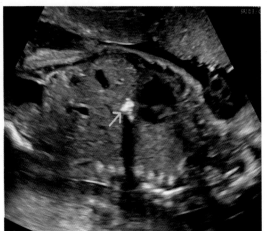

图4-3-216　腹部横切面显示肝内部可见强回声团，后方伴声影

图4-3-217　矢状切面显示肝内部紧邻膈下及肝被膜下方可见强回声团（黄色箭头所示），后方伴声影

案例 76　巨细胞病毒感染

【临床资料】

陈××，女，31岁，G_2P_0，既往体健，早孕期超声筛查未见明显异常，中孕期超声筛查提示胎儿FGR。现孕25^{+2}周，核对孕周无误，医师开具产前诊断超声检查单。后续行羊水穿刺进行病毒检测，结果提示胎儿巨细胞病毒感染。

【超声检查方法及所见描述】

经腹部超声检查。超声描述：胎儿肝内部及周边可见多个点片状高回声；肠管局段管壁可见多个点片状高回声；右侧侧脑室壁可见多个点片状高回声；BPD、HC、AC、FL及EFW超声测值均明显低于M-2SD线；胎盘最厚处厚约4.8cm。超声提示：胎儿FGR，胎儿肝内部及周边、肠管局段及右侧脑室壁多发高回声，胎盘增厚——综上考虑胎儿巨细胞病毒感染可能。

【超声图像】

见图4-3-218～图4-3-220。

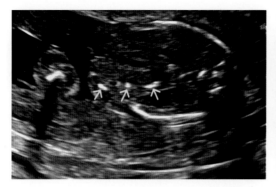

图4-3-218　肝内部及表面多个点片状高回声（白色箭头所示）

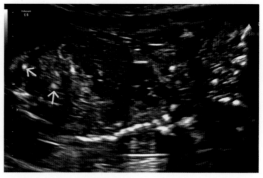

图4-3-219　肠管管壁多发高回声（白色箭头所示）

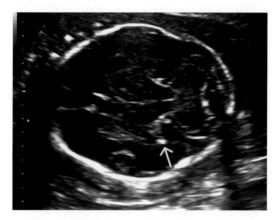

图4-3-220　右侧侧脑室壁点片状高回声（白色箭头所示）

【超声诊断思路及检查注意事项】（案例75、76）

1. 肝表面及肝实质内点状、团状高回声为超声诊断要点。

2. 需要仔细探查肝外是否有钙化灶，单纯肝内钙化灶与多脏器钙化灶预后不同，单纯肝内钙化灶常预后较好，而肝内合并其他多脏器钙化灶常提示胎儿宫内感染，最常见的为巨细胞病毒感染。

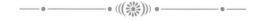

（九）肝内血管畸形

种类繁多，常见为持续性右脐静脉、门静脉-体静脉（体静脉多指肝静脉或下腔静脉）分流及静脉导管异常等。

单纯持续性右脐静脉预后较好。

门静脉-体静脉分流分为肝内型和肝外型，肝内型分流分支数及分流量较少时预后较好，出生后分流处常可自行闭合；肝内型分流分支数及分流量较多时，因门静脉血流大部分直接进入肝静脉导致门静脉灌注血流减少，因而产前肝体积可减小并腹围小，出生后如发生持续性分流并分流量较大时，可引起胆红素持续性增高等一系列症状，需要行手术处理；肝外型门静脉-体静脉分流时可有不同分型，脐静脉可与下腔静脉或其他体静脉直接相连，此时门静脉几乎不发育，肝内仅见肝动脉供血，肝体积小，也可见门静脉部分显示，随后与下腔静脉或其他体静脉直接相连，门静脉部分不发育，上述情况均可导致。肝外型门静脉-体静脉分流因脐静脉或门静脉直接与体静脉相连，可导致胎儿心脏容量负荷增大、心腔增大（右心增大为著），严重时可引起水肿，预后常不佳。

静脉导管异常最多见的是静脉导管缺失及静脉导管连接异常，肝外型门静脉-体静脉分流也是静脉导管缺失的一种情况。静脉导管正常情况下管腔细小呈"沙漏状"，开口处与门静脉窦部相连，另一端与下腔静脉相连。开口处具有括约肌功能，用于调节血流量，当胎儿缺血缺氧时静脉导管加压使门静脉窦部的氧合血经下腔静脉直接打到卵圆孔并进入左心房、左心室以供应心脏及头颈部重要脏器，静脉导管特征性血流频谱表现为"两峰一谷"三相波型。

1. 超声诊断要点及声像图特征

（1）持续性右脐静脉：胎儿腹部胃泡横切面显示与右脐静脉相连的门静脉弧形反向弯向左侧（胃泡侧），胆囊位于脐静脉与胃泡之间或位于脐静脉下方。

（2）门静脉-体静脉分流：

① 肝内型：胎儿肝内近肝被膜处可见管状或囊状异常扩张血管，其为门静脉与肝静脉之间一条或多条异常血管连接，异常连接的肝静脉分支常增宽并于连接处肝静脉端测得门静脉样频谱。

② 肝外型：脐静脉（或门静脉）与下腔静脉（或其他体静脉）直接相连，门静脉完全或部分未发育，常伴右心增大，部分晚孕期可发生水肿。

（3）静脉导管缺失：多切面无法显示静脉导管回声及特征性频谱。

① 脐静脉肝外回流：脐静脉直接连接下腔静脉或其他体静脉，此型即为肝外型门静脉-体静脉分流的一种类型，可见右心增大及胎儿水肿。

②脐静脉肝内回流：脐静脉只与肝内门静脉相连，但不发出静脉导管。

（4）静脉导管连接异常：可探及静脉导管回声及静脉导管频谱，但部分静脉导管距下腔静脉右心房入口处一段距离即汇入下腔静脉，还可见静脉导管与冠状静脉窦相连，此时冠状静脉窦增宽。

2. 鉴别诊断

（1）持续性右脐静脉需要与右心异构时中位肝内门静脉走行（门静脉左外支与门静脉

右支主干粗细及走行基本左右对称）相鉴别。鉴别要点：中位肝时肝居中且左右叶大致对称，而持续性右脐静脉肝形态正常，即大部分位于右上腹且肝右叶大于肝左叶。

（2）静脉导管异常连接冠状静脉窦需要与可导致冠状静脉窦增宽的完全性心内型肺静脉异位引流及永存左上腔静脉相鉴别，完全性心内型肺静脉异位引流除冠状静脉窦增宽外，还可见左房顶部光滑，共同静脉腔注入冠状静脉窦，而永存左上腔静脉在肺动脉左侧可探及左上腔静脉。

（3）静脉导管缺失并脐静脉肝内回流需要与孕足月部分胎儿静脉导管细窄或闭锁相鉴别，后者门静脉窦部与下腔静脉间可见静脉导管回声但内径狭细，血流极其细窄或消失，考虑系孕足月脐静脉经静脉导管分流量下降所致，此为正常现象。

3. 示例

案例 77　持续性右脐静脉

【临床资料】

曹×，女，31岁，G_2P_1，既往体健，NIPT筛查低风险，早孕期超声筛查未见明显异常。现孕23^{+1}周，核对孕周无误，医师开具中孕期超声筛查检查单。

【超声检查方法及所见描述】

经腹部超声检查。超声描述：胎儿腹部横切面显示门静脉窦部管状弧形弯曲朝向胎儿左侧，胆囊位于脐静脉下方。超声提示：胎儿持续性右脐静脉。

【超声图像】

见图4-3-221。

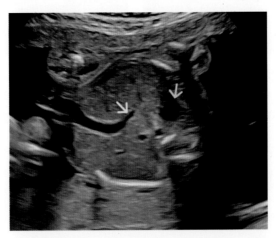

图4-3-221　腹部横切面显示门静脉窦部管状弧形弯曲(白色箭头所示）朝向胎儿左侧（黄色箭头所示为胃泡）

案例 78 双脐静脉

【临床资料】

杨××，女，31岁，G_1P_0，既往体健，NIPT筛查低风险，早孕期及中孕期超声筛查未见明显异常，孕30周超声提示胎儿肝内脐静脉异常分支走行。现孕32^{+3}周，核对孕周无误，医师开具产前诊断超声检查单。

【超声检查方法及所见描述】

经腹部超声检查。超声描述：胎儿腹部横切面显示脐孔处可探及两支脐静脉发出并分别进入肝，右脐静脉较左脐静脉粗大，两者各自发出门静脉右支及左支并于矢状窦部相连（门静脉右支血流流向门静脉左支），静脉导管由门静脉左支发出，胆囊位于左、右脐静脉之间，肝静脉走行正常，脐带内可探及2条脐动脉及2条脐静脉。超声提示：胎儿双脐静脉。

【超声图像】

见图4-3-222～图4-3-225。

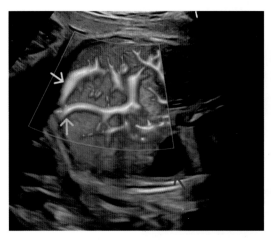

图4-3-222 腹部横切面显示脐孔处可探及2支脐静脉发出并分别进入肝（白色箭头所示为右脐静脉、黄色箭头所示为左脐静脉、蓝色箭头所示为胃泡）

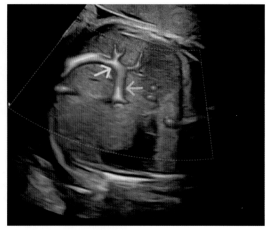

图4-3-223 门静脉右支（白色箭头所示）与门静脉左支于矢状窦部相连（门静脉右支血流流向门静脉左支——黄色箭头所示）

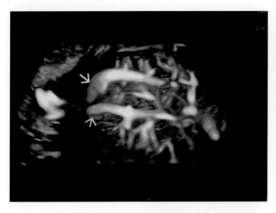 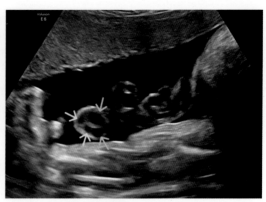

图4-3-224 三维能量多普勒显示脐孔处可探及2支脐静脉发出并分别进入肝（白色箭头所示为右脐静脉、黄色箭头所示为左脐静脉）

图4-3-225 脐带横切面可见2条脐动脉（白色箭头所示）及2条脐静脉（黄色箭头所示）

案例 79 肝内门静脉－体静脉分流

【临床资料】

杜×，女，29岁，G_1P_0，中孕期诊断妊娠期糖尿病，唐氏筛查提示21－三体临界值，羊水穿刺染色体核型分析正常，早孕期及中孕期超声筛查未见明显异常。现孕30^{+3}周，核对孕周无误，医师开具晚孕期常规超声检查。

【超声检查方法及所见描述】

经腹部超声检查。超声描述：胎儿腹部横切面显示肝左叶及右叶近肝被膜处可见迂曲扩张血管管腔样结构，肝左、肝中及肝右静脉经迂曲扩张血管与门静脉左支及门静脉右支分支分别相交通，肝静脉可见扩张，肝左静脉内径约为0.36cm，肝中静脉内径约为0.22cm，肝右静脉内径约为0.22cm；胎儿AC超声测值位于M-2SD线。超声提示：胎儿肝内门静脉－体静脉分流。

【超声图像】

见图4-3-226，视频4-3-28、视频4-3-29。

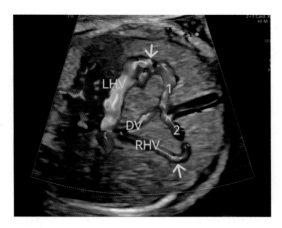

图4-3-226　肝左、肝右静脉经迂曲扩张血管分别与门静脉左外下分支及门静脉左内分支相交通（白色箭头所示为相交通处），肝左、肝右静脉可见扩张

LHV：肝左静脉；RHV：肝右静脉；DV：静脉导管；1：门静脉左外下分支；2：门静脉左内分支

视频4-3-28　肝左、肝中及肝右静脉经迂曲扩张血管与门静脉左支及门静脉右支分支分别相交通，肝静脉可见扩张

视频4-3-29　门静脉左外下分支与肝左静脉相交通

案例80　静脉导管异常连接冠状静脉窦

【临床资料】

冯××，女，31岁，G_2P_0，既往体健，NIPT筛查低风险，早孕期超声筛查未见明显异常，中孕期超声筛查提示冠状静脉窦增宽。现孕26⁺⁶周，核对孕周无误，医师开具产前诊断超声检查单。

【超声检查方法及所见描述】

经腹部超声检查。超声描述：胎儿冠状静脉窦增宽，宽约4.4mm，4支肺静脉均汇入左心房，可见静脉导管未经下腔静脉汇入右心房，而经冠状静脉窦汇入右心房，各心腔内径在正常范围。超声提示：胎儿静脉导管异常连接冠状静脉窦。

【超声图像】

见图4-3-227、图4-3-228，视频4-3-30。

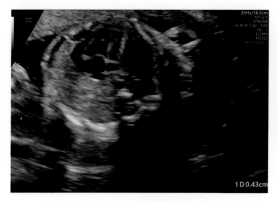

图4-3-227　**冠状静脉窦增宽**

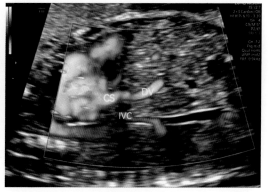

图4-3-228　**矢状切面显示静脉导管汇入冠状静脉窦，未汇入下腔静脉**

DV：静脉导管；CS：冠状静脉窦；IVC：下腔静脉

视频4-3-30　**矢状切面显示静脉导管汇入冠状静脉窦，未汇入下腔静脉**

案例81　静脉导管缺失并脐静脉肝外回流

见第四章第三节"胎儿心脏畸形"的案例27。

【超声诊断思路及检查注意事项】（案例77～81）

1. 门静脉-体静脉分流常于中晚孕期首次检出，可能系早中孕期异常连接血管扩张不明显导致超声难以显示。此外，门静脉-体静脉分流分支数及分流量较多时，可导致门静脉供血减少，从而可能影响肝发育致胎儿腹围减小，因此，晚孕期胎儿腹围小时应注意扫查胎儿肝内血管分支走行。

2. 因静脉导管不是常规检查内容，右心增大常是诊断静脉导管缺失及肝外型门静脉-体静脉分流的首要指征，此时应考虑上述可能性，运用多普勒超声仔细寻找静脉导管独有的亮彩血流及频谱，如无法探及则从脐静脉开始向近心端逐步扫查肝内血流情况。

3. 晚孕期如胎儿腹壁朝前，探头加压时可将压力传导至胎儿腹腔导致静脉导管压闭难以显示，此时需要适当减轻探头压力。

4. 静脉导管流量至晚孕期尤其孕足月后倾向于逐渐减少，因此孕足月后部分静脉导管很纤细难以探查，此时诊断静脉导管缺失需要谨慎，可适当降低流速标尺或使用能量多普勒检查。

5. 冠状静脉窦增宽时，除探查是否存在肺静脉异位引流及永存左上腔外，还需要探查静脉导管是否异常引流至冠状静脉窦，以上是导致冠状静脉窦增宽的最常见3种情况。

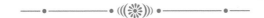

七、胎儿泌尿生殖系统畸形

（一）肾不发育

肾不发育又称肾缺如，可单侧或双侧缺如。单侧肾缺如时如对侧肾发育良好且无其他结构畸形则预后良好，双侧肾缺如时常伴羊水过少并影响肺发育，预后较差。

1. 超声诊断要点及声像图特征

（1）单侧肾缺如时一侧肾区不能显示肾回声，该侧肾上腺呈"平卧"征，对侧发育正常的肾代偿性增大，如对侧肾发育正常，羊水量大多正常，彩色多普勒显示缺如侧肾动脉缺失。

（2）双侧肾缺如则双侧均不能显示肾回声，双侧肾上腺均呈"平卧"征，羊水量过少或无羊水，胎儿可水肿，彩色多普勒显示双侧肾动脉缺失。

2. 鉴别诊断　　"平卧"的肾上腺需要与发育不良肾相鉴别，肾上腺表现为典型的两条平行低回声带中央见线样高回声，而发育不良肾没有上述超声表现。

3. 示例

案例 82　双肾缺如

【临床资料】

韩×，女，32岁，G_1P_0，既往体健，唐氏筛查低风险，早孕期超声筛查未见明显异常。现孕23^{+2}周，核对孕周无误，医师开具中孕期超声筛查检查单。

【超声检查方法及所见描述】

经腹部超声检查。超声描述：胎儿双侧肾区未探及明确肾回声，双侧肾上腺呈"平卧"征，CDFI：双侧肾区未探及腹主动脉发出的肾动脉回声；羊膜腔内未探及羊水回声。超声提示：胎儿双肾缺如可能，无羊水。

【超声图像】

见图4-3-229～图4-3-231。

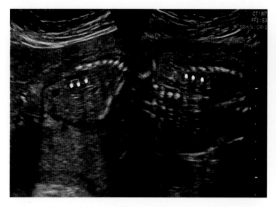

图4-3-229　矢状切面显示双侧肾区未探及明确肾回声，双侧肾上腺呈"平卧"征（白色标识所示）

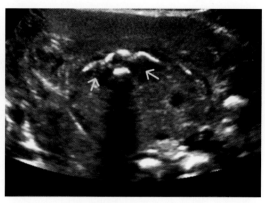

图4-3-230　腹部横切面显示双侧肾区（白色箭头所示）未探及明确肾回声，无羊水

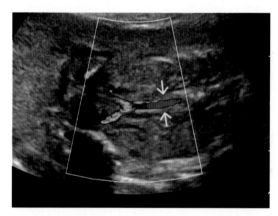

图4-3-231　冠状切面显示双侧肾区未探及腹主动脉发出的肾动脉（白色箭头所示）

【超声诊断思路及检查注意事项】

1. 肾区未探及肾时，应仔细探查腹腔及盆腔有无异位肾或发育不良肾。

2. 单侧肾缺如产前常难以明确诊断，因单侧肾严重发育不良时产前亦常难以探及，因此两者容易混淆，需要产后使用高频探头仔细扫查新生儿腹腔及盆腔方能明确诊断。

3. 肾上腺"平卧"征不仅仅见于肾缺如，肾位置下移、异位及严重发育不良时也可见该侧肾上腺"平卧"征。

4. 胎儿期难以量化肾功能，单侧肾缺如时，如羊水量正常，常提示对侧肾功能尚可，此时对侧肾常代偿性增大。

（二）异位肾

异位肾是指肾发育过程中未达到正常位置。最常见的为盆腔异位肾，其次为交叉异位肾，后者为一侧肾越过脊柱到对侧，但输尿管多开口于患侧，两个肾下极部分病例可融合称为异位融合肾。单纯异位肾预后较好。

1. 超声诊断要点及声像图特征

（1）盆腔异位肾：

①一侧肾区未能显示肾回声。

②同侧肾上腺呈"平卧"征。

③盆腔可显示异位肾回声，异位肾发育不良时，盆腔可显示各径线均小的肾或偏低回声包块。

④彩色多普勒超声显示：盆腔异位肾血供可来自正常肾水平以下腹主动脉或来自髂动脉。

（2）交叉异位肾：

①一侧肾区未能显示肾回声。

②同侧肾上腺呈"平卧"征。

③对侧肾下方可见另一肾回声，部分可达脊柱前方，部分可见与对侧肾下极融合。

④彩色多普勒超声显示异位肾血供可来自正常肾水平以下腹主动脉或来自髂动脉。

2. 鉴别诊断

（1）盆腔异位肾发育不良时，因异位肾显示为偏低回声包块，常被周边肠管包绕难以显示，需要与单侧肾缺如相鉴别。鉴别要点：盆腔异位肾发育不良时，长时间观察盆腔内包块形态不变且未能探及肠管样蠕动。

（2）异位融合肾时需要与单侧肾缺如并对侧肾代偿性增大相鉴别。鉴别要点：肾缺如对侧代偿性增大的肾形态规整，肾门近垂直水平正对腹主动脉，其内可探及来源于腹主动脉的正常位置肾动脉血供；异位融合肾形态不规整，可见两个非同向肾门样回声，其内既可探及正常位置肾动脉血供，也可探及来源于肾水平以下腹主动脉或髂动脉血供。

3. 示例

案例83 右肾异位并发育不良

【临床资料】

吕××，女，27岁，G_1P_0，既往体健，唐氏筛查低风险，早孕期超声筛查未见明显异常，中孕期超声筛查提示胎儿右肾异位并发育不良可能。现孕26⁺²周，核对孕周无误，医师开具产前诊断超声检查单。

【超声检查方法及所见描述】

经腹部超声检查。超声描述：胎儿右侧肾区未探及明确肾回声，右侧肾上腺呈"平卧"征，右下腹膀胱右上方可见大小约1.8cm×1.1cm肾样回声，CDFI：其内可见来源于降主动脉双侧髂动脉分叉处血流信号，左肾位置、大小、形态及血流正常。超声提示：胎儿右肾异位并发育不良可能。

【超声图像】

见图4-3-232～图4-3-235，视频4-3-31。

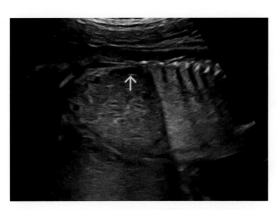

图4-3-232 矢状切面显示右侧肾区未探及明确肾回声，右侧肾上腺呈"平卧"征（白色箭头所示）

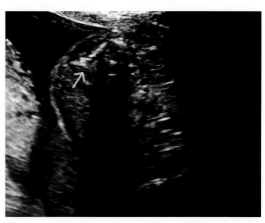

图4-3-233 横切面显示右侧肾区未探及明确肾回声（白色箭头所示）

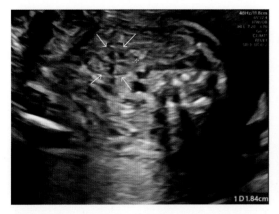

图4-3-234 膀胱右上方可见偏小肾样回声（白色箭头所示）

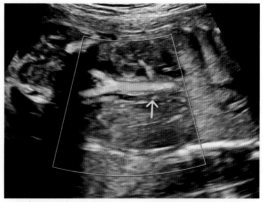

图4-3-235 冠状切面显示右侧肾区未探及肾动脉血流信号（白色箭头所示）

视频4-3-31　**动态图——右下腹肾样回声内部可见来源于降主动脉双侧髂动脉分叉处血流信号**

【超声诊断思路及检查注意事项】

1. 一侧肾上腺呈"平卧"征是异位肾特征性超声表现。

2. 盆腔至对侧肾区下方仔细探查是否有肾回声或偏低回声包块。

3. 彩色多普勒探查，疑似异位肾或包块内的血供来源于腹主动脉或髂动脉有助于异位肾诊断。

4. 交叉异位肾部分因两个肾位置相邻，难以明确诊断是否存在融合，可反复观察，如两者间可见肠管相分隔则可除外融合。

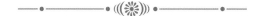

（三）马蹄肾

马蹄肾为两侧肾上极或下极相融合，下极融合多见。大多无明显症状，但出生后发生肾积水、肾结石及感染概率增加。

1. **超声诊断要点及声像图特征**

（1）横切面及冠状切面显示双肾下极于脊柱前方相连。

（2）横切面双侧肾盂夹角小于正常。

（3）融合处血供常来自腹主动脉肾水平以下或髂动脉。

2. **鉴别诊断**　部分马蹄肾脊柱两侧肾体积不对称，偏小一侧肾需要与肾发育不良相鉴别，鉴别要点为观察双侧肾下极是否有融合及双侧肾盂夹角是否偏小。

3. **示例**

案例84　马蹄肾

【临床资料】

金××，女，31岁，G_2P_0，既往体健，唐氏筛查低风险，早孕期超声筛查未见明显异常。现孕23^{+2}周，核对孕周无误，医师开具中孕期超声筛查检查单。

【超声检查方法及所见描述】

经腹部超声检查。超声描述：胎儿左侧肾大小及位置正常，右侧肾大小正常但位置偏低，右侧肾上腺呈"平卧"征，斜横切面及冠状切面显示双侧肾下极于脊柱前方相连，CDFI：右侧肾动脉起自腹主动脉，右肾动脉较左肾动脉位置低。超声提示：胎儿马蹄肾。

【超声图像】

见图4-3-236～图4-3-239，视频4-3-32。

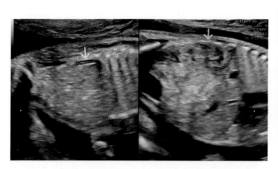

图4-3-236　左肾大小及位置正常（黄色箭头所示），右侧肾上腺呈"平卧"征（白色箭头所示）

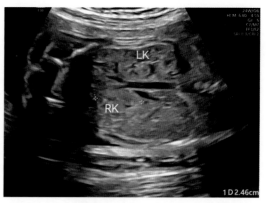

图4-3-237　右肾大小正常，位置较左肾偏低

LK：左肾；RK：右肾

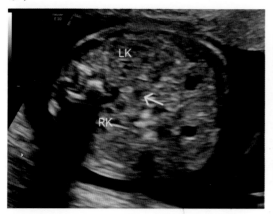

图4-3-238　斜横切面显示左肾与右肾下极于脊柱前方相连（白色箭头所示）

LK：左肾；RK：右肾

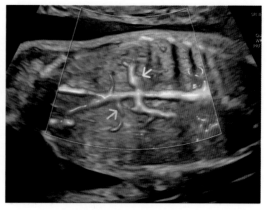

图4-3-239　左肾动脉（白色箭头所示）较右肾动脉（黄色箭头所示）位置高

视频4-3-32　**冠状切面显示双肾下极于脊柱前方相连**

【超声诊断思路及检查注意事项】

1. 中孕期因脊柱前方融合部分较薄且周边肠管干扰，双侧肾融合部分常难以明确显示，从而易导致马蹄肾漏诊。

2. 矢状切面脊柱旁扫查肾时，如一侧或双侧肾长径偏短且肾长轴偏斜，需要高度警惕马蹄肾。

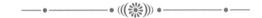

（四）肾囊性疾病

肾囊性疾病根据遗传方式及产前超声表现使用Potter分类法大致分为4型，病因主要为梗阻及遗传因素。Ⅰ型（婴儿型）为常染色体隐性遗传，常于产前被检出并累及双肾，预后较差；Ⅲ型（成人型）为常染色体显性遗传，常父母一方患此病，常成年后发病并累及双肾；Ⅱ型（多囊性发育不良肾）及Ⅳ型（梗阻性囊性发育不良肾）多单侧发生，如单侧肾发生，即使发育异常肾功能丧失，因对侧肾发育正常常预后良好。Ⅰ型及Ⅲ型产前明确诊断需要进行遗传基因检测。

1. 超声诊断要点及声像图特征

（1）Ⅰ型：双侧肾对称性增大，肾髓质弥漫性回声增强，羊水过少或无羊水。

（2）Ⅱ型：患侧肾形态及回声失常，可见多个大小不等囊性结构且彼此不相通，双侧发生时可伴羊水少。

（3）Ⅲ型：产前超声常难以明确诊断，部分可表现为双肾饱满或偏大，肾实质回声增强，羊水多正常。

（4）Ⅳ型：因泌尿系梗阻发生较早所致，患侧肾形态及回声失常，可见多个大小不等囊性结构且彼此不相通，常伴同侧输尿管扩张。

2. 鉴别诊断

（1）Ⅰ型与Ⅲ型超声图像鉴别要点为肾增大程度不同、回声增强部位不同及羊水量不同。

（2）Ⅱ型与Ⅳ型超声图像鉴别要点为Ⅳ型常伴同侧输尿管扩张。

3. 示例

案例 85　婴儿型多囊肾

【临床资料】

魏×，女，30岁，G_1P_0，既往体健，唐氏筛查低风险，早孕期超声筛查未见明显异常。现孕 23^{+0} 周，核对孕周无误，医师开具中孕期超声筛查检查单。

【超声检查方法及所见描述】

经腹部超声检查。超声描述：胎儿双肾体积增大，髓质回声弥漫性增强，皮髓分界不清，右肾大小约为3.8cm×2.2cm×2.1cm，左肾大小约为4.1cm×2.3cm×2.1cm，CDFI：双侧肾仅见少许血流信号，反复观察膀胱未见明显充盈；羊膜腔内未探及明确羊水无回声。超声提示：胎儿双侧肾体积增大、回声增强，胎儿膀胱未充盈，无羊水，综上考虑胎儿双侧婴儿型多囊肾可能（Potter Ⅰ型）。

【超声图像】

见图4-3-240、图4-3-241。

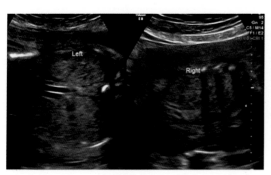

图4-3-240　**双侧肾增大、髓质回声增强**
Left：左；Right：右

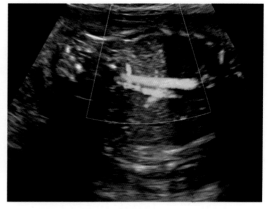

图4-3-241　**双侧肾仅见少许血流**

案例 86　多囊性发育不良肾

【临床资料】

吕×，女，37岁，G_6P_1，既往体健，NIPT筛查低风险，早孕期超声筛查未见明显异常。现孕 23^{+0} 周，核对孕周无误，医师开具中孕期超声筛查检查单。

【超声检查方法及所见描述】

经腹部超声检查。超声描述：胎儿右肾大小、形态正常，左肾明显增大，大小约为

5.7cm×4.3cm×4.0cm，内见多个大小不等无回声，各无回声间未见相通，无回声大者直径约为2.2cm，CDFI：左肾内仅见少许血流信号；羊水最大深度约为4.2cm。超声提示：胎儿左肾多囊性发育不良肾（Potter Ⅱ型）。

【超声图像】

见图4-3-242、图4-3-243。

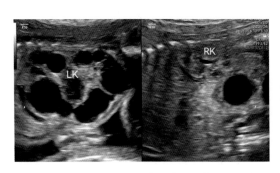

图4-3-242　右肾大小、形态正常，左肾明显增大，内见多个大小不等无回声，各无回声间未见相通　　图4-3-243　左肾内无回声大者直径约为2.2cm，无回声间未见相通

LK：左肾；RK：右肾

案例87　成人型多囊肾

【临床资料】

罗×，女，30岁，G_1P_0，既往患有慢性高血压，胎儿父亲患成人型多囊肾，NIPT筛查低风险，早孕期超声筛查未见明显异常。现孕23^{+4}周，核对孕周无误，医师开具中孕期超声筛查检查单。

【超声检查方法及所见描述】

经腹部超声检查。超声描述：胎儿双肾大小、形态正常，双肾实质回声弥漫性增强，右肾大小约3.1cm×1.8cm×1.5cm，其内可见多个小无回声，无回声间互不相通，无回声大者直径约为0.2cm，左肾大小约3.1cm×1.8cm×1.2cm，其内可见多个小无回声，无回声间互不相通，无回声大者直径约为0.2cm，膀胱充盈尚可，CDFI：双肾内血流未见明显异常；羊水最大深度约为4.0cm。超声提示：胎儿双肾实质回声增强——成人型多囊肾可能（Potter Ⅲ型）。

【超声图像】

见图4-3-244、图4-3-245。

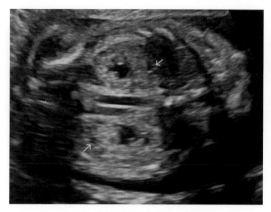 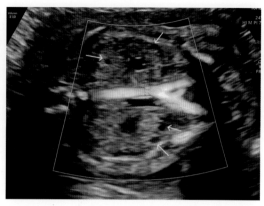

图4-3-244 双肾实质回声弥漫性增强,内均见 多个小无回声(白色箭头所示)

图4-3-245 双肾血流未见明显异常,内均见多 个小无回声(白色箭头所示)

案例88 梗阻性囊性发育不良肾

【临床资料】

郭××,女,31岁,G_1P_0,孕期诊断妊娠期糖尿病,羊水穿刺核型分析正常,早孕期超声筛查未见明显异常,中孕期超声筛查提示胎儿右肾发育不良。现孕23^{+1}周,核对孕周无误,医师开具产前诊断超声检查单。

【超声检查方法及所见描述】

经腹部超声检查。超声描述:胎儿左肾大小、形态正常,右肾明显增大,大小约为4.5cm×3.5cm×2.4cm,其内可见多个大小不等无回声,无回声大者大小约1.2cm×0.8cm,各无回声间互不相通,右侧输尿管全程迂曲扩张,右侧输尿管最宽处内径约为0.7cm,膀胱充盈尚可,CDFI:右肾内可探及少许血流信号;羊水最大深度约为5.1cm。超声提示:胎儿右侧梗阻性囊性发育不良肾并右侧输尿管扩张(Potter Ⅳ型)。

【超声图像】

见图4-3-246~图4-3-248。

【超声诊断思路及检查注意事项】(案例85~88)

1. Ⅰ型肾囊性疾病在孕20周前可无明显超声异常,孕20周后逐渐明显,但也有一部分Ⅰ型肾囊性疾病产前肾增大不明显,出生后逐渐加重,产前明确诊断需要基因检测。

2. 胎儿肾功能无法量化,可通过羊水量大致评估,羊水过少或无羊水常提示预后不良。

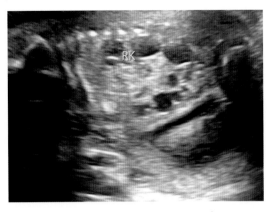

图4-3-246　右肾明显增大，内见多个互不相通
无回声

RK：右肾

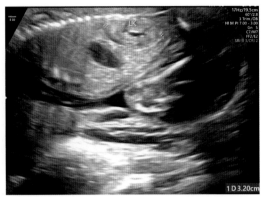

图4-3-247　左肾大小、形态正常

LK：左肾

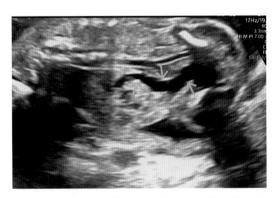

图4-3-248　右侧输尿管全程迂曲扩张（黄色箭头所示）

3. 梗阻性因素发生较早时肾表现为多囊样改变并常伴同侧输尿管扩张，发生较晚时肾表现为肾盂肾盏扩张。

4. 肾内囊性结构需要仔细扫查是否相通，不相通即为多囊样改变，相通则为肾盂肾盏扩张。

5. 成人型多囊肾常成年后发病，仅少部分胎儿期有所表现，超声图像表现为双肾实质回声增强，髓质回声增强不明显，肾大小可正常或饱满，羊水量正常，胎儿父母一方患有此病是诊断胎儿成人型多囊肾的有力证据。

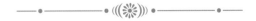

（五）尿路梗阻性疾病

尿路梗阻性疾病常见于肾盂输尿管连接处、输尿管膀胱连接处及后尿道梗阻等。因梗阻部位不同致超声表现不同。

1. 超声诊断要点及声像图特征

（1）肾盂输尿管连接处梗阻：肾盂增宽，严重时伴肾盏扩张，梗阻不完全时肾盂输尿管连接处呈"鸟嘴"样，完全梗阻时呈圆钝样，输尿管未见明显增宽。

（2）输尿管膀胱连接处梗阻：输尿管增宽且蠕动亢进，肾盂增宽，肾盏扩张常不明显，部分可探及扩张输尿管末端突向膀胱内。

（3）后尿道梗阻：后尿道扩张，可见双侧输尿管增宽且蠕动亢进，肾盂增宽，肾盏扩张常不明显。

2. 鉴别诊断　梗阻性囊性发育不良肾既属于尿路梗阻性疾病，又属于肾囊性疾病，需要与多囊性发育不良肾相鉴别，鉴别要点为前者常伴同侧输尿管扩张。

3. 示例

案例89 输尿管膀胱连接处梗阻

【临床资料】

葛××，女，38岁，G_2P_1，既往体健，NIPT筛查低风险，早孕期超声筛查未见明显异常。现孕23^{+0}周，核对孕周无误，医师开具中孕期超声筛查检查单。

【超声检查方法及所见描述】

经腹部超声检查。超声描述：胎儿左肾大小、形态正常，肾盂未见明显分离，右肾增大，大小约为4.0cm×2.4cm×1.9cm，右肾部分肾实质回声增强，肾盂分离宽约1.0cm，可见部分肾盏分离，肾实质最薄处厚约0.4cm，右侧输尿管全程迂曲扩张且蠕动亢进，最宽处内径约为1.0cm，膀胱大小正常，CDFI：右肾血流未见明显异常；羊水最大深度约为4.8cm。超声提示：胎儿右侧肾盂肾盏扩张、右侧输尿管全程扩张，考虑右侧输尿管膀胱连接处梗阻可能。

【超声图像】

见图4-3-249，视频4-3-33。

【超声诊断思路及检查注意事项】

1. 肾盂增宽时不仅仅要扫查肾脏结构，还要探查输尿管、膀胱及后尿道等整个尿路情况，以利于全面分析。

2. 冠状切面扫查非常重要，可显示肾脏肾实质、肾盂及肾盏全貌，同时可清晰显示扩张输尿管。

3. 距离梗阻部位近端越近处超声表现越明显，距离梗阻部位近端越远处超声表现越不明显。如输尿管膀胱连接处梗阻时输尿管明显扩张，肾盂可见增宽，但部分病例肾盏扩张可不明显。

4. 梗阻部位远端尿路常不会有异常超声表现，根据超声表现可大致评估梗阻部位。

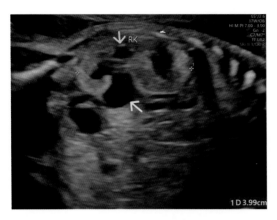

图4-3-249 右肾部分肾实质回声增强，肾盂分离（白色箭头所示），部分肾盏分离（黄色箭头所示），右侧输尿管迂曲扩张（蓝色箭头所示）

RK：右肾

视频4-3-33 右侧输尿管全程迂曲扩张

—— • ———————— • ((※)) • ———————— • ——

（六）膀胱外翻

膀胱外翻以膀胱黏膜裸露为主要特征，是泄殖腔畸形表现之一，常伴下腹壁缺损及生殖系统发育异常。

1. 超声诊断要点及声像图特征

（1）胎儿下腹部不能显示充盈膀胱回声为特征性超声表现。

（2）双侧肾形态正常，羊水量正常。

（3）腹壁缺损常难以显示，下腹部可见膨出包块。

（4）外生殖器常形态失常，难以辨认。

2. 鉴别诊断

（1）单纯脐膨出：鉴别要点为下腹部是否可探及充盈膀胱及正常外生殖器。

（2）泄殖腔外翻：两者均有膀胱外翻及泌尿生殖系统畸形，但后者常伴肠管外翻，即于两个半膀胱之间可见外翻肠管断端呈"象鼻"征，而膀胱外翻未见肠管外翻。

3. 超声诊断思路及检查注意事项

（1）反复观察不能显示充盈膀胱回声为特征性超声表现，如同时双侧肾脏发育正常且羊水量正常，则高度怀疑本病。

（2）仔细扫查下腹壁及外生殖器可以提供更多诊断信息。

（七）尿直肠隔畸形

目前比较公认的发病机制为尿直肠隔发育缺陷导致泄殖腔膜不断裂或部分断裂所致，根据有无会阴开口分为完全型和部分型。部分型多见，多见于女性胎儿，表现为外阴性别不明、泌尿生殖器、结肠和腰骶骨等多种异常，预后较差。

1. **超声诊断要点及声像图特征**

（1）腹腔内膀胱后方见囊性包块，囊性包块与膀胱及积水阴道相通，为共同泄殖腔，其内部分可见分隔。

（2）部分可见肾积水及输尿管扩张。

（3）多见肛门闭锁及外生殖器性别难以判定。

2. **鉴别诊断**

（1）需要与VACTERL联合征相鉴别，后者表现为常见先天性心脏畸形、肢体缺陷、椎骨异常、肛门闭锁、气管食管瘘和肾脏异常等，两者畸形有一定重叠，但尿直肠隔畸形时泌尿道缺陷、肛门闭锁和生殖器异常的发生率更高。

（2）需要与肠重复畸形、肾囊肿、肠系膜囊肿、卵巢囊肿等腹部囊性包块相鉴别，这些畸形常为单发，且不伴生殖器异常及肛门闭锁。

3. **超声诊断思路及检查注意事项**

（1）胎儿腹腔巨大复杂多分隔囊性包块是超声诊断特征性表现，如伴发泌尿生殖器异常及肛门闭锁时需要考虑本畸形可能。

（2）需要仔细探查囊性包块与膀胱、阴道及尿道是否相通，囊性包块为共同泄殖腔，其内常透声欠佳。

（3）外生殖器及肛门探查有助于提供更多诊断依据。

（八）生殖器畸形

产前超声外生殖器不作为常规检查内容，胎儿外生殖器畸形产前诊断较困难，常见的为尿道下裂、阴茎阴囊转位等。

1. **超声诊断要点及声像图特征**

（1）尿道下裂：阴茎短小且呈不同程度弯曲，阴茎头端朝向足侧，严重尿道下裂（如阴囊型及会阴型）双侧阴囊分裂，粗短弯曲阴茎位于双侧阴囊之间呈"郁金香"征，排尿线呈扇形且开口不在阴茎头端有助于诊断。

（2）阴茎阴囊转位：阴茎完全移位至阴囊下方或位于双侧分裂阴囊之间。

2. **鉴别诊断**

（1）单纯阴茎短小时常与尿道下裂难以鉴别，鉴别要点是观察阴茎是否有弯曲。

（2）阴囊型及会阴型尿道下裂需要与女性外生殖器相鉴别，尿道下裂常伴隐睾，双侧阴囊分裂并隐睾时，阴囊与大阴唇较难鉴别，鉴别要点为冠状切面女性外生殖器双侧大、小阴唇并排超声表现为"三线"征，而分裂并隐睾的阴囊为"两线"征，同时尿道下裂粗短阴茎较女性正常阴蒂粗大。

3. 示例

案例 90　尿道下裂（阴囊型）

【临床资料】

张××，女，35岁，G_2P_1，既往孕37^{+6}周分娩一活男婴，产前诊断FGR及胎儿尿道下裂，出生体重1500g，诊断FGR及阴茎阴囊型尿道下裂。此次妊娠孕妇及配偶、大子家系外显子测序均正常，早孕期超声筛查未见明显异常，中孕期超声筛查提示胎儿偏小10天、胎儿外生殖器形态失常（尿道下裂可能）、胎盘增厚。现孕24^{+4}周，核对孕周无误，医师开具产前诊断超声检查单。孕35^{+4}周分娩一活男婴，出生体重1440g，新生儿阴茎向腹侧弯曲，阴茎短小，阴囊对裂，尿道口开口于阴囊处，诊断FGR及阴囊型尿道下裂。

【超声检查方法及所见描述】

经腹部超声检查。超声描述：胎儿外生殖器形态失常，阴茎头端朝向足侧，双侧阴囊裂开；胎盘最厚处厚约5.2cm，其内回声欠均匀；FL超声测值位于M-3.3SD线，HL超声测值位于M-2.6SD线。超声提示：中孕、单活胎，头位（超声孕周：22^{+3}周），胎儿外生殖形态失常（尿道下裂可能），胎盘增厚，建议临床咨询。

【超声图像】

见图4-3-250～图4-3-252。

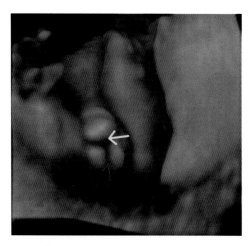

图4-3-250　外生殖器形态失常，阴茎头端朝向足侧（白色箭头所示），双侧阴囊裂开（蓝色箭头所示）

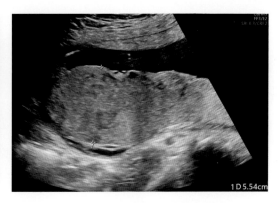

图4-3-251　生长发育表格　　　　　图4-3-252　胎盘增厚，内部回声不均匀

案例 91　阴囊阴茎转位

【临床资料】

吴××，女，31岁，G_2P_0，既往体健，唐氏筛查低风险，早孕期超声筛查未见明显异常。现孕23^{+1}周，核对孕周无误，医师开具中孕期超声筛查检查单。

【超声检查方法及所见描述】

经腹部超声检查。超声描述：胎儿阴茎头端朝向足侧，阴囊位于阴茎上方。超声提示：胎儿外生殖器形态失常（阴囊阴茎转位）。

【超声图像】

见图4-3-253。

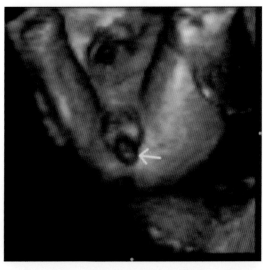

图4-3-253　阴茎头端（白色箭头所示）朝向足侧，阴囊位于阴茎上方

【超声诊断思路及检查注意事项】（案例90、91）

1. 阴茎短小且弯曲及阴茎头端朝向足侧为诊断尿道下裂特征性表现，但需要反复观察除外周边脐带及肢体压迫阴茎所致。

2. 产前超声难以对尿道下裂进行分型，但双侧阴囊分裂及粗短弯曲阴茎下移至双侧分裂阴囊之间常为严重尿道下裂指征。

3. 如能观察到胎儿排尿时尿液从阴茎腹侧（而非阴茎头处）呈片状或扇形喷射出，则有助于尿道下裂诊断。

4. 单纯阴囊阴茎转位少见，常伴发较严重尿道下裂。

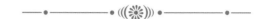

八、胎儿前腹壁畸形

（一）脐膨出

脐膨出为腹壁正中线脐带周围的组织缺损，导致腹膜和器官膨出，疝内容物表面包裹腹膜。大型脐膨出膨出物包含肝、肠管、胃泡等脏器，小型脐膨出仅含有部分肠管。膨出内容物与染色体异常相关，含有肝的大型脐膨出较仅含有肠管的小型脐膨出的染色体异常发生率低。脐膨出如不合并其他结构异常则术后预后较好，如合并染色体及其他结构异常则预后不佳。

1. **超声诊断要点及声像图特征**

（1）前腹壁中线处回声中断、缺损，脐根部可见向外膨出的包块。

（2）包块外覆盖有包膜。

（3）脐带附于包块的顶端。

（4）缺损较大时膨出包块内可见肠管、肝和胃等器官，缺损较小时仅可见肠管。

2. **鉴别诊断**

（1）早孕期仅有肠管脐膨出需要与生理性肠疝相鉴别，生理性肠疝常发生于孕12周之前，孕12周后多还纳回腹腔，而脐膨出持续存在。

（2）需要与腹裂相鉴别，脐膨出腹壁缺损常位于正中，膨出包块表面覆盖包膜且脐带位于包块顶端，而腹裂腹壁缺损常偏于一侧，由缺损处突出体位脏器表面没有包膜覆盖且脐带位于突出脏器一侧。

3. **示例** 见第三章第二节NT超声检查（案例15、16、19）。

4. 超声诊断思路及检查注意事项

（1）腹壁正中向外膨出包块为超声诊断特征性表现。

（2）脐膨出常合并其他结构异常及染色体异常，因此发现脐膨出后需要仔细扫查其他结构并行相关染色体检查。

（3）较大脐膨出时腹腔内容物少导致腹围减小，胎儿生长发育评估时可不将腹围测值包含在内，否则易低估。

（二）腹裂

腹裂是指一侧脐旁发生全层缺损，腹腔内部分脏器由缺损处外翻至体外，多数发生在脐带右侧。单纯腹裂发生染色体异常概率较脐膨出低。

1. 超声诊断要点及声像图特征

（1）脐孔旁一侧腹壁皮肤强回声连续性中断。

（2）回声中断处大部分可见腹腔脏器外翻至体外并漂浮于羊水中，以肠管多见，也可见胃泡、胆囊、膀胱等，少部分腹裂腹腔脏器未外翻至体外。外翻肠管部分因发育异常或梗阻可见扩张或肠壁增厚。

（3）脐孔处脐带插入位置位于突出物旁侧。

2. 鉴别诊断　需与脐膨出相鉴别，详见脐膨出鉴别诊断。

3. 示例　见第三章第二节NT超声检查（案例17）。

4. 超声诊断思路及检查注意事项

（1）脐孔旁一侧腹壁皮肤强回声连续性中断并腹腔内脏器外翻为超声诊断特征性表现。

（2）腹裂突出物较多时腹腔内容物少导致腹围减小，胎儿生长发育评估时可不将腹围测值包含在内，否则易低估。

（三）肢体-体壁综合征

肢体-体壁综合征又称体蒂异常，是一种具有严重腹壁缺陷的多系统畸形，可能系孕早期羊膜异常所致，一般不伴有染色体异常，但因畸形严重预后差。

1. 超声诊断要点及声像图特征

（1）腹壁可见较大缺损并腹部较大且形态不规整包块突出体外，包块内部可见肠管、胃泡及肝等回声，包块内部分脏器位于胚外体腔是该综合征特征性超声表现。

（2）脐带短，胎儿与子宫壁紧贴。

（3）脊柱侧弯是该综合征特征性表现。

（4）肢体缺失、足内翻、脑膨出、唇裂、膈肌缺失等也是该综合征常伴发畸形。

（5）部分宫腔内可见羊膜带，考虑部分畸形可能与羊膜带相关。

2. 鉴别诊断　该综合征具有特征性超声表现，较易明确诊断。

3. 示例

案例 92　体蒂异常

【临床资料】

崔×，女，31岁，G_2P_1，既往体健。现孕13^{+0}周，核对孕周无误，医师开具早孕期超声筛查检查单。

【超声检查方法及所见描述】

经腹部及阴道超声检查。超声描述：胎儿腹壁可见宽约0.4cm连续性中断，肠管、胃泡及肝等脏器从缺损处向体外膨出，膨出范围约2.4cm×1.8cm，膨出物表面未见膜状物包裹，膨出物位于胚外体腔，羊膜与绒毛膜局部不融合；脊柱腰骶段生理曲度失常，可见前凸及侧弯；脐带短，长约2.9cm，胎儿与子宫壁紧贴。超声提示：胎儿腹裂，脊柱局段前凸及侧弯，脐带短——综上考虑体蒂异常。

【超声图像】

见图4-3-254～图4-3-256，视频4-3-34。

【超声诊断思路及检查注意事项】

腹壁较大缺损、突出体外的包块内部分脏器位于胚外体腔、脊柱侧弯及脐带短等均是该综合征特征性超声表现，且较早孕周即可诊断。

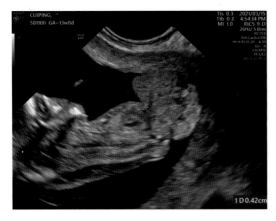

图4-3-254　腹壁可见宽约0.4cm连续性中断

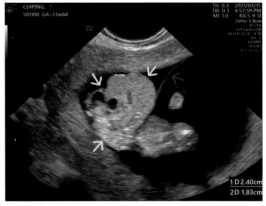

图4-3-255　肠管、胃泡及肝等脏器向体外膨出（白色箭头所示），膨出物位于胚外体腔，表面未见膜状物包裹，蓝色箭头所示为羊膜

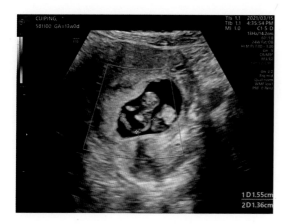

图4-3-256　脐带短

视频4-3-34　脊柱腰骶段生理曲度失常，可见前凸及侧弯，膨出物位于胚外体腔

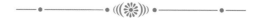

（四）羊膜带综合征

目前多认为羊膜带综合征系羊膜因各种原因破裂后，羊膜回缩至宫腔形成不规则羊膜带，羊膜带缠绕或粘连胎体引起胎儿畸形或肢体截断等复合畸形。羊膜带形成越早，造成的胎儿畸形相对越复杂、越严重且预后越差，如孕晚期形成羊膜带，因胎儿发育较大常不会缠绕粘连从而不会造成胎儿结构畸形。

1. 超声诊断要点及声像图特征

（1）羊水中可见漂浮带状回声缠绕粘连胎儿。

（2）羊膜带缠绕粘连胎儿处可见畸形，因缠绕粘连部位不同产生畸形各不同，常多部位受累，畸形特点为多发、不规则且不对称。

（3）头面部畸形多为脑膨出、无脑儿、唇腭裂及面斜裂等；躯干部畸形常为腹壁缺损、内脏外翻及脊柱异常弯曲等；肢体多表现为截断、短缩、粘连等。

（4）羊膜带粘连部位胎动常受限，该处胎体活动时会带动粘连羊膜带漂动。

2. 鉴别诊断

（1）同一部位单纯结构畸形需要与合并羊膜带缠绕粘连产生畸形相鉴别，鉴别要点是羊膜带产生畸形常不规则、不典型且为多系统畸形，最重要的是需要探查到缠绕粘连的羊膜带。

（2）宫腔内可见各种带状回声需要与羊膜带相鉴别，如孕早期未与绒毛膜贴附的羊膜、轮状胎盘边缘的胎膜、双胎间胎膜及宫腔粘连带等，鉴别要点是上述宫腔带状回声形态规整且未与胎体粘连，而羊膜带为多条纤细、分布不均匀并漂于羊水中的带状回声。

3. 示例

【临床资料】

张××，女，32岁，G_2P_0，既往体健，早孕期超声筛查提示胎儿唇腭裂可能。现孕16^{+1}周，核对孕周无误，医师开具产前诊断超声检查单。孕16^{+6}周引产后见双侧唇腭裂，左手无名指、右手除拇指外均发育异常，左足肿胀且形态失常。

【超声检查方法及所见描述】

经腹部及阴道超声检查。超声描述：胎儿左侧小腿近踝部可见缩窄环样回声，其远端小腿及左足肿大且形态失常，缩窄环处可见带状回声缠绕，双手形态失常，均可见带状回声缠绕；左侧上唇皮肤连续性中断宽约0.13cm，右侧上唇皮肤连续性中断宽约0.14cm，左侧上牙槽骨及腭连续性中断宽约0.14cm，右侧上牙槽骨及腭连续性中断宽约0.14cm；羊膜腔内可见多条羊膜带漂浮，部分缠绕胎儿肢体。超声提示：胎儿双侧唇腭裂，双手形态失常，左侧小腿近踝部缩窄环样回声，左足形态失常，羊膜腔内羊膜带。综上需高度考虑羊膜带综合征。

【超声图像】

见图4-3-257～图4-3-260，视频4-3-35～视频4-3-37。

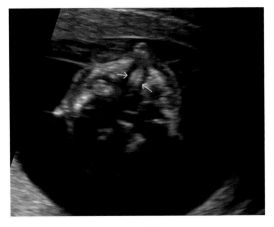

图4-3-257 双侧腭裂（白色箭头所示）

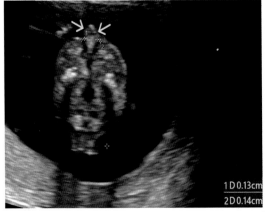

图4-3-258 双侧唇裂，可见颌骨前突（白色箭头所示）

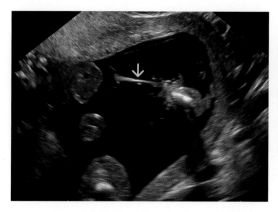
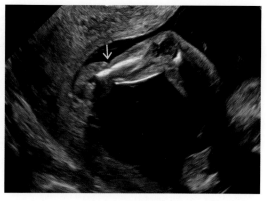

图4-3-259　羊膜腔内可见羊膜带（白色箭头所示）缠绕胎儿肢体

图4-3-260　左侧小腿近踝部可见缩窄环样回声（白色箭头所示）

视频4-3-35　双侧唇裂及腭裂

视频4-3-36　左侧小腿近踝部可见缩窄环样回声，其远端小腿及左足肿大且形态失常，缩窄环处可见带状回声缠绕

视频4-3-37　双手可见羊膜带缠绕

【超声诊断思路及检查注意事项】

1. 结构畸形部位可见纤细羊膜带缠绕粘连为该综合征特征性超声表现。

2. 当胎儿畸形多发、形态不规则且无法用综合征解释时（如较随意部位的唇裂、面斜裂并脑膨出及肢体异常等），尤其发生于孕早期时，需要高度警惕羊膜带综合征。仔细扫查宫腔内是否存在羊膜带缠绕粘连胎儿躯干肢体，经腹部超声部分早孕期羊膜带较难显示，经阴道超声显示更清晰。

3. 羊膜带综合征时羊膜带常缠绕粘连肢体，尤其手足，造成截断、粘连及勒痕等结构异常。部分上述结构异常较难探查，可根据羊膜带宫腔内缠绕粘连固定点寻找蛛丝马迹，如缠绕粘连某部分肢体，在该肢体活动时缠绕粘连于此的羊膜带会随之漂动。

4. 羊膜带不一定都会对胎儿结构造成不良影响，晚孕期偶于宫腔内探及羊膜带，但羊膜带如未与胎儿躯干肢体缠绕粘连时，该羊膜带对胎儿结构不会造成影响。笔者实际工作中及查阅文献未见有羊膜带缠绕粘连胎儿致结构畸形后会全部自动松解的病例。

（五）泄殖腔外翻

泄殖腔外翻也称OEIS综合征，包括脐膨出、内脏外翻、肛门闭锁及脊柱畸形，此外常合并泌尿生殖系统畸形，如肾积水、外生殖器难以辨认等。其系由于泄殖腔膜在被尿直肠隔分隔为直肠和尿生殖窦之前消失，导致膀胱及直肠均暴露在外，预后较差。

1. 超声诊断要点及声像图特征

（1）下腹壁缺损，该处可见囊性为主的混合性膨出物。

（2）膀胱因外翻未显示，羊水量多正常。

（3）外翻肠管位于囊性包块间，呈"象鼻"征。

（4）常伴有肛门闭锁、脊髓脊膜膨出及脊柱变形等。

（5）外生殖器常难以辨认。

2. 鉴别诊断

（1）需要与膀胱膨出相鉴别，两者均有膀胱外翻及泌尿生殖系统畸形，但后者不伴肠管外翻，即未见外翻肠管"象鼻"征，此外膀胱外翻多无脊柱及神经管异常。

（2）早孕期OEIS综合征需要与体蒂异常相鉴别，OEIS综合征胎儿下腹部低位特有的囊性包块膨出表现可资鉴别。

（3）需要与尿生殖隔畸形相鉴别，后者无膀胱及肠管外翻。

3. 示例

> **案例 94**　泄殖腔外翻

【临床资料】

袁××，女，24岁，G_1P_0，既往体健，唐氏筛查低风险，早孕期超声筛查未见明显异常。现孕23^{+1}周，核对孕周无误，医师开具中孕期超声筛查检查单。

【超声检查方法及所见描述】

经腹部超声检查。胎儿下腹壁局部回声中断，该处可见范围约6.7cm×5.5cm不规则囊性为主包块向体外膨出，内见数个分隔，膨出物内可见少许肠管样回声，包块表面未见包膜回声；脊柱腰骶部椎体及椎弓排列不整齐，该处皮肤连续性中断，可探及范围约5.0cm×4.2cm不均质回声包块向体外膨出；膀胱未显示；外生殖器难以辨认。超声提示：胎儿下腹壁缺损并囊性为主包块膨出，脊柱裂并脊髓脊膜膨出，膀胱未显示，外生殖器难以辨认。综上考虑泄殖腔外翻可能。

【超声图像】

见图4-3-261～图4-3-263。

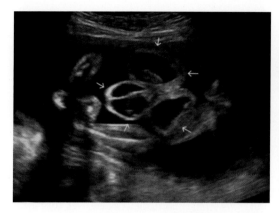 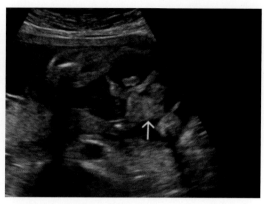

图4-3-261　下腹部可见不规则囊性为主包块（白色箭头所示）向体外膨出，内见数个分隔　　图4-3-262　膨出包块内部可见少许肠管样回声（白色箭头所示）

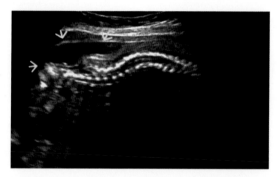

图4-3-263　脊柱腰骶部椎体及椎弓排列不整齐并脊髓脊膜膨出（白色箭头所示）

【超声诊断思路及检查注意事项】

1. 超声未探及正常膀胱、下腹壁膨出囊性为主包块及外翻肠管"象鼻"征为特征性超声表现。

2. 仔细探查外生殖器，如外生殖器正常，可排除泄殖腔外翻。

3. 发现神经管、脊柱异常有助于诊断泄殖腔外翻。

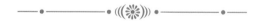

（六）Cantrell五联征

Cantrell五联征包含胸骨裂及胸骨下段缺损、膈肌前部缺损、心包壁层缺如且与腹腔交通、脐上腹壁缺损及异位心（心脏部分或全部异位于胸腔外）。分完全型（5种畸形全部存在）和部分型（4种及以下畸形，必须包含胸骨异常、脐上腹壁缺损及心脏异位于胸腔外）。预后取决于腹壁缺损大小、是否合并心脏畸形及其他部位畸形。

1. 超声诊断要点及声像图特征

（1）心脏部分或全部异位于胸腔外，可见心脏在羊水中搏动。

（2）脐上腹壁缺损，多表现为脐膨出，少数表现为腹裂。

（3）胸骨下段、膈肌及心包可见缺损。

（4）可伴发神经系统、面部、脊柱及肢体等畸形。

2. 鉴别诊断

（1）羊膜带综合征：羊膜带综合征胎儿表现为不寻常位置的唇腭裂、面裂、较大胸腹壁缺损及非中线部位的脑膨出，常伴有缩窄环、截肢等肢体异常，且宫腔内可见散在漂浮羊膜带粘连于胎体。

（2）肢体-体壁综合征：肢体-体壁综合征一般为脐下低位腹壁缺损，且部分外翻至体外，腹腔脏器位于胚外体腔，这些是Cantrell五联征不具备的，此外肢体-体壁综合征不伴心脏异位。

3. 示例

案例 95　Cantrell 五联征

【临床资料】

李××，女，41岁，G_5P_1，既往体健，NIPT筛查低风险，早孕期超声筛查未见明显异常。现孕23^{+3}周，核对孕周无误，医师开具产前诊断超声检查单。

【超声检查方法及所见描述】

经腹部超声检查。超声描述：胎儿心脏心轴右偏，约为0°，右心房室内径大致正常，左心室狭长，近心尖部左心室壁肌层菲薄，心脏大部分位于胸腔内，左心室心尖部分位于体外，心尖指向前下方，肝位于腹腔右侧，胃泡位于腹腔左侧；脐孔上方腹壁局部可见连续性中断，胸壁近腹壁处及两者之间膈肌局部可见回声中断，左心室心尖部分于该处向体外膨出，膨出于体外左心室心尖部末端可见一带状回声延续并与脐带相连。超声提示：胎儿心脏左心室心尖部狭长并部分异位于体外，胸腹壁缺损，膈肌缺损——综上考虑Cantrell五联征可能。

【超声图像】

见图4-3-264，视频4-3-38、视频4-3-39。

【超声诊断思路及检查注意事项】

1. 心脏部分或全部异位于胸腔外是特征性超声表现，同时至少合并腹壁及胸骨下段缺损方能诊断。

2. 虽然早孕期诊断膈肌及心包缺损较困难，但如心脏部分位于胸腔、部分异位至体外则可间接推断膈肌及心包存在缺损。

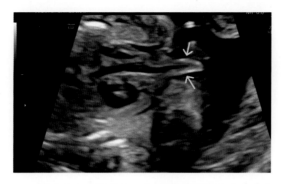

图4-3-264　左心室心尖部狭长，部分膨出于体外（白色箭头所示）

视频4-3-38　膨出于体外左心室心尖部末端可见一带状回声延续，并与脐带相连

视频4-3-39　胸壁、腹壁及膈肌可见局部回声中断

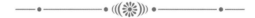

九、胎儿多胎妊娠异常

（一）双胎输血综合征（TTTS）

TTTS是单绒毛膜囊双胎的严重并发症，目前多认为是单绒双胎共同胎盘内存在较大动脉-静脉吻合导致。

1.超声诊断要点及声像图特征

（1）仅见一个胎盘。

（2）供血儿羊水过少且膀胱小或不显示，胎儿紧贴子宫壁；受血儿羊水过多且膀胱增大，胎儿常"沉"在所在羊膜腔最低处。

（3）发展到一定程度时，两胎儿体重或腹围差异逐渐增大至20%以上，双胎儿脐动、静脉血流频谱异常、水肿甚至胎死宫内。

（4）产前超声将TTTS分为5级。

Ⅰ级：供血儿羊水过少，受血儿羊水过多，供血儿膀胱尚可见。

Ⅱ级：供血儿膀胱不显示。

Ⅲ级：超声多普勒频谱出现以下1种或1种以上异常，即脐动脉血流频谱舒张期消失或反向、静脉导管a波消失或反向、脐静脉血流频谱出现搏动。

Ⅳ级：胎儿水肿。

Ⅴ级：双胎或双胎之一死亡。

2. **鉴别诊断**　需要与单绒或双绒双胎之一因胎膜早破导致羊水过少相鉴别，鉴别要点是发生胎膜早破胎儿膀胱大小在正常范围内，同时另一胎儿羊水及膀胱大小在正常范围内。

3. **示例**

案例 96　双胎输血综合征Ⅰ级

【临床资料】

王××，女，31岁，G_1P_0，既往体健，早孕期超声筛查未见明显异常。现孕21^{+4}周，核对孕周无误，医师开具中孕期常规超声检查单。

【超声检查方法及所见描述】

经腹部超声检查。超声描述：两胎儿间仅见羊膜囊分隔，分隔处呈"T"字征，仅见一个胎盘位于后壁；胎一胎位为臀位，紧贴子宫前壁，胎体周围可见羊膜囊贴附，羊水最大深度约为0.8cm，膀胱大小约为1.1cm×0.5cm，脐动脉血流频谱S/D 4.4；胎二胎位为头位，"沉"于羊膜腔最低处，羊水最大深度约为12.1cm，膀胱大小约为3.6cm×2.0cm，脐动脉血流频谱S/D 3.5。超声提示：宫内中孕、双胎、均活胎（胎一超声测值相当于孕19^{+6}周，胎二超声测值相当于孕21^{+2}周），胎一羊水过少、胎二羊水过多，单绒毛膜囊双羊膜囊双胎，综上考虑"双胎输血综合征Ⅰ级"。

【超声图像】

见图4-3-265～图4-3-268。

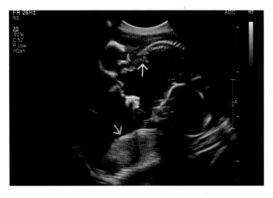

图4-3-265　胎一(白色箭头所示)贴附于子宫前壁，胎二（黄色箭头所示）"沉"于羊膜腔最低处

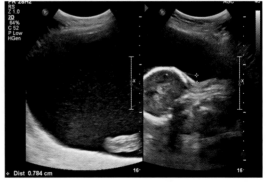

图4-3-266　胎一所在羊膜腔羊水过少（左侧图，最大深度0.8cm）、胎体周围可见羊膜囊贴附，胎二所在羊膜腔羊水过多（右侧图）

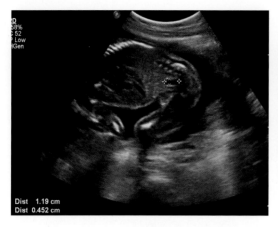

图4-3-267　胎一膀胱可见少许充盈

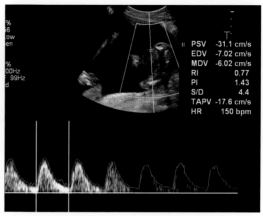

图4-3-268　　胎一脐动脉血流频谱

【超声诊断思路及检查注意事项】

1. TTTS一定发生于单绒毛膜囊双胎，即仅有一个胎盘及双胎儿同一性别。

2. 一胎"贴附"于宫壁及另一胎"沉"于过多羊水最低处为特征性超声表现。

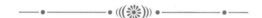

（二）选择性胎儿生长受限（sFGR）

sFGR发生于单绒毛膜囊双胎，是指双胎中一胎儿估计体重低于同孕龄胎儿第10百分位数，并且两胎儿体重相差≥25%。两胎儿间的胎盘份额分配不均或脐带附着胎盘部位不当致胎盘灌注不足是sFGR发生的主要原因。

1. 超声诊断要点及声像图特征

（1）双胎中一胎儿估计体重低于同孕龄胎儿第10百分位数，并且两胎儿体重相差≥25%。

（2）双胎中一胎常见脐带帆状或边缘附着胎盘。

（3）根据是否存在脐动脉血流频谱异常分为3型，Ⅱ型预后最差。

Ⅰ型：脐动脉血流频谱舒张末期无异常。

Ⅱ型：脐动脉血流频谱舒张末期出现持续性缺失或倒置。

Ⅲ型：脐动脉血流频谱舒张末期出现间歇性缺失或倒置。

2. 鉴别诊断　需要与TTTS进行鉴别，虽然两者均可见双胎之一生长发育受限，但sFGR双胎儿均未见羊水过少、过多及膀胱大小异常。

3 示例

案例 97　sFGR Ⅰ型

【临床资料】

王××，女，40岁，G₃P₁，既往体健，未行产前诊断，早孕期超声筛查未见明显异常，中孕期（23⁺⁰周）超声筛查提示胎一超声测值相当于孕21⁺¹周，胎二超声测值相当于孕22⁺⁶周。现孕30⁺¹周，核对孕周无误，医师开具晚孕期超声筛查检查单。

【超声检查方法及所见描述】

经腹部超声检查。超声描述：两胎儿间仅见羊膜囊分隔，分隔处呈"T"字征，仅见一个胎盘位于后壁；胎一膀胱大小约为3.2cm×1.7cm，脐动脉血流频谱S/D值2.8，体重约为915g；胎二膀胱大小约为3.1cm×1.6cm，脐动脉血流频谱S/D值2.3，体重约为1465g；胎一胎盘脐带插入口位于胎盘边缘。超声提示：晚孕、双胎、均活胎（胎一超声测值相当于孕27⁺²周，胎二超声测值相当于30⁺⁰周），胎一边缘性脐带入口，单绒毛膜囊双羊膜囊双胎。综上考虑为sFGR Ⅰ型。

【超声图像】

见图4-3-269～图4-3-272。

【超声诊断思路及检查注意事项】

1. 脐动脉血流频谱不同分型间可以转化，如Ⅲ型可以在数周后转为Ⅱ型。

2. sFGR死亡率较高，以Ⅱ型最为常见。

3. 一胎脐带胎盘附着点如果是帆状附着或边缘附着，应高度警惕胎儿不良结局的发生。

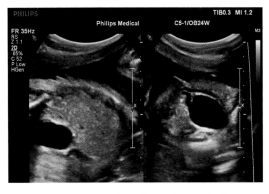

图4-3-269　双胎儿膀胱大小在正常范围

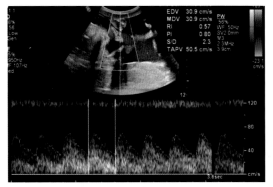

图4-3-270　胎二脐动脉血流频谱

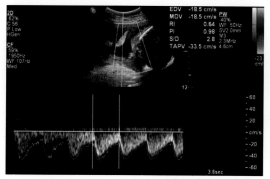

图4-3-271　胎一脐动脉血流频谱

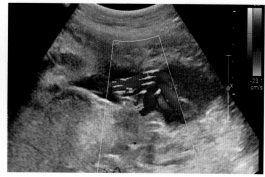

图4-3-272　胎一边缘性脐带入口

—●—————●—●《✳》》●●—————●——

（三）无心畸胎序列征（TRAP）

TRAP仅见于单绒毛膜囊多胎，共同胎盘内可见较大动脉-动脉及静脉-静脉吻合，表现为一胎儿为发育正常泵血儿，另一胎儿为无心或仅见心脏痕迹的受血儿，泵血儿通过胎盘内部动脉-动脉吻合将血液输送给无心畸胎，又通过静脉-静脉吻合将无心畸胎循环后血液回输给泵血儿，以上在早孕期即已发生，因此无心畸胎的结构异常为反向灌注后的继发改变并早孕期即可诊断。泵血儿因承担了无心畸胎血液循环可发生高心排血量性心力衰竭及水肿，部分出生前胎死宫内。

1. **超声诊断要点及声像图特征**

（1）仅见单一胎盘。

（2）双胎儿中一胎结构正常，另一胎严重畸形，常上部身体严重发育不良甚至缺失或胎儿仅为一实质性团块。

（3）无心畸胎内部常无心脏及心脏搏动，少数可见痕迹样心脏搏动。

（4）无心畸胎常见水肿，泵血胎儿至中晚期部分可见水肿甚至胎死宫内。

（5）无心畸胎脐带仅见一根脐动脉及一根脐静脉，其脐动脉与脐静脉内血流方向与正常胎儿相反。

2. **鉴别诊断**　早孕期需要与单绒双胎之一胎停育相鉴别，鉴别要点是TRAP无胎心的胎芽可持续生长，而胎停时胎芽不再生长。

3. **示例**

案例98　**无心畸胎序列征**

【临床资料】

于××，女，31岁，G_2P_0，既往体健。现孕13^{+1}周，核对孕周无误，医师开具早孕期超声筛查检查单。

【超声检查方法及所见描述】

经腹部及阴道超声检查。超声描述：两胎儿间可见羊膜囊分隔，仅见一个胎盘；胎一结构未见明显异常，胎二结构严重畸形，胎体长约4.26cm，皮肤及皮下组织增厚约0.9cm，未见头颅、心脏结构及胎心搏动，胸腔内可见最大深度约为0.3cm无回声暗区，胸腹腔内未见正常内脏回声，未见双上肢回声，双下肢可见，胎动可见；双胎儿所在羊膜腔羊水深度均正常；胎一脐带插入口位于羊膜囊分隔处，自入口处发出一支动脉及一支静脉，两者自胎膜下走行约7.0cm后于近宫颈内口处出胎膜并延续为胎一的脐带，该脐带走行约1.0cm后连于胎二胎体，内仅见两支脐血管，入胎体为脐动脉，出胎体为脐静脉。超声提示：宫内孕、双胎、均活胎（胎一超声孕周为13周1天、胎二为无心畸胎并水肿），单绒毛膜囊双羊膜囊双胎，综上考虑为无心畸胎序列征。

【超声图像】

见图4-3-273～图4-3-275。

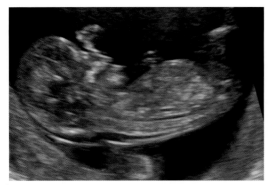

图4-3-273　胎一结构正常

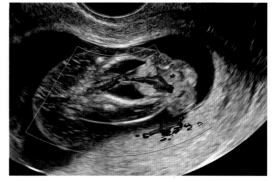

图4-3-274　胎二水肿，未见头颅、心脏结构及胎心搏动

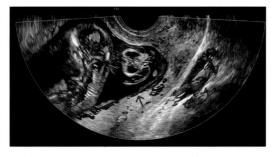

图4-3-275　从胎一脐带插入口处发出血管在胎膜下走行（红色箭头所示），于近宫颈内口处出胎膜并延续为胎一的脐带（蓝色箭头所示），该脐带走行约1.0cm后连于胎二胎体，内仅见两支脐血管，入胎体为脐动脉，出胎体为脐静脉

【超声诊断思路及检查注意事项】

1. 早孕期即可诊断，单一妊娠囊内可见一正常发育胎芽，另见一团块样未及胎心胎芽，动态随访观察，如未及胎心的胎芽仍继续生长，则可诊断。如孕周稍大可观察到无心畸胎脐带内反向灌注血流则诊断更加明确。

2. 泵血儿虽结构正常，但因承担无心畸胎血液循环量，易导致高心排血量性心力衰竭及水肿，此外高心排血量常导致羊水过多而易早产，因此需要严密观察羊水量及泵血儿是否心力衰竭、水肿，如出现提示预后不佳。

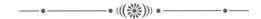

（四）贫血多血序列征（TAPS）

TAPS发生于单绒毛膜囊双胎，为胎盘内＜1mm细小单向动脉-静脉血管吻合支所致，导致两胎儿间血红蛋白存在显著差异，超声表现为胎儿大脑中动脉峰值流速（MCA-PSA）及胎盘厚度回声异常。新生儿诊断标准：两新生儿血红蛋白浓度相差＞8g/L，伴网织红细胞比值（供血儿/受血儿）＞1.7。

1. 超声诊断要点及声像图特征

（1）产前诊断要点是MCA-PSV的不一致，供血儿的MCA-PSV＞1.5MOM，提示胎儿贫血，受血儿的MCA-PSV＜1.0MOM，提示胎儿红细胞增多。

（2）仅见一个胎盘，双胎胎盘回声、厚度不一致，受血儿胎盘薄、回声减低，供血儿胎盘厚、回声增强。

（3）两胎儿羊水量基本正常。

（4）产前分为5期：

Ⅰ期：供血儿MCA-PSV＞1.5MOM，受血儿MCA-PSV＜1.0MOM，无其他胎儿并发症。

Ⅱ期：供血儿MCA-PSV＞1.7MOM，受血儿MCA-PSV＜0.8MOM，无其他胎儿并发症。

Ⅲ期：在Ⅰ、Ⅱ期基础上出现供血儿心功能受损或出现血流动力学改变（脐动脉舒张期血流消失，静脉导管a波反向）。

Ⅳ期：供血儿水肿。

Ⅴ期：一胎或双胎胎死宫内。

2. 鉴别诊断　因TAPS胎盘回声及厚度不一致，易做出双绒毛膜性的错误判断，此时需要根据双胎间的隔膜厚度、形态（A征或T征）来准确判断绒毛膜性，从而根据单绒毛膜囊双胎胎盘厚度回声不均匀的特征性超声表现及胎儿MCA-PSV改变进行诊断。

3. 示例

案例99　贫血多血序列征Ⅰ期

【临床资料】

刘××，女，38岁，G_2P_0，既往体健，未行产前诊断，早孕期超声筛查未见明显异常，中孕期超声筛查两胎儿超声测值相差8天。现孕30^{+1}周，核对孕周无误，医师开具晚孕期常规超声检查单。

【超声检查方法及所见描述】

经腹部超声检查。超声描述：两胎儿间可见羊膜囊分隔，仅见一个胎盘，两胎儿胎盘脐带插入口位置均未见异常，胎盘厚薄不均，胎一胎盘增厚，最厚处厚约5.7cm，胎二胎盘最厚处厚约3.3cm，胎一大脑中动脉血流频谱PSV＞1.5MOM，胎二大脑中动脉血流频谱PSV＜1.0MOM，两胎二脐动脉血流频谱均正常。超声提示：晚孕、双胎、均活胎（胎一超声测值为27^{+5}周、胎二超声测值为29^{+5}周），近胎一脐带入口处胎盘增厚，单绒毛膜囊双羊膜囊双胎，综上考虑贫血多血序列征Ⅰ期。

【超声图像】

见图4-3-276、图4-3-277。

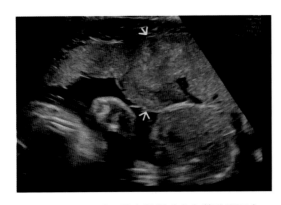

图4-3-276　胎一胎盘增厚（白色箭头所示）

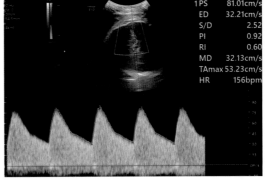

图4-3-277　胎一大脑中动脉血流频谱PSV大于1.5MOM

【超声诊断思路及检查注意事项】

1. 孕期超声监测单绒毛膜囊双羊膜囊（MCDA）两胎儿的MCA-PSV对TAPS有很好的预测价值。

2. 供血儿胎盘增厚、回声增强，受血儿胎盘变薄、回声减低，考虑因供血儿贫血导致胎盘水肿所致，为TAPS特征性超声表现，当MCDA出现上述胎盘改变时，需要注意存在

TAPS的可能。

3.孕期监测TAPS双胎的脐动脉、静脉导管频谱以及心脏改变对于及时发现贫血儿心脏功能衰竭有很好的作用。

4.少部分TAPS存在自愈可能，原因为细小血管吻合处有血栓形成，导致动脉-静脉交通阻塞，从而阻止了疾病的进程。

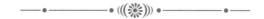

（五）联体双胎

联体双胎发生于单绒毛膜囊单羊膜囊双胎，分为对称性及不对称性联体双胎，大多数为对称性且以胸腹部联体双胎最常见，少部分为不对称性（两胎大小、形态不一），如寄生胎。也可见多个部位联体，如头部及胸腹部。

1.超声诊断要点及声像图特征

（1）仅见一个胎盘。

（2）两胎儿部分相连在一起无法分离，相连处皮肤相互延续。

（3）脐带常缠绕并融合，其内脐血管数目异常（3～6支），但如仅骶尾部背向融合，则两胎儿脐带各自发出且数目正常。

（4）胸腹部联体双胎：表现为两胎儿面对面、胸腹部部分融合、双头、双躯干、两条相对的脊柱、四个上肢、四个下肢；脐带由共同的脐部发出，较粗大，其内脐血管数目常大于3条；融合脏器部位及程度各不相同，腹腔常见肝脏融合，胸腔常见心脏融合，融合程度越重，融合脏器内部结构越复杂紊乱。

（5）头部联体双胎：可见一个融合头部，如面对面融合则常可见面部融合，还可合并其他部位融合。

（6）不对称性联体双胎：可见一头部、躯干、脊柱及四肢正常胎儿，同时该胎儿胸腹部体表或体内可探及另一小躯干及肢体回声，常无头及内脏。

2.鉴别诊断　寄生胎需要与胎儿畸胎瘤相鉴别，鉴别要点是寄生胎内部或体表可探及肢体长骨及部分脊柱骨骼样回声，而畸胎瘤内部无法探及。

3.示例

案例100　联体双胎（胸腹部联体）

【临床资料】

杨××，女，26岁，G_2P_0，既往体健。现孕8^{+4}周，核对孕周无误，医师开具早孕期常规超声检查单。

【超声检查方法及所见描述】

经阴道超声检查。超声描述：宫内妊娠囊大小约为3.3cm×3.1cm×2.2cm，妊娠囊内仅见一个卵黄囊，可见两个胚芽，两者胸腹部相联，胚芽直径均约为1.9cm，可见两个胎头回声，仅见一个融合心脏搏动，肢体显示不满意。超声提示：宫内早孕、单妊娠囊、联体双胎（均相当于8^{+3}周、胸腹部联体可能）。

【超声图像】

见图4-3-278，视频4-3-40。

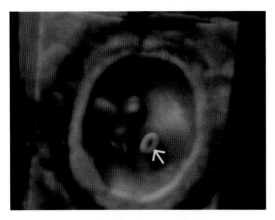

图4-3-278　妊娠囊内仅见一个卵黄囊（白色箭头所示），可见两个胚芽，二者胸腹部相联　　视频4-3-40　两个胚芽胸腹部联体，可见两个胎头回声，仅见一个融合心脏搏动

【超声诊断思路及检查注意事项】

1. 大多数联体双胎孕早期即可以诊断，如胎芽形态不规整并呈对称性，需要高度警惕联体双胎可能，经阴道超声检查更清晰。寄生胎早孕期诊断困难。

2. 部分联体双胎融合部位较小容易漏诊，因联体双胎仅见于单绒毛膜囊单羊膜囊双胎，所以在单绒单羊时需要仔细扫查，确保看清两胎儿各部位均完全分离。

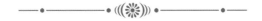

十、胎盘、羊水及脐带异常

（一）胎盘异常

1. 胎盘形状异常　包括副胎盘、轮状胎盘、分叶胎盘及膜状胎盘等。

（1）超声诊断要点及声像图特征：

①副胎盘：邻近主胎盘周边另可见范围较小胎盘组织回声，从各角度扫查两者之间

仅见胎膜内脐血管相连，胎盘脐带插入口位于主胎盘（图4-3-279）。

②轮状胎盘：常因胎膜面积大于宫腔面积，胎膜于胎盘边缘形成突向宫腔的皱褶样结构，胎盘边缘处可见胎膜回声（包含两层绒毛膜及两层羊膜），该胎膜回声连于对侧子宫壁，其内未见脐血管回声（图4-3-280）。

③分叶胎盘：子宫壁可见两个或两个以上基本等大胎盘组织回声，脐带插入口多位于各胎盘组织之间胎膜内或邻近某个胎盘组织边缘，各胎盘组织间可见脐血管相连（图4-3-281）。

④膜状胎盘：胎盘一般覆盖范围较广，可较薄，也可厚度正常甚至增厚（图4-3-282），但无论厚度如何，胎盘内部具有功能性的胎盘实质明显小为超声诊断特征性表现，厚度正常及增厚胎盘内部可见大面积血窦回声，中晚孕期常伴胎儿发育受限。

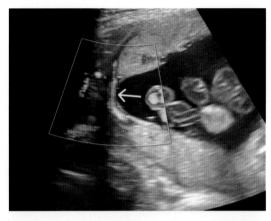

图4-3-279　主胎盘周边可见范围较小胎盘组织回声，两者之间可见胎膜内脐血管相连（白色箭头所示）

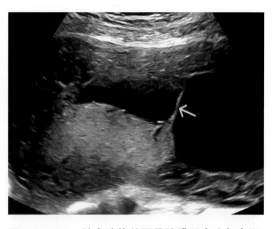

图4-3-280　胎盘边缘处可见胎膜回声（包含两层绒毛膜及两层羊膜），该胎膜回声（白色箭头所示）连于对侧子宫壁，其内未见脐血管回声

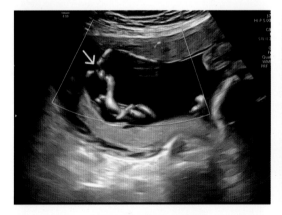

图4-3-281　可见两个胎盘组织回声，脐带插入口（白色箭头所示）位于两个胎盘组织间，两个胎盘组织间可见脐血管相连

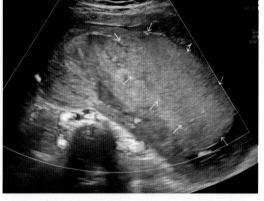

图4-3-282　胎盘增厚，内部大面积血窦回声（白色箭头所示），胎盘实质少

（2）鉴别诊断：

①轮状胎盘边缘胎膜带状回声需要与宫腔粘连带、羊膜带及纵隔子宫的纵隔相鉴别。宫腔粘连带常有宫腔操作史，可以出现在宫腔任何部位，而轮状胎盘边缘带状回声与胎盘边缘相连；羊膜带内仅为羊膜，较纤细并漂浮于羊水中，不与胎盘边缘相连，可与胎儿相连或不相连；纵隔子宫的纵隔为肌性结构，回声较胎膜低并厚，从宫底发出突向宫腔，其上部分可见胎盘或脐血管附着。

②副胎盘需要与分叶胎盘相鉴别，副胎盘时主胎盘明显较副胎盘大且脐带胎盘插入口位于主胎盘，分叶胎盘各叶状胎盘组织大小相当，脐带插入口常位于各胎盘组织间。

（3）诊断注意事项：

①副胎盘时需要仔细探查主、副胎盘间胎膜内脐血管是否位于宫颈内口或邻近宫颈内口，以除外血管前置及避免胎膜内脐血管在分娩时受压，分叶胎盘相同。

②膜状胎盘时需要监测胎儿生长发育情况及脐动脉血流频谱，因膜状胎盘实质成分少，易导致中晚孕期胎儿生长受限及脐动脉S/D值增高。

2. 前置、低位胎盘　前置胎盘（图4-3-283）为胎盘实质或胎盘下缘血窦覆盖宫颈内口；低位胎盘（图4-3-284）为胎盘实质或胎盘下缘血窦达宫颈内口边缘或距离宫颈内口<2.0cm。小于孕28周时称为胎盘前置状态及胎盘低置状态，诊断标准相同。

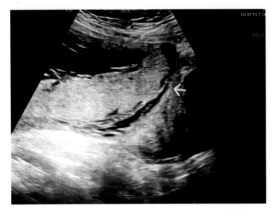

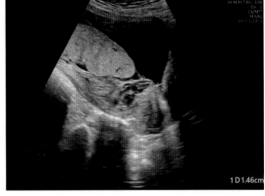

图4-3-283　胎盘实质覆盖宫颈内口（白色箭头所示）

图4-3-284　胎盘下界血窦下缘距离宫颈内口<2.0cm

3. 血管前置　产前需要尽早明确诊断，如分娩时前置血管破裂或受压，胎儿胎死宫内风险极高。

（1）超声诊断要点及声像图特征：胎膜内可见脐血管位于胎先露与宫颈内口之间，彩色多普勒显示胎先露与宫颈内口之间胎膜内可见血管回声（图4-3-285），频谱多普勒为脐动脉或脐静脉频谱。

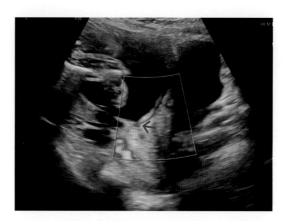

图4-3-285 胎膜内脐血管覆盖宫颈内口（白色箭头所示）

（2）鉴别诊断：前置的血管需要与较低胎盘下缘血窦相鉴别，两者均与胎盘相连，鉴别要点是前置血管内可探及动脉或静脉频谱。

（3）诊断注意事项：

①血管前置多见于帆状胎盘、球拍状胎盘、副胎盘及分叶胎盘等，上述情况均可发生脐血管走行于胎膜内，因此有形成血管前置可能，当遇到上述情况时需要仔细探查宫颈内口及周边胎膜内是否有脐血管走行，二维、彩色多普勒及频谱多普勒共同扫查。

②极个别胎盘分叶及脐带插入口正常情况下也可发生脐血管于胎膜内走行，因此产前除外血管前置时无论何种情况均需要仔细动态探查宫颈内口及周边情况，因晚孕期胎先露位置常较低致宫颈内口及周边难显示，因此尽量于中孕期产前筛查时完成血管前置排查。

4. **胎盘植入** 多发于凶险型前置胎盘，也可见于有宫腔操作史病例。为胎盘绒毛侵入子宫肌层、蜕膜缺失、间质性滋养细胞侵袭力增强、子宫螺旋动脉重铸所致。分为粘连型（产前超声常难以诊断）、植入型及穿透型。

（1）超声诊断要点及声像图特征：

①胎盘增厚，内见胎盘陷窝（也称"奶酪"征或"沸水"征）。

②蜕膜强回声线消失，胎盘与肌层分界不清。

③胎盘后低回声带中断或消失，植入部位胎盘基底部血流不规则、增多成团或出现跨界血管。

④植入部位子宫局部肌层变薄甚至仅剩浆膜层。

⑤穿透型植入部位子宫与膀胱分界不清。

⑥植入宫颈肌层时，宫颈形态失常及宫颈血窦增加。

（2）鉴别诊断：胎盘植入时胎盘内部陷窝样血窦回声与胎盘内部正常血窦回声需要进行鉴别，鉴别要点是胎盘植入时的陷窝样血窦回声范围较大且见其内部光点回声呈翻滚样，流速较快；而正常血窦流速较平缓。

（3）示例：

案例 101　胎盘前置、胎盘植入

【临床资料】

郭××，女，28岁，G_3P_0，既往无剖宫产史，行人工流产术2次，行宫腔粘连松解术2次，早孕期超声提示妊娠囊位于宫腔下段，位置偏低，早孕期超声筛查未见明显异常。现孕23^{+4}周，核对孕周无误，医师开具中孕期超声筛查检查单。

【超声检查方法及所见描述】

经腹部及阴道超声检查。超声描述：胎盘面积较大，子宫前壁、左侧壁及后壁均可见，胎盘下界覆盖宫颈内口，胎盘最厚处厚约4.6cm，胎盘内见较丰富血窦回声，呈"沸水"征，子宫左侧壁下段局部肌层菲薄，最薄处仅见浆膜层，该处胎盘与子宫肌层分界不清晰，CDFI：该处肌层可见丰富血流信号，宫颈后壁及左侧壁可见丰富血窦回声。超声提示：胎盘前置状态，胎盘增厚，胎盘植入可能。

【超声图像】

见图4-3-286，视频4-3-41。

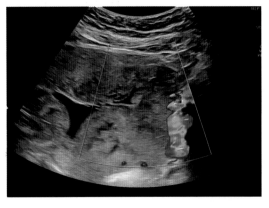

图4-3-286　子宫左侧壁下段肌层菲薄，胎盘与肌层分界不清，该处肌层内血流丰富

视频4-3-41　胎盘内及宫颈后壁见较丰富血窦回声，呈"沸水"征

【超声诊断思路及检查注意事项】

1. 重点观察人群：有剖宫产史并前置或低位胎盘者，有多次宫腔操作史者。该案

例虽无剖宫产史，但有多次宫腔操作史。

2. 胎盘增厚、胎盘内陷窝样血窦回声为超声诊断胎盘植入最初可疑切入点，然后仔细探查有关胎盘植入其他超声征象，重点找寻植入部位，主要观察胎盘与子宫肌层的分界及血流情况，可经阴道及会阴检查。

3. 减少胎盘植入漏诊方法：早孕期测量妊娠囊下界距既往剖宫产切口距离，除外瘢痕妊娠，瘢痕妊娠后续发展为胎盘植入，对于无剖宫产史但早孕期妊娠囊位置偏低者需要后续密切观察是否存在胎盘植入。

4. 凶险型前置胎盘探寻植入部位时，不仅仅要关注子宫前壁正中部位，同时需要观察左、右侧壁，有些病例植入部位位于子宫侧壁。

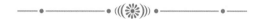

5. **胎盘早剥**　孕20周后至胎儿娩出前的任何期间胎盘与子宫壁部分或全部分离称为胎盘早剥，临床常伴腹痛、持续性宫缩、阴道流血或血性羊水，少部分可无典型临床表现。超声图像因血肿部位及距离出血时间不同表现各异。

（1）超声诊断要点及声像图特征：

①血肿形成初期为不均质偏强回声，如持续存在则逐步液化形成不均质低回声。

②部分表现为胎盘增厚、胎盘后方或内部血肿回声；部分血肿位于紧邻胎盘边缘或远离胎盘的绒毛膜与肌层间；部分血肿突破胎膜后进入宫腔，表现为宫内羊水中漂浮的团块样回声。

③血肿回声内部无血流信号。

（2）鉴别诊断：

①胎盘后方低回声血肿需要与胎盘后方静脉丛相鉴别，鉴别要点是静脉丛内可见缓慢流动光点样回声，而血肿未见。

②紧邻胎盘边缘血肿易被误认为胎盘回声，鉴别要点是血肿内未见血流信号。

③破入宫腔内血肿需要与羊水中漂浮的脱落胎脂及毛发碎屑相鉴别，后者在胎动时被翻搅呈散在漂动小片状高回声，而血肿成团。

④胎盘后方血肿需要与胎盘内血管瘤相鉴别，血肿位于胎盘实质与宫壁之间，边界可清晰或欠清晰，内部未见血流信号；胎盘内血管瘤多位于胎盘子面并略突向宫腔，边界清晰，边缘圆钝，内部多富血供。

（3）示例：

案例 102　胎盘早剥

【临床资料】

王××，女，36岁，G_1P_0，既往体健，羊水穿刺染色体核型分析正常，SNP未见明显异常，早孕期超声筛查未见明显异常，中孕期超声筛查提示胎儿偏小，产前诊断超声提示胎儿偏小，胎盘增厚，孕期血压正常，易栓症组合实验室检查未见异常。现孕33^{+1}周，核对孕周无误，因阴道流血急诊来院，医师开具急诊超声检查单。（后行紧急剖宫产术，术中见胎盘母面边缘处暗红色血块压迹，约为胎盘面积1/3，临床诊断胎盘早剥I级。）

【超声检查方法及所见描述】

经腹部超声检查。超声描述：胎盘位于左前壁，内见多个不均质点片状高回声，最厚处厚约6.2cm，胎盘近下缘绒毛膜与肌层间可见范围约6.2cm×4.8cm×1.5cm不规则低回声，内透声不佳，CDFI：其内未见明显血流信号；胎儿AC及FL超声测值均低于M-2SD线。超声提示：晚孕、单活胎，头位（超声孕周：30^{+6}周），胎盘增厚且回声不均，胎盘后方异常回声（积血可能）。

【超声图像】

见图4-3-287、图4-3-288。

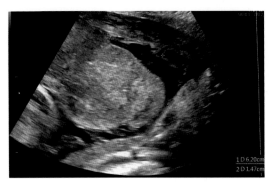
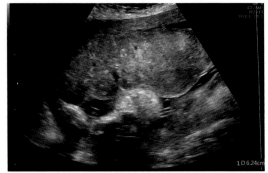

图4-3-287　胎盘近下缘绒毛膜与肌层间可见不规则低回声（积血可能）　　图4-3-288　胎盘增厚，内见点片状高回声

【超声诊断思路及检查注意事项】

1. 患者腹痛、持续性宫缩、阴道流血或血性羊水为发生胎盘早剥的高度提示信号。

2. 胎盘后方、边缘或宫腔内不均质无血供回声团为特征性超声表现。

3. 必须结合临床。

4. 侧壁及后壁肌层与绒毛膜间血肿易漏诊。

5. 部分胎盘早剥出血量较少且积血多已排出时，宫腔内可无法探及明显血肿回声，此时诊断依靠临床表现。

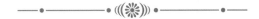

6. **胎盘血管瘤**　为胎盘原发非滋养层良性肿瘤。

（1）超声诊断要点及声像图特征：

①边界清晰的类圆形或椭圆形包块，常邻近脐带插入口处及胎盘子面，内部以低回声为主，常间以多发无回声。

②其内及周边常血流较丰富。

③包块较大时（直径＞4.0cm），包块内部血流需要经胎儿血液循环，易致胎儿心脏高灌注性心力衰竭，甚至水肿。

（2）鉴别诊断：需要与胎盘内血肿、胎盘畸胎瘤相鉴别，胎盘内血肿常伴腹痛及阴道流血、内部无血供且回声随血肿液化吸收有动态改变，而胎盘血管瘤如不伴内部出血，短期内大小、回声无明显变化；胎盘畸胎瘤内部常可见强回声，血供少或无血供。

（3）示例见第四章第三节的案例26。

（4）超声诊断思路及检查注意事项

①胎盘内部偏低回声为主的边界清晰富血供包块为特征性超声表现。

②包块较大时（直径＞4.0cm）需要注意追踪观察是否存在胎儿心力衰竭、水肿及宫内窘迫等超声表现，如发现需要根据临床决定终止妊娠时机。

7. **胎盘实质回声异常**　包括胎盘实质钙化（点片状强回声）、胎盘囊肿（边界清晰且透声好的无回声）、胎盘内血肿（早期偏高回声、随后内部无回声液化灶逐步增大至缓慢吸收，内部无血供）及胎盘内部梗死灶，后者面积较小时难以发现，范围较大时可探及胎盘内部无血供复杂混合回声。胎盘组织失去功能部位未达30%时剩余正常组织可代偿，因此异常回声如体积较小常无明显临床意义，且因无法明确定位，难与产后胎盘病理相对应，难以做出明确病理诊断。

（二）**羊水异常**

1. **羊水过多**　孕28周前羊水最大深度≥8.0cm，孕28周后羊水指数≥25.0cm。

2. **羊水过少**　孕28周前羊水最大深度≤2.0cm，孕28周后羊水指数≤5.0cm。

（三）**脐带异常**

1. **单脐动脉**　指脐带中仅含一条脐动脉，是最常见的脐带异常，形成原因可能为一条脐动脉发育不良或一条脐动脉发生栓塞。超声表现为胎儿下腹部横切面膀胱仅一侧显示脐动脉，扫查膀胱两侧脐动脉时需要注意将脐孔处血流与膀胱两侧脐动脉一并连续显示，否则如该切面偏斜易将膀胱两侧髂动脉误认为脐动脉，从而发生漏诊。

2. 脐带胎盘插入口异常

（1）边缘性脐带入口：亦称球拍状胎盘。脐带胎盘插入口靠近胎盘边缘，距离胎盘边缘<1.0cm（图4-3-289），单胎的边缘性脐带入口一般无明显临床意义，单绒双胎时如一胎脐带胎盘插入口位置正常，而另一胎为边缘性脐带入口则可能因所占胎盘份额偏少而致sFGR。

（2）帆状脐带入口：亦称帆状胎盘。胎儿脐带附着在胎盘以外的胎膜，脐带附着后发出多支脐血管在羊膜与绒毛膜中走行一段距离后进入胎盘（图4-3-290）。胎膜内脐血管无螺旋及华通氏胶保护，如果发生破裂，围产儿死亡率非常高，尤其好发于帆状脐带入口合并血管前置。因此当产前诊断帆状脐带入口时，一定要仔细动态扫查宫颈内口及周边胎膜内是否有脐血管，以除外血管前置。

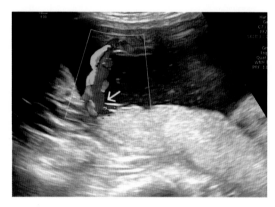 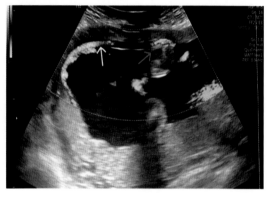

图4-3-289　胎盘脐带插入口位于胎盘边缘（白色箭头所示）

图4-3-290　脐带附着在胎盘以外的胎膜（蓝色箭头所示），脐带附着后发出多支脐血管在羊膜与绒毛膜中走行（白色箭头所示）一段距离后进入胎盘

3. 脐带囊肿　好发于脐带根部羊膜或脐血管内，为边界清晰无回声，内透声好（图4-3-291），内部无血流信号。位于脐带根部较大脐带囊肿可能会压迫脐带血流，部分染色体异常合并脐带囊肿。

4. 脐带螺旋异常　可分为螺旋过度稀疏及过度螺旋，后者产前关注度更高。目前比较公认的为脐带螺旋情况在早孕期即已形成，脐带螺旋量化指标为螺距（两相邻螺旋的间隔距离）及螺旋指数（1/螺距），螺旋指数越大说明脐带螺旋越密集。螺旋指数正常值目前各文献报道不是特别统一，一般使用0.2～0.6为宜。据笔者在工作实践中观察，脐带过度螺旋时相当一部分并不会影响脐轮部脐静脉宽度及流速。脐带过度螺旋时如引起脐轮部脐静脉内径减小并流速增快，会导致脐静脉腹内段扩张，当脐轮部脐静脉内径过小时脐静脉流速反而减低并易发血栓形成从而导致胎儿宫内严重窘迫。

5.**脐带打结**　是脐带走行异常或脐带过长在宫内形成环套，胎儿活动穿越环套所致。分为真结（图4-3-292）及假结，二维超声及彩色多普勒下脐带打结处表现为脐带扭曲成团。真结可伴有不同程度的并发症，如胎儿生长受限、胎儿宫内窘迫等，严重者可导致胎死宫内。假结临床意义不大。

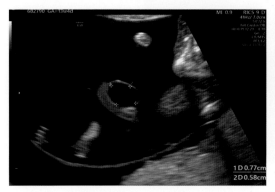

图4-3-291　**脐带囊肿**

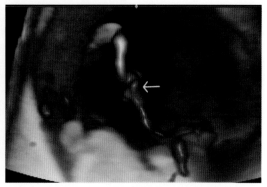

图4-3-292　**脐带真结（白色箭头所示）**

十一、胎儿中孕期超声检出的常见染色体异常相关软指标及综合征

（一）软指标

以下软指标为中孕期比较有临床意义的超声软指标，与早孕期有所不同。中孕期单独出现一个软指标常与染色体异常相关性不高，如出现多项软指标则染色体异常风险明显增高。

1.**脉络丛囊肿**　超声表现为脉络丛内边界清晰的圆形或椭圆形暗区，可发生于单侧或双侧，亦可单发或多发（图4-3-293）。单发脉络丛囊肿一般临床意义不大且孕26周前基本都可以吸收。笔者随访了120余例产前单纯脉络丛囊肿胎儿，出生后均无染色体异常发生，仅有1例伴发尿道下裂。在18-三体胎儿中常可见脉络丛囊肿，但18-三体常伴发其他较严重的结构畸形。

2.**脑室扩张**　指脑室大于正常，尤其是指侧脑室大于正常，诊断标准及测量方法详见第四章第三节"胎儿脑积水及脑室扩张"，在此主要探讨其与染色体异常相关性。胎儿侧脑室扩张染色体异常率增高，是产前诊断的重要指征，但染色体异常与侧脑室宽度、胎儿性别、单侧或双侧及双侧是否对称无明显相关性。

3.**鼻骨缺失或发育不全**　鼻骨发育不全指一侧或双侧鼻骨短小及一侧鼻骨缺失（图4-3-294、图4-3-295），可能系鼻骨骨化异常导致骨化的鼻骨短小或缺失。中孕期胎儿鼻骨缺失者发生染色体异常风险明显高于鼻骨发育不全者，鼻骨发育异常合并结构畸形者染色体异常检出率要高于鼻骨发育异常合并其他超声软指标阳性者。鼻骨发育异常检出的染色体异常绝大部分为非整倍体，最多见的是21-三体。染色体微阵列分析（CMA）检查可提高有临床意义的拷贝数变异的检出率。

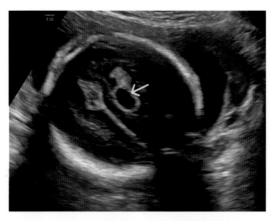

图4-3-293　脉络丛囊肿（白色箭头所示）

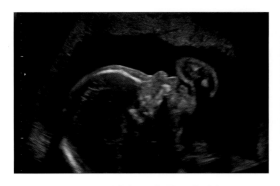

图4-3-294　一侧未探及鼻骨回声（与图4-3-295为同一胎儿）

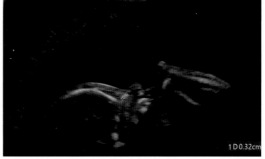

图4-3-295　另一侧鼻骨短（与图4-3-294为同一胎儿）

4. 额-上颌角（FMF角）　为超声量化颜面轮廓异常最重要的间接指标，超声表现为硬腭前缘顶点至额骨外缘顶点的切线与硬腭前缘顶点沿硬腭上表面直线的夹角。研究发现，21-三体综合征胎儿多伴有特殊面容，以面部平坦、上颌骨短小和后移多见，因此，21-三体综合征胎儿额-上颌角大于正常胎儿。FMF角能够作为早孕期胎儿21-三体综合征的重要参数，虽然单独检测FMF的检出率不高，但将其与其他软指标联合检测可有效提高敏感度与特异度。有文献报道，染色体非整倍体胎儿的额-上颌角明显大于整倍体胎儿，额-上颌角异常还与胎儿开放性脊柱裂伴脊髓脊膜膨出等中枢神经系统异常关系密切。

5. **NF增厚**　为颈后皮肤皱褶增厚。NF测量方法：在小脑横切面上测量，图像放大至胎头占屏幕的1/2以上，于中线水平测量枕部颅骨的外侧缘与皮肤外侧缘间的距离（图4-3-296）。通常以孕16～18周NF厚度≥5mm及孕18～21周NF厚度≥6mm作为NF增厚的标准。NF测量部位与NT相同，只是测量孕周不同。NF增厚与NT增厚临床意义基本一致，NF增厚者染色体异常的检出率明显高于正常者。早孕期没有NT增厚者中孕期可NF增厚，且其中少部分检出染色体异常，单纯NF增厚染色体异常的检出率较单纯NT增厚略低，NT及NF均增厚的胎儿出现染色体异常检出率较仅一项增厚明显增加。

6. **胸腔积液**　分为原发性与继发性，病因较多，原发性的多为乳糜胸，常晚孕期右侧胸腔首发，继发性常为胎儿水肿（浆膜腔积液及皮肤皮下组织增厚）的表现之一，常为双侧，超声表现为胸腔内游离液性暗区（图4-3-297）。胸腔积液中染色体异常占比不高，在除外胎儿贫血、心脏及肾等结构异常、感染、胸腔占位、胎盘及胎儿血供丰富肿瘤等之后，需要考虑染色体异常可能。染色体异常中以21-三体、Turner、18-三体及13-三体等多见，前两者的胸腔积液常因淋巴系统发育异常所致，后两者常因心脏等结构畸形导致循环异常及器官功能异常所致。

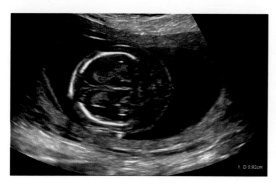

图4-3-296　**孕17周胎二NF增厚**

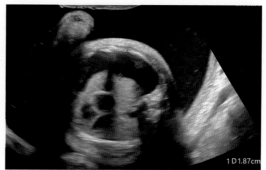

图4-3-297　**右侧胸腔积液**

7. **轻度肾盂增宽**　肾盂分离前后径增大但未诊断肾积水，超声表现为孕24周肾盂分离前后径4～7mm（图4-3-298），孕30周以上7～10mm。在低危人群中单纯轻度肾盂增宽与染色体异常相关性不大，可为一过性，如持续存在或进一步增宽多为尿路不同程度梗阻所致，如合并其他软指标或结构异常，则染色体异常风险增高，需要考虑行染色体检查。

8. **单脐动脉**　单纯单脐动脉而不伴有其他软指标及结构异常时发生染色体异常概率较低，因此单纯单脐动脉常不作为染色体检查指征。单脐动脉在18-三体及13-三体中较常见，常合并其他较严重结构畸形。

9. **股骨及肱骨短** 染色体异常胎儿常见生长发育受限，此时需要除外骨骼系统发育异常及遗传因素所致。21-三体胎儿股骨及肱骨常偏短，但由于测值与部分正常胎儿可出现重叠，中晚孕期单纯股骨偏短常不作为染色体检查指征，但如合并其他软指标或结构异常则染色体异常风险增高。

10. **小指中节指骨发育不良及屈曲** 约60%的21-三体新生儿有小指中节指骨缺失或短小（图4-3-299），从而导致小指屈曲。因胎儿手指不在产前超声常规检查范围内，同时受胎儿体位、孕母腹壁较厚及检查时间不宜过长等因素限制，部分胎儿小指结构无法清晰显示，因此产前无法对小指结构进行常规检查，但如发现与21-三体相关指征时需要仔细探查小指，如发现小指中节指骨发育不良及屈曲时21-三体风险明显增高。

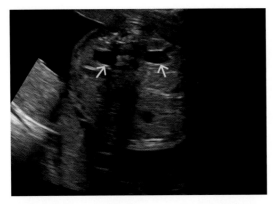 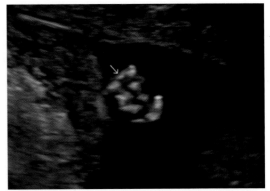

图4-3-298　双侧肾盂分离（白色箭头所示）　　　图4-3-299　小指中节指骨短小（白色箭头所示）

（二）综合征分类

常依据染色体异常类型或以哪个脏器或系统异常为主进行分类（如以心脏结构异常为主的DiGeorge综合征）。

（三）常见综合征的超声诊断

综合征种类繁多，在产前，除常见综合征外，大多数综合征常难以诊断且难以做出明确遗传学诊断。综合征诊断常以超声结构异常作为切入点，但最终诊断还要依据染色体检查结果。常见综合征均为多发畸形，但又都有特征性结构异常，每个综合征病例常不会具有所有该综合征常见结构畸形。

1. **对异常综合征诊断意义较大超声表型** 又称为"前哨"超声表型，包括早孕期鼻骨缺失及颈部淋巴水囊瘤、桡骨发育不良、小下颌、肢体短小或弯曲、骨骼骨化不良、椎体发育异常、颅缝及头形异常、水肿、小型脐膨出、腹壁缺损、部分心脏结构异常

（如完全型心内膜垫缺损、主动脉弓发育异常、心脏横纹肌瘤等）、肾脏多囊样改变、胸腺发育不良、脐带囊肿或水肿、异常增大腹围并吐舌、重叠指、小指中节指骨发育不良及屈曲、裂手及裂足、多指等。

2. 异常综合征诊断思路　首先对"前哨"超声表型非常敏感并及时发现，这一点非常重要，随后继续寻找合并畸形，根据以上结构异常查询资料列出最可能综合征，在上述综合征中根据超声表型与最接近的综合征进行匹配。

3. 常见综合征超声表型

（1）21-三体综合征：最主要超声表现为NT增厚、鼻骨缺失、NF增厚、十二指肠闭锁、完全型心内膜垫缺损、小指中节指骨发育不良及屈曲、股骨偏短等。

（2）18-三体综合征：最主要超声表现为桡骨发育不良、重叠指、心脏畸形（室间隔缺损及法洛四联症多见）、小耳及耳位低、小型脐膨出、草莓头、唇腭裂、膈疝、生长发育受限、单脐动脉等。

（3）13-三体综合征：最主要超声表现为全前脑、面部异常（喙鼻或鼻发育不良、独眼或眼距过近、正中唇腭裂等）、轴后多指（趾）、心脏结构异常（室间隔缺损及左心发育不良多见）、小型脐膨出、生长发育受限等。

（4）Turner综合征（45，X）：见于女性，分致死性及非致死性，后者为嵌合体且产前常不伴有明显结构异常。致死性Turner综合征主要超声表现为早孕期颈部淋巴水囊瘤或水肿，少部分伴有心脏及肾畸形。

（5）三倍体：系胎儿有三套完整染色体，多余染色体大多数来源于父亲，少部分来源于母亲。大多数三倍体在早孕期即流产或为葡萄胎，少部分可存活至中晚孕期，存活至出生后极少且出生后不久死亡。来源于父亲的三倍体常在孕20周前流产，可见胎盘明显增大并见多个无回声，胎儿常无明显异常；来源于母亲的三倍体胎儿早期即出现严重不对称性生长发育受限，表现为头大（相对腹围而言）但腹围小、胎盘小而薄、羊水少。

（6）22q11.2缺失综合征：最主要超声表现心脏畸形（常见主动脉弓发育异常、法洛四联症、室间隔缺损等圆锥干异常）、胸腺发育不良、唇腭裂、小下颌等（图4-3-300）。

（7）X-连锁脑积水综合征：为X染色体连锁隐性遗传综合征。最主要超声表现为脑积水（双侧侧脑室重度扩张、第三脑室增宽）、拇指内收等。

（8）Meckel-Gruber综合征：为常染色体隐性遗传综合征。最主要超声表现为双侧多囊性发育不良肾、脑膜（脑）膨出和轴后多指（趾），以上为Meckel-Gruber综合征三联征。

（9）Apert综合征：为常染色体显性遗传综合征。最主要超声表现为尖头（冠状缝早闭所致）、突眼（图4-3-301、图4-3-302）、并指（趾）、脑室扩张等。

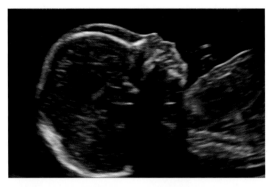

图4-3-300　小下颌

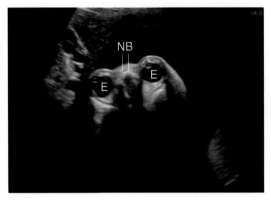

图4-3-301　突眼（双眼水平高于鼻骨水平）

E：眼；NB：鼻骨

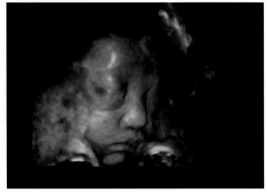

图4-3-302　突眼

（10）Robin综合征：最主要超声表现为小下颌、腭裂及羊水过多。

（11）VACTERL综合征：最主要超声表现为椎体发育异常（多为半椎体）、心脏畸形（室间隔缺损多见）、肾发育异常、肢体畸形、食管及肛门闭锁等，以上畸形具有3种及以上即可诊断。

（赵华巍）

第五章 晚孕期超声检查

本章主要对晚孕期胎儿生长发育情况评估和母胎血流动力学检测，比早中孕期发生率及检出率相对高的胎儿水肿、胎儿生长受限、胎儿肿瘤进行介绍和案例分享，胎儿肿瘤主要介绍畸胎瘤、颅内肿瘤、胸腔肿瘤、腹部肿瘤、软组织肿瘤超声表现和案例分享，其他如颈部淋巴水囊瘤、心脏肿瘤详见早中孕系统超声筛查内容（第三章及第四章）。

第一节 基本要求

一、检查技术

同第四章。

二、检查目的及内容

孕28～31^{+6}周常规超声检查属Ⅱ级超声检查，对胎儿主要解剖结构进行生长对比观察、胎儿附属物的动态观察（如胎盘、脐带、羊水等）及筛查晚发畸形（肢体短缩、脑积水、胎儿肿瘤等）。可以根据孕妇及胎儿的具体情况检查，如中孕期胎儿畸形筛查时因孕妇腹壁脂肪厚、胎位、羊水量等影响未完成该次检查应观察的内容时需要复查；有些不确定的异常需要动态观察其后续改变后才能最终做出诊断，可增加超声检查次数，对孕20～24周胎儿系统超声筛查进行补充筛查。晚孕期由于胎儿骨骼声影等影响，观察胎儿解剖结构的条件较差，此期已不是筛查胎儿畸形的最佳时期，因此进行Ⅱ级检查，需要向孕妇说明并在报告中注明"本次检查不属于胎儿排畸筛查"。

急诊超声为有限产前超声检查，属Ⅰ级超声检查，主要评估胎儿大小、胎方位、羊水、胎盘、脐血流等，主要是为解决某一具体问题而进行的产前超声检查，如胎动异常、怀疑羊水量异常、胎头倒转术前、胎膜早破、胎盘位置及胎盘成熟度评估，孕妇阴道流血、孕妇下腹痛、孕妇外伤史等，除外前置胎盘、胎盘早剥、腹盆腔脏器外伤等，确定胎心搏动或临产时确定胎方位。多数情况下仅适用于急症或床旁超声。

三、胎儿生物学超声标准切面测量

（1）双顶径（BPD）及头围（HC）测量标准切面（图5-1-1）。

（2）腹围（AC）测量标准切面（图5-1-2）。

（3）股骨长（FL）测量标准切面（图5-1-3）。

（4）胎儿［BPD、HC、AC、FL及体重（EFW）］生长曲线（图5-1-4～图5-1-8）。

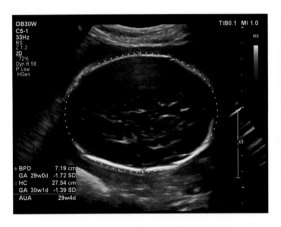

图5-1-1　BPD及HC测量标准切面

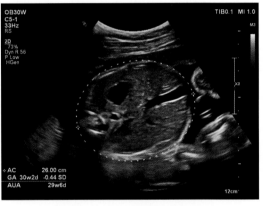

图5-1-2　AC测量标准切面

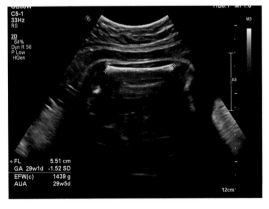

图5-1-3　FL测量标准切面

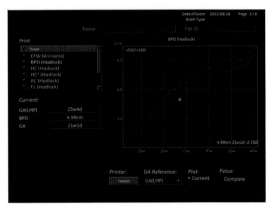

图5-1-4　BPD生长曲线

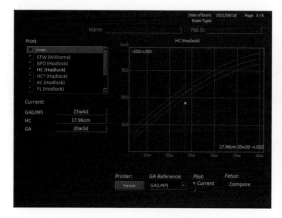

图5-1-5　HC生长曲线

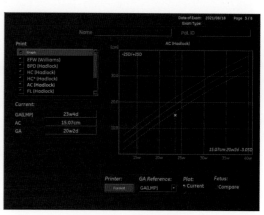

图5-1-6　AC生长曲线

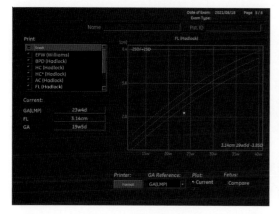

图5-1-7　FL生长曲线

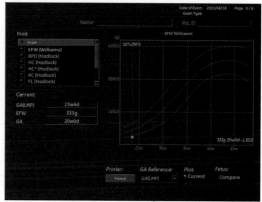

图5-1-8　EFW生长曲线

第二节　晚孕期超声检查项目

一、胎儿生长发育评估

超声评估胎儿生长发育是否正常，需要参照孕周，根据胎体各部分超声测值是否与其相符合来综合判断。早孕期可采用胚胎头臀径（CRL），中晚孕期通过测量胎头双顶径、头围、腹围、股骨长度等判断。超声检查越早估计孕周越准确，超声估测的孕周误差为所估计孕周的±8%，也就是说，孕周越大，误差范围越大。晚孕期胎儿体重的估计可以反映胎儿生长发育状况，指导分娩方式的选择。

（一）定义

1. 适于胎龄儿（AGA）　是指大小在其相应孕周的胎儿，生物学测量参数和（或）胎儿体重通常在第10~90百分位数。

2. **大于胎龄儿（LGA）** 是指其大小大于在其相应孕周的胎儿，出生体重或腹围高于第90百分位数。巨大儿是指体重超过固定临界值（4000g或4500g）。

3. **胎儿生长受限（FGR）** 是指受到母体、胎儿、胎盘等病理因素的影响，胎儿生长未达到其应有的遗传潜能，多表现为胎儿超声估测体重或腹围低于相应孕周第10百分位数。

4. **小于胎龄儿（SGA）** 是指超声估测体重或腹围低于同孕周应有体重或腹围第10百分位数以下的胎儿。并非所有SGA均为病理性的生长受限。SGA还包含了部分健康小样儿。建立种族特异性生长标准，能够提高产前筛查SGA的敏感性。

（二）FGR病因

FGR是常见的妊娠并发症，与各种不良围产结局有较大的相关性，其发生的原因和风险主要包括母体、胎儿和胎盘脐带3个方面。

1. **母体方面** 主要是评估妊娠合并症和并发症。FGR主要病因包括营养不良；妊娠合并症：孕前合并发绀型心脏病、慢性肾病、慢性高血压、糖尿病、甲状腺功能亢进、自身免疫性疾病（如系统性红斑狼疮、抗磷脂抗体综合征）等；妊娠并发症：子痫前期、妊娠期肝内胆管淤积症等；多胎妊娠。当临床怀疑胎儿生长受限的病理因素来自子宫胎盘灌注不良时，应考虑筛查母体方面疾病。

2. **胎儿方面** 主要排除遗传学、结构和血流等方面的异常。对于FGR，建议行详细的胎儿结构超声筛查。FGR合并结构异常或中孕期超声软指标异常时，建议介入性产前诊断，进行染色体微阵列及核型分析。

3. **胎盘脐带方面** 包括胎盘局部梗死、胎盘形态异常（轮廓胎盘、副胎盘等）、胎盘染色体异常、胎盘肿瘤（如绒毛膜血管瘤）、单脐动脉、脐带帆状或边缘附着、单脐动脉、脐带过细、脐带扭转、脐带打结、脐带水肿和脐带过度螺旋等。

4. **其他** 注意排查某些感染因素，如宫内感染（风疹、巨细胞病毒、弓形体、梅毒等）、环境致畸物、药物使用和滥用（吸烟、饮酒、可卡因、麻醉剂等）。对于FGR，建议常规行弓形虫、风疹、巨细胞病毒和单纯疱疹病毒及其他（TORCH）筛查，尤其是巨细胞病毒和弓形虫的产前筛查。

目前，双胎妊娠的管理主要依据绒毛膜性的差异，双胎分为双绒毛膜性和单绒毛膜性，后者更容易发生复杂性双胎。无论哪一种，都可能出现一胎胎儿生长受限。双绒毛膜性双胎一胎胎儿生长受限的定义是指2个胎儿的体重相差25%以上，其原因与各自的遗传因素、感染和胎盘功能有关；单绒毛膜性双胎的一胎生长受限主要依据超声检查估算体重小于第10百分位数，除了遗传和感染等因素外，还与胎盘占比不一致以及胎盘中血管吻合等因素有关。

（三）超声评估FGR主要参数

1. **生物学测量**　二维超声通过测量胎头双顶径（BPD）、头围（HC）、腹围（AC）、股骨长度（FL）估测体重（EFW）。其中胎儿腹围是预测胎儿体重最敏感的参数。胎儿超声指标的测量一定要准确，准确的测量数据是推算结论的前提，获取标准切面才能保证测量准确。同时建立正常值应考虑人种、地区、民族的差异，根据本地区的资料确定相应的正常值范围。推荐NICHD亚裔人群标准。

2. **血流动力学检测**　胎儿血液循环特点：高心率、低血压、低外周阻力、胎盘循环稳定（对血管活性物质无反应）；胎儿循环特有的血管通道：静脉导管（DV）、卵圆孔、动脉导管（DA）、脐动脉（UA）、脐静脉（UV）。母胎循环包括胎儿-胎盘循环、子宫-胎盘循环，血流动力学评估胎儿界面情况的指标主要有脐动脉（UA）、大脑中动脉（MCA）、静脉导管（DV）、脐静脉（UV）；评估母体界面情况的主要指标有子宫动脉（UTA）。相关指标有PI、S/D、RI。

（1）脐动脉（UA）超声检查方法及意义：

①测量部位及方法：于脐带游离段进行测量，脐动脉血流频谱影响因素有胎儿心肌收缩力、血管壁弹性和血液黏稠度、脐-胎盘循环阻力、胎心率、脐带的取样部位、胎动或胎儿呼吸（图5-2-1）。

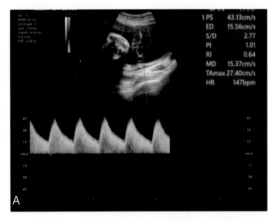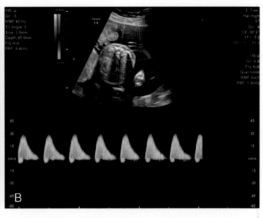

图5-2-1　A.晚孕期正常脐动脉血流频谱；B.晚孕期脐动脉血流频谱增高，舒张期血流消失

②血流频谱特征及临床意义：测定胎盘外周阻力的指标，反映了胎儿-胎盘的循环状态，起预测胎儿宫内状况的作用。频谱异常增高，表明胎盘阻力增大，胎盘循环功能障碍，由于母体营养供给缺乏引起胎儿生长发育障碍。凡是引起胎盘绒毛小血管阻塞的病变均可造成脐动脉舒张期血流减少，并于多普勒频谱反映出来，进展性的脐动脉舒

张末期血流减少，直至舒张期血流缺失或反向。在脐动脉循环中舒张期血流反向反映胎盘受损的进展状态，提示超过70%胎盘动脉的消失或受阻。脐动脉舒张期血流消失，提示胎盘血流灌注受影响，血流阻力增高，异常的胎盘灌注将会导致胎儿缺氧，心功能不全。胎儿脐动脉血流异常反向波，提示胎盘交换功能明显受损，围产儿已进入晚期失代偿，并可能已发生围产儿心力衰竭，随时可发生围产儿死亡，预后极差。对怀疑有FGR的胎儿，可帮助指定产科处理决策，降低因FGR导致的围产儿病率及死亡率。当脐动脉搏动指数正常时，建议每2周复查一次；当脐动脉血流异常（包括脐动脉PI＞第95百分位、脐动脉舒张期血流消失或反向），需要转诊至有FGR监护和诊治经验的医疗中心进一步评估和适时终止妊娠。

（2）大脑中动脉（MCA）超声检查方法及意义：

①测量部位及方法：胎儿颅底丘脑和蝶骨翼水平横切面。声束与MCA走行平行；取样点位于近场MCA近1/3端，即Willis环的近起始段；测量3～10个完整波形；测量PSV，S/D，PI，RI值。

②血流频谱特征及临床意义：RI，具有双向变化，即缺氧代偿期阻力下降，缺氧失代偿期阻力升高；PI，不仅能反映收缩期峰值流速，还能反映整个心动周期血流动力学变化，更能代表血流波形的整体情况，是预测胎儿晚期缺氧的最佳指标；PSV，评估胎儿贫血、溶血性疾病意义较大（图5-2-2）。

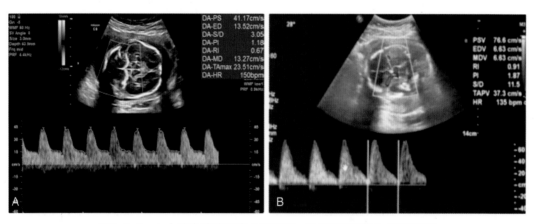

图5-2-2　A.大脑中动脉正常血流频谱；B.孕30周MCA-PSV增高

在早于孕32周的FGR中，MCA血流预测新生儿酸中毒和不良结局的准确度有限，当脐动脉舒张末期血流正向时，不可单独将MCA血流作为决定分娩时机的依据。当MCA血流异常（MCA的PI＜第5百分位）对孕32周及以后且脐动脉舒张末期血流正向的

FGR胎儿分娩时机的选择有一定指导意义，对新生儿酸中毒有一定的预测价值。

脑胎盘比（CPR）是指大脑中动脉PI或RI与脐动脉PI或RI比值。当CPR值降低（<1）反映胎儿血流重新分布（脑保护），预测新生儿结局不良。与其他指标MCA-PI、UA-PI联合应用可有效提升预测围产儿结局的准确性。

（3）静脉导管（DV）超声检查方法及意义：

①测量部位及方法：在胎儿经脐轮部的腹部斜切面上，显示脐静脉进入肝后向后上方走行，在汇入下腔静脉之前的一段变得很细，即为静脉导管。由于血管细，流速高，彩超显示血流信号明亮，取样窗0.5mm，入射角度<30°，壁滤波（WMF）低频率（50～70Hz）以看到整个波形，高扫描速度（2～3cm/s）以拓展整个波形。

②血流频谱特征及临床意义：频谱呈正向双峰频谱，因受心脏心室收缩、心室舒张及心房收缩的影响而形成两"波"一"谷"。其心室收缩期峰值流速为55 ± 17cm/s，心室舒张期峰值流速为44 ± 17cm/s，心房收缩期峰值流速为28 ± 16cm/s。静脉导管是胎儿时期运输高含氧血流的重要通道，主要反映缺氧时心功能情况。当右心负荷增大，心功能失代偿时，静脉回流受阻，静脉导管心房收缩期流速下降，血流频谱消失甚至倒置。其频谱形态及血流参数可作为判断胎儿循环发生障碍的参考指标（图5-2-3）。

（4）脐静脉（UV）超声检查方法及意义：

①测量部位及方法：胎儿脐静脉腹内段和游离段。

②血流频谱特征及临床意义：胎儿脐静脉运送富氧血到胎儿，正常情况下无搏动，呈持续单向血流，当胎儿呼吸样运动或病理情况（如严重FGR或胎儿水肿等右心衰竭时）脐静脉出现周期性搏动。各种原因导致FGR时，可通过监测脐静脉提示临床胎儿宫内情况。脐静脉血流减少是最初的血流动力学变化，进展中出现脐静脉血流远离胎儿肝脏向着心脏重新分布，胎儿肝脏缩小，胎儿腹围发育滞后，是FGR最早表现的生物学测量指标。静脉导管舒张末期血流缺失或反向以及搏动性脐静脉血流提示胎儿心功能发生恶化，预示酸中毒或围产期预后不良（图5-2-4）。

（5）母体子宫动脉（UTA）超声检查方法及意义：

①测量部位及方法：探头置于腹部下侧部位，彩色多普勒血流显示子宫动脉与髂外动脉交叉，取样容积置于交叉点下游（即上方）1cm处，少数子宫动脉分支位于髂外动脉交叉点之前，取样容积应位于子宫动脉分叉之前（图5-2-5）。

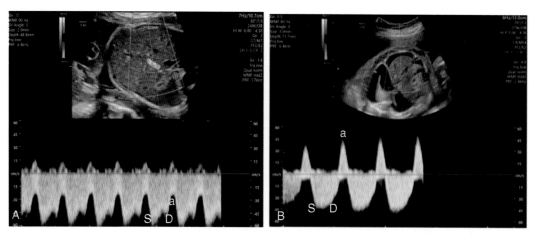

图5-2-3　A.正常静脉导管血流频谱；B.静脉导管收缩期血流倒置

S：收缩期峰值；D：舒张早期峰值；a：舒张晚期峰值

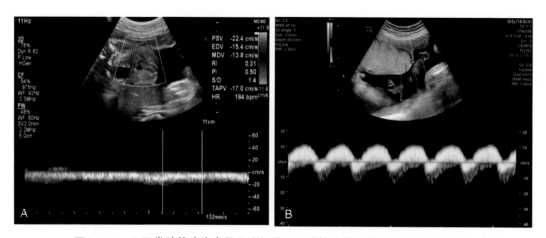

图5-2-4　A.正常脐静脉腹内段血流频谱；B.脐静脉游离段检测到脐静脉搏动

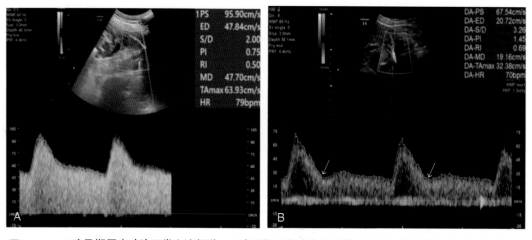

图5-2-5　A.晚孕期子宫动脉正常血流频谱；B.晚孕期子宫动脉PI升高，舒张早期出现切迹（箭头所示）

②血流频谱特征及临床意义：妊娠过程中，随着滋养细胞侵蚀螺旋小动脉，胎盘血管形成及子宫螺旋动脉重构，其血管弹性及阻力均下降，由非孕期及早孕期存在切迹和高阻力逐渐变化为切迹消失，阻力下降，孕22周后波形存在切迹和PI升高提示异常。经腹部平均子宫动脉PI第95百分位数正常值：早孕期（11～13⁺⁶周）2.35；中孕期（14～29⁺⁶周）1.44；晚孕期（30～34⁺⁶周）1.17。侧壁胎盘时对侧子宫动脉阻力通常增加，如果平均PI在正常范围内，单侧PI增加似乎与妊娠子痫前期（PE）的高风险不相关。如果整个孕期舒张末期血流未增加或在收缩末期检出较小的子宫动脉切迹，则胎儿发生FGR的风险较高，不建议将子宫动脉血流用于早中孕期FGR的常规筛查，但子宫动脉可对FGR病因进行筛查及在晚孕期与其他指标联合评估。

（四）胎儿生长受限共识标准

FGR的胎儿存在畸形、缺氧、围产期死亡以及远期后遗症增加的风险。超声在FGR胎儿生长发育评估中具有重要价值，当采用动态胎儿腹围或EFW估计生长速度时，应该至少间隔2～3周，以降低FGR筛查的假阳性率，并利用超声多普勒血流检测包括脐动脉、脐静脉、大脑中动脉、静脉导管、子宫动脉对FGR进行评估。中华医学会围产医学分会胎儿医学学组联合中华医学会妇产科学分会产科学组制定了《胎儿生长受限专家共识》。参考最新发表的各国FGR指南和高质量临床研究结果，运用德尔菲法，形成相对应的推荐及共识。

（五）FGR分型

1. 早发型FGR　孕龄<32周，无先天性异常。

腹围/胎儿体重<第3百分位数或脐动脉血流舒张期缺失或腹围/胎儿体重<第10百分位数结合。脐动脉搏动指数>第95百分位数和（或）子宫动脉搏动指数>第95百分位数。

2. 晚发型FGR　孕龄>32周，无先天性异常。

腹围/胎儿体重<第3百分位数或有以下三种中的两种。

（1）腹围/胎儿体重<第10百分位数。

（2）腹围/胎儿体重百分位跨越>2个四分位数。

（3）胎儿脑-胎盘血流比<第5百分位数或脐动脉搏动指数>第95百分位数。

（注：对于FGR生物学评估，超声生物学测量值多采用-2倍标准差（M-2SD），临床多采用百分位数，M-2SD相当于第3百分位，从绝对值比较M-2SD与第10百分位数相差不大。）

（六）示例

案例1 小于胎龄儿

【临床资料】

肖×，女，28岁，G_1P_0。1年前备孕期诊断为α-地中海贫血复合β-地中海贫血，早中孕期NIPT低风险，早中孕期超声筛查胎儿生物学测量值在正常范围内，孕期超声多次提示胎儿鼻骨未显示，羊水穿刺染色体核型未见异常。由于孕妇为α-地中海贫血复合β-地中海贫血，密切监测胎儿及孕妇情况，临床核对孕周，常规开具NT超声检查、中孕期系统超声筛查、孕30周常规超声检查及晚孕期每2周评估胎儿生长发育及除外胎儿贫血水肿情况的出现，孕40周足月顺产男婴，Apgar评分及体格检查正常，出生体重2630g，位于同胎龄体重第十百分位以下，诊断"足月小于胎龄儿"明确，于新生儿科监测1周后平稳出院。

【超声检查方法及所见描述】

1. 孕12^{+4}周及孕23^{+2}周经腹部NT超声检查及系统超声筛查均提示胎儿鼻骨未显示，超声孕周与临床孕周相符。

2. 孕30周经腹部超声检查。超声描述：胎儿生物学测量如图，胎位头位，胎儿胎心胎动可见，胎儿鼻骨未显示，胎盘位于前壁，胎儿腹围（AC）超声测值位于M-2SD线。超声提示：超声孕周29^{+2}周（小于临床孕周5天）。

3. 孕38周、孕40周经腹部超声检查。超声描述胎儿脐动脉、大脑中动脉、静脉导管血流频谱未见异常，孕38周估测胎儿体重2450g。孕40周临产前经腹部床旁超声估测胎儿体重2765g。

【超声图像】

见图5-2-6～图5-2-10。

【超声诊断思路及检查注意事项】

1. 准确核对孕周无误，多次超声测量均低于同胎龄儿。胎儿结构及多普勒血流评估均未见异常，无宫内缺氧表现。临床除外母体及胎盘因素，NIPT低风险，羊水穿刺染色体核型未见异常。胎儿除体重及体格发育较小外，各器官无功能障碍，考虑种族因素或父母身高体重等因素造成的健康小样儿。胎儿按照其固有生长速度生长，但低于第10百分位。如出现早发型FGR合并结构异常或中孕期超声软指标异常时，建议介入性产前诊断。

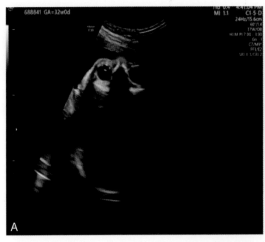

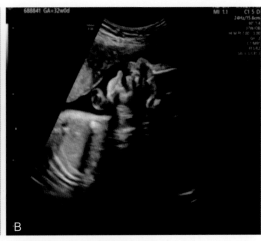

图5-2-6 A～B.胎儿颜面部冠状切面及矢状切面鼻骨未显示

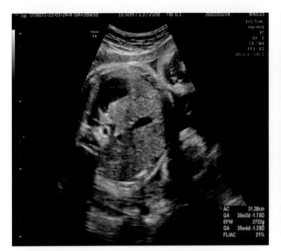

图5-2-7 孕38周腹围测量

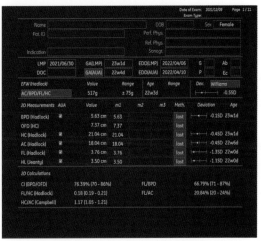

Date of Exam: 2021/12/09 Page 1/11
Exam Type:

Name DOB Sex Female
Pat. ID Perf. Phys.
Ref. Phys.
Indication Sonogr.

LMP	2021/06/30	GA(LMP)	23w1d	EDD(LMP)	2022/04/06	G		Ab	
DOC		GA(AUA)	22w4d	EDD(AUA)	2022/04/10	P		Ec	

EFW (Hadlock)	Value	Range	Age	Range	Dev. Williams
AC/BPD/FL/HC	517g	± 75g	22w3d		-0.5SD

2D Measurements	AUA	Value	m1	m2	m3	Meth.	Deviation	Age
BPD (Hadlock)	✓	5.63 cm	5.63			last	-0.1SD	23w1d
OFD (HC)		7.37 cm	7.37			last		
HC (Hadlock)	✓	21.04 cm	21.04			last	-0.4SD	23w1d
AC (Hadlock)	✓	18.04 cm	18.04			last	-0.4SD	22w6d
FL (Hadlock)	✓	3.76 cm	3.76			last	-1.3SD	22w0d
HL (Jeanty)	✓	3.50 cm	3.50			last	-1.1SD	22w0d

2D Calculations			
CI (BPD/OFD)	76.39% (70 - 86%)	FL/BPD	66.79% (71 - 87%)
FL/HC (Hadlock)	0.18 (0.19 - 0.21)	FL/AC	20.84% (20 - 24%)
HC/AC (Campbell)	1.17 (1.05 - 1.21)		

图5-2-8 孕23周生物学测量表

Date of Exam: 2022/02/09 Page 1/9
Exam Type:

Name DOB Sex Female
Pat. ID Perf. Phys.
Ref. Phys.
Indication Sonogr.

LMP	2021/06/30	GA(LMP)	32w0d	EDD(LMP)	2022/04/06	G		Ab	
DOC		GA(AUA)	30w6d	EDD(AUA)	2022/04/14	P		Ec	

EFW (Hadlock)	Value	Range	Age	Range	Dev. Williams
AC/BPD/FL/HC	1472g	± 215g	29w4d		-0.9SD

2D Measurements	AUA	Value	m1	m2	m3	Meth.	Deviation	Age
BPD (Hadlock)	✓	8.04 cm	8.04			last	0.0SD	32w2d
OFD (HC)		10.26 cm	10.26			last		
HC (Hadlock)	✓	29.19 cm	29.19			last	-0.9SD	32w1d
AC (Hadlock)	✓	25.10 cm	25.02	25.10		last	-2.2SD	29w2d
FL (Hadlock)	✓	5.63 cm	5.63			last	-2.1SD	29w4d
HL (Jeanty)	✓	5.26 cm	5.26			last	-1.0SD	30w4d

2D Calculations			
CI (BPD/OFD)	78.36% (70 - 86%)	FL/BPD	70.02% (71 - 87%)
FL/HC (Hadlock)	0.19 (0.19 - 0.21)	FL/AC	22.43% (20 - 24%)
HC/AC (Campbell)	1.16 (0.96 - 1.17)		

图5-2-9 孕30周生物学测量表

Date of Exam: 2022/03/24 Page 1/6
Exam Type:

Name DOB Sex Female
Pat. ID Perf. Phys.
Ref. Phys.
Indication Sonogr.

LMP	2021/06/30	GA(LMP)	38w1d	EDD(LMP)	2022/04/06	G		Ab	
DOC		GA(AUA)	36w4d	EDD(AUA)	2022/04/17	P		Ec	

EFW (Hadlock)	Value	Range	Age	Range	Dev. Hadlock
AC/BPD/FL/HC	2722g	± 397g	35w4d		-1.3SD

2D Measurements	AUA	Value	m1	m2	m3	Meth.	Deviation	Age
BPD (Hadlock)	✓	9.54 cm	9.54			last	1.2SD	39w0d
HC (Hadlock)	✓	32.92 cm	32.92			last	-1.0SD	37w3d
AC (Hadlock)	✓	31.28 cm	31.91	31.28		last	-1.7SD	35w2d
FL (Hadlock)	✓	6.69 cm	6.43	6.68	6.69	last	-2.5SD	34w3d
HL (Jeanty)		5.89 cm	5.89			last	-1.8SD	34w1d

2D Measurements	Value	m1	m2	m3	m4	m5	m6	Meth.
AFI								
Q1	2.97 cm	2.97						last
Q2	4.18 cm	4.18						last
Q3	2.82 cm	2.82						last
AFI	9.97 cm	9.97						

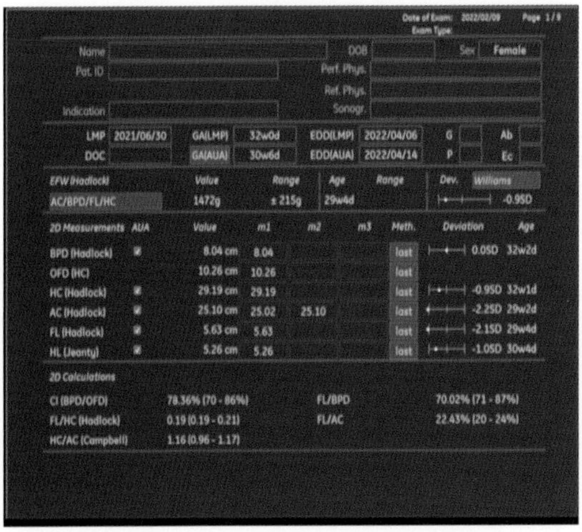

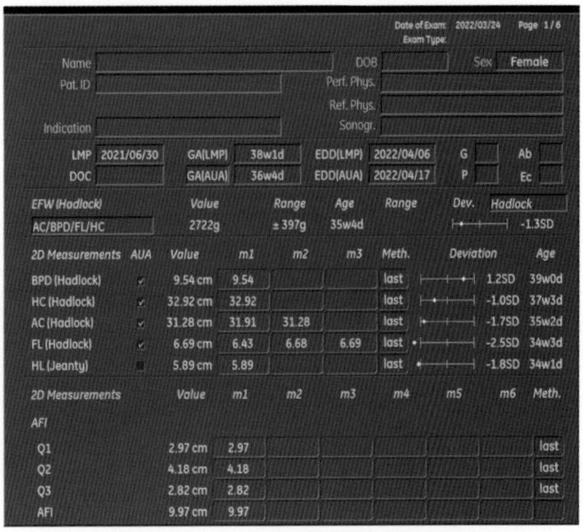

图5-2-10 孕38周生物学测量表

2．在临床实际工作中，受限于工作经验和相关研究的欠缺，FGR术语、病因和诊断标准缺乏共识，对区分先天性小且具有生长潜力的胎儿和因有潜在的病理状况而不能实现生长潜能的小胎儿是有很大难度的。尤其出现某些因素可引起FGR发生时，单独胎儿大小不足以识别FGR，除非腹围或胎儿体重＜第3百分位数。子宫－胎盘和胎儿－胎盘循环的多普勒可帮助区分SGA和FGR，当除外胎盘功能不全引起胎儿小时，两次或监测胎儿间隔生长情况及体重变化（超声测量间隔应至少2周）计算胎儿生长速度，以帮助检出FGR中的SGA，正常胎儿在孕30～40周体重增长较稳定，每周约增长220g，胎儿生长速度下降（＞2个四分位数或＞第50百分位数）应警惕FGR。

3．胎儿生物学测量采用标准切面，尽量除外胎位、羊水、胎儿呼吸样运动等干扰。胎儿估计体重的95%置信区间较宽，为±15%（2倍标准差），两次超声测量时间应至少间隔7天。

案例2　早发型胎儿生长受限，18-三体

【临床资料】

魏×，女，31岁，G_1P_0。既往健康，无早孕期感染史，中孕期唐氏筛查示神经管畸形（NTD）高风险，早孕期NT值正常，孕21周羊穿结果为18-三体，临床开出产前诊断超声检查单。

【超声检查方法及所见描述】

经腹部行孕21^{+4}周产前诊断超声检查。超声描述：胎儿左侧侧脑室宽约0.94cm，小脑蚓部显示不满意，可见第四脑室与小脑延髓池相通，大脑外侧裂平坦，胎儿四腔心切面显示仅见一组房室瓣，室间隔上段可见回声中断，未见明确房间隔回声，胎儿胆囊未见明确显示，胎儿膀胱两侧仅见一条脐动脉，羊水深度1.6cm，因羊水过少胎儿脊柱、颜面及肢体等显示不清，其他结构异常不除外。超声提示：超声孕周显示为17^{+5}周，胎儿超声测值小于临床孕周，胎儿颅内异常声像（Dandy-Walker畸形可能，脑沟回发育异常可能），胎儿完全型心内膜垫缺损可能、永存左上腔静脉、心包积液、单脐动脉、羊水过少。

【超声图像】

见图5-2-11～图5-2-15。

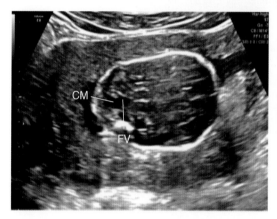

图5-2-11　孕21⁺⁴周生物学测量表，明显小于临床孕周

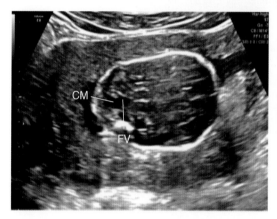

图5-2-12　小脑横切面显示第四脑室与小脑延髓池相通

FV：第四脑室；CM：小脑延髓池

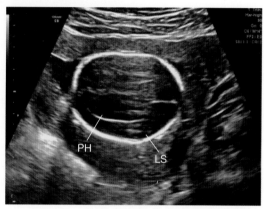

图5-2-13　侧脑室略增宽，大脑外侧裂平坦

PH：侧脑室后角；LS：大脑外侧裂

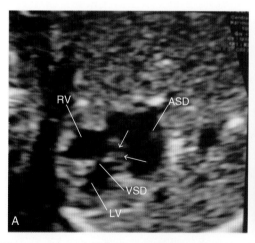
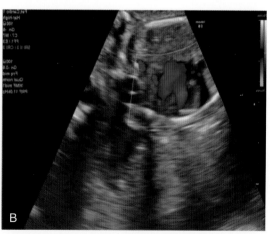

图5-2-14　A. 心脏仅见一组房室瓣（箭头所示），室间隔上段可见回声中断，未见明确房间隔回声；B. 彩色血流模式显示房水平血流混叠

ASD：房间隔缺损；LV：左心室；RV：右心室；VSD：室间隔缺损；箭头所示：共同房室瓣

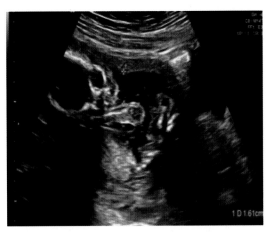

图5-2-15 **羊水过少，胎儿蜷缩**

【**超声诊断思路及检查注意事项**】

1. 产前超声检查发现颅脑结构异常、心脏畸形时，胎儿染色体异常风险大幅增加，非整倍体胎儿常合并结构畸形，特别是中枢神经系统异常、心脏异常、泌尿生殖系统异常、膈疝、淋巴水囊瘤、非免疫性胎儿水肿及肢体异常等，尤其常见的18-三体和13-三体胎儿中超过90%在早中孕期超声检查中能发现严重结构畸形。不同类型结构畸形发生不同非整倍体的风险不同，本病例以小脑的发育异常、房室间隔缺损、永存左上腔静脉、单脐动脉为主要表现，因羊水少，泌尿生殖系统及肢体检查受限，高度提示染色体异常。

2. 其他三倍体如13-三体、21-三体及一些少见综合征如Russell-Silver综合征（RSS，以严重生长受限和正常头围为特征）和Seckel综合征（以生长受限和严重小头畸形为特征），甚至罕见单基因病均与胎儿生长受限有关，超声可根据其特有的畸形谱和超声检查中发现的超声表现综合考虑。

3. 与母体代谢病的鉴别诊断：引起严重早发型FGR常见于潜在的基因病和代谢病。母体代谢病常表现为胎盘小且功能不全引发胎儿严重代谢障碍和发育迟缓，多表现为匀称性早发型FGR，可伴或不伴胎儿结构异常。多数遗传代谢病临床上缺乏特异性症状和体征，临床多通过常规实验室检查初步评估及可疑或高危人群针对性遗传学基因检测并遗传咨询。

4. 早孕期超声微小指标或软指标常与血清学生化标志物联合筛查进行胎儿非整倍体风险评估，本病例NT筛查阶段（超声孕周11^{+5}周）颈项透明层厚度正常，孕12周前小脑异常及心脏筛查较孕12周后难度增大。

5. 由于羊水过少，胎儿颅骨可发生一定程度的变形，颅内结构显示不佳，同时还需要与其他后颅窝异常相鉴别。

6. 早中孕期房室瓣形态超声检查受检查者经验、技术影响，房、室间隔的显示应尽可能使声束与之垂直以避免回声失落，当声束与室间隔平行时显示房室瓣反流效果最佳。

案例3　晚发型胎儿生长受限，脐带螺旋过密

【临床资料】

郑×，女，23岁，G_1P_0。既往健康，无孕早期感染史，核对预产期无误，中孕期唐氏筛查低风险，孕23周系统超声筛查未见异常，临床开出孕30周常规超声检查单。

【超声检查方法及所见描述】

经腹部行孕30^{+4}周超声检查。超声描述：胎儿脐静脉腹内段局部增宽，内径1.2cm，脐静脉腹壁入口处流速约80.7cm/s。生物学测量超声孕周29^{+5}周，小于实际孕周6天；2周后孕32^{+2}周复查超声，胎儿脐静脉腹内段内径1.3cm，脐带近脐孔处局段螺旋较密集，螺旋指数0.67，另见脐孔处脐静脉内径细窄，内径0.12cm，该处血流流速增快约177cm/s，脐动脉、大脑中动脉、子宫动脉频谱正常。生物学测量超声孕周30^{+4}周，小于实际孕周12天，胎儿AC超声测值低于M-2SD线。超声提示：非匀称性FGR；胎儿脐静脉腹内段增宽；脐带近脐孔处局段螺旋较密集。

【超声图像】

见图5-2-16～图5-2-21，视频5-2-1。

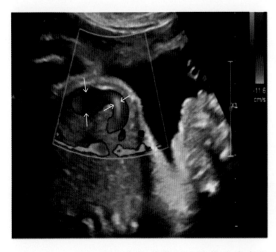

图5-2-16　孕30周彩色多普勒显示脐静脉腹内段局部增宽（箭头所示）

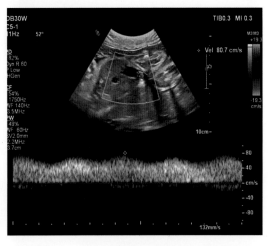

图5-2-17　孕30周频谱多普勒显示脐静脉腹内段流速增高，PSV：80.7cm/s

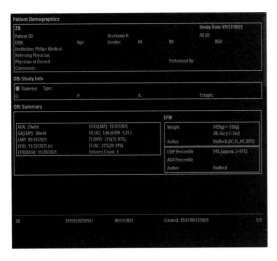

图5-2-18 孕30周生物学测量小于临床孕周近1周

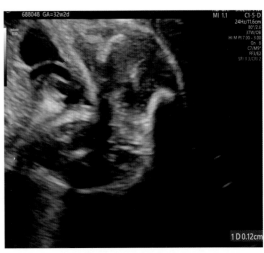

图5-2-19 孕32周脐静脉腹内段增宽，脐孔处脐静脉内径细窄，内径0.12cm

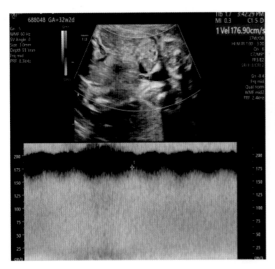

图5-2-20 脐孔处脐静脉血流流速增快约177cm/s

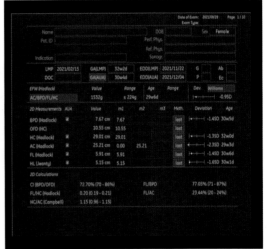

图5-2-21 孕32周生物学测量超声孕周小于实际孕周12天，胎儿AC超声测值低于M-2SD线

视频5-2-1 脐带螺旋过密

【超声诊断思路及检查注意事项】

1. 脐带连接胎盘与胎儿，保证母儿物质交换，脐带螺旋过密导致脐带过度扭转，

直接影响了脐动脉血流S/D值及胎盘血液供应，中孕期脐带螺旋基本完成，正常螺旋指数为0.2～0.6，脐带发育异常导致脐孔处螺旋密集，高血流量冲击压力增高形成涡流发生一定程度狭窄。随着孕周增大、胎儿血循环压力增加到一定程度，导致脐静脉血流量增加出现脐孔处脐静脉腹内段代偿性窄后扩张，高含氧量脐带血液进入胎儿体内受阻，细窄到一定程度，管腔部分狭窄或完全闭塞时，将导致胎儿缺血、缺氧、生长受限、血栓形成、胎儿窘迫，甚至死亡。

2．与孤立性脐静脉扩张鉴别：腹腔内肝外部分脐静脉是脐血液循环中最薄弱的部分，胎儿出现容量负荷过重等情况下，这一薄弱点可能造成局部脐静脉扩张，目前研究显示，约80%病例是孤立存在脐静脉扩张，且预后良好。当伴有胎儿结构异常和非整倍体软指标异常时，染色体非整倍体风险增加，最常见于21-三体。

3．与脐带打结鉴别：脐带螺旋过密时出现过度扭曲而失去正常麻花样形态，可采用多普勒血流及三维能量多普勒血管成像技术（3D-PDA）检查，当血流紊乱，位置固定，则高度怀疑脐带打结，3D-PDA可立体观察成团的脐带襻有无穿越形成的环套区分真结和假结。

4．胎儿脐带检查要多切面扫查，腹围平面上显示胃泡及脐静脉后，观察脐静脉的管径、走向以及彩色多普勒检查所见管腔内血流充填情况、血流速度等，并由脐静脉的腹壁段向上观察至静脉导管。

5．观察脐静脉扩张段管壁是否光滑，管腔内透声情况是否良好，彩色多普勒血流色彩暗淡或管腔内见涡流样表现不除外血栓形成。

6．脐带扭曲引起血流动力学改变，频谱多普勒检查脐带根部脐静脉流速增快，多大于40cm/s，脐孔处甚至出现涡流。

案例4　早发型胎儿生长受限，妊娠合并高血压

【临床资料】

刘×，女，33岁，G_1P_0。既往健康，无早孕期感染史，核对预产期无误，中孕期唐氏筛查低风险。临床检查：孕25周出现血压升高，140/95mmHg，双下肢水肿，尿蛋白（+++），OGTT试验：4.43mmol/L、10.73mmol/L、7.15mmol/L，胎心率持续增快，为165～179次/分。临床诊断：早发型子痫前期（重度）；胎儿生长受限；慢性胎儿窘迫；羊水较少；胎盘增厚；妊娠期糖尿病。收住院严密监测孕妇及胎儿情况，积极对症治疗。

【超声检查方法及所见描述】

1．经腹部行孕23^{+4}周系统超声筛查。超声描述：胎儿BPD超声测值位于M-2.7SD线，HC超声测值位于M-4.0SD线，AC超声测值位于M-3.0SD线，FL超声测值位于M-3.8SD

线，HL超声测值位于M-3.2SD线，羊水深度2cm，胎盘最厚处4.3cm。胎儿未见明显结构异常。超声提示：超声孕周为20⁺²周，胎儿超声测值小于临床孕周，羊水较少，胎盘增厚，建议产前诊断超声检查。

2. 经腹部行孕25⁺²周产前诊断超声检查。超声描述：胎儿BPD超声测值位于M-2.7SD线，HC超声测值位于M-4.0SD线，AC超声测值位于M-3.8SD线，FL超声测值位于M-3.5SD线，HL超声测值位于M-3.6SD线，羊水深度2.3cm，胎盘最厚处4.3cm。胎心率173～188次/分，胎儿未见明显结构异常，孕妇双侧子宫动脉血流频谱舒张早期可见切迹。超声描述：超声孕周为21⁺⁵周，胎儿超声测值明显小于临床孕周（早发型FGR），胎儿持续性心动过速，羊水较少，胎盘增厚，孕妇双侧子宫动脉血流频谱舒张早期切迹。

【超声图像】

见图5-2-22～图5-2-26。

【超声诊断思路及检查注意事项】

1. 母体因素造成胎盘灌注不良是非匀称性FGR的最常见原因，超声表现除生物学测量胎儿偏小之外往往同时伴有血流动力学改变，滋养细胞浅浸润及子宫螺旋动脉痉挛导致子宫胎盘低灌注引发胎儿生长受限，最早表现为脐静脉血流减少，腹围增长缓慢或停滞。随着胎盘脉管系统阻力增加，脐动脉舒张期血流减少，PI值增高，严重者脐动脉舒张末期血流缺失且反向。当缺血缺氧加重出现脑保护，大脑中动脉舒张末期血流增加，PI值减低；当大脑保护性血流动力学改变丧失，舒张期血流减少，脑中动脉PI值正常化或异常增高。如不能及时纠正缺血缺氧，那么胎儿长期缺氧和营养剥夺，心功能恶化，静脉导管舒张末期血流缺失或反向以及搏动性脐静脉血流出现，甚至胎死宫内。

2. 与慢性高血压合并妊娠鉴别：本病患者多有高血压病史，常于孕20周前出现高血压，无水肿，尿中多无蛋白，多无自觉症状。此患者否认高血压病史，早孕期血压正常，孕25周始出现血压升高，尿蛋白（+++），故考虑妊娠期高血压。

3. 与慢性肾炎合并妊娠鉴别：本病患者孕前多有急、慢性肾炎病史，水肿以颜面部为重，尿中有大量蛋白，多有红白细胞及管型。此患者否认孕前有肾炎病史，水肿以双下肢为主，蛋白尿，未见管型，可除外肾炎合并妊娠。

4. 超声检查前嘱孕妇安静休息＞15分钟，禁饮咖啡、酒类饮品。

5. 对于可疑生长受限胎儿，血流参数有助于监测胎儿宫内情况及指导临床治疗方案。彩色多普勒超声检查时嘱孕妇取仰卧位，呼吸平静、保持放松；除外胎儿体位、胎动及手法等影响，若测定波形不稳定则重新测定。

6. 仔细检查胎盘形态、结构，脐带插入点，除外轮状胎盘、帆状胎盘、胎盘植入、胎盘血肿等。

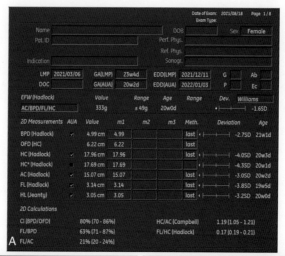

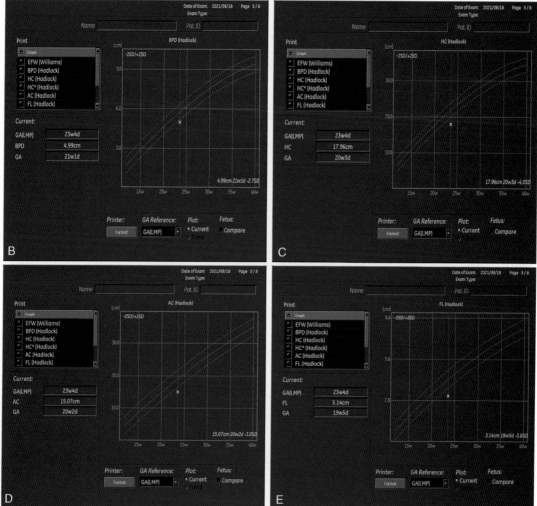

图5-2-22　A～E.孕23周胎儿生物学测量及BPD、HC、AC、FL生长曲线均低于正常

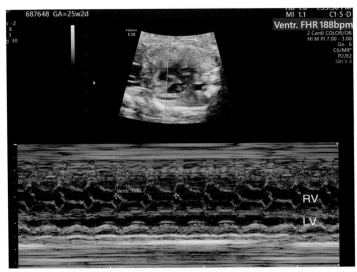

图5-2-23　M型超声显示孕25周胎心率增快

RV：右心室；LV：左心室

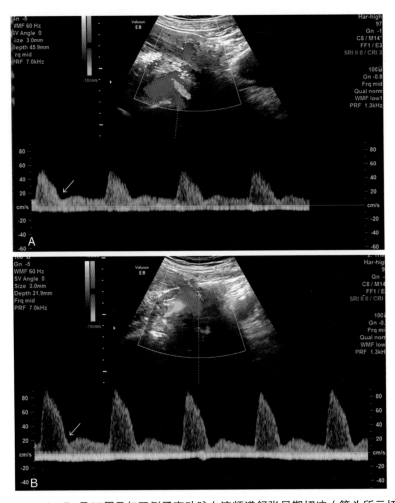

图5-2-24　A～B. 孕25周孕妇双侧子宫动脉血流频谱舒张早期切迹（箭头所示切迹）

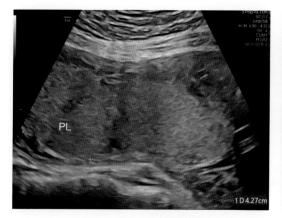

图5-2-25　胎盘增厚

PL：胎盘

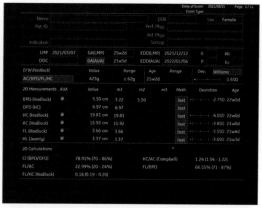

图5-2-26　孕25周胎儿超声测值明显小于临床
孕周

案例5　早发型胎儿生长受限，巨细胞病毒感染

【临床资料】

赵×，女，30岁，G_1P_0。既往健康，核对预产期无误，中孕期唐氏筛查NTD高风险，SNP××/×Y/××Y嵌合携带者。临床实验室检查：脐血穿刺染色体检查及CRP检查，母体CMV血清学检查IgG、IgM抗体阳性，胎儿CMV抗体阳性，提示巨细胞病毒感染，孕12周超声检查NT正常；孕16周、孕19～23周超声均提示胎儿肠管回声增强，胎盘增厚，附着面局限，胎儿超声测值小于临床孕周。孕25^{+2}周产前诊断超声检查提示早发型FGR，胎儿超声孕周小于临床孕周；胎儿肝脏内部及周边、肠管局段及右侧脑室壁点片状强回声；胎盘面积偏小且增厚。引产后死胎外形未见明显异常，胎盘病理检查提示胎盘局灶梗死，胎盘绒毛膜炎，胎盘血栓形成。

【超声检查方法及所见描述】

经腹部行孕25^{+2}周产前诊断超声检查。超声描述：胎儿BPD、HC、AC、FL及HL超声测值均明显低于M-2SD线，胎盘位于右底部，胎盘面积偏小，范围约8.6cm×6.9cm，最厚处厚约4.8cm，胎儿肝脏内部及周边可见多个点片状强回声，胎儿肠管局段可见多个点片状强回声，胎儿右侧侧脑室壁可见数个点片状强回声，胎儿顶骨偏枕侧略向内凹陷，孕妇双侧子宫动脉血流频谱舒张早期未探及明显切迹。超声提示：早发型FGR，胎儿超声孕周小于临床孕周（超声孕周：20^{+5}周）；胎儿肝脏内部及周边、肠管局段及右侧脑室壁点片状强回声；胎盘面积偏小且增厚。

【超声图像】

见图5-2-27～图5-2-34。

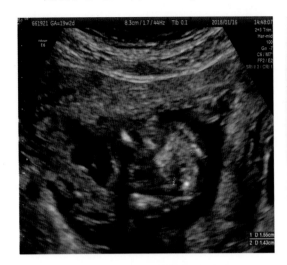

图5-2-27　孕19周肠管局部回声增强

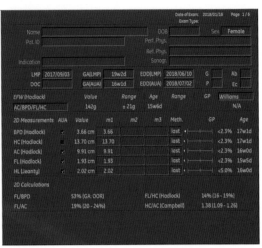

图5-2-28　孕19周超声生物学测量小于临床孕周近3周

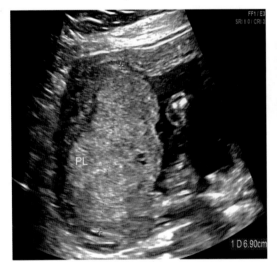

图5-2-29　胎盘增厚，附着面小

PL：胎盘

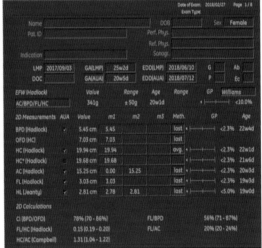

图5-2-30　孕25周超声测量明显小于临床孕周

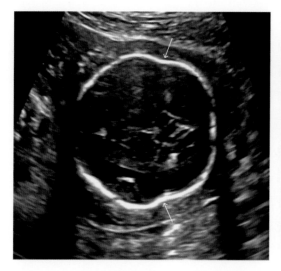

图5-2-31　胎儿颅骨形态异常，顶骨偏枕侧略向内凹陷（箭头所示凹陷）

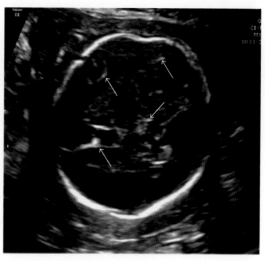

图5-2-32　胎儿右侧脑室壁数个点片状强回声（箭头所示点状强回声）

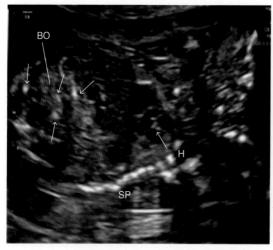

图5-2-33　肠管局段可见多个点片状强回声（箭头所示点片状强回声）

BO：肠管；SP：脊柱；H：心脏

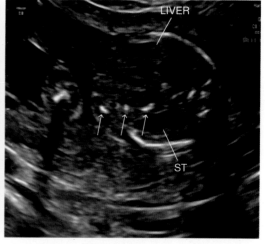

图5-2-34　肝脏内部及周边多个点片状强回声（箭头所示点片状强回声）

LIVER：肝脏；ST：胃泡

【超声诊断思路及检查注意事项】

1. 多数胎儿肠管回声增强是由于肠蠕动迟缓胎粪滞留或产气引起的，多为生理性表现，但有些也与染色体异常、囊性纤维化、宫内感染、肠管畸形等因素有关。预后与肠管增强程度、发生早晚及有无合并其他结构异常相关。单纯肠管回声增强胎儿中绝大多数生后排便正常，妊娠结局良好。肠管回声增强等于或强于骨骼的Ⅱ、Ⅲ级肠管回声增强病例中，单纯肠管回声增强及生后排便正常的概率降低，发生不良妊娠结局、合并其他异常及引产的概率增加，应对胎儿进行系统全面的筛查，仔细寻找有无合并其他结构异常。未合并其他异常者可进行严密随访及定期复查，观察其转归情况；合并其他异常者建议行羊水或脐血胎儿染色体核型分析及相关检查，综合评估其预后情况，以便能更好地指导临床工作，采取适宜的临床处理措施。当出现肠管回声增强、胎儿神经系统异常病变（脑室增宽、脑室周围钙化斑、颅内出血、头围低于第5百分位数等）、肝脾大、生长受限、胎儿水肿、胎盘增厚等其他与先天性巨细胞病毒感染相关的常见超声表现时高度怀疑宫内感染。主要发病机制为病毒感染导致胎盘绒毛膜血管炎、脐静脉炎及坏死性脐带炎等，导致胎儿血管灌注不良及胎儿病毒血症，胎儿中枢神经系统、肝、肾等为最常受累靶系统或器官，引起围产期不良预后，如胎儿生长受限、胎死宫内、胎儿脏器受损等。推荐对出现流感样症状孕妇，或胎儿影像学检查提示宫内感染可能的孕妇进行巨细胞病毒抗体血清学筛查，并转诊给具有产前诊断和管理胎儿宫内感染经验的临床医师进一步诊断。发生宫内感染可导致流产、早产、胎儿畸形、脏器功能受损及远期后遗症等，程度不等且表现复杂。

2. 与神经系统异常病变鉴别：病毒感染引起颅内改变形态各异，当发现有脑室增宽、脑室周围钙化斑、颅内出血、小头畸形、胼胝体发育不全、无脑回畸形等时应进行详尽的胎儿神经系统超声检查（NSG）以做出全面的超声诊断。

3. 与空回肠闭锁鉴别：小肠梗阻特征性超声表现为肠管扩张，非特异征象有羊水过多、胃扩张、肠管回声增强，空回肠节段闭锁可出现多节段闭锁呈"苹果皮"样，中肠扭转伴或不伴漩涡征。一般不伴有神经系统异常表现及胎盘增厚。

4. 与胎粪性腹膜炎鉴别：肠闭锁、肠扭转、肠套叠、腹内疝和血管危象等原因引起肠道破裂诱发反应性炎症，超声常表现为腹腔内钙化和腹腔积液，钙化沿脏层或壁腹膜形成，通常出现在肝脏表面或横膈膜下，可伴有腹腔假性囊肿、肠管扩张或羊水多。其他与胎粪性腹膜炎相关因素包括细小病毒感染，临床实验室检查可辅助诊断。

5. 肠管回声增强存在假阳性及主观性，推荐使用低频探头或降低增益，以便将小肠和骨骼回声进行比较。

6. 巨细胞病毒感染常见最早征象是肠管回声增强，通常为一过性，但很少单发；颅内脑室周边回声异常多隐匿，颅内钙化可为点状、粗大、单发或簇状，对可疑病例超声检查需要全面仔细，随访观察。

———•————••(((❋)))••————•———

（七）小结

产前超声诊断要点及监测同时也是诊断FGR的流程和病因探寻过程，超声孕周与临床孕周相关联，准确核实孕周是判断胎儿生长发育正常与否的前提，最可靠的孕周计算方法是明确末次月经或体外受精的日期（辅助生殖技术相关信息），以及孕22周前的超声数据，FGR胎儿超声评估生长发育情况时间间隔不少于2周。产前超声检查发现EFW低于同孕周体重第10百分位数时行超声结构筛查，胎儿合并结构异常或中孕期超声软指标异常时建议介入性产前诊断，行染色体微阵列及核型分析。如胎儿未见明显结构发育异常，应从母体因素（妊娠并发症或合并症）、胎盘或脐带因素、环境因素等——排查寻找病理性因素。

二、胎儿水肿

（一）定义

胎儿水肿是指胎儿软组织水肿及体腔积液，超声表现为2处及2处以上的胎儿体腔异常积液，包括胸腔积液、腹腔积液、心包积液及皮肤水肿（皮肤厚度＞0.5cm），临床超声指标还有胎盘增厚（中孕期厚度≥4cm，晚孕期厚度≥6cm）伴或不伴羊水过多。

（二）水肿分类

胎儿水肿分为免疫性水肿（IHF）和非免疫性水肿（NIHF），其中NIHF占90%以上，发生率为（1～3）/（1700～3000）。IHF通常指母胎血型不合引起的胎儿水肿，其中Rh血型不合最为常见。NIHF是指排除IHF之后，由其他原因引起的胎儿水肿。另特殊情况：孕早期颈部透明层增厚及颈部水囊瘤，双胎妊娠中TTTS、TRAP、TAPS。临床实际工作中NIHF较其他常见。

（三）超声诊断要点及主要声像特征

1. 胎儿局部和全身皮肤回声低，明显增厚，至少＞0.5cm，横切躯干和四肢时，水肿增厚的低回声皮肤及皮下组织如茧样包绕内部结构。颅骨强回声带与头皮强回声线明显分开，两者之间出现环状低回声带。

2. 胎儿肝脾可能增大，腹围大于相应孕周。腹围/双顶径、腹围/头围、腹围/股骨长等比值异常增大。

3. 胎盘增厚，厚度常＞5.0cm。胎盘增厚可能是胎儿水肿的早期表现。

4. 浆膜腔积液，包括胸腔积液、腹腔积液、心包积液，表现为胸腔、腹腔、心包腔内出现游离无回声区，大量胸腔积液和腹腔积液时可见胸腔、腹腔内脏器如肺或胃肠等漂浮在积液无回声区内。

5. 可有胎儿心功能不全的声像表现，包括胎儿心脏三尖瓣反流，二、三尖瓣A峰＜E

峰，心脏扩大，心胸比值增大，心动过速，心动过缓等。

6. 羊水过多，见于 30%～75%的NIFH，晚期往往羊水过少。

7. 有时超声可检出引起水肿的其他原发病灶，如肿瘤、胎儿畸形、胎盘病灶等，均有相应的超声表现。

（四）NIHF的病因

1. **胎儿心血管系统异常**　占20%，是最常见病因，包括结构异常（房、室间隔缺损）和心律失常（室上性心动过速和心动过缓），预后差。

2. **染色体异常**　占13%，产前最常见的原因，为染色体非整倍体异常，Turner综合征，21-三体、18-三体、13-三体等，发生胎儿水肿的孕周较早，结局往往很差。

3. **胎儿贫血**　占4%～12%，包括先天性遗传性（如血红蛋白病）和后天获得性（如溶血、母胎输血、微小病毒感染或红细胞再生障碍等）贫血。

4. **感染性因素**　如巨细胞病毒、弓形虫、梅毒、微小病毒B19 感染等，占全部病因的5%～10%。

5. **胎儿其他结构异常**　如胸腔异常，常见的肺部病变是先天性肺气道畸形（CPAM），并发水肿者预后较差；肺囊腺瘤、巨大隔离肺、膈疝等。此外，少见的病因包括泌尿道及消化道结构异常。

6. **胎儿肿瘤**　包括淋巴管瘤、血管瘤、畸胎瘤（骶尾部、咽部等）以及神经母细胞瘤。

7. **胎盘与脐带病变**　包括胎盘绒毛膜血管瘤、脐带血管黏液瘤、脐血管动脉瘤、脐静脉血栓、脐静脉扭转、脐带真结和羊膜束带。

8. **先天性代谢缺陷及其他遗传因素**　占1%～2%。最典型的是溶酶体贮积病，多数为常染色体隐性遗传病，且有较高的再发风险，骨骼发育异常等。

（《非免疫性胎儿水肿指南》推荐如结构或染色体未见异常，需要考虑单基因遗传病。）

（五）NIHF的病理生理机制

主要为血管与组织间隙之间的体液分布不平衡，组织间隙体液增加或淋巴液回流减少。包括：

1. 心脏结构异常时右心压力增加，导致中心静脉压增加。

2. 肺部占位性病变引起动静脉血流受阻。

3. 胎儿心律失常引起心室舒张期充盈不足。

4. 肝静脉充血引起肝功能异常及白蛋白合成减少。

5. 宫内感染导致毛细血管渗透性增加。

6. 贫血引起高输出量性心脏功能衰竭、髓外造血及肝功能异常。

7. 淋巴管发育异常及淋巴管梗阻导致水囊瘤。

8. 先天性肾病导致渗透压降低等。

（六）诊断流程

NIHF的病因查找至关重要，其主要诊断流程包括：

1. **病史采集** 母体病史的采集，包括家族史、孕期药物使用史、不良孕产史、感染性疾病史。

2. **影像学检查及母体状况评估** 影像学：胎儿心脏超声、胎儿多普勒血流检查、脐带及胎盘超声、MRI及骨骼系统X线。母体体征及实验室检查：血压、心率、水肿情况、血常规、尿常规、血生化、凝血常规、母体血型、不规则抗体筛查TORCH、梅毒、细小病毒B19、K-B试验（排除胎母输血综合征）、免疫性抗体（SSA、SSB）、血红蛋白电泳、地中海贫血基因筛查、葡萄糖-6-磷酸脱氢酶（G6PD）筛查等。

3. **侵入性产前诊断** 羊水穿刺、胎儿脐静脉穿刺，进行染色体核型分析和（或）染色体微阵列分析，PCR病毒检测、溶酶体检测等。产后或胎儿宫内引产后行进一步检查。

（七）示例

案例6 胎儿水肿，地中海贫血

【临床资料】

魏×，女，G_1P_0。早中孕期联合筛查均低风险，超声检查NT值正常，孕23周系统超声筛查未见异常，孕27周自觉胎动异常就诊。急诊超声检查时发现胎儿大脑中动脉收缩期峰值流速（MCA-PSV）51.8cm/s（位于1.47MoM），脐动脉S/D值增高。临床开出孕27周产前诊断超声检查单。

临床诊治过程中孕妇血压、心率正常，TORCH检查阴性，父母双方地中海贫血基因检测提示双方均为α-地中海贫血-sea杂合突变携带者，孕27周行脐静脉穿刺诊断为-sea/-sea基因纯合突变α-地中海贫血重型，同时送检染色体核型、染色体微阵列分析、TORCH及细小病毒B19PCR未见异常，因宫内窘迫严重胎死宫内。

【超声检查方法及所见描述】

1. 经腹部行孕27^{+2}周产前诊断超声检查。超声描述：胎盘位于前壁，最厚处厚约4.8cm，CDFI：其内血流较稀疏。胎儿头颈部、躯干及四肢皮下组织均增厚，最厚处位于颈后，厚约1.8cm。胎儿双侧胸腔可见游离液性暗区，双侧最大深度1.0cm，胎儿腹腔可见游离液性暗区，最大深度0.8cm。胎儿左侧侧脑室宽约0.96cm，右侧侧脑室宽约0.81cm。胎儿胃泡充盈欠佳。胎儿大脑中动脉收缩期峰值流速（MCA-PSV）76.6cm/s

（位于2.15MoM）。超声提示：超声孕周27⁺³周（未包含腹围）；胎儿水肿；胎儿大脑中动脉收缩期峰值流速增高；胎盘增厚；脐动脉血流S/D值偏高。

2. 孕30周复查超声。超声描述：胎儿水肿轻度进展，检查期间，偶见小幅度胎动，胎儿大脑中动脉血流频谱S/D 2.29，PI 1.02，RI 0.56，PSV 26.4cm/s（因胎动少，胎头位置固定，影响大脑中动脉峰值流速测量）。胎儿静脉导管血流频谱a波反向，脐静脉可见搏动，脐动脉蒂部血流流速减低，PSV 14.0cm/s。超声提示：超声孕周为30⁺¹周（未包含腹围）；胎儿水肿；胎盘增厚；脐动脉血流S/D值偏高，舒张期血流消失；脐静脉可见搏动；胎儿大脑中动脉血流频谱PI值减低；静脉导管血流频谱a波反向；羊水较多。

【超声图像】

见图5-2-35～图5-2-42。

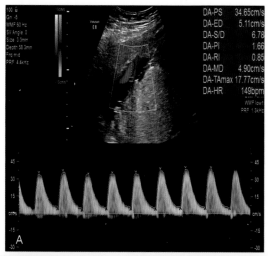

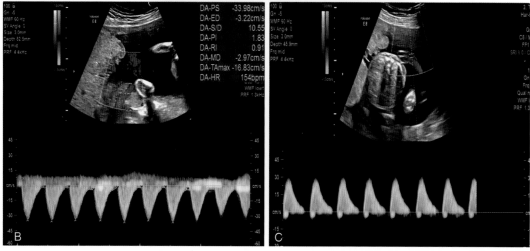

图5-2-35　A～C分别显示孕27周、孕27⁺²周及孕30周脐动脉S/D值增高并逐渐进展，孕30周时脐动脉舒张期血流消失

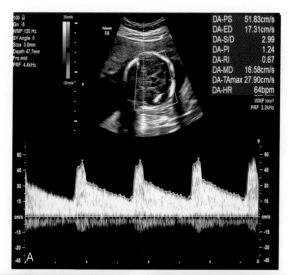

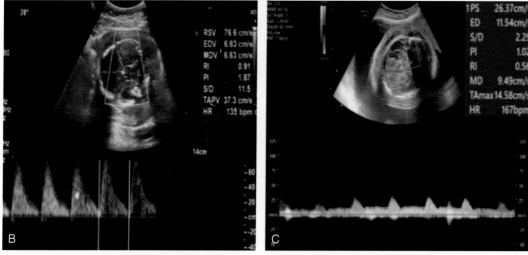

图5-2-36　A～C．显示MCA频谱及MCA-PSV情况。A．孕27周MCA-PSV为51.8cm/s（位于1.47MoM）；B．孕27^{+2}周MCA-PSV为76.6cm/s（位于2.15MoM）；C．大脑中动脉PI或RI与脐动脉PI的比值（CPR）<1，MCA-PSV因胎动少、胎头位置原因测量不满意

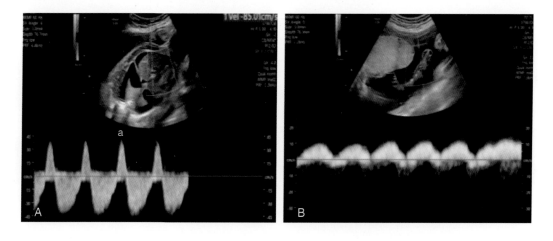

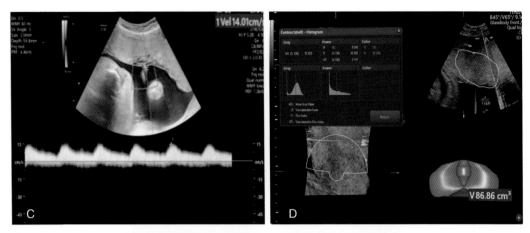

图5-2-37　A～D.分别显示孕30周静脉导管a波反向（A图中标注）、脐静脉搏动征、脐动脉蒂部血流速度减低、胎盘增厚血流减少

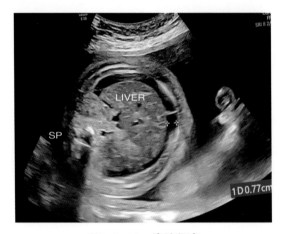

图5-2-38　腹腔积液

SP：脊柱；LIVER：肝脏

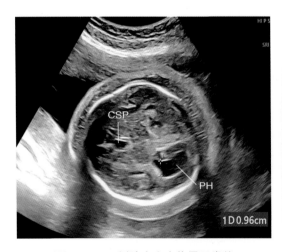

图5-2-39　侧脑室宽度临界正常值

CSP：透明隔腔；PH：侧脑室后角

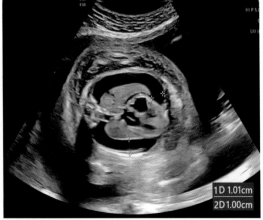

图5-2-40　孕27^{+2}周胸腔积液

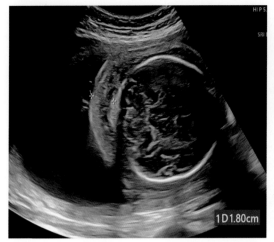
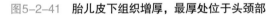
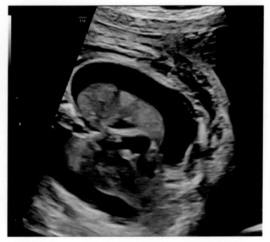

图5-2-41　胎儿皮下组织增厚，最厚处位于头颈部　　图5-2-42　孕30周胸腔积液轻度进展加重

【超声诊断思路及检查注意事项】

1. 晚孕期出现胎儿水肿，并表现为头颈部、躯干及四肢皮下组织增厚，胸腹腔积液，常见于胎儿心脏异常及母源性胎儿水肿，胎儿早孕期NT值正常，胎儿系统超声检查心脏结构未见异常，临床产检及超声检查过程中未发现胎儿心律失常，可除外胎儿心脏异常所致胎儿水肿。本例孕27周发现胎儿大脑中动脉收缩期峰值流速（MCA-PSV）位于1.45MoM值，为胎儿贫血表现，并很快进展出现胎儿水肿，考虑为贫血所致，应提示临床不除外溶血、母胎输血、细小病毒感染、地中海贫血等原因所致的贫血性胎儿水肿。孕30周病情进展加速，频谱多普勒检查出现失代偿，表明胎儿宫内窘迫严重。

2. 鉴别诊断：除遗传背景和胎儿结构异常以外的孕母疾病所引起的母源性胎儿水肿（HFMO），如地中海贫血、自身免疫性疾病、宫内感染、母体营养不良等病因所致胎儿水肿多发生在胎龄24周以后，因其各发病机制不同引起宫内贫血、宫内心力衰竭、低蛋白血症等胎儿超声表现不尽相同，除行胎儿系统超声检查（包括胎儿大脑中动脉收缩期峰值流速在内的血流动力学检查）及胎儿心脏超声外，临床母血检测项目包括血常规、血型、红细胞抗体、K-B试验，TORCH和细小病毒B19血清学检测、肝功能、尿酸、凝血功能、SSA和SSB抗体检测和G6PD缺陷筛查，Alpha地中海贫血检测排查鉴别诊断。

3. 受胎动和呼吸样运动的干扰，MCA-PSV的测量应该在标准测量切面适当增加测量次数，应采用最佳测量值，而非平均值。发现MCA-PSV增高对胎儿贫血的预测价值很高，但仍有一定假阳性，检出的同时不能忽略胎儿结构筛查，如细小病毒感染等超声隐匿表现。

4. 应用三维能量多普勒检查胎盘血管指数可定量分析胎盘血流灌注情况，辅助诊断胎儿水肿及水肿预后评估。

案例 7 胎儿水肿，肥厚型心肌病

【临床资料】

董×，女，27岁，G_1P_0，早中孕期联合筛查均低风险，超声检查NT值正常，孕19周产检听胎心63次/分，行超声检查提示胎心率减慢，66次/分，心胸比0.33，密切随访观察。孕23周行系统超声筛查提示：胎儿心胸比增大、心率慢、心肌增厚、各瓣膜回声增厚增强、心包积液、胸腔积液（胎儿心力衰竭可能）。临床开出孕24周产前诊断超声检查单。

【超声检查方法及所见描述】

经腹部行孕24^{+2}周产前诊断超声检查。超声描述：胎儿心脏增大，心胸比0.58，心肌增厚，最厚处位于室间隔中部，厚约15mm。胎儿心房率126次/分，心室率60～63次/分。二、三尖瓣回声略增厚增强。主动脉瓣回声增厚增强，瓣环处内径3.6mm，窄后扩张最宽处内径7.1mm。肺动脉瓣回声增厚增强，瓣环处内径4.3mm，窄后扩张最宽处内径7.3mm，CDFI：主动脉、肺动脉前向流速增快；主动脉、肺动脉瓣口反流。胎儿心包液性暗区深约2.6mm，右侧胸腔液性暗区深约1.7mm，左侧胸腔液性暗区深约1.1cm，腹腔液性暗区深约1.5cm。超声提示：超声孕周24^{+5}周；胎儿心胸比增大、心肌增厚、心律失常（完全性房室传导阻滞）、下腔静脉增宽、静脉导管血流频谱a波反向、心包积液、胸腹腔积液——胎儿心力衰竭；胎儿心脏各瓣膜回声增厚增强；主动脉、肺动脉窄后扩张并主动脉、肺动脉瓣口反流；胎儿室间隔缺损；胎儿脐动脉血流阻力增高。

【超声图像】

见图5-2-43～图5-5-52。

【超声诊断思路及检查注意事项】

1. 本例以胎儿心动过缓、心脏增大为首发症状，并出现较早，当胎儿孕期出现持续性心动过缓时，应行胎儿超声心动、M型超声仔细评估胎儿心率、心脏节律、心脏结构及AV间期。根据M型超声观察各瓣膜活动特征及频谱多普勒记录各瓣膜血流频谱特点，AV间期对应心电图的PR间期可反映胎儿是否存在房室传导阻滞。多次检查胎儿心率60～70次/分，并存在完全性房室传导阻滞，本例中未合并严重心脏结构畸形，考虑心动过缓、传导阻滞及各瓣膜增厚、大动脉窄后扩张、心包积液等表现可能为心肌增厚并发或代偿所致，心室收缩和舒张功能不全引起低心输出量性心力衰竭，导致胎儿胸腹腔积液，胎儿水肿。

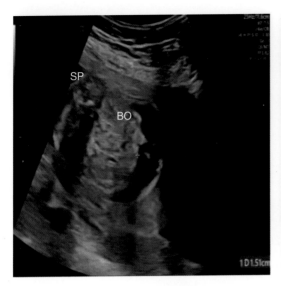

图5-2-43　腹腔积液

SP：脊柱；BO：肠管

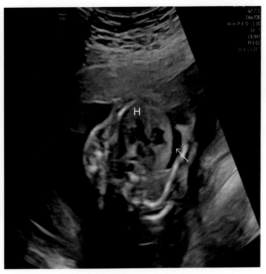

图5-2-44　胸腔积液（箭头所示）

H：心脏

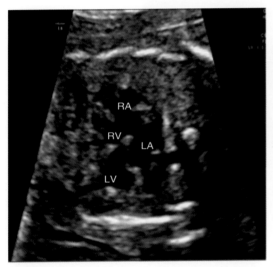

图5-2-45　心胸比增大，心肌增厚，瓣膜增厚回声增强

LA：左心房；RA：右心房；LV：左心室；RV：右心室

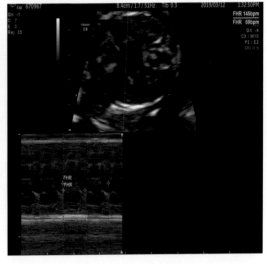

图5-2-46　M型超声显示孕23周胎儿心房率145次/分，心室率66次/分

2. 鉴别诊断：胎儿水肿病因需与以下情况进行鉴别。

（1）自身免疫性疾病是临床中引起房室传导阻滞的常见原因，主要表现为AV间期延长，重者可出现完全性房室传导阻滞和胎儿心肌病，心房壁强回声、三尖瓣中重度反流是心脏损伤的早期征象，少数出现心肌肥厚，临床实验室检测免疫性抗体阳性。

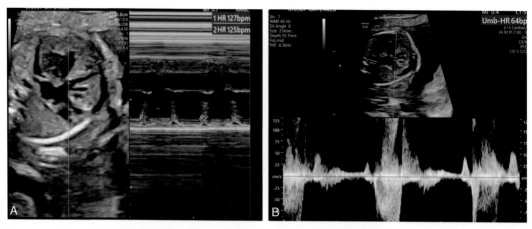

图5-2-47 A. M型超声显示孕24⁺²周胎儿心房率126次/分；B. 频谱多普勒显示主动脉瓣血流频谱，显示心室率为60～63次/分

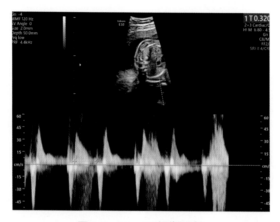

图5-2-48 AV间期延长

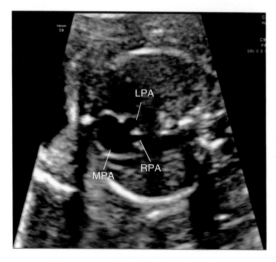

图5-2-49 肺动脉主干及分支增宽

MPA：肺动脉主干；LPA：左肺动脉；RPA：右肺动脉

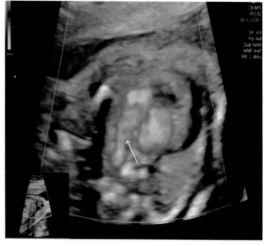

图5-2-50 红色血流显示肺动脉瓣反流（箭头所示）

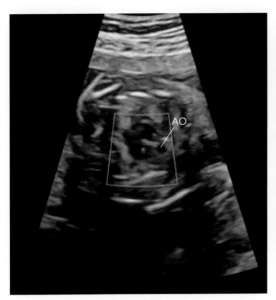

图5-2-51　**蓝色血流显示主动脉瓣反流（箭头所示）**

AO：主动脉

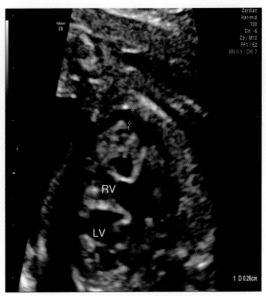

图5-2-52　**心包少量积液**

LV：左心室；RV：右心室

（2）病态窦房结综合征：多表现为未合并房室传导阻滞的房室1∶1传导的室上性胎儿心动过缓。胎儿心动过缓常合并严重心脏畸形且预后差，常见心脏畸形为房室间隔缺损、左心房异构、大动脉异常等，均可导致窦房结缺失或房室传导连续性中断，且多为出生后较难修复的严重心脏畸形，其中先天性心脏畸形合并房室传导阻滞的预后极差。胎儿和新生儿联合死亡率＞80%。

（3）母体服用β受体阻滞剂、镇静药、抗甲状腺药物等因素致胎儿心动过缓者，通常病史较明确，停药后可缓解，无须特殊处理。

（4）染色体异常是引起NIHF的常见原因，孕14周前发现胎儿水肿或心脏异常多不除外染色体疾病。本病例因发病较早，应行介入性产前诊断以除外染色体异常、遗传性疾病，出现完全性房室传导阻滞常导致胎儿水肿和胎儿丢失。

3. 胎儿心脏异常特别是怀疑心肌病的完整准确诊断应包括疾病类型、病因、结构、功能、心脏节律、并发症及合并疾病等多方面内容，这一综合诊断是对专业技术人员的较大考验。

4. 心肌病变往往是一个逐渐发病的过程，初次筛查正常并不能排除胎儿心肌病可能，特别是有高危因素者，应该早期、连续筛查，持续随访，以便早期诊断。

5. 细小病毒感染、地中海贫血可导致胎儿扩张型心肌病和肥厚型心肌病的发生，心脏结构筛查的同时对于其心脏以外的结构排查是非常必要的。

案例 8 胎儿水肿，肺囊腺瘤

【临床资料】

李×，女，33岁，G_3P_1。既往体健，早中孕期联合筛查均低风险，超声检查NT值正常，临床开出孕23周系统超声筛查检查单和孕24周产前诊断超声检查单，超声提示胎儿右侧胸腔内包块，考虑先天性肺囊腺瘤样畸形（CCAM）可能。临床除外染色体异常，本例尽管包块较大，胎儿水肿出现孕周亦较早，但后期密切复查超声、母胎监测及应用促胎肺成熟、类固醇激素等治疗，胎儿水肿进展缓慢，至孕38周剖宫产，出生体重3300g，新生儿无窒息，因肺囊腺瘤及时转诊专科医院择期手术，随访预后良好。

【超声检查方法及所见描述】

1. 经腹部行孕23^{+2}周系统超声筛查。超声描述：胎儿右侧胸腔内可见范围约7.0cm×4.8cm×3.9cm混合回声包块，其内以中等偏强回声为主，另可见数个无回声，较大者1.2cm×0.9cm，CDFI：包块内可见来源于右肺动脉血流信号，肺头比约3.1。心脏受压左移，心轴约77°。左肺受压变小，体积约为2.4cm×1.5cm×0.7cm。胎儿头颅及全身皮肤增厚，较厚处位于颈后，厚约1.1cm，腹腔可见大量不规则液性暗区，深约3.9cm。超声提示：胎儿右侧胸腔内包块（考虑肺囊腺瘤可能）；胎儿心脏移位、心轴左偏；胎儿左肺体积小；胎儿水肿。

2. 经腹部行孕24周产前诊断超声检查。超声描述：胎儿右侧胸腔及部分左侧胸腔见范围约7.1cm×4.9cm×3.9cm混合回声包块，其内以中等偏强回声为主，另可见数个无回声，较大者1.2cm×0.9cm，CDFI：包块内可见来源于右肺动脉血流信号，右肺动脉增宽，内径约0.27cm，包块静脉回流入肺静脉。肺头比约3.1。心脏受压左移，心轴约77°。左肺受压变小，体积约为1.7cm×1.0cm×0.8cm。胎儿头颅及全身皮肤增厚，较厚处位于颈后，厚约1.3cm，腹腔可见大量不规则液性暗区，深约4.0cm。胸腔未见明显游离液性暗区。超声提示：胎儿右侧胸腔内包块（考虑肺囊腺瘤可能）；胎儿水肿（腹腔积液、头颈及躯干皮下组织增厚）；胎儿左肺体积小；胎儿心脏移位、心轴左偏；胎儿右肺动脉增宽。

【超声图像】

见图5-2-53～图5-5-57。

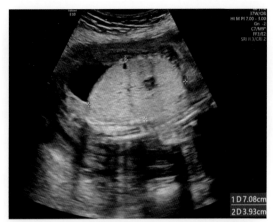

图5-2-53 胸腔高回声团块，内见无回声

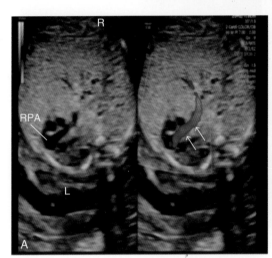
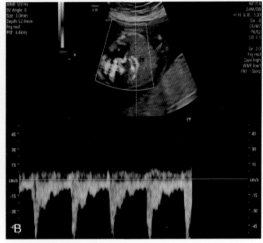

图5-2-54 A～B. 团块内肺动脉供血（箭头所示包块内来源于右肺动脉血供）

L：左侧；R：右侧；RPA：右肺动脉

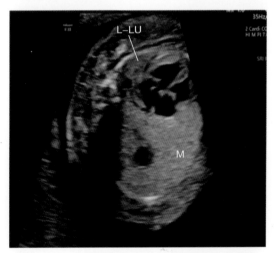

图5-2-55 心脏受压左移，左肺体积受压变小

L-LU：左肺；M：肺囊腺瘤

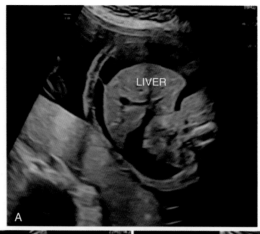

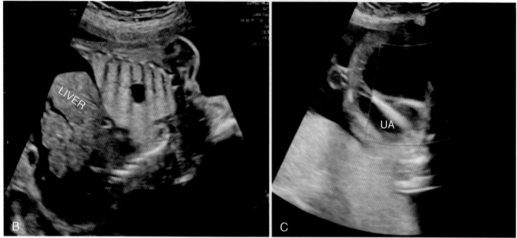

图5-2-56　A～C. 不同切面显示腹腔积液，透声可

LIVER：肝脏；UA：脐动脉

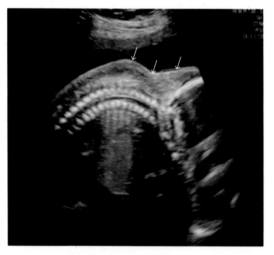

图5-2-57　颈背部皮下组织增厚水肿（箭头所示）

【超声诊断思路及检查注意事项】

1．本病例以心脏移位、胸腔内包块为首发症状，典型超声表现为肺部囊实混合回声肿块，边界清晰，CDFI显示肿块血供来自肺动脉，静脉回流至肺静脉。追踪观察肿块形态、大小未发生改变，高度怀疑先天性肺囊腺瘤样畸形（CCAM），胎儿胸腔巨大肿块可使胎儿纵隔及心脏受压，造成同侧及对侧肺组织受压，从而产生肺发育不良；同时导致静脉回流受阻，出现胎儿胸腔积液、腹腔积液、心包积液等胎儿水肿。

2．鉴别诊断：单侧胸腔占位性病变常见于包括肺隔离征（BPS）和先天性肺囊腺瘤样畸形（CCAM）的肺气道畸形、膈疝、纵隔肿瘤等，各个疾病间的鉴别诊断详见第四章。

3．心轴或心脏位置异常可能是胸部肿块或肺部分缺失的标志，需要进一步评估肺，正常肺应该肺野均匀，回声稍高于肝。

4．使用高频探头和回声差异功能技术可提高胸部肿块尤其是微囊性（以实性改变为主）肿块的检出率。

5．单侧胸腔占位性病变均可造成不同程度的肺发育不良，对于CCAM产前超声测量胎儿肺头比（CVR）可作为胎儿预后评估参数，CVR≥1.6的CCAM胎儿宫内水肿发生率及产后呼吸系统症状发生率均增高。

案例9 胎儿水肿，喉气管闭锁

【临床资料】

关×，女，38岁。早中孕期联合筛查均低风险，超声检查NT值正常，因高龄临床行介入性羊膜腔穿刺染色体检查未见明显异常，胎儿心脏超声检查未见重大畸形。临床开出孕23周系统超声筛查检查单。

【超声检查方法及所见描述】

1．经腹部行孕23周系统超声筛查。超声描述：胎儿双肺回声略增强，体积略增大，胎儿头面部皮肤水肿，较厚处约1.4cm，胎儿腹腔可见液性暗区，较深处约1.5cm。超声提示：胎儿双肺回声稍增强，体积略增大；胎儿水肿（头面部皮下组织增厚、腹腔积液）。建议产前诊断超声检查。

2．经腹部行孕24周产前诊断超声检查。超声描述：胎儿双肺回声增强，体积增大，左肺大小约4.8cm×3.2cm×2.0cm，右肺大小约4.8cm×3.3cm×1.9cm，横膈略反向，气管增宽，气管与会厌部未见明显相通，气管内径约0.40cm，左支气管内径约0.19cm，右支气管内径约0.15cm。胎儿腔静脉增粗，下腔静脉近心端内径宽约0.40cm，上腔静脉近心端内径宽约0.33cm，双肺内动静脉略增宽，心胸比0.44。胎儿头面部皮肤水肿，较厚处约1.6cm，胎儿腹腔可见液性暗区，较深处约1.1cm。超声提示：胎儿双肺回声增强，气管增宽（考虑喉–气管闭锁可能）；胎儿水肿（头面部皮下组织增厚、腹腔积液）；胎儿上下腔静脉及双肺内动静脉增宽。

【超声图像】

图5-2-58～图5-2-65。

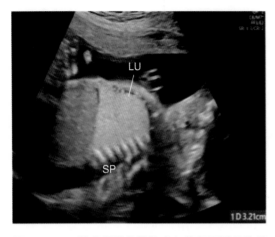

图5-2-58　胎儿仰卧位脊柱旁矢状切面显示胸腔肺回声增强

SP：脊柱；LU：左肺

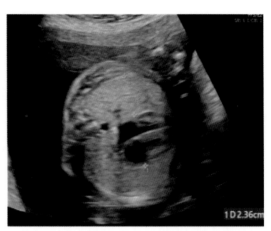

图5-2-59　胸腔横切面显示双肺体积增大，心胸比缩小

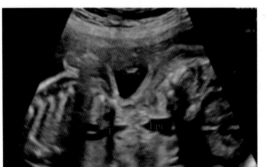

图5-2-60　冠状切面显示气管与会厌部未见明显相通

T：气管；Epi：会厌

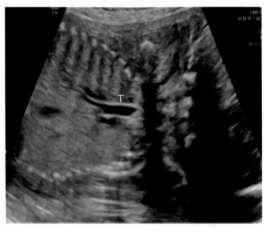

图5-2-61　气管、支气管略增宽

T：气管

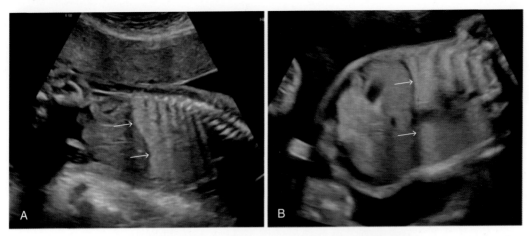

图5-2-62 A～B. 双侧膈肌平直，局部反向（箭头所示）

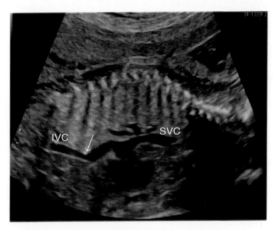

图5-2-63 腔静脉增宽，下腔静脉膈肌水平略成角（箭头所示成角）

IVC：下腔静脉；SVC：上腔静脉

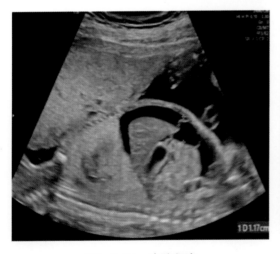

图5-2-64 腹腔积液

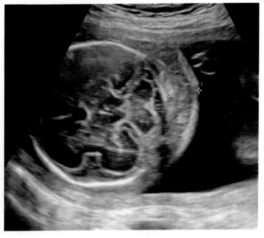

图5-2-65 头面部皮下组织增厚

【超声诊断思路及检查注意事项】

1. 本例符合典型高位呼吸道梗阻超声表现，包括双肺体积增大、回声增强，横膈变平或反向，气道扩张并充满液体，冠状及矢状切面显示气管与会厌部未见明显相通，胸腔压力升高，心脏静脉回流受阻，心肌收缩受损导致胎儿非免疫性水肿和羊水增多。

2. 鉴别诊断

（1）遗传综合征：先天性上呼吸道梗阻综合征（CHAOS）或喉-气管闭锁通常是一种独立疾病，但也可见于某些综合征，如Fraser综合征、猫叫综合征、短肋-多指综合征、22q11.2缺失综合征等，需要行遗传学咨询。

（2）支气管闭锁、先天性肺叶性肺气肿（CLE）、双侧CPAM：支气管闭锁及CLE多表现为巨大、过度扩张的单侧肺或肺段，95%CLE病变位于单侧肺上叶或中叶；CPAM好发于单侧，下叶受累常见，通常CPAM肿块大小在孕期趋于稳定亦或有缩小趋势，气道闭锁多进行性加重。上述肺部疾病双侧病变者与CHAOS或喉-气管闭锁鉴别较困难，气管与会厌部不相通作为直接表现不易被超声所发现，MRI有助于识别闭锁的气道。

（3）此外还需要与外部因素造成气管喉梗阻疾病区分，如淋巴管畸形、颈部畸胎瘤、血管环。

3. 检查注意事项

（1）正常肺脏回声均匀且与肝脏回声接近或稍高于肝脏，膈肌连续完整的观察存在难度，病变初期超声不易发现，当梗阻出现双肺体积对称性增大，回声增强、膈肌扁平或反向时需要多切面对比扫查，尤其胸部冠状切面作为非常规扫查切面对扩张气管、膈肌异常的显示更佳，对CHAOS的诊断提供很大帮助。

（2）胎儿肺部增大压迫心脏，导致心脏向前移位，与降主动脉距离增大，同时胸腔压力增高，腔静脉增宽，需要与完全性肺静脉异位引流相鉴别。

（3）CHAOS或喉-气管闭锁胎儿有可能梗阻自发穿通肺脏液体吸收，或梗阻再次复发，病变不典型者需要定期复查超声，因其梗阻再通仍存在肺功能较差的风险，出生后仍可出现明显肺功能不全。并发水肿者预后更差，胎死宫内发生率很高，生后需要行外科手术治疗，生存率低，产前准确诊断及在生产断脐带前建立有效气道有可能抢救患儿生命。

案例 10　胎儿水肿，病毒感染

【临床资料】

刘×，女，30岁，G_2P_0。早中孕期联合筛查均低风险，超声检查NT值正常，TORCH

检查阴性，孕23周系统超声筛查未见异常，临床开出孕30周常规超声检查单，超声检查发现异常。临床采集既往史、感染史，血压、心率正常，母血检测项目包括血常规、血型、红细胞抗体、K-B试验，TORCH、细小病毒B19血清学检测，酶联免疫吸附试验（ELISA）检测静脉血CMV-IgM检测、肝功能、尿酸、凝血功能，SSA、SSB抗体检测，葡萄糖-6-磷酸脱氢酶缺陷筛查，Alpha地中海贫血检测等。孕妇IgG和IgM抗体阴性。行羊膜腔穿刺胎儿核型、FISH分析未见异常，PCR检测CMV-DNA阳性，临床建议母胎密切监测，必要时宫内胎儿输血治疗，孕妇拒绝并决定终止妊娠。

【超声检查方法及所见描述】

1. 经腹部行孕30周常规超声检查。超声描述：胎儿侧脑室增宽，左侧脑室宽约1.10cm，右侧脑室宽约1.12cm，胎儿大脑中动脉收缩期峰值流速55cm/s，位于1.36MoM值；胎儿右侧胸腔内见不规则无回声，深约0.7cm，腹腔见不规则无回声，深约0.8cm；胎儿结肠增宽，右半结肠增宽最为明显，最宽约3.1cm；胎儿左肾大小约4.3cm×2.0cm，右肾大小约4.3cm×2.2cm。胎盘增厚，最厚处约6.2cm。超声提示：超声孕周29^{+1}周（小于临床孕周30^{+1}周）；胎儿侧脑室增宽；胎儿胸腹腔少量积液；胎儿结肠增宽；胎儿双肾稍大；胎盘增厚；胎儿大脑中动脉收缩期峰值流速增高。建议产前诊断超声检查。

2. 经腹部行孕32^{+5}周产前诊断超声检查。超声描述：检查过程中，胎动明显减少，胎儿侧脑室增宽，左侧脑室宽约1.10cm，右侧脑室宽约1.12cm，胎儿大脑中动脉收缩期峰值流速84.7cm/s，位于1.85MoM值；胎儿心胸比增大，左右心比例失常，卵圆孔偏小，内径约0.18cm，左心偏小，心包内见不规则无回声深约0.8cm，胎儿右侧胸腔内见不规则无回声，深约0.7cm，胎儿肝、脾增大，回声稍增强；胎儿双肾增大，左肾大小约4.6cm×3.3cm，右肾大小约4.6cm×2.5cm；胎儿肠管充盈，较宽处位于结肠肝区，宽约2.6cm，内容物蠕动不明显，余肠管内容物呈往返运动；胎儿全身皮肤水肿，最厚处位于头皮下，厚约1.0cm；胎儿HC、FL、HL超声测值均低于M-2SD线。胎盘增厚，最厚处约6.7cm。超声提示：超声孕周31^{+3}周（小于临床孕周32^{+5}周）；胎儿多系统改变——胎儿全身水肿（皮下组织增厚、胸腔积液、心包积液）、胎儿侧脑室增宽、心脏异常改变（心胸比增大、左右心比例失调、卵圆孔偏小、左心偏小）、肝大、脾大、双肾体积增大、结肠增宽；胎盘增厚；羊水过多；胎儿大脑中动脉收缩期峰值流速增高。

【超声图像】

见图5-2-66～图5-2-79。

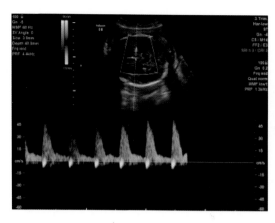

图5-2-66　孕30^{+1}周MCA-PSV55cm/s，位于1.36MoM值

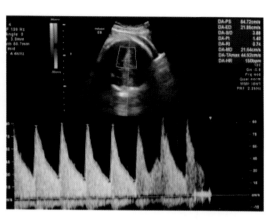

图5-2-67　孕32^{+5}周MCA-PSV 84.7cm/s，位于1.85MoM值

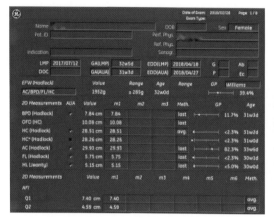

图5-2-68　孕32周胎儿HC、FL、HL超声测值均低于M-2SD线

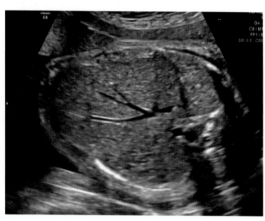

图5-2-69　肝脏增大

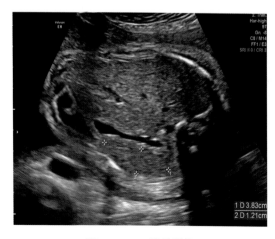

图5-2-70　脾脏增大

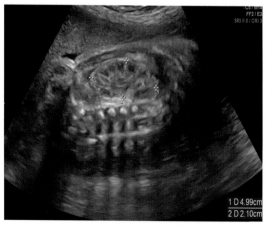

图5-2-71　肾脏增大

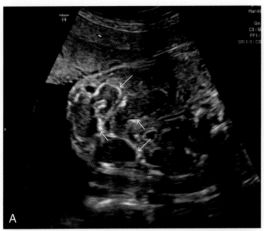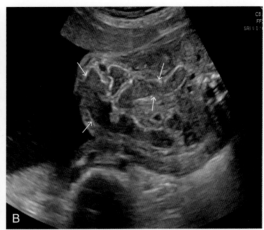

图5-2-72　A～B. 肠管增宽，局部管壁回声增强（箭头所示）

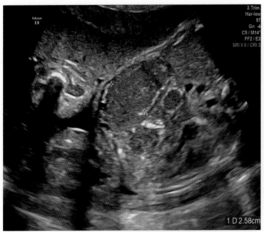

图5-2-73　肠管增宽约2.5cm

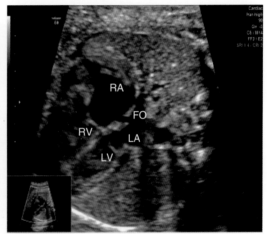

图5-2-74　心胸比增大左心较右心偏小

RA：右心房；RV：右心室；FO：卵圆孔；LA：左心房；LV：左心室

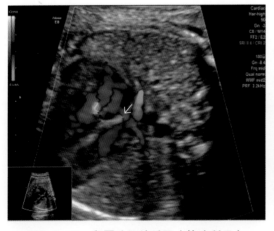

图5-2-75　卵圆孔开放受限（箭头所示）

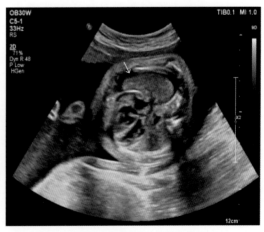

图5-2-76　胸腔积液（箭头所示）

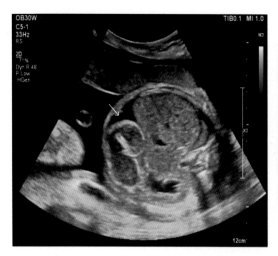

图5-2-77 腹腔积液（箭头所示）

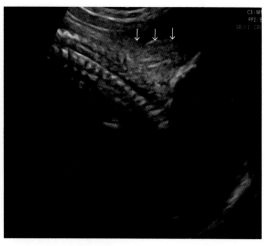

图5-2-78 颈背部皮下组织增厚（箭头所示）

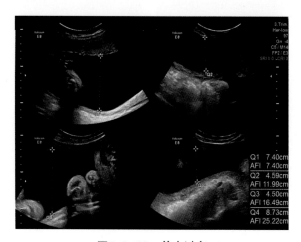

图5-2-79 羊水过多

【超声诊断思路及检查注意事项】

1. 本例早中孕期超声筛查未见异常，晚孕期出现MCA-PSV增高，出现贫血表现，对胎儿详尽系统筛查除外其他结构异常，应考虑溶血、地中海贫血、胎儿宫内感染的可能，同时伴有侧脑室增宽、肝脾大、肠管回声增强和肠管扩张、胎盘增厚、IUGR、卵圆孔开放受限、胎儿水肿等超声表现应高度警惕宫内感染。宫内感染常见于巨细胞病毒、细小病毒B19感染。孕妇体内激素水平变化和免疫功能降低导致其对巨细胞病毒、细小病毒B19等病原体易感。巨细胞病毒感染后大多无临床表现，但其可经胎盘等引起宫内感染导致流产、胎死宫内及胎儿畸形等发生或经产道引起新生儿感染。

2. 鉴别诊断

（1）其他母源性胎儿水肿（HFMO）如地中海贫血、母胎输血、溶血性贫血等病因所致胎儿水肿与宫内感染所致胎儿水肿，均可引起宫内贫血、心力衰竭、低蛋白血症等累及多个脏器，超声表现存在很多交集，但因其各发病机制不同超声表现不尽相同，前者常以心脏增大、胎儿水肿、肝脾大、胎盘增厚为主要表现，后者常以中枢神经系统异常（脑室增宽、脑室周围钙化斑、颅内出血、小头畸形、胼胝体发育不全）、肠管回声增强及扩张、肝脾肾增大为主要表现，其病因查寻有赖于临床病史及辅助检查。

（2）心脏异常和病毒感染均可引起心功能不全致胎儿水肿，两者超声鉴别诊断存在困难，前者常伴有心脏结构或节律异常，后者多引起扩张型心肌病或肥厚型心肌病的同时还伴有神经系统、腹腔肠管回声增强等表现。

3. 超声标准化测量：由于检查者仪器操作手法不同或胎动影响可出现一过性胎儿大脑中动脉收缩期峰值流速增高，需要多次重复测量减少误差。中孕期心包积液深度常见达2mm，甚至达7mm仍是良性，病理性皮肤水肿指胸部或头皮处皮下组织厚度>0.5cm，并分为全身性及局部性两类，少量积液和局部性皮肤水肿需要隔期复查其变化。

4. 轻度侧脑室增宽、轻度肝脾大、肠管回声稍增强及轻度扩张临床意义差异较大，需要密切随访。多发脏器异常超声检查需要全面仔细，并与临床诊断互相结合。

案例11 胎儿水肿，乳糜胸

【临床资料】

吴×，女，40岁，G_4P_2，既往体健，曾足月产两女婴均健康，早中孕期联合筛查均低风险，因高龄行羊水穿刺染色体核型分析未见异常。超声检查NT值正常，孕23周系统超声筛查未见异常，孕30周常规超声检查提示：胎儿超声孕超相当于32^{+2}周；胎儿胸腔积液；羊水较多。临床开出孕31周产前诊断超声检查单。

【超声检查方法及所见描述】

1. 产前：经腹部行孕31^{+1}周产前诊断超声检查。超声描述：胎儿右侧胸腔可见大片状不规则无回声，最大深度约为1.9cm。胎儿胸壁皮肤及皮下组织增厚，最厚处厚约1.1cm。超声提示：超声孕周33^{+1}周；胎儿水肿（右侧胸腔积液、胸壁皮肤及皮下组织增厚）；羊水过多。

2. 产后：产后立即行肺脏超声检查。超声描述：双侧肺较小（右侧显著），呈弥漫性高回声；双侧胸腔可探及不规则无回声暗区，右侧最大深度约为1.7cm，左侧最大深度约为1.0cm。超声提示：双侧胸腔积液；双侧肺较小且呈弥漫性高回声。

【超声图像】

1. 产前 见图5-2-80～图5-2-84，视频5-2-2～视频5-2-4。

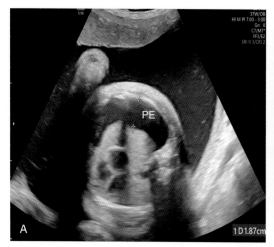 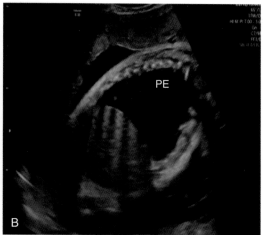

图5-2-80　A～B.胸腔横切面及脊柱旁矢状切面显示右侧胸腔积液

PE：胸腔积液

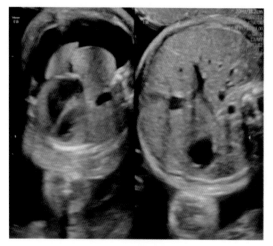

图5-2-81　腹腔未见积液

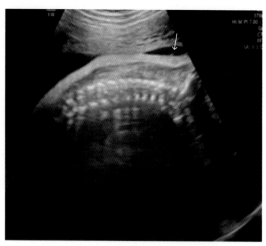

图5-2-82　颈背部皮下组织增厚

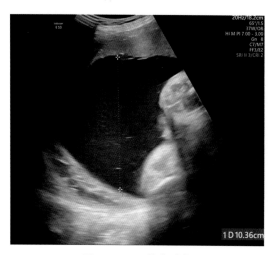

图5-2-83　羊水过多

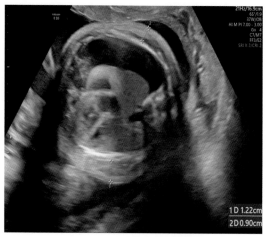

图5-2-84　胸壁皮肤增厚

视频5-2-2 胸腔积液（1）

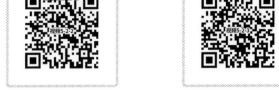
视频5-2-3 胸腔积液（2）

视频5-2-4 胸腔积液（3）

2. 新生儿 见图5-2-85、图5-2-86，视频5-2-5、视频5-2-6。

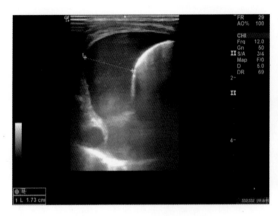
图5-2-85 右侧胸腔积液

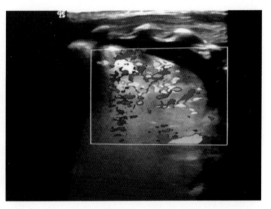
图5-2-86 左侧肺不张（超声显示不张的实变肺组织呈弥漫性高回声，实变区内有丰富的血流供应）

视频5-2-5 生后左侧胸腔

视频5-2-6 生后右侧胸腔

案例12 胎儿水肿，乳糜胸

【临床资料】

杨×，女，35岁，G_1P_0。既往体健，早中孕期联合筛查均低风险，因高龄行羊水穿刺染色体核型分析未见异常。超声检查NT值正常，孕23周畸形筛查超声检查未见异常，孕29周自觉胎动减少急诊就诊，胎心监护NST反应欠佳，急诊超声检查提示：胎儿超声孕超相当于31^{+1}周；胎儿胸腔积液。临床予以住院密切观察，检查孕妇血压正常，生化空腹血糖及OGTT复测正常，TORCH检查IgM抗体均阴性，IgG抗体均阳性。地中海基因检测阴性。若胎儿水肿加重，考虑再次行介入性诊断，二代测序WES检查及加做巨细胞病毒、细小病毒B19的PCR。同时于孕30周行产前诊断超声检查，孕30^{+5}周、31^{+2}周急诊超声检查，胎儿胸腔积液、水肿进展，胎儿宫内窘迫加重较快，于31^{+4}周胎死宫内。死胎水肿明显，眼距无明显增宽，无颈蹼、低耳位等染色体异常常伴表现，胎盘厚度正常，胎盘病理检测未见异常，取死婴皮肤及肌肉组织遗传学检测未见明显异常。孕妇自诉自己胞妹曾有相同不良孕产史，随诊中积液量及水肿进展，且宫内窘迫加重，胎死宫内发生迅速，临床诊断及完善检查有限，目前证据不能除外乳糜胸进展型。考虑胎儿水肿家族史，建议其再次备孕孕前应行遗传咨询。

【超声检查方法及所见描述】

经腹部行孕30周产前诊断超声检查。超声描述：胎儿头颈部及躯干皮肤皮下组织明显增厚，最厚处厚约1.2cm，胎儿双侧胸腔可见大片游离液性暗区，右侧最大深度约3.1cm，左侧最大深度约2.6cm，胎儿心脏未见明显异常，腹腔内可见游离液性暗区，最大深度约0.3cm。胎儿大脑中动脉血流频谱S/D 6.91，PI 2.42，RI 0.86，PSV 50cm/s。胎儿脐动脉血流频谱S/D 7.02，PI 1.61，RI 0.86。双侧子宫动脉未见异常。超声提示：超声孕周31^{+0}周（腹围未计算在内）；胎儿水肿（头颈部及躯干皮肤皮下组织增厚、双侧胸腔积液、腹腔积液）；脐动脉血流S/D测值增高。

【超声图像】

见图5-2-87～图5-2-90。

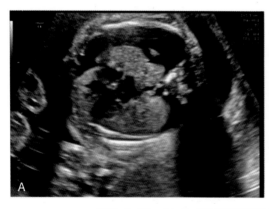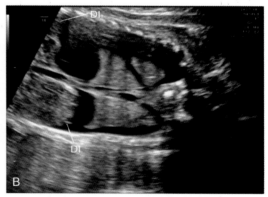

图5-2-87　A～B.孕29周胸腔横切面、膈肌冠状切面显示胸腔积液

DI：膈肌

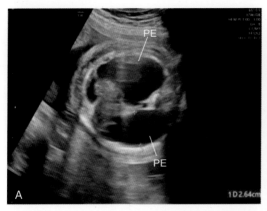 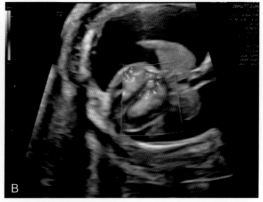

图5-2-88 A~B. 孕30周胸腔积液量明显增加

PE：胸腔积液

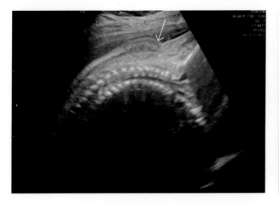

图5-2-89 颈背部皮肤增厚（白色箭头所示）

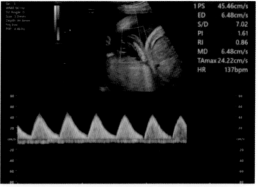

图5-2-90 脐动脉血流S/D测值增高

【超声诊断思路及检查注意事项】（病例11、12）

1. 两例胎儿均以胸腔积液为主要超声表现，积液透声较好，均为晚孕期发生。超声在记录胎儿胸腔积液的部位、严重程度的同时对胎儿进行详细地系统性结构筛查，以除外心脏结构畸形、骨骼发育异常及胎盘因素等导致的胸腔积液。孤立性胸腔积液者应每2周超声复查，监测胎儿生长发育，胸腔积液消退、稳定、进展变化以及孕母情况，并追踪至出生后新生儿转归。

2. 鉴别诊断：胸腔积液分为原发性和继发性，通常是淋巴管发育异常导致。继发性胸腔积液被定义为与胎儿畸形、公认的遗传或染色体异常或产前产后评估确认的其他病理相关的胸腔积液。原发性胸腔积液产前超声表现为孤立性胸腔积液，单侧或双侧发病，伴或不伴有胎儿水肿。原发性的多为排除性诊断，产前诊断相关检查包括询问孕妇夫妻双方病史，孕妇血常规、血型、地中海贫血基因检测和抗体筛查、K-B试验等，建议胎儿产前遗传学检查、胸腔抽取液检查等。产前超声应排除胸腔积液合并除皮肤水肿、腹腔积液、心包积液之外的其他胎儿畸形；产前产后确认的血液系统疾病、宫内感染及其他病理相关的胸腔积液；胎盘因素导致的胸腔积液，如胎盘血管瘤等。

3. 发现胎儿胸腔积液时应进行系统筛查以判断积液为原发性还是继发性。

4. 出现胸腔积液时心脏受压，对于心脏结构筛查可能造成一定困难，同时心功能准确评估对预后意义重大。

5. 孤立性胸腔积液预后良好，超声应密切观察积液量和回声变化，胎儿水肿是否加重、胎儿生物学测量及血流参数的监测对宫内窘迫判断，是否需要宫内干预至关重要。

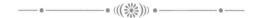

（八）小结

胎儿水肿的预后取决于水肿的具体病因及发生孕周。非免疫性胎儿水肿是由多种原因引起的胎儿液体潴留，虽然病因多样，发病机制复杂，但其超声表现类似，为胎儿水肿的诊断提供了可能性，遗传学的发展更是剖析了胎儿水肿的深层次病因。胎儿水肿一旦确诊，应尽量完善各项检查，力求明确原因，要对母体及胎儿进行全面检查和动态超声监测，对于有遗传物质异常的水肿胎儿需要积极终止妊娠，产前检查和治疗必须针对有生存可能的胎儿，以减少不必要的侵袭性治疗。水肿出现早且伴有结构异常或染色体异常，预后差。可以进行宫内干预的相对预后较好，单纯乳糜胸死亡率低。随着产前诊断技术的发展，尽管在胎儿水肿的早期诊断和治疗方面取得重大进步，但其死亡率仍高。因此，必须在多个学科的配合下积极寻找胎儿水肿的病因，不断加强非免疫性胎儿水肿的病例管理，加强病因诊断、遗传咨询及干预治疗的能力，以减少出生缺陷，达到优生优育的目的。

三、胎儿肿瘤

（一）定义

胎儿肿瘤的种类繁多，其病理类型、生物学特性和预后与成人肿瘤，甚至是儿童肿瘤有着明显的差异。产前正确诊断胎儿肿瘤对评估预后、决定处理方案有重要意义。目前，对胎儿肿瘤尚无明确的定义，很多文献不将错构瘤列为胎儿肿瘤，原因是错构瘤中包含的细胞是器官来源正常的组织学细胞。血管瘤、淋巴管瘤在一些文献中亦不被列为胎儿肿瘤，而被定义为先天异常。

（二）分类

除去错构瘤、血管瘤和淋巴管瘤，胎儿肿瘤的发生率由高至低依次为颅外畸胎瘤、神经母细胞瘤、软组织肿瘤、颅内肿瘤和白血病，上述肿瘤占先天性肿瘤的85%。其余的25%绝大多数为肾肿瘤、肝肿瘤和视网膜母细胞瘤。胎儿颅外畸胎瘤最好发的部位为骶尾部，其发生率占活产儿的0.1%。好发于女性，男女比例为1：4。神经母细胞瘤约占胎儿肿瘤的30%，胎儿神经母细胞瘤90%以上发生在肾上腺，以右侧多见；胎儿软组织肿瘤占胎儿肿瘤的12%～22%，包括纤维瘤、肌纤维瘤、纤维肉瘤、横纹肌瘤、横纹肌肉瘤等。2/3的软组织肿瘤是良性的，而且较少引起羊水过多、胎儿水肿等并发症。胎儿颅内肿瘤约占胎儿肿瘤的10%，其中50%为畸胎瘤。胎儿颅内肿瘤大多数位于幕上区。

（三）诊断方法

1. **症状、体征和家族史**　30%以上的胎儿肿瘤可出现羊水过多，因此，孕妇腹部明显增大，可能是胎儿肿瘤的首发临床表现。此外，孕妇还可能继发早产、妊娠期高血压疾病、子痫前期等。如果产前没有诊断胎儿肿瘤，孕妇在分娩过程中可出现难产，胎儿可因肿瘤破裂、出血而死亡。上述症状、体征均无特异性。胎儿心脏横纹肌瘤与家族性结节性硬化症相关。几乎所有的双侧性视网膜母细胞瘤病例都属于遗传性，突变基因由父母传递而来。

2. **超声检查**　是最常用的诊断方法。不同胎儿肿瘤有不同的超声声像特点。

3. **MRI检查**　MRI的优点在于视野大，对比度好，不受羊水多少、胎位不正、孕妇体型肥胖、胎儿颅骨、孕妇骨盆骨骼等因素影响。MRI有助于弥补超声的不足，可作为产前胎儿肿瘤的辅助诊断措施。

4. **生化检查**　孕妇血清甲胎蛋白、人绒毛膜促性腺激素检测可以协助诊断胎儿骶尾部畸胎瘤，并可提示肿瘤性质。孕妇血清甲胎蛋白水平增高亦可见于胎儿的肝母细胞瘤、颅内肿瘤、胎儿血管瘤、内胚窦瘤。神经母细胞瘤患儿尿儿茶酚胺及其代谢产物3-甲氧基-4-羟基扁桃酸（又称香草扁桃酸或高香草酸）排泄过多，检测羊水中其浓度有助于胎儿神经母细胞瘤的诊断。

5. **染色体检查**　一些胎儿肿瘤如颈部囊状淋巴管瘤、脉络膜丛囊肿、白血病等的发生与染色体异常有关。胎儿颈部囊状淋巴管瘤50%～60%合并染色体异常如Turner综合征、21-三体综合征等。脉络膜丛囊肿胎儿染色体异常尤其是18-三体综合征的风险升高。

6. **基因检测**　如结节性硬化症、肾母细胞瘤、胎儿视网膜母细胞瘤等。

7. **病理活组织检查**　在影像学检查诊断不能确诊时，某些胎儿肿瘤可通过超声或胎儿镜引导下取活组织行病理学检查（活检）以助诊断。

（四）预后

由于起源于胚胎组织，胎儿肿瘤的生长较儿童肿瘤迅速。胎儿肿瘤的预后不但取决于组织学类型，还与肿瘤的大小、位置密切相关。超声是最常用的胎儿肿瘤的产前诊断方法，诊断时还要注意是否伴发畸形和继发改变如羊水过多、胎儿水肿、死胎等，是否压迫重要器官或阻碍邻近脏器的发育。在胎儿期，有时肿瘤的继发改变比肿瘤的性质更能决定预后。虽然肿瘤是良性的，但如果体积大、血供丰富，引起血流动力学的改变，会导致胎儿水肿、死亡。肿瘤还可因为占位效应，阻碍正常器官的发育或出生时阻塞呼吸道，导致新生儿窒息、死亡。恶性胎儿肿瘤的预后较差。神经母细胞瘤在胎儿期发病者，其预后较儿童期发病者好。只有全面的诊断，才能对胎儿预后作出恰当的评估。

（五）骶尾部畸胎瘤

畸胎瘤是最常见的胎儿肿瘤，约占50%，是由包括内胚层、中胚层和外胚层3个胚层组织来源成分组成的肿瘤。畸胎瘤起源于胚胎早期的全能干细胞，而位于尾骨前方的 Henson 结是多能干细胞集中的部位，因此骶尾部畸胎瘤最为多见。胎儿骶尾部畸胎瘤发生率约1/40 000，75%发生在女胎。合并骶尾部畸胎瘤胎儿可能伴发其他器官或系统的畸形，如泌尿生殖系统畸形、先天性无肛门、心血管系统畸形等，约50%骶尾部畸胎瘤胎儿无其他结构畸形。骶尾部畸胎瘤合并染色体异常率较正常人群无增加，文献报道合并染色体异常的病例均合并有其他畸形。

1. **超声诊断要点及声像图特征**　畸胎瘤由内、中、外3个胚层的多种组织构成，可含有皮肤及其附件、神经、脂肪、毛发、牙齿、骨骼等组织成分，因肿瘤内组织成分及比例的不同形成了超声声像图表现的多样性，肿瘤内含有牙齿或骨骼等成分而形成的钙化样强回声为畸胎瘤特征性声像图表现。成熟性畸胎瘤由已分化成熟的组织构成，体积常较小，声像图多显示以囊性为主的回声，形态规则，囊壁及分隔较薄，内部有脂液分层征、面团征、瀑布征、星花征等畸胎瘤特征性的声像图表现，彩色多普勒血流成像示其内实性部分未见明显血流信号。未成熟性畸胎瘤包含了成熟和未分化成熟的组织成分，未成熟性组织多为外胚层的神经上皮组织，体积常较大，声像图表现多以实性为主，形态不规则，内部回声不均匀，可见散在的点状或斑状强回声；彩色多普勒血流成像示实性部分有丰富的血流信号或少许血流信号；未成熟性畸胎瘤因肿瘤内血供较丰富，生长迅速，若肿瘤内出血或破裂、动静脉瘘形成致高心排血量的心力衰竭，常可出现胎儿水肿、羊水过多；当肿瘤较大时，可压迫泌尿系统导致慢性梗阻表现，出现羊水过多。

2. 超声诊断分型标准

（1）根据肿瘤位于盆腔内外的不同位置分：Ⅰ型，肿瘤主要突出于体腔外，仅小部分位于骶骨前方；Ⅱ型，肿瘤瘤体显著突出于体腔外，但明显向盆腔内生长、伸展；Ⅲ型，肿瘤瘤体突出于体腔外，但肿瘤主体位于盆腔和腹腔内；Ⅳ型，肿瘤仅位于骶骨前方，不向体腔外突出。

（2）根据肿瘤回声特点和囊实性分：分为3类，即以囊性为主的肿瘤（实性部分体积＜1/3）、囊实混合性肿瘤（实性部分与囊性部分体积接近）和实性为主的肿瘤（实性部分体积＞2/3）。

（3）根据肿瘤内部有无血供分：分为3类，即多血供肿瘤（肿瘤内见树枝状或网状血流信号）、少血供肿瘤（肿瘤内见点状、短线状血流信号）和无血供肿瘤（肿瘤内未见血流信号）。

3. 鉴别诊断

（1）开放性脊柱裂并脊膜膨出：开放性脊柱裂主要表现为脊柱裂部位后方皮肤和软组织的强回声线连续性中断，脊柱横切面时脊椎三角形骨化中心失去正常形态，位于后方的两个椎弓骨化中心向后开放，呈典型的"V""U"字形改变。脊柱冠状切面显示后方的两个椎弓骨化中心距离增大。较大脊柱裂时，矢状切面可显示明显的脊柱后凸畸形，合并脊膜和脊髓脊膜膨出时，裂口处可见一囊性包块，内有马尾神经或脊髓组织。同时孕24周前常伴有颅后窝池消失、"香蕉小脑"、"柠檬头"、脑室扩大和脑积水等脑部声像改变。骶尾部畸胎瘤不伴有脊柱裂时常无明显脑部异常，同时未成熟性畸胎瘤回声更为复杂，彩色多普勒鉴别诊断意义较大，未成熟畸胎瘤多血流丰富，甚至伴有动静脉瘘出现。临床实验室肿瘤标志物检测及人绒毛膜促性腺激素可协助诊断。检测羊水中患儿尿儿茶酚胺及其代谢产物3−甲氧基−4−羟基扁桃酸有助于胎儿神经母细胞瘤的诊断。

（2）未成熟性畸胎瘤与其他较大肿瘤如脂肪瘤、血管瘤、横纹肌肉瘤等鉴别：根据包块声像图特点及组织来源可帮助鉴别，骶尾部畸胎瘤发生在中线部位，与椎管相邻紧密，内部回声更为复杂多样。臀部较大脂肪瘤、血管瘤、横纹肌瘤或肉瘤等多与骶尾骨关系不密切，大部分呈实性高回声，可进行鉴别。

4. 预后　良性者多为囊性或囊实性，恶性者多呈实性。骶尾部畸胎瘤80%以上为良性，肿瘤分化越成熟越表现为囊性；反之恶性肿瘤大部分为实质性肿块。若畸胎瘤迅速长大，血管充盈，应疑为恶性。

胎儿骶尾部畸胎瘤的预后由肿瘤的病理类型和瘤体大小而定，分型从Ⅰ型到Ⅳ

型，其外科手术方式由易到难，恶性程度的可能性从小到大。Ⅰ型、囊性、肿瘤较小者预后良好，出生后手术治疗成功率高。Ⅳ型及肿瘤较大者预后较差，若为实质性肿瘤预后更差。少数肿瘤生长迅速，若胎儿出现心脏扩大、水肿、心力衰竭等并发症，预后极差。

5.示例

案例 13 骶尾部畸胎瘤Ⅱ型

【临床资料】

车×，女，32岁，G_1P_0，中孕期筛查低风险，孕22^{+4}周系统超声筛查发现胎儿骶尾部混合回声包块（图5-2-91），临床开出孕23周产前诊断超声检查单。

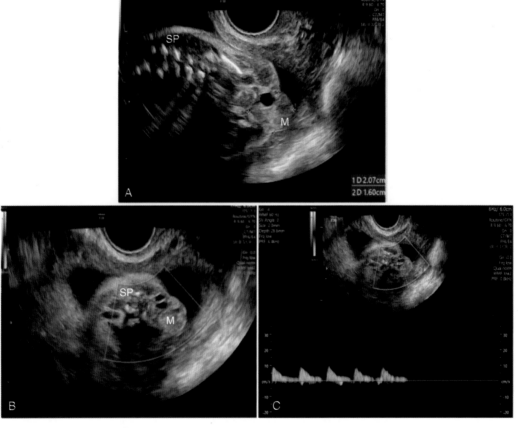

图5-2-91　A～C. 孕22^{+4}周经阴道超声扫查骶尾部包块大小形态回声，与脊柱骶尾部毗邻，界限尚清晰，包块内见点状及短线样血流，呈低速高阻血流频谱

SP：脊柱；M：骶尾部畸胎瘤

【超声检查方法及所见描述】

经腹部行孕23周产前诊断超声检查。超声描述：胎儿紧邻脊柱骶尾部前方可见范围约3.0cm×2.4cm囊实混合回声包块，包块边界清晰，形态尚规则，该包块部分位于盆腔内，部分突出于体外，内部回声不均匀，以实性中高回声为主，内并见不规则无回声，CDFI：包块内部可见血流信号。胎儿双肾可见，大小、形态未见异常。超声提示：胎儿紧邻脊柱骶尾部前方囊实混合性包块（考虑骶尾部畸胎瘤Ⅱ型可能）。

【超声图像】

见图5-2-92～图5-2-93，视频5-2-7～视频5-2-8。

【超声诊断思路及检查注意事项】

1. 胎儿紧邻脊柱骶尾部前方囊实混合回声包块，包块边界清晰，形态尚规则，该包块部分位于盆腔内，部分突出于体外，内部回声不均匀，以实性中高回声为主，内并见不规则无回声，CDFI：包块内部可见血流信号。根据包块发生部位及其声像图特点不难考虑畸胎瘤的可能。

2. 位于盆腔内、骶尾部前方的肿瘤部分有时显示困难，尤其Ⅳ型肿瘤不突出于臀部，均位于盆、腹腔内，若肿块较小，易漏诊。较小的以实性为主或盆腔内较小的囊实混合性畸胎瘤显示辨认难度增加，早期不易被发现，漏诊率相对较高，可沿着肿块向体内的伸展方向追踪探查，大部分能明确诊断。

3. 畸胎瘤独特且复杂的声像图特征表现主要取决于脂肪组织数量、钙化、毛发和纤维组织，仔细扫查能够发现小钙化或者微量脂肪组织帮助明确诊断，在显示微小钙化及微量脂肪组织能力方面超声略优于MRI检查，据此与其他盆腔肿物、骶尾部肿瘤及开放性脊柱裂相鉴别。

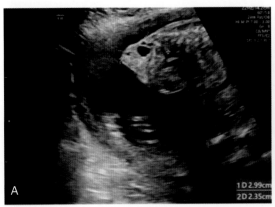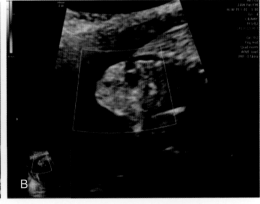

图5-2-92 A～B. 孕23周经腹部超声显示包块大小回声，包块内少量血流信号

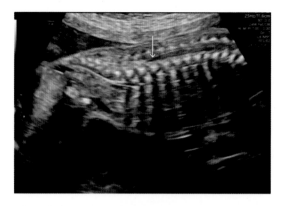

图5-2-93　脊柱骶尾部形态未见异常，脊髓圆锥位置正常（箭头所示脊髓圆锥末端位置）

视频5-2-7　骶尾部畸胎瘤（1）　　视频5-2-8　骶尾部畸胎瘤（2）　　视频5-2-9　骶尾部畸胎瘤（3）

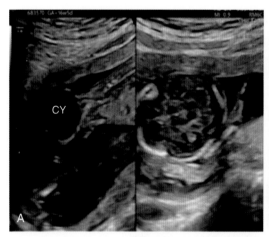

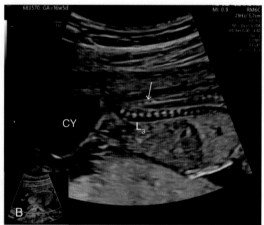

图5-2-94　A～B.孕16周骶尾部囊性包块，颅内结构未见明显异常，脊柱骶尾未骨化完全，脊髓圆锥位于L_3水平，位置正常（箭头示圆锥末端位于L_3水平）

CY：骶尾部囊性包块；L_3：腰3椎体

案例 14　骶尾部畸胎瘤Ⅰ型

【临床资料】

胡×，女，G_1P_0。孕12周超声筛查显示NT值正常，早中孕期唐氏筛查NTD高风险，孕16周（图5-2-94）及孕22周系统超声筛查均提示胎儿骶尾部囊性回声考虑骶尾部畸胎瘤可能，囊性脊柱裂待除外，临床开出孕23周产前诊断超声检查单。

【超声检查方法及所见描述】

经腹部行孕23周产前诊断超声检查。超声描述：胎儿骶尾部近正中可见范围约8.4cm×6.3cm囊性包块，该囊性包块少部分位于盆腔内，大部分突向体外，包块紧邻脊柱骶尾部前下方生长，其内可见分隔，包块内壁可见范围约2.1cm×1.0cm偏强回声，偏强回声内见数个小无回声，该囊性包块与周边组织分界尚清晰，CDFI：包块内部及周边未探及明确血流信号。胎儿脊柱骶尾部椎体及椎弓排列尚规整。超声提示：胎儿骶尾部囊性包块（考虑骶尾部畸胎瘤Ⅰ型可能）。

【超声图像】

见图5-2-95～图5-2-98，视频5-2-10、视频5-2-11。

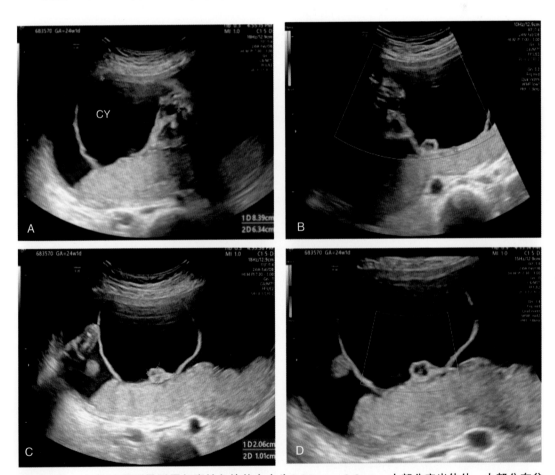

图5-2-95　A.孕23周测量骶尾部囊性包块状大小为8.39cm×6.3cm，大部分突出体外，小部分在盆腔，囊性为主；B. 包块内部及囊壁未探及明确血流信号；C.包块内壁可见偏强回声；D.囊壁及内部偏强回声均未见明显血流信号

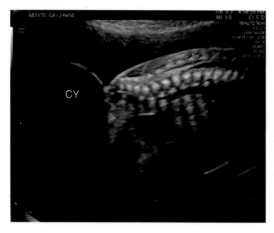

图5-2-96　囊性包块与周边组织分界尚清晰，脊柱骶尾部椎体及椎弓排列尚规整

CY：囊性包块

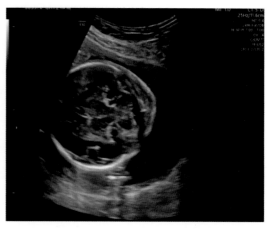

图5-2-97　颅内结构未见异常

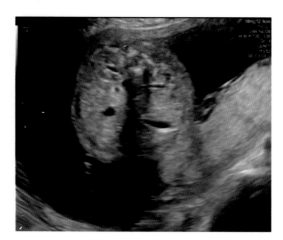

图5-2-98　双肾结构正常

视频5-2-10　骶尾部囊性畸胎瘤大部分突出体外

视频5-2-11　骶尾部囊性畸胎瘤小部分位于盆腔

【超声诊断思路及检查注意事项】

1. 早孕期NT筛查阶段颅内透明层及后颅窝未见异常，孕16周后发现胎儿骶尾部近正中可见囊性包块，该囊性包块少部分位于盆腔内，大部分突向体外，包块紧邻脊柱骶尾部前

下方生长，可见分隔，包块内壁存在小范围偏强回声，偏强回声内见数个小无回声，该囊性包块与周边组织分界尚清晰，CDFI：包块内部及周边未探及明确血流信号。胎儿脊柱骶尾部椎体及椎弓排列规整。肿块和椎管无明显相通。超声提示：囊性骶尾部畸胎瘤可能。

2. 囊性或以囊性为主的畸胎瘤超声不易漏诊，囊内容物主要为出血、坏死、液化，也可为脑脊液。彩色多普勒可无血流信号显示。

3. 早中孕期较小的囊性包块极易与囊性脊柱裂混淆。故脊柱后方有囊性包块时，应仔细观察囊壁厚度，是单纯的脊膜覆盖，还是有较厚皮肤覆盖。囊内容物的回声强弱，应区分是单纯的液性回声，还是包含神经组织回声。要确定病变所在部位和椎体水平，同时也要观察圆锥水平、椎体有无异常以及有无脊柱侧凸或后凸畸形。此外，还应观察脊柱裂胎儿有无足内翻等并应对胎儿全身做系统评价，是否合并有其他畸形。

4. 早中孕期胎儿脊柱的产前超声检查受孕周、胎位、羊水、母体等因素影响较大，当颅内透明层（IT）变小或消失不明显时与囊性脊柱裂鉴别存在困难，骶尾部脊柱在孕17～18周后才骨化，故孕18周前骶尾部脊柱显示受限，与骶尾部囊性脊柱裂鉴别相对困难。骶尾部囊性包块性质及预后存在差异，诊断要谨慎，需要超声随诊观察并结合羊水穿刺及其他实验室检查。

案例 15　骶尾部未成熟性畸胎瘤

【临床资料】

傅×，女，32岁，G_3P_0。早中孕期筛查未见异常，NTD低风险，孕30^{+5}周常规超声检查首次发现胎儿脊柱骶尾部范围约9.8cm×8.0cm×5.1cm混合回声包块，考虑神经源性肿瘤或畸胎瘤可能（图5-2-99）。临床开出孕31周产前诊断超声检查单，提示神经母细胞瘤及未成熟性畸胎瘤均不除外。考虑包块的来源及复杂性建议终止妊娠，引产术后病理诊断：骶尾部未成熟性畸胎瘤，总体积约13.0cm×7.0cm×5.5cm，可见较多未成熟神经组织、神经管及幼稚软骨成分，伴有出血坏死，累及膀胱浆膜层，侵犯椎管。

【超声检查方法及所见描述】

经腹部行孕31^{+6}周产前诊断超声检查。超声描述：胎儿盆腹腔至骶尾部可见范围约10.8cm×7.1cm×6.7cm囊实混合性以实性为主包块，包块上缘达肝脏下方，下缘至骶尾部并明显外突，脊柱骶尾部椎体及椎弓根排列紊乱并双侧椎弓根间距增宽，包块侵及骶尾部及腰椎下段脊髓组织，骶尾部皮肤连续性尚可，CDFI：包块内部可见较丰富血流信号。胎儿右肾大小4.8cm×2.7cm，肾盂分离宽约0.78cm，部分肾盏分离；左侧肾盂分离宽约0.46cm，部分肾盏分离。胎儿双下肢皮下组织明显增厚，以双侧大腿为著，胎儿双侧阴囊皮下组织明显增厚。超声提示：胎儿盆腹腔至骶尾部囊实混合性以实性为主包块（神经母细胞瘤可能，未成熟性畸胎瘤可能）；胎儿双侧肾盂肾盏分离；胎儿双下肢及阴囊皮下组织增厚；建议临床咨询。

【超声图像】

见图5-2-100～图5-2-104。

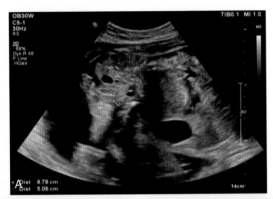

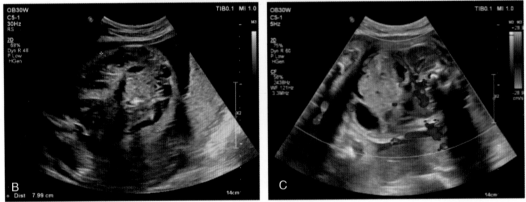

图5-2-99　A～C. 孕30⁺⁵周脊柱骶尾部混合回声包块，以实性为主，回声杂乱，内部血供丰富，呈树枝状血流信号

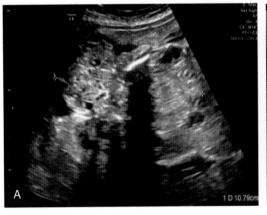

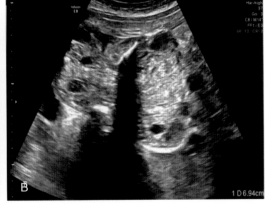

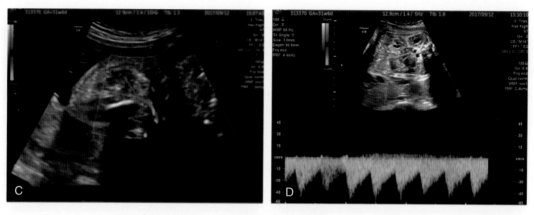

图5-2-100　A～D. 孕31⁺⁶周包块增大，位于盆腹腔至骶尾部，包块内见粗大血管，呈高速低阻血流信号

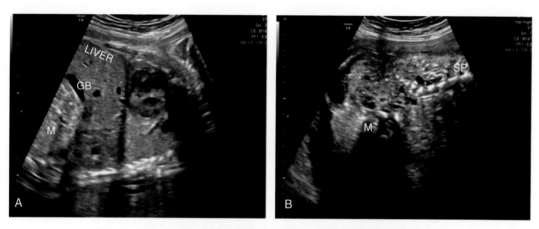

图5-2-101　A～B. 包块上缘达肝脏下方，下缘至骶尾部并明显外突

LIVER：肝脏；GB：胆囊；M：骶尾部的混合回声包块；SP：脊柱

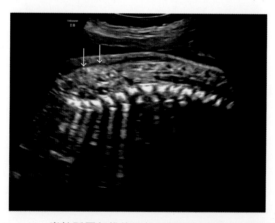

图5-2-102　脊柱骶尾部椎体及椎弓根排列紊乱并双侧椎弓根间距增宽，包块侵及骶尾部及腰椎下段脊髓组织（箭头所示）

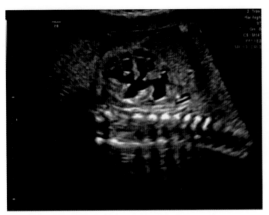

图5-2-103　**肾盂肾盏扩张**

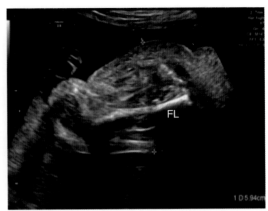

图5-2-104　**双下肢皮下组织明显增厚**

FL: 股骨

【超声诊断思路及检查注意事项】

1. 胎儿骶尾部混合回声包块，以实性为主，范围较大，占据几乎整个腹盆腔并至骶尾部明显外突，早中孕期未见异常，短时间内生长迅速，与周围组织分界不清，并侵犯周围组织，内部回声杂乱且血流丰富，肿瘤较大压迫泌尿系统导致慢性梗阻表现，出现肾盂分离甚至羊水多，由于肿瘤血供丰富造成胎儿高心排血量而引起胎儿水肿，支持未成熟性畸胎瘤，不除外其他神经源性肿瘤。

2. 产前超声检查发现骶尾部肿瘤时作出判断，应对肿瘤部位、大小、内部回声、血供及其与周围组织关系做全面了解及描述，同时还应注意是否合并泌尿系统异常、肢体异常、脐膨出等其他结构畸形，是否出现水肿、羊水量多少及有无胎盘异常。

3. 对体积较大、生长迅速、血供丰富、实性为主同时如合并羊水过多、胎儿水肿、尿路梗阻、其他器官畸形或孕妇并发水肿、妊娠高血压或子痫前期等镜像综合征时预后差。

4. 骶尾部畸胎瘤起源于胚胎原条的原结，与椎管相邻紧密，良性畸胎瘤可合并脊柱裂，恶性生长者也可侵犯椎管。

5. 畸胎瘤由内、中、外3个胚层的多种组织构成，成分复杂，超声表现多样，肿瘤内多含有牙齿或骨骼等成分而形成的钙化样强回声为畸胎瘤特征性声像图表现，可帮助鉴别诊断。

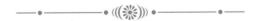

（六）颅内肿瘤

小儿颅内肿瘤很少见，胎儿期颅内肿瘤更罕见，其发生率占胎儿其他部位肿瘤的10%。胎儿颅内肿瘤可起源于生殖细胞、神经上皮组织、脑神经或脑膜、淋巴和血管组织等，以畸胎瘤最多见，占50%；其余为原始神经外胚层肿瘤和星形细胞瘤，病例报道极少。

1. **超声诊断要点及声像图特征**　大部分颅内肿瘤要到中孕后期或晚孕期才能被超声发现，孕18～24周系统超声检查时可表现为正常。共同超声特征有肿瘤常较大，常位于颅脑一侧，因肿瘤占位效应而导致颅内正常结构受压移位如脑中线明显移向健侧，脑室系统受压而出现明显脑积水声像等。肿瘤较大时，脑内正常结构常不显示。如病变为低回声，与周围脑组织无明显分界且占位效应又不明显时，其诊断极其困难，有时仅表现为脑积水。不同组织学类型的脑肿瘤超声图像表现可能相似，因此，超声难以准确提示肿瘤的组织学类型，有赖于病理检查。

2. **鉴别诊断**　胎儿颅内肿瘤应与颅内出血相鉴别，颅内血肿的超声特征随时间的推移而出现明显变化，一般在出血初期为强回声，随后几周出血区回声逐渐减弱，最后可形成单纯囊性结构，其边界清楚，可与脑室相通而形成脑穿通囊肿畸形；而颅内肿瘤生长迅速，肿瘤呈进行性增大，边界模糊不清，内部回声多较恒定，多为不均质的实质性肿块，肿块内可有出血、钙化等。颅内肿块内明显出血时，与单纯脑内出血仅从声像图上很难完全区别，血管性肿瘤可用彩色多普勒超声进行区分。宫内感染如CMV感染可引起胎儿神经系统异常（脑室增宽、脑室周围钙化斑、颅内出血、纹状体动脉异常、无脑回畸形等），同时多伴有胎儿水肿、肝脾大、心脏增大、胎盘增厚、IUGR等表现，病程进展较恶性肿瘤缓慢，母体血清学检查CMV-IgM、CMV-IgG及胎儿CMV-DNA阳性。总之，目前颅内肿瘤发生率相对低，产前超声诊断存在一定困难。

3. **预后**　胎儿颅内肿瘤预后极差，颅内畸胎瘤常为致死性肿瘤，文献报道新生儿平均生存期约为3周，主要是因为肿瘤生长迅速，累及范围较大，一般病死率超过90%。

4. **示例**

案例 16　颅内恶性畸胎瘤（未成熟性畸胎瘤）

【临床资料】

丛×，女，27岁。早中孕期筛查低风险，超声NT值正常，孕23周胎儿系统超声未见异常，临床开出孕30周常规超声检查单。引产后病理诊断：未成熟性畸胎瘤。

【超声检查方法及所见描述】

经腹部行孕30周常规超声检查。超声描述：检查期间胎儿胎心搏动可见，未见明显胎动。左侧脑室宽约3.2cm，右侧脑室宽约3.4cm，余脑室结构显示不清。颅内未探及明确丘脑、小脑、脑干等脑实质结构，上述结构部位见大片状、絮状中等回声，其内见散在大小不等无回声及数个片状强回声后方伴声影。CDFI：大脑中动脉血流细窄；PW：大脑中动脉血流频谱舒张期反向。超声提示：胎儿颅内异常声像（脑积水、脑实质回声异常）——考虑恶性肿瘤、颅内出血、感染可能，建议产前诊断超声检查。1周内行产前诊断超声检查，超声图像与前次检查无明显变化。

【超声图像】

见图5-2-105～图5-2-111。

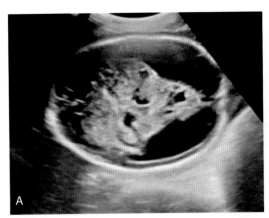
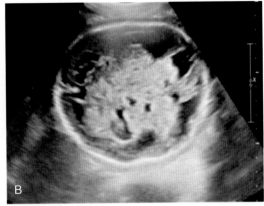

图5-2-105　A～B.颅内巨大囊实性肿块，散在无回声

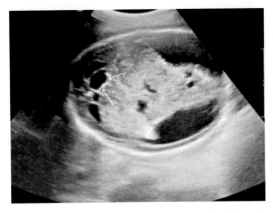
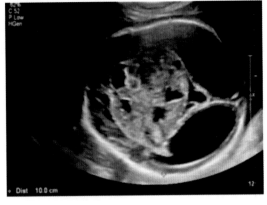

图5-2-106　肿块内可见片状强回声（箭头所示）

图5-2-107　双顶径明显增大，测值为10.0cm

【超声诊断思路及检查注意事项】

1. 本病例特征表现为带有实性成分的巨大囊实性肿块，替代了大部分脑组织。肿瘤较大，位于颅脑中线部位，因其发病迅速及占位效应考虑恶性肿瘤可能，并导致颅内正常结构受压移位，因脑室系统受压而出现明显的脑积水。其内部回声不均质，呈无回声、低回声、强回声，具有畸胎瘤的超声表现，典型的颅内畸胎瘤为不均质的肿块，伴有瘤内血管及钙化等。肿瘤内含有的脂肪及钙化、囊变等组织成分提示超声诊断畸胎瘤

可能性大。大多数情况，超声对肿瘤发生部位和起源相对较易确定，但定性诊断相对困难，且在影像学上难以区分畸胎瘤的良恶性，恶性畸胎瘤发展迅速，也不除外巨大畸胎瘤破裂的可能。

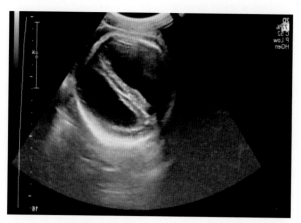

图5-2-108 颅内未探及明确丘脑、小脑、脑干等脑实质结构

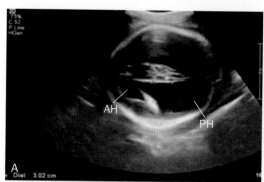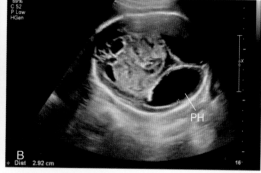

图5-2-109 A～B.双侧侧脑室明显增宽

AH：侧脑室前角；PH：侧脑室后角

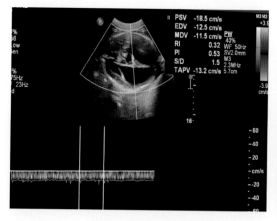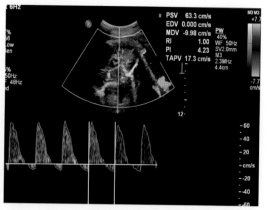

图5-2-110 肿块内可探及低速低阻血流信号   图5-2-111 大脑中动脉血流细窄，大脑中动脉血流频谱舒张期反向

2．胎儿颅内畸胎瘤少见，超声表现各异，在诊断上有一定的困难，但也具有特定的声像图特征。诊断分析要点：

（1）巨大肿瘤可以穿过颅骨延伸到眼眶、口腔或颈部。但结合肿瘤部位、大小、成分和钙化等进行分析，超声对诊断很有帮助。

（2）多为实性肿瘤，成分复杂，钙化和囊变多见。

（3）恶性畸胎瘤发病部位通常位于颅脑中线的松果体区和鞍区，呈弥漫浸润性生长，可破坏小脑、脑干结构及部分大脑组织，破坏脑室结构导致重度脑积水。肿瘤通常含有脂肪、胆固醇甚至牙齿或骨。病理学检查可见大量原始神经及幼稚软骨成分。

（4）规范化胎儿神经系统超声检查（NSG）可以对胎儿颅脑进行全面而详尽的观察评价，提高胎儿神经系统疾病，包括颅内肿瘤诊断的准确性。了解颅内有无肿瘤，还可根据肿瘤部位、大小、形态、内部回声等典型图像特征提示肿瘤类型。对于颅内小肿瘤，特别是占位效应不明显的肿瘤诊断有一定难度，发现初期显示胎儿颅内仅为片状不均回声区，很难诊断颅内肿瘤，超声检查发现胎儿颅内肿瘤直接征象不明显时，动态观察很重要；此外还需要寻找与肿瘤诊断有关的间接征象，如有无脑中线偏移、脑室受压变形或扩张、积液等。

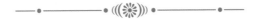

（七）面部肿瘤

1．**面部畸胎瘤**　面部畸胎瘤罕见，是胎儿面部最常见的肿瘤类型。其最常发生的部位为舌、硬腭和下颌骨，其他部位有眼眶、鼻、咽及颈部等，颈部畸胎瘤多源于胚胎甲状腺组织。

（1）超声诊断要点及声像图特点：面部及颈部囊性或实质性肿块回声，以实质性肿块回声为主，肿块内可有钙化强回声团伴后方声影，部分表现为囊性混合块性回声。

（2）鉴别诊断：先天性口咽部肿瘤的鉴别诊断包括畸胎瘤、血管瘤、淋巴管瘤、神经纤维瘤和颗粒细胞瘤。血管瘤可表现为起源于皮下组织的囊性或实性肿块。淋巴管瘤表现为较大的囊性肿块，通常起源于颈部，但也有舌下。神经纤维瘤和颗粒细胞瘤罕见，多为实性。

①上颌畸胎瘤：由1个或3个生发层衍生而成，表现为口腔的巨大实性或者囊性肿块，随妊娠进程可不断发展，中孕期超声检查正常，在后期妊娠亦可有上颌畸胎瘤的发生。肿瘤可以是单向生长的，即只向口腔外面生长，也可双向生长即还向颅内延伸，后者预后差。

②颈部畸胎瘤：多位于颈前方或颈前外侧部，肿瘤基底部较宽，位于一侧者常越过中线，当肿瘤较大时常引起颈部过度仰伸。肿块常向上延伸达面部，压迫面部各结构使之移位。对于巨大畸胎瘤，要决定其确切来源或确定其起源部位常较困难。由于颈部畸胎瘤可明显压迫食管影响胎儿羊水吞咽而出现羊水过多，此时胃泡明显缩小或不显示。

③颈前部囊性淋巴管瘤：呈囊性或多房囊性改变，肿块内一般无实质性回声区，且不会导致胎儿颈部过度仰伸，但与囊性畸胎瘤的区别非常困难。

④甲状腺肿大：相对较小，横切胎儿颈部表现为两侧对称的均质回声区，中央有峡部相连，在矢状切面上，甲状腺肿大处皮肤仅略向前突出。

（3）预后：大多为良性，预后取决于肿瘤大小、部位及是否伴发其他畸形，肿瘤较大者或压迫呼吸道者预后差。

（4）示例

案例 17　上颌畸胎瘤

【临床资料】

刘×，女，31岁，G_1P_0，超声NT值正常，因早中孕期联合筛查高风险于孕18周羊穿前临床开出常规超声检查单。经腹部行孕18^{+3}周常规超声检查提示胎儿右侧颅内及颅外囊实性包块，恶性占位可能；双侧侧脑室增宽；建议产前诊断超声检查。羊穿染色体核型检查未见异常，孕妇最终决定终止妊娠，孕18^{+6}周引产，病理回报成熟性畸胎瘤，来源于上颌。

【超声检查方法及所见描述】

经阴道行孕18^{+3}周产前诊断超声检查。超声描述：胎儿双侧侧脑室增宽，均宽约1.2cm，脑室率均大于50%。胎儿颌面部及右侧颅内可探及囊实性肿物（以实性为主，少部分为不规则囊性无回声），总范围约7.0cm×4.6cm×3.7cm，肿物自颌面部穿过右侧颅骨至右侧颅内，颌面部上至眼眶下缘及鼻孔、下至上唇外突；颅内范围约3.2cm×2.6cm，颅骨局部缺损，范围约2.6cm，右侧上颌骨显示不清。CDFI：肿物内可探及丰富血流信号，RI：0.6。未探及明确鼻骨回声。超声提示：胎儿颌面部及颅内肿物（考虑畸胎瘤——来源于口腔、会厌或颅内可能，不除外恶性可能）；胎儿脑积水；建议染色体检查及病理检查。

【超声图像】

见图5-2-112～图5-2-117。

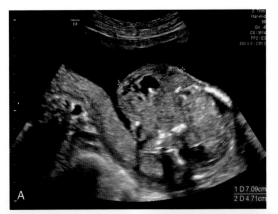

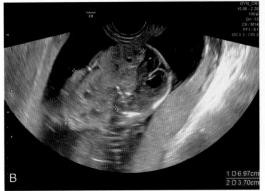

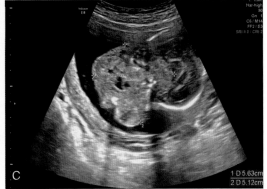

图5-2-112　A～C.从不同角度显示颌面部及颅内囊实性肿物，颅骨局部缺损

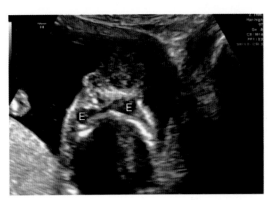

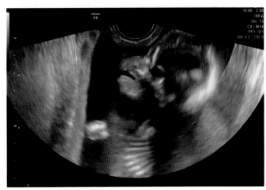

图5-2-113　颌面部肿物上至眼眶下缘及鼻孔，右侧上颌骨缺损

图5-2-114　颜面部正中矢状切面鼻骨未显示

E：眼

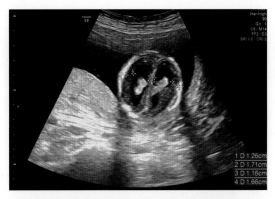

图5-2-115　双侧侧脑室增宽，均宽约1.2cm，脑室率均大于50%

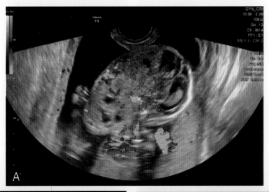

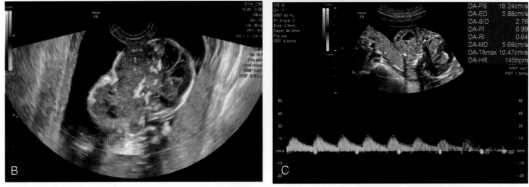

图5-2-116　A～C.彩色及能量多普勒显示肿物内丰富血流信号，RI为0.6

【超声诊断思路及检查注意事项】

1. 凸出于口腔的巨大囊实性肿块，颅内亦可探及与之相延续的同源肿块，并具有畸胎瘤常见超声表现（实性或囊实性，成分复杂，回声多样，脂肪及钙化、囊变等组织成分多见），最常见于上颌畸胎瘤，由于肿瘤巨大，超声对于确切来源或确定其起源部位困难，因肿瘤的双向性生长，极难分辨肿块是从口咽部长出并向颅内延伸还是源于颅内向面部生长。彩色多普勒显示为富血供。

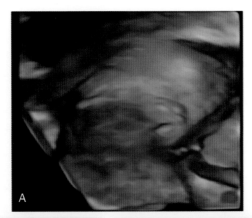

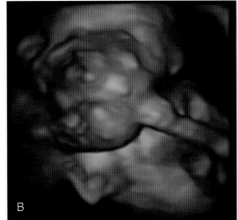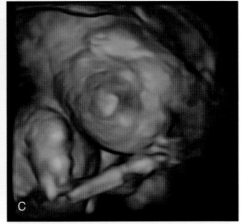

图5-2-117　A～C.颜面部三维正面观及侧面观显示肿物形态

2. 由于肿块巨大，超声不难显示，面部正中矢状切面可很好地显示肿块与上唇、上颌、鼻及下唇、下颌的相互关系，鼻唇部的横切面及冠状切面可作为辅助切面对上述结构进行进一步确认。颅内非标准切面可显示与面部肿块的延续性及累及部位。检查时需要避免胎儿方位或胎盘位置的影响。

3. 三维超声能辅助诊断肿块与胎儿面部、眼眶、鼻唇、下颌、颈部及颅内的空间位置关系。

4. 肿块较大时从口腔和（或）鼻腔内突向口和（或）鼻外，处于极度张口状态，不能闭合，此时下唇、下颌显示困难，压迫食管影响胎儿羊水吞咽而出现羊水过多和胃泡明显缩小或不显示。

━━━━━ •━━━━━ • ⟨⟨✿⟩⟩ • ━━━━━ •━━━━━

2. **面部神经母细胞瘤**　神经母细胞瘤是胎儿和新生儿恶性实体瘤中相对常见的肿瘤，是一种胚胎性肿瘤，起自于自主神经链（交感神经系统）或肾上腺髓质的迁徙原始神经外胚层细胞或多能干细胞，后者起自神经嵴。发生部位与肾上腺髓质和交感神经节的分布密切相关，可发生在自颅底至盆腔的任何部位，胎儿期神经母细胞瘤90%见于肾上腺部位，产前超声诊断胎儿神经母细胞瘤主要通过二维超声的包块定位，包块与周围脏器及大血管位置关系与胎儿中线关系以及包块回声特点来确定。其他部位发生少有报道。

示例：

案例 18　面部神经母细胞瘤

【临床资料】

王×，女，32岁，G_1P_0。孕23周超声排畸筛查未见异常，孕30周常规超声检查发现胎儿面部肿物并进行产前诊断超声检查，鉴于面部常见病、多发病，临床首先考虑血管瘤，但由于肿块较大且发生较迅速不能除外神经源性肿瘤或转移性肿瘤可能，孕妇拒绝随观复查，决定终止妊娠，引产后病理回报为神经母细胞瘤。

【超声检查方法及所见描述】

经腹部行孕30^{+6}周产前诊断超声检查。超声描述：胎儿右侧颜面部右耳与右眼眶之间可见不均匀低回声包块，大小约6.2cm×5.6cm×4.1cm，包膜完整，基底部位于深部软组织。CDFI：包块周边及内部可见丰富血流信号，基底部血流信号与面部血流相延续。超声提示：右侧颜面部不均质包块（血管瘤可能，神经源性肿瘤或转移性肿瘤不能除外）。

【超声图像及引产标本图像】

见图5-2-118～图5-2-122。

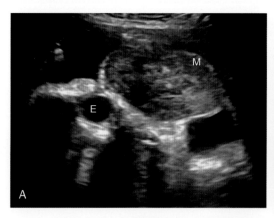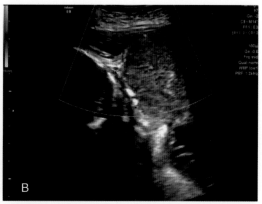

图5-2-118　前侧面（A）及后侧面（B）胎儿面部实性肿块，侵及周围脂肪组织

E：眼；M：肿块

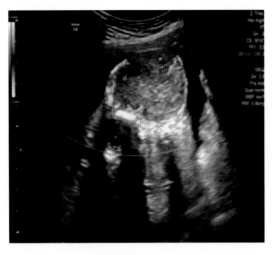

图5-2-119　彩色多普勒显示肿块内部与周边均可见
丰富血流信号，基底部血流信号与面部血流相延续

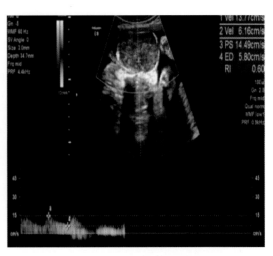

图5-2-120　频谱多普勒显示RI 0.6

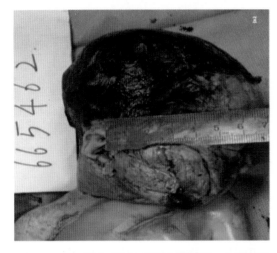

图5-2-121　引产后标本五官未见异常，右侧颜面
部实性肿物6cm×5cm大小，有包膜，受压易损

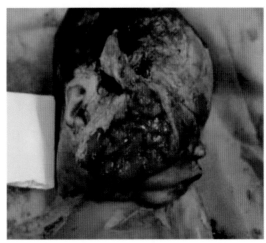

图5-2-122　内部呈鱼肉样淡红色组织

【超声诊断思路及检查注意事项】

1. 颜面部发生于皮下组织实质性肿块，肿块局限于皮下软组织，胎儿颜面部结构及颅内未见异常，彩色多普勒可探及其内血流信号，血流信号较丰富，未探及明显动静脉瘘。由于肿块发生发展较迅速且内部局部回声不均，血流较丰富，故不能除外神经源性肿瘤或转移性肿瘤。

2. 发现面部肿瘤，超声检查应对肿瘤的类别、位置、形态和血管化程度做出全面评价。

3. 二维超声图像和三维重构超声相结合在胎儿颈面部病变诊断中具有较大的价值。

4.儿童颜面部神经源性肿瘤甚为罕见，胎儿期发现的病例报道更是寥寥无几，临床确诊难度极高，主要依靠病理检查。总结分析该病例，发生在颜部一侧较大肿物，生长迅速，与好发部位肾上腺神经母细胞瘤回声相似，实质性中低回声肿块，相对较为均匀，胎儿期内部少有钙化及液化无回声，或表现为中等偏高回声巨块。

5. 需要与畸胎瘤、血管瘤相鉴别。畸胎瘤多好发于中线部位，内部回声多为复杂，如钙化或囊性及脂质高回声，较大的血管瘤与神经母细胞瘤鉴别困难。

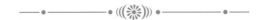

（八）血管瘤

1. **概述**　血管瘤是人类最常见的血管畸形，多为良性，可发生在身体的许多部位。胎儿期少见，发生在肢体皮肤的血管瘤常常为产前偶然发现。

2. **超声诊断要点及声像图特点**　能被产前超声检出的血管瘤常为海绵状血管瘤，其包含表皮血管异常，并可达皮肤深层或皮下组织，较大者瘤内可有明显扩张的静脉窦。超声表现为混合性或均质性实质肿块，后者占多数，回声特征与胎盘回声相类似。部分肿瘤内有扩张的静脉窦显示为囊性无回声区，彩色多普勒可探及其内的血流信号。较大的囊性无回声区常提示动静脉瘘形成，彩色多普勒可呈高速低阻血流信号。但即便是囊性血管瘤，总能显示某一区域类似胎盘回声的实质性区域。

3. **鉴别诊断**　血管瘤常为良性，但肿瘤较大、与深部组织界限不清时超声确定其来源困难，血流信号丰富，短时间生长迅速者与肉瘤或转移性肿瘤鉴别困难，文献报道多为个案，诊断依赖病理检查。

4. **预后**　血管瘤可以在整个妊娠过程中大小维持不变，也可以逐渐增大。范围广泛者可累及头、颈、面部及四肢、躯干的大部分区域。血管瘤一般不破坏或压迫邻近组织器官。本病预后良好。但如果肿瘤较大，伴发动静脉瘘形成可引起胎儿心力衰竭。

案例 19　（右侧大腿根部）血管瘤

【临床资料】

李×，女，25岁，G_1P_0。早中孕期联合筛查均低风险，超声检查NT值正常，孕23周系统超声筛查未见异常，临床开出孕30周常规超声检查单。复查超声与产前超声诊断一致。

【超声检查方法及所见描述】

经腹部行孕30^{+2}周常规超声检查。超声描述：胎儿右侧大腿根部后方皮下可见范围约3.5cm×3.2cm×2.1cm中高回声包块，边界清晰，形态规则，其内回声较均匀，CDFI：其内可见较丰富血流信号，呈静脉频谱。超声提示：超声孕周30周；胎儿右侧大腿根部后方皮下中高回声包块（考虑血管瘤可能）。

【超声图像】

1. 产前　见图5-2-123～图5-2-125。

2. 新生儿　见图5-2-126、图5-2-127。

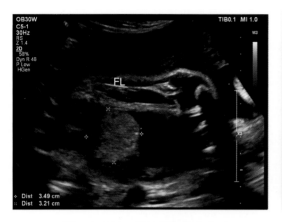

图5-2-123　孕30周包块大小

FL：股骨

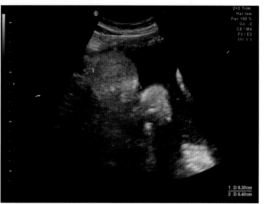

图5-2-124　出生前包块大小

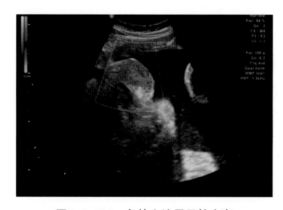

图5-2-125　包块血流显示较丰富

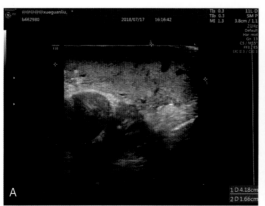
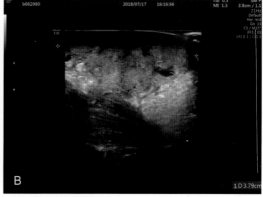

图5-2-126　A～B.新生儿血管瘤测量

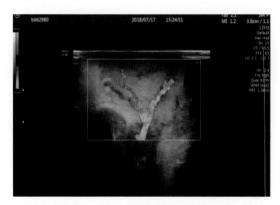

图5-2-127　　血管瘤内粗大血管

—— • ———— • —— (((❋))) •—— • ———— • ——

（九）肺肿瘤

胎儿原发肺部肿瘤十分罕见，超声图像上表现为肺部占位性病变者主要为肺发育畸形，如先天性囊性腺瘤样畸形/肺气道畸形（CCAM）和肺隔离症（BPS）（详见第四章第一部分），胎儿肺间质瘤文献报道仅为个例。

1. **超声诊断要点及声像图特征**　文献报道胎儿肺间质瘤（FLIT）是一种罕见的、发生在婴儿胸腔内的低度恶性肿瘤。其在影像学上表现类似于小儿先天性肺部畸形，如CCAM、BPS、支气管源性囊肿等，表现为囊实混合性或实性肿块，故术前鉴别诊断非常困难，在病理组织学上有类似于胎儿肺组织（小管发育阶段）的特点，与一些先天性肺部肿瘤，鉴别困难，尤其Ⅰ型胸膜肺母细胞瘤。因此对大多数胸外科医师，尤其是对小儿外科医师来说，既往在临床中可能接触过类似病例，但对其诊断不明确。

2. **鉴别诊断**　胎儿先天性肺部畸形如肺囊腺瘤、隔离肺，支气管源性囊肿等是胎儿相对常见的肺部肿块，文献中有通过回顾性分析产前超声检查，发现肺发育畸形多在早中孕期被发现，而肺部肿瘤却很难被发现，推测与其组织来源及生长速度有关。肺间质肿瘤起源于邻近正常发育的囊性肺实质，因某些因素阻断其正常发育及成熟过程导致肿瘤样变，孕晚期可快速生长，而先天肺部畸形在孕16～22周超声即可发现，多在中孕期生长较快，晚孕期生长缓慢或趋于稳定或有所缩小，据此可为鉴别诊断提供一定帮助。

3. **预后**　FLIT是一种极其罕见的小婴儿肺部肿瘤，需要由小儿胸外科医师充分认识并合理选择诊治方案。在诊断上，需要联合影像学、病理组织学和免疫组织化学加以明确；在治疗上，以手术切除为主。

4. 示例

【临床资料】

杜×，女，30岁，G_1P_0。既往体健，孕23周及孕30周超声筛查未见异常，羊水在正常范围。因孕妇体重增长过快，为了解胎儿生长发育及羊水情况，临床开出孕37周常规超声检查，发现胸腔内占位。临床因胎心监护异常行剖宫产分娩，出生时呼吸困难，手术室气管插管转专科医院救治，插管后血氧维持较好，出生1周后手术切除占位，术后病理报告肺间质性肿瘤。

【超声检查方法及所见描述】

经腹部行孕37周常规超声检查。超声描述：胎儿右侧胸腔内见范围约6.1cm×4.6cm×4.5cm不均质混合回声包块，其内散在小无回声，无回声大者约1.1cm×0.5cm，心脏受压略向左侧移位，肺头比约为1.91，CDFI：其内可见肺动、静脉血供。羊水指数31cm，超声估计胎儿体重约3323g。超声提示：胎儿右侧胸腔囊实混合性占位（肺囊腺瘤可能，肺间质瘤可能）；羊水过多。

【超声图像】

见图5-2-128～图5-2-133。

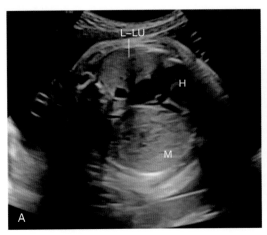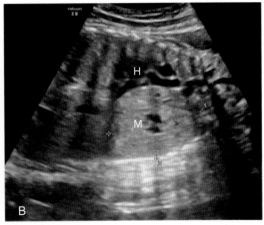

图5-2-128　A～B.肺内肿瘤

L-LU：左肺；H：心脏；M：肺内肿物

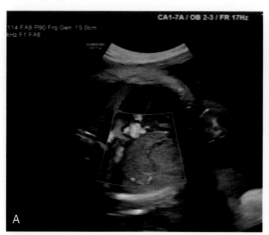 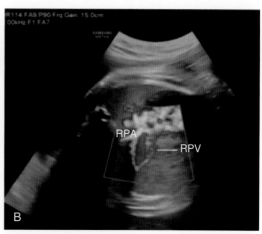

图5-2-129　A～B.肿瘤内见肺动、静脉血供

RPA：右肺动脉；PRV：右肺静脉

【超声诊断思路及检查注意事项】

　　孕37周首次发现胎儿右侧胸腔囊实性占位，并探及肺动、静脉血供，首先考虑小儿先天性肺部畸形如肺囊腺瘤、隔离肺，支气管源性囊肿等，其次恶性肿瘤不除外。回顾孕30周前未发现此占位，估计为肿瘤较小不易发现或孕后期生长迅速，压迫气管食管导致羊水吞咽受阻，短期内出现羊水量快速增加。胎儿肺间质瘤极其罕见，仅文献个别报道，低度恶性，影像学上与肺囊腺瘤、隔离肺等先天性肺部畸形类似，病理组织学类似于胎儿肺组织，故产前不易发现，临床多通过其肿瘤巨大、生长速度较快及患儿出生后哭闹时呼吸急促伴口唇发绀等不除外肺部肿瘤，明确诊断有赖于病理。

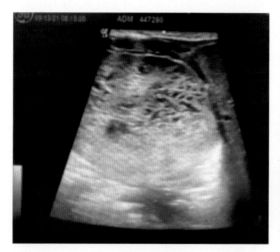 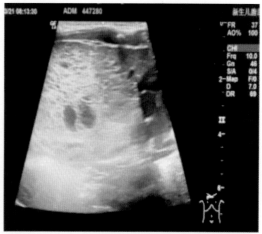

图5-2-130　肺内肿瘤声像图及与肝脏界限　　　　图5-2-131　肺内肿瘤内见无回声及与心脏界限

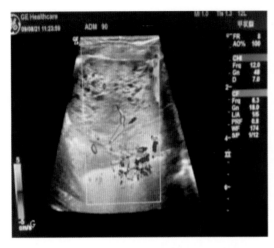

图5-2-132　彩色多普勒显示肿瘤内血供丰富

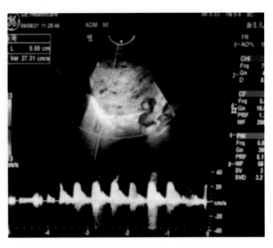

图5-2-133　频谱多普勒显示肺动脉供血

图5-2-130～图5-2-133由首都儿科研究所附属儿童医院超声科提供。

——•————•—•((❋))•—•————————•——

（十）腹部肿瘤

1. **肝肿瘤**　胎儿肝肿瘤极其罕见，文献报道的胎儿肝肿瘤有肝血管瘤、肝母细胞瘤、肝腺瘤、错构瘤、肝转移性肿瘤等，其中以肝血管瘤、间叶性错构瘤、肝母细胞瘤这三大类常见。肝血管瘤是最常见的胎儿肝肿瘤，来源于残余胚胎成血管细胞，主要分为血管内皮瘤和海绵状血管瘤，前者多见，肝母细胞瘤胎儿期罕见，是进展迅速的恶性肿瘤。

（1）超声诊断要点及声像图特征：胎儿肝肿瘤的共同声像特点是肝实质内出现囊性、实性或混合性回声肿块，肿块边界一般清楚，边缘规则整齐，囊肿内部无回声，实质性肿块多为强回声。肝母细胞瘤超声表现多为分叶状，回声相对低弱或较强团状回声。肿瘤有出血、坏死、钙化时，出现相应的超声图像特征。较大的胎儿肝血管瘤及肝母细胞瘤可导致肝增大，多为混合性回声肿块。较大的胎儿肝血管瘤可出现广泛的动静脉瘘而导致胎儿高心排血量性心力衰竭，进一步发展可导致胎儿水肿，但这种情况相当罕见。

（2）鉴别诊断：产前超声发现的肝脏肿瘤非常罕见，一般是病例报道和文献综述，血管瘤和血管内皮瘤可为局灶性或多发性，超声表现可为低回声、高回声或者混合不均质回声，其内血流丰富，部分肝动静脉畸形会有类似的表现，但后者彩色多普勒检查可清晰显示肝动脉及门静脉分支走行。肝间叶错构瘤可为实性或多分隔囊实性成分，这些都为良性肿瘤，预后良好；肝母细胞瘤多为实性低回声肿块，边界清晰，可伴有粗大、致密钙化及出血、坏死，血供较丰富，脉冲多普勒多显示为高速高阻的动脉血流频谱，一般在晚孕期检出，肝母细胞瘤多生长迅速；单发的先天性神经母细胞瘤转移瘤超声诊断困难，多发时不除外，多呈低回声结节。

（3）预后：肝脏肿瘤快速生长可导致高心排血量心力衰竭和胎儿水肿，或肿瘤破裂导致大出血。

（4）示例：

案例21　肝血管瘤

【临床资料】

赵×，女，26岁，G_1P_0。早中孕期联合筛查均低风险，超声检查NT值正常，孕23周系统超声筛查及孕30周常规超声未见异常。孕35周自觉腹部隐痛，临床开出急诊超声检查单提示肝血管瘤可能性大，密切随观至足月顺产，新生儿生命体征平稳，复查超声提示肝血管瘤，与产前诊断一致。

【超声检查方法及所见描述】

经腹部行孕35周急诊超声检查。超声描述：胎儿肝右叶可见3.1cm×2.5cm×2.2cm中等偏低回声包块，形态欠规则，边界较清晰，CDFI：其周边可见门静脉及肝静脉包绕走行，其内可见穿入样血流信号。胎儿生物学测量及胎儿附属物未见异常。超声提示：超声孕周35周；胎儿肝内实性包块（考虑肝血管瘤可能性大）。

【超声图像】

见图5-2-134、图5-2-135，视频5-2-12、视频5-2-13。

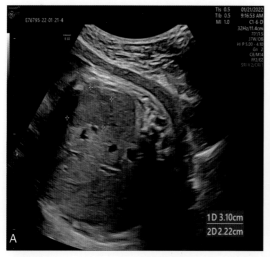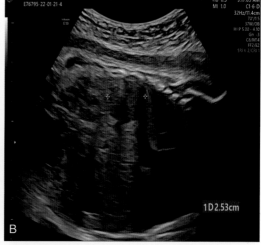

图5-2-134　A～B. 肝脏内低回声包块

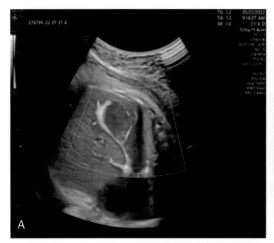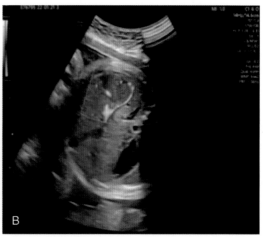

图5-2-135　A～B. 彩色多普勒显示包块周边包绕血流

视频5-2-12　肝血管瘤（1）

视频5-2-13　肝血管瘤（2）

案例22　肝血管瘤

【临床资料】

陈×，女，27岁，G₁P₀。早中孕期联合筛查均低风险，超声检查NT值正常，孕23周系统超声筛查未见异常，临床开出孕30周常规超声检查单和孕31周产前诊断超声检查单，检查提示肝血管瘤可能，恶性肿瘤不除外，建议临床咨询。隔期复查超声，产前包块增大至6.7cm×5.8cm×3.7cm。足月顺产，新生儿生命体征平稳，生后专科医院复查超声考虑肝血管瘤，随访至2岁诉口服激素治疗，肿瘤缩小。

【超声检查方法及所见描述】

1. 经腹部行孕30⁺⁴周常规超声检查。超声描述：胎儿肝脏偏左叶可见范围约3.8cm×3.2cm×2.6cm不均质回声包块，边界尚清晰，形态尚规则，其内呈中等回声及散在片状不规则无回声，CDFI：其内由周边可见穿入血流信号，呈静脉频谱。超声提示：超声孕周31周；胎儿肝脏不均质回声包块（考虑肝血管瘤可能），建议产前诊断超声检查。

2. 经腹部行孕31^{+2}周产前诊断超声检查。超声描述：胎儿肝脏增大，下极达右肾下极，肝实质内（以肝右叶为主）可见范围约5.0cm×4.2cm×3.7cm不均质回声包块，边界尚清晰，形态欠规则，其内呈中等回声及散在片状不规则无回声，CDFI：其内由周边可见穿入血流信号，呈静脉频谱。下腔静脉受压向右偏移。超声提示：超声孕周32周；胎儿肝脏不均质回声包块（考虑肝血管瘤可能，恶性肿瘤不除外），建议临床咨询。

【超声图像】

图5-2-136～图5-2-141。

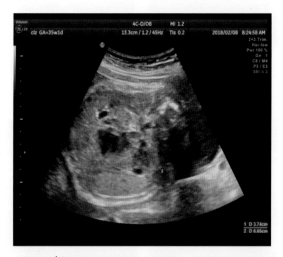

图5-2-136　孕30^{+4}周肝内不均质回声包块，内可见"蜂窝状"无回声区

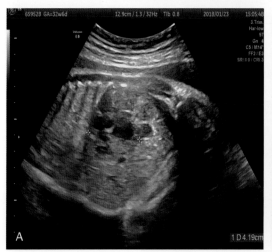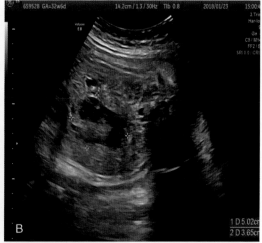

图5-2-137　A～B. 孕31^{+2}周包块略增大

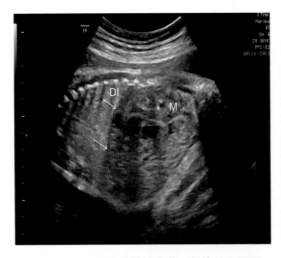

图5-2-138　膈肌连续性完整，包块位于膈下
DI：膈肌；M：包块

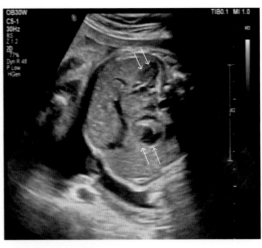

图5-3-139　肝左内叶及肝右前上叶均可探及包块
回声，图5-2-136也可见（箭头显示包块边界）

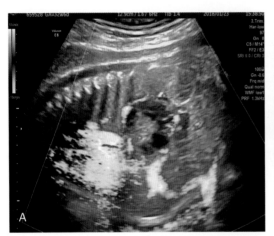

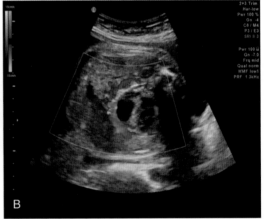

图5-2-140　A～B.包块周边包绕的丰富血流及分支穿入血流

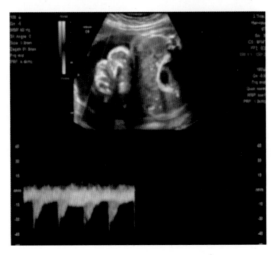

图5-2-141　可探及动脉及静脉频谱

【超声诊断思路及检查注意事项】（病例21、22）

1. 根据肿瘤部位、形态高度提示肝脏肿瘤。肝血管瘤是胎儿和新生儿最常见的肝脏良性肿瘤，胎儿肝血管瘤多见于肝右叶，单发为主，大小不一，大多边界清晰，回声类型多样，可表现为高回声、低回声、混合回声等，大部分病灶内可见"筛网状"或"蜂窝状"无回声区，小部分病灶内见"网格状"分隔光带，部分病灶回声与周围肝实质回声接近，较难发现。彩色多普勒超声有利于发现和鉴别肝脏病灶，病灶周边环状血流伴分支血流入内或者病灶周边肝内血管（肝静脉）绕行是肝血管瘤的彩色多普勒超声特征，较少部分病灶合并动静脉瘘时可观察到"五彩镶嵌"样血流。

2. 发现肝脏肿瘤后，由腹部纵切面及横切面行多切面扫查，观察病灶与各脏器之间的关系，记录病灶声像特征，包括病灶部位、形态特点、大小、回声及血流分布情况。同时注意观察胎儿是否同时合并其他畸形。

3. 在肝脏巨大病灶伴回声复杂时鉴别诊断困难。产前发现肝脏巨大病灶时，应该全面观察病灶有无肝血管瘤的一个或多个超声特征，若有，则应该将胎儿肝血管瘤作为首选诊断，避免误诊导致过度引产。

4. 肿瘤回声复杂，血流丰富者需要严密监测母胎情况，发现其他征象及时补充诊断，辅助临床咨询。

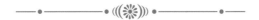

2. **卵巢囊肿**　胎儿腹腔内囊肿较常见，中晚孕期是发现胎儿腹部肿瘤的主要时期。发生部位包括肝、肾、肾上腺、肠管、卵巢、子宫、阴道等，以下主要列举卵巢囊肿病例，其他参见第四章相关内容。

（1）超声诊断要点及声像图特征：超声图像为典型薄壁无回声肿块，可活动，绝大多数在整个妊娠期囊肿大小维持相对不变。极少数情况下，囊肿较大可充满整个腹腔而导致膈肌抬高，从而使肺受压。囊肿直径达5cm以上者，胎儿期可发生囊肿扭转，超声可探及囊内实性回声或沉渣样回声。有其他并发症时可有胃肠道梗阻、泌尿系统梗阻的超声表现。

（2）鉴别诊断：

①肠重复畸形：为紧邻肠管的囊性肿块，囊壁厚且有低回声肌层结构，内无分隔。

②肠系膜囊性淋巴管瘤：为胎儿肠管间多房囊性肿块，囊壁薄，边界不清晰。

③脐带尿囊囊肿：为腹壁中线与膀胱顶之间的无回声，两条脐动脉走行于囊肿两

侧。

④后腹膜畸胎瘤：为紧贴脊椎前方囊性或囊实性肿块。

⑤子宫阴道积液：为膀胱后下方囊性肿块，上宽下窄，呈倒置的梨形，走行于会阴部，囊壁有一定厚度，腔内可布满密集细点状低回声，且后方可见直肠。常由泌尿生殖窦畸形或泄殖腔畸形引起。

（3）预后：胎儿卵巢大多数囊肿可在产前或出生后1年内自行消退，少数囊肿发生蒂扭转、囊内出血、破裂、压迫脏器等并发症，复杂型囊肿发生蒂扭转生后常需要手术，囊肿大小及回声改变是围产期预后的主要决定因素。

（4）示例：

案例23　卵巢囊肿蒂扭转

【临床资料】

史×，女，28岁，G_1P_0，早中孕期联合筛查均低风险，超声检查NT值正常，孕23周系统超声筛查未见异常，临床开出孕30周常规超声检查单。新生儿手术后病理证实为右侧卵巢囊肿蒂扭转，右侧卵巢切除。

【超声检查方法及所见描述】

1. 经腹部行孕30^{+4}周常规超声检查。超声描述：胎儿腹腔可见范围约6.2cm×3.6cm×4.4cm囊性包块，边界清晰，形态规则，其内可见分隔，CDFI：囊壁及分隔未见明显血流信号。超声提示：胎儿腹腔囊性包块（来源待定）——建议产前诊断超声。

2. 经腹部行孕32^{+2}周产前诊断超声检查。超声描述：胎儿膀胱右上方可见多房囊性包块，范围约5.6cm×3.6cm×3.2cm，其一囊腔大小约3.1cm×3.0cm，内透声可，另一囊腔2.9cm×2.9cm，内可见分隔及点状回声，以及小囊腔0.7cm×0.5cm，包块与肾、肝界限尚清晰。CDFI：囊性包块周边及囊壁均未见血流信号。超声提示：胎儿腹腔多房囊性包块（部分囊腔出血可能）良性可能，来源待定。

3. 出生前复查，经腹部行孕39^{+2}周常规超声检查。超声描述：胎儿腹腔内膀胱偏左上方囊性包块5.5cm×3.4cm×3.4cm，边界清晰，形态规则，其内被分隔成两个囊腔，较大囊腔内可见细网状分隔且透声较差，较小囊腔内未见明显分隔且透声较好，CDFI：囊壁及分隔均未见血流信号。包块位置偏向左侧盆腔。

【超声图像】

1. 产前　见图5-2-142～图5-2-144。

2. 新生儿　见图5-2-145、图5-2-146。

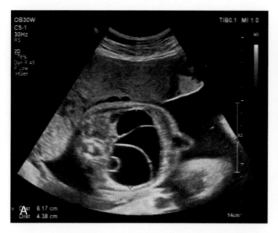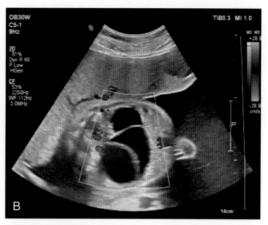

图5-2-142　A～B. 孕30^{+4}周首次发现时包块大小及形态

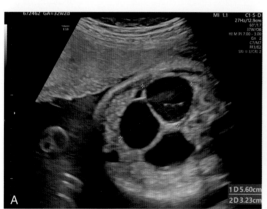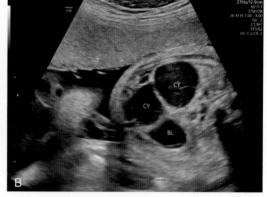

图5-2-143　A～B. 孕32^{+2}周包块形态，部分囊性包块内见分隔及碎屑回声

CY：囊性包块；BL：膀胱

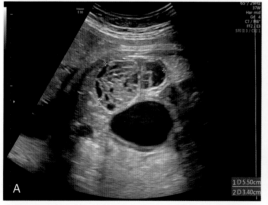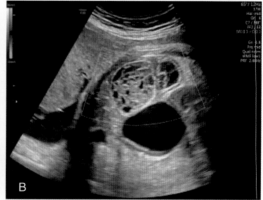

图5-2-144　A～B. 出生前包块偏向左侧盆腔，内部呈"渔网征"

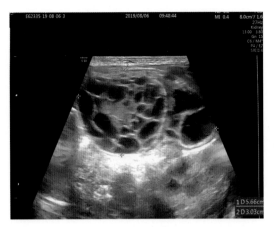

图5-2-145 右下腹可见范围约5.7cm× 3.4cm×3.0cm无回声，边界清晰，形态规则，其内被分隔成两个囊腔，较大囊腔内可见细网状分隔，较小囊腔内可见稀疏分隔，CDFI：囊壁及分隔均未见血流信号。左卵巢可探及。超声诊断：腹腔多房囊性包块（来源于右卵巢可能性大）

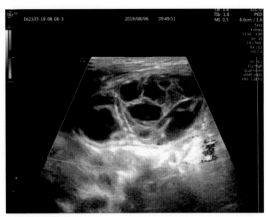

图5-2-146 包块内未探及血流

案例 24 卵巢囊肿自行消退

【临床资料】

王×，女，38岁，G_4P_1，早中孕期联合筛查均低风险，高龄羊穿核型未见异常，超声检查NT正常，孕23周系统超声筛查及孕30周常规超声均未见异常，因亚临床甲减晚孕隔期复查超声。临床开出孕32周常规超声检查单发现胎儿盆腔偏右侧囊性包块。产前诊断超声检查及随后复查包块缩小，随诊观察至出生。

【超声检查方法及所见描述】

1. 经腹部行孕32^{+2}周常规超声检查。超声描述：胎儿盆腔偏右侧可见范围约6.6cm×6.0cm×5.7cm囊性包块，边界清晰，形态规则，内透声可，与膀胱相邻，界限尚清晰。CDFI：囊壁未见明显血流信号。超声提示：胎儿盆腔偏右侧囊性包块（来源待定）——建议产前诊断超声。

2. 经腹部行孕34^{+1}周产前诊断超声检查。超声描述：胎儿盆腔偏右侧可见范围约3.4cm×3.6cm×3.3cm囊性包块，边界清晰，形态规则，内透声可，与膀胱相邻，界限尚清晰，内透声差，并可见较多分隔，部分呈"渔网征"。CDFI：囊壁及分隔均未见血流信号。超声提示：胎儿盆腔偏右侧囊性包块（囊腔出血可能）良性可能。与临床沟通不除外卵巢囊肿可能。

3. 孕35周复查超声包块进一步减小，仅为范围约1.6cm×1.5cm不均匀偏囊性回声包块。

【超声图像】

1. 产前 见图5-2-147~图5-2-150。

2. 新生儿 见图5-2-151、图5-2-152。

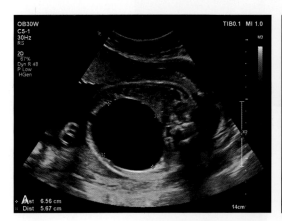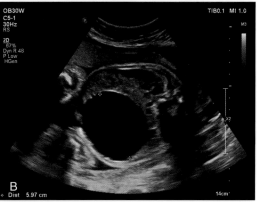

图5-2-147 A~B. 孕32^{+2}周囊性包块

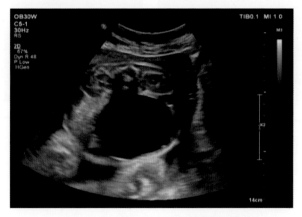

图5-2-148 囊性包块与肾脏界限清晰

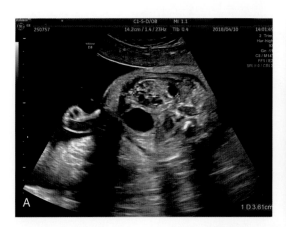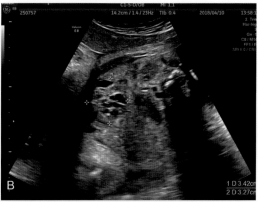

图5-2-149 A~B. 孕34^{+1}周囊性包块变小，内见较多分隔，部分呈"渔网征"

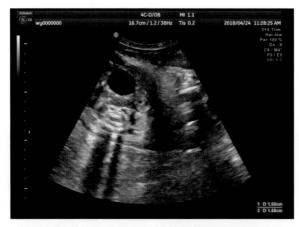

图5-2-150　孕35周包块收缩进一步变小

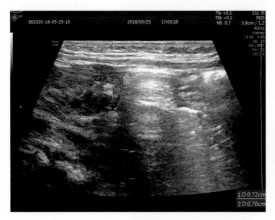

图5-2-151　新生儿右侧卵巢内小的不均匀偏高回声，范围约0.7cm×0.7cm，边界欠清晰，形态尚规则

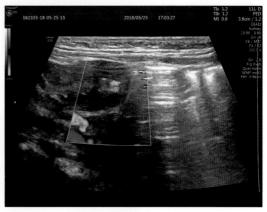

图5-2-152　卵巢血流正常，不均匀偏高回声血流不明显

【超声诊断思路及检查注意事项】（病例23、24）

1. 对外生殖器显示为女性，腹盆腔内出现类圆形囊性肿物，无血供或少血供，且肿块与双肾、肝、膀胱关系分界清晰的不除外卵巢囊肿可能，仔细观察复杂型囊肿内分隔、成分及血流情况，考虑为子囊、沉渣、碎屑而非实质性肿块，随访观察囊肿位置、内部回声变化与卵巢源性囊肿趋于缩小、出血后吸收过程系列改变相符。

2. 重点观察囊肿位置、形态、大小、回声、血供、边界等。胎儿卵巢囊肿多为功能性卵泡，多发生于晚孕期。

3. 卵巢囊肿分单纯型和复杂型。单纯型囊肿壁薄、光滑，囊内透声好；复杂型囊肿壁厚，囊内透声差，并含子囊、沉渣、碎屑、分隔等，部分囊内可见"液平"，不规则等回声或高回声。复杂型囊肿往往提示囊内出血、囊肿蒂扭转，囊肿内出血可以是自发发生的。与囊肿短时间内生长过快，组织裂开而出血有关。

4. 较大的复杂型囊肿还应警惕蒂扭转的发生。囊肿内出血与蒂扭转回声在变化过程中有相似之处，均可在出血吸收过程中形成"渔网征"、"液平"、碎屑回声，两者的区别在于囊内出血会吸收变小直至消失，囊肿蒂扭转后长径大小变化不大，略缩小或略增大，囊肿位置可发生明显改变。

5. 大多数胎儿单纯型卵巢囊肿和复杂型卵巢囊肿大小变化有一定的规律性，呈缩小趋势（由小变大再变小或逐渐缩小），长径在孕30～33周达到峰值。超声可动态监测胎儿卵巢囊肿的回声及大小变化。

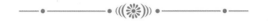

（范宏艳）

第六章 妊娠并发症和合并症

第一节 流 产

一、自然流产

妊娠不满28周、胎儿体重不足1000g而妊娠自行终止者称为自然流产，是妇产科最常见的妊娠并发症之一。发生在妊娠12周前称为早期流产；发生在妊娠12周后称为晚期流产。临床上流产分为先兆流产、难免流产、稽留流产、不全流产和完全流产。流产的主要临床症状：停经史，妊娠试验阳性，阴道流血，腰背部酸痛，腹部阵发性疼痛。临床上常通过血清β-hCG水平来判断绒毛活性及超声监测胚胎发育，其中超声检查被认为是判断早期妊娠结局的"金标准"。

（一）检查技术

同孕前超声检查。

（二）检查目的和内容

1. 检查目的　经阴道超声联合经腹部超声诊断自然流产。

2. 检查内容

（1）观察子宫位置、形态、大小，仔细探查宫腔情况，是否有妊娠囊，妊娠囊内有无胚胎、胚胎是否存活，描述妊娠囊有无变形、位置以及彩色血流分布情况。

（2）妊娠囊周围有无绒毛膜下血肿等。

（3）盆腔及双附件区有无包块，包块大小、内部回声及彩色血流分布情况。

（4）有无盆腔积液。

（三）示例

案例1　先兆流产

【临床资料】

刘×，女，39岁。临床表现：停经6^{+1}周，阴道少量流血1天。专科检查：子宫前位，如孕6周大小，质地中等，活动度好，无压痛。双侧附件区均未扪及包块。实验室检查血清β-hCG 8371IU/L。

【超声检查方法及所见描述】

经阴道超声检查。超声描述：子宫前位，宫体大小7.3cm×6.2cm×5.3cm，外形规则。宫内妊娠囊2.0cm×2.2cm×1.0cm，可见胎芽及胎心搏动，胎芽长径约为0.2cm，妊娠囊周边见不规则无回声3.0cm×0.9cm。双侧卵巢大小、形态正常，双附件区未见明显异常。超声提示：宫内早孕、活胎（相当于孕5^{+6}周），宫内无回声（积血可能）。

【超声图像】

见图6-1-1。

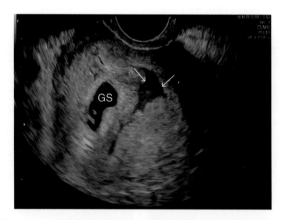

图6-1-1　宫内妊娠囊及绒毛膜下血肿（白色箭头所示）

GS：妊娠囊

【超声诊断思路及检查注意事项】

1.先兆流产时患者有阴道少量流血或轻微下腹痛。超声表现为子宫大小与临床孕周相符，宫内可见妊娠囊，囊内见胚胎或胎儿，有胎心搏动，妊娠囊周边局限性新月形无回声区或云雾样低回声区。

2. 本例患者的特征及鉴别要点：本例中宫内妊娠囊内见胚胎或胎儿，有胎心搏动，子宫大小与实际孕周相符，妊娠试验阳性，宫颈内口未开。妊娠囊一侧局限性不规则无回声区，为绒毛膜从宫壁剥离，局部积血。再结合患者有阴道少量流血或轻微下腹痛，应考虑为先兆流产。

案例2 难免流产

【临床资料】

周××，女，30岁。临床表现：停经8^{+5}周，下腹痛，阴道流血增多2小时余。专科检查：子宫前位，孕7周大小，质地软，活动度好。双侧附件区均未扪及包块。实验室检查血清β-hCG 7258IU/L，较前下降。

【超声检查方法及所见描述】

经阴道超声检查。超声描述：子宫前位，宫体大小约6.2cm×5.3cm×5.0cm，外形规则，宫腔下段至宫颈管内见妊娠囊2.2cm×1.1cm，形态不规则，胎芽长径约为0.8cm，未见胎心搏动，宫颈内口开放。双侧卵巢大小、形态正常，双附件区未见明显异常。超声提示：宫腔下段至宫颈管内妊娠囊。

【超声图像】

见图6-1-2、图6-1-3，视频6-1-1。

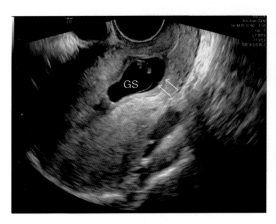
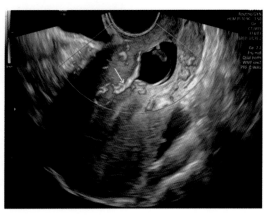

图6-1-2　宫腔下段至宫颈管内妊娠囊，宫颈内口开放（白色箭头所示）

GS：妊娠囊

图6-1-3　妊娠囊周围可见来自子宫前壁肌层的血流信号（白色箭头所示）

视频6-1-1　难免流产

【超声诊断思路及检查注意事项】

1.难免流产时患者常有腹痛加剧，阴道流血量增多。超声表现为宫颈内口已开，妊娠囊变形下移至宫体下段或宫颈管内，甚至排出至宫颈外口或阴道内，胚胎形态可辨，无胎心搏动。妊娠囊上段可见宫腔积血。彩色多普勒观察到妊娠囊周围来自宫腔段肌层的血流信号或无血流信号。

2.本例患者的特征及鉴别要点：本例中宫颈内口已开，妊娠囊变形且下移至宫颈内，有胎芽但无胎心搏动。再结合患者阴道出血多，血清β-hCG较前下降，应考虑为难免流产。妊娠囊下移至宫颈管时需要与宫颈妊娠相鉴别。宫颈妊娠时，宫腔内无妊娠囊，宫腔内膜增厚并蜕膜化，宫颈内口闭合，宫颈膨大，宫颈妊娠囊内有时可见胚芽和胎心搏动。彩色多普勒观察到妊娠囊周围血流异常丰富，有滋养层周围血流。

案例3　稽留流产

【临床资料】

王××，女，26岁。临床表现：停经10⁺⁴周，阴道少量流血5天。专科检查：子宫前位，如孕7周大小，质地中等，活动度好，无压痛。双侧附件区均未扪及包块。实验室检查β-hCG 2265IU/L。

【超声检查方法及所见描述】

经阴道超声检查。超声描述：子宫前位，宫体大小7.4cm×6.9cm×5.5cm，外形规则。宫内妊娠囊3.8cm×3.4cm×2.3cm，胎芽长径约为1.4cm，未见胎心搏动。双侧卵巢大小、形态正常，双附件区未见明显异常。超声提示：宫内早孕（相当于7⁺⁵周）、胚胎停育。

【超声图像】

见图6-1-4。

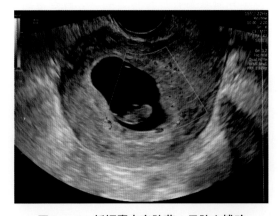

图6-1-4　妊娠囊内有胎芽，无胎心搏动

【超声诊断思路及检查注意事项】

1.稽留流产时胚胎或胎儿已死亡并滞留在子宫腔内,未能及时自然排出,多数胚胎已枯萎,可有先兆流产症状,如阴道少量流血。超声表现为胚胎停育,大多数子宫体积小于相对应的临床孕周,宫腔内妊娠囊可变形、不规则,囊内有或无卵黄囊,无正常胎芽或有胎芽但无胎心搏动。有时妊娠囊不清,仅残存胎盘绒毛和宫腔积液时宫腔内呈团块状实质性回声和不规则无回声区,当有胎盘部分水肿样变时宫腔内可见大小不等的蜂窝状液性暗区。宫颈内口关闭。

2.本例患者的特征及鉴别要点:本例中胎芽大小相当于7^{+5}周,明显小于患者实际孕周10^{+4}周且无胎心搏动。再结合β-hCG 2265IU/L,应考虑稽留流产。部分稽留流产超声表现为妊娠囊不清,仅有胎盘绒毛水肿变性,宫腔内呈大小不等的无回声区域。这时需要与完全性葡萄胎相鉴别,完全性葡萄胎超声表现为子宫体积增大,大于临床停经孕周,宫腔中存在大小不等的蜂窝状小无回声区,同时完全性葡萄胎的血清β-hCG水平往往较高。宫腔内积血可表现为假妊娠囊,需要与胚胎停育的空妊娠囊鉴别,假妊娠囊周边为子宫内膜,无双环征,形态与宫腔一致。

案例 4　不全流产

【临床资料】

张×,女,35岁。临床表现:自然流产后1周仍有少许阴道流血。专科检查:子宫前位,质地软,活动度好。双附件区均未扪及包块。实验室检查血清β-hCG 194.1IU/L。

【超声检查方法及所见描述】

经阴道超声检查。超声描述:子宫前位,宫体大小约5.2cm×4.1cm×3.0cm,形态规则,宫内见1.9cm×0.6cm不均质高回声,CDFI:其内可见点状血流信号。双侧卵巢大小、形态正常,双附件区未见明显异常。超声提示:宫内异常回声(残留可能)。

【超声图像】

见图6-1-5、图6-1-6。

【超声诊断思路及检查注意事项】

1.不全流产时阴道流血多,妊娠囊已排出,宫腔内仍残留部分组织物及血块,当组织物残留少时出血减少。超声表现为子宫小于相应临床孕周,宫腔内见不均质团状、斑状高回声。彩色多普勒子宫腔内不均质高回声内有或无血流信号,这在判断宫腔内少量组织物残留有无绒毛组织残留起着重要的作用。值得注意的是,超声检查时一定要沿内膜线观察到两侧宫角,有些残留物往往在宫角处。

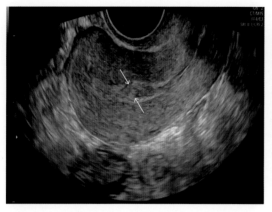

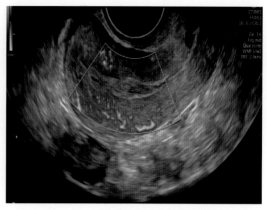

图6-1-5 宫腔内见不均质高回声（白色箭头所示）

图6-1-6 高回声内见点状血流信号

2. 本例患者的特征及鉴别要点：本例中患者自然流产后1周仍有阴道流血，超声表现为宫腔内见不均质高回声，彩色多普勒显示从前壁肌层穿入的点状血流信号，再结合血清β-hCG水平高，应考虑不全流产。需要与宫腔内膜息肉相鉴别，息肉表现为宫腔内不均匀增强回声团，呈水滴状，与正常内膜间界限清晰。彩色多普勒可在息肉蒂部显示点状或短条状血流信号，血清β-hCG阴性。

案例5 完全流产

【临床资料】

朱××，女，35岁。临床表现：自然流产后1周，无阴道流血。专科检查：子宫后位，正常大小，质地软，活动度好。双侧附件区均未扪及包块。

【超声检查方法及所见描述】

经阴道超声检查。超声描述：子宫后位，宫体大小约5.4cm×4.7cm×3.9cm，形态规则，肌层回声均匀，内膜厚约4.0mm。双侧卵巢大小、形态正常，双附件区未见明显异常。超声提示：子宫双附件区未见明显异常。

【超声图像】

见图6-1-7，视频6-1-2。

【超声诊断思路及检查注意事项】

1.完全流产时阴道流血减少，妊娠组织物已完全排出，超声表现子宫大小接近正常，宫腔内膜呈线状，宫腔内可有少许积血声像，宫颈口闭合。

2.本例患者的特征及鉴别要点：本例中自然流产术后1周无阴道流血，内膜呈线状，考虑完全流产。

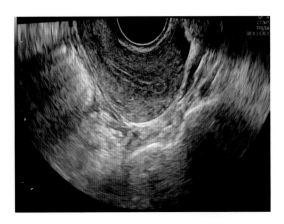

图6-1-7   完全流产后宫腔内膜线清晰

视频6-1-2   完全流产

——— • ———— • ——— ((※)) ——— • ———— • ———

二、人工流产

人工流产术会导致各种近期和远期并发症，超声可监测有无宫腔内残留物、后天性子宫动静脉瘘形成、宫腔粘连等。

（一）检查技术

同孕前超声检查。

（二）检查目的和内容

1.检查目的   超声监测人工流产术后宫腔内是否有残留物、子宫动静脉瘘形成以及宫腔粘连等。

2.检查内容

（1）观察子宫位置、形态、大小，仔细探查宫腔情况，明确是否有胚胎组织残留，观察胚胎组织残留物与肌层分界是否清晰，是否有宫腔粘连。观察子宫肌层有无动静脉瘘形成。

（2）盆腔及双附件区有无包块，包块大小、内部回声及彩色血流分布情况。

（3）有无盆腔积液。

（三）示例

案例6   人工流产术后宫腔内妊娠物残留

【临床资料】

史××，女，33岁。临床表现：稽留流产清宫术后1个月余，阴道少量流血。专科检查：子宫前位，正常大小，质地软，活动度好。双侧附件区均未扪及包块。实验室检查血清β-hCG 42.59IU/L。

【超声检查方法及所见描述】

经阴道超声检查。超声描述：子宫前位，宫体大小约6.0cm×5.4cm×4.9cm，形态规则，宫腔底部见范围约2.4cm×1.2cm不均质高回声团，CDFI：其内可见来自肌层的局灶性丰富的血流信号。子宫中下段宫腔线分离，内见无回声区，范围约1.9cm×0.6cm。双侧卵巢大小、形态正常，双附件区未见明显异常。超声提示：宫内异常回声，结合病史考虑妊娠物残留，宫腔积血。

【超声图像】

见图6-1-8、图6-1-9。

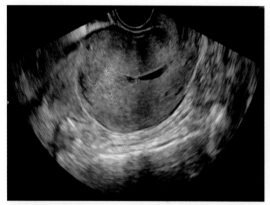
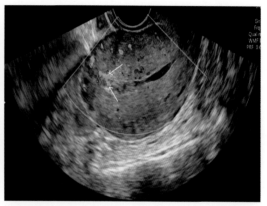

图6-1-8　宫腔底部见不均质高回声团，与正常肌层分界不清

图6-1-9　不均质高回声团内见来自肌层的局灶性丰富的血流信号（白色箭头所示）

【超声诊断思路及检查注意事项】

1.人工流产后阴道不规则流血，尿妊娠试验持续阳性。超声表现为宫腔内不均质高回声或低回声团，形态不规则，与正常肌层分界不清；若宫腔内有积血，可见宫腔线分离，宫腔内可见无回声或低弱回声区，与宫壁分界清楚。绒毛着床部位的局部肌层内可见局灶性斑片状或网状的丰富血流信号。

2. 本例患者的特征及鉴别要点：本例患者人工流产术后1个月余一直有少量阴道流血，血清β-hCG水平高。宫腔内探及不均质高回声及无回声区，彩色多普勒显示局灶性丰富血流信号。这时要与子宫内膜息肉相鉴别，详见不全流产与子宫内膜息肉的鉴别要点。

案例7 人工流产术后子宫动静脉瘘形成

【临床资料】

吴××，女，32岁。人工流产术后2个月余，现阵发大出血，血hCG值正常。

【超声检查方法及所见描述】

经阴道超声检查。超声描述：子宫后位，宫体大小约4.4cm×4.0cm×3.7cm，形态规则，宫底偏右侧肌层回声不均，见多个迂曲管状无回声，范围约2.4cm×1.8cm，CDFI：无回声内呈五彩镶嵌血流信号。内膜厚约7.0mm，双侧卵巢大小、形态正常，双附件区未见明显异常。超声提示：宫底偏右侧肌层无回声（动静脉瘘形成可能）。

【超声图像】

见图6-1-10、图6-1-11，视频6-1-3、视频6-1-4。

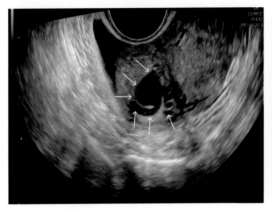

图6-1-10　宫底偏右侧肌层回声不均，见迂曲管状无回声（白色箭头所示）

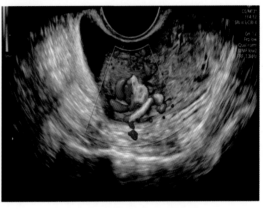

图6-1-11　彩色多普勒显示无回声区内呈五彩镶嵌血流信号

视频6-1-3　人工流产术后动静脉瘘（1）

视频6-1-4　人工流产术后动静脉瘘（2）

【超声诊断思路及检查注意事项】

1. 子宫动静脉瘘形成时多数患者表现为不规则的阴道流血，量少但时间长，也有表现为无明确诱因阵发性大出血，患者常有宫腔内操作史。二维超声表现为子宫肌层内可见圆形、管状或不规则无回声及低弱回声区，彩色多普勒显示无回声区或低回声区均可见丰富的血流信号，血流方向各异和彩色混叠，呈五彩镶嵌血流信号，多普勒血流频谱以呈现高速低阻的动脉血流频谱及静脉血流动脉化频谱为特点。

2．本例患者的特征及鉴别要点：本例患者人工流产术后阵发性大出血。超声表现为子宫肌层内囊状及管状无回声，彩色多普勒显示为无回声内单条或多条粗大的五彩镶嵌花色血流。子宫动静脉瘘需要与滋养细胞疾病相鉴别，滋养细胞疾病时滋养细胞侵袭子宫肌层，侵蚀破坏周围血管，也可形成动静脉瘘，患者在临床上亦可出现阴道流血症状，此时切记不可盲目刮宫，应结合患者临床表现及动态血清β-hCG值加以诊断。

案例8　人工流产术后宫腔粘连

【临床资料】

孙××，女，39岁。人工流产术后半年，月经量减少。

【超声检查方法及所见描述】

经阴道超声检查。超声描述：子宫后位，宫体大小约5.1cm×3.8cm×3.0cm，形态规则，内膜厚薄不均，最厚处约5.0mm，内膜线可见连续性中断，中断处宽约0.3cm，双侧卵巢大小、形态正常，双附件区未见明显异常。CDFI：子宫双附件未见明显异常血流信号。超声提示：宫内异常回声（宫腔粘连带可能）。

【超声图像】

见图6-1-12、图6-1-13。

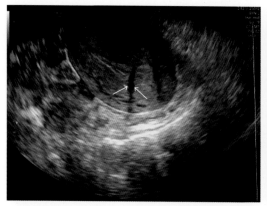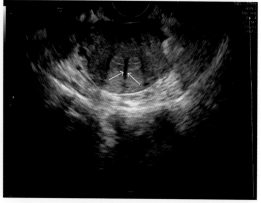

图6-1-12　子宫宫体纵切面见内膜线局部回声中断（白色箭头所示）

图6-1-13　子宫宫体横切面见内膜线局部回声中断（白色箭头所示）

【超声诊断思路及检查注意事项】

1.宫腔部分粘连超声表现为子宫内膜厚薄不均，宫腔粘连处宫腔线消失，内膜菲薄，造成内膜缺损的声像，粘连处以外的内膜回声正常。宫腔广泛粘连超声表现为宫腔内膜薄，呈细线状，内膜线连续性中断，无周期性改变，患者经量明显减少或闭经。

2.本例患者的特征及鉴别要点：本例患者内膜薄厚不均，内膜线连续性中断，再结合月经量是在人工流产术后减少，均符合宫腔粘连的诊断。

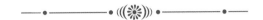

第二节　异位妊娠

异位妊娠是指受精卵在子宫体部宫腔以外着床发育，是一种常见的妇产科急腹症。其分为输卵管妊娠、卵巢妊娠、腹腔妊娠、残角子宫妊娠、复合妊娠、剖宫产瘢痕妊娠、宫角妊娠和宫颈妊娠，其中以输卵管妊娠最常见。异位妊娠主要临床表现有停经、阴道流血、腹痛等。超声检查结合临床表现以及血清β-hCG测定可以检出大部分异位妊娠，为临床做出早期的诊断与治疗提供有用依据。

一、检查技术

同孕前超声检查。

二、检查目的和内容

（一）检查目的
经阴道超声联合经腹部超声诊断异位妊娠。

（二）检查内容
1. 观察子宫位置、形态、大小、内膜回声及厚度，仔细探查宫腔情况是否有妊娠囊，若出现无回声区，应进一步明确是否为宫腔积血导致的无回声。

2. 对两侧宫角、输卵管间质部以及宫颈进行扫查，若有剖宫产史要观察妊娠囊下缘与瘢痕的位置关系及血供情况。

3. 盆腔及双附件区有无包块，包块大小、内部回声及彩色血流分布情况。

4. 有无盆腔积液及腹腔积液。

三、示例

（一）输卵管妊娠
1. 输卵管妊娠根据症状的轻重、妊娠的转归分为4种类型：未破裂型、流产型、破裂型和陈旧型。

案例 1　输卵管妊娠——未破裂型

【临床资料】

李××，女，32岁。停经41天，阴道间断少量褐色分泌物1天，实验室检查血清β-hCG 8219IU/L。

【超声检查方法及所见描述】

经阴道超声检查。超声描述：子宫后位，宫体大小约6.0cm×5.8cm×4.9cm，形态规则，宫内未见典型妊娠囊，内膜厚约17.0mm。双侧卵巢大小、形态正常，左附件区见范围约2.7cm×2.6cm×1.3cm不均质混合回声包块，内见大小为1.5cm×1.3cm×0.6cm妊娠囊，囊内见长径约0.25cm胎芽回声，未探及胎心搏动，CDFI：妊娠囊周边见血流信号。超声提示：宫内未见典型妊娠囊，左附件区不均质回声包块（异位妊娠包块）。

【超声图像】

见图6-2-1～图6-2-3，视频6-2-1。

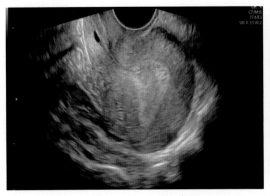

图6-2-1　宫腔内未见典型妊娠囊

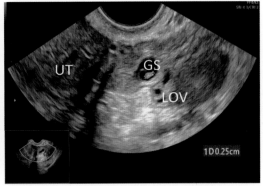

图6-2-2　左卵巢内侧见类妊娠囊样结构，又称为甜面圈征

UT：宫体；GS：妊娠囊；LOV：左卵巢

【超声诊断思路及检查注意事项】

1.输卵管妊娠未破裂型临床表现上患者常有停经史，可有少量不规则阴道流血。超声表现为子宫稍增大，大多数子宫内膜增厚，宫内无妊娠囊声像。附件区可见类妊娠囊样结构，即环状高回声包绕的无回声区，又称为甜面圈征（Donut征），周围可探及类滋养层血流频谱。此时盆腔和腹腔多无积液。当类妊娠囊样结构内出现卵黄囊、胚胎和原始心管搏动时血清β-hCG水平往往较高。

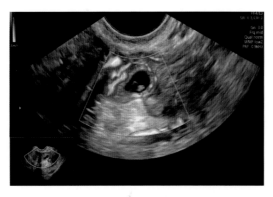

图6-2-3 类妊娠囊样结构周围可探及类滋养层血流频谱

视频6-2-1 输卵管妊娠未破裂

2.本例患者的特征及鉴别要点：本例患者超声显示宫内未见典型妊娠囊，在左附件区见妊娠囊样结构，内见卵黄囊，呈典型的甜面圈征。结合患者有停经史，阴道少量流血，血清β-hCG水平较高，诊断异位妊娠。与卵巢黄体相鉴别，卵巢黄体位于卵巢上，彩色多普勒显示周边呈五彩镶嵌的彩色血流环。

案例2 输卵管妊娠——流产型

【临床资料】

赵×，女，31岁。停经36天，右下腹疼痛2天，无恶心呕吐，阴道少量流血。实验室检查血清β-hCG 1547IU/L。

【超声检查方法及所见描述】

经阴道超声检查。超声描述：子宫前位，宫体大小约4.8cm×4.4cm×3.3cm，形态规则，内膜厚约9.0mm，宫内未见典型妊娠囊。双侧卵巢大小、形态正常，右附件区可见3.5cm×2.0cm混合回声包块，内见不均质高回声及无回声，CDFI：不均质高回声周边可见血流信号。直肠子宫陷凹见深2.5cm不规则液性暗区，内透声差。超声提示：宫内未见典型妊娠囊，右附件区混合回声包块，盆腔积液。

【超声图像】

见图6-2-4、图6-2-5，视频6-2-2、视频6-2-3。

【超声诊断思路及检查注意事项】

1. 输卵管妊娠流产型临床表现上患者常有腹痛但不剧烈及阴道流血。超声表现为子宫大小如常，大多数子宫内膜未见增厚，宫内无妊娠囊声像。附件区见边界不清的混合回声包块，大多数混合回声包块内见不均质高回声和液性暗区，有时可辨认出输卵管管道样结构，彩色多普勒显示不均质高回声周边见滋养层周围血流，盆腔可见少量液性暗区。

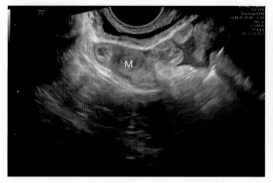
图6-2-4　左附件区混合回声包块
M：包块

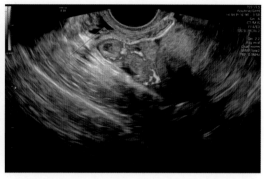
图6-2-5　彩色多普勒显示滋养层周围血流

视频6-2-2　输卵管妊娠流产型（1）

视频6-2-3　输卵管妊娠流产型（2）

2. 本例患者的特征及鉴别要点：本例患者超声显示右附件区混合回声包块，内见不均质高回声及液性暗区，彩色多普勒显示不均质高回声周边滋养层周围血流，盆腔可见积液。结合患者停经后出现明确的右下腹痛及少量阴道流血，血清β-hCG 1547IU/L，诊断异位妊娠。大多数输卵管妊娠流产型的血清β-hCG水平不会太高。需要与急性输卵管炎和积水积脓鉴别，后两者血清β-hCG均呈阴性。

案例3　输卵管妊娠——破裂型

【临床资料】

林×，女，39岁。停经42天发现左附件区不均质回声包块并开始药物治疗，现停经45天，阴道流血2周，腹痛加重4小时，实验室检查血清β-hCG 由1880IU/L降至800IU/L。

【超声检查方法及所见描述】

经阴道超声检查。超声描述：子宫后位，宫体大小约4.7cm×4.6cm×3.4cm，形态规则，宫内未见典型妊娠囊，宫内膜厚约6.0mm，双侧卵巢大小、形态正常，左附件区见范围约4.1cm×1.7cm不均质混合回声包块，内部回声杂乱，CDFI：周边及内部可见血流信号。直肠子宫陷凹可见深度约1.9cm不规则游离液性暗区，内透声差。超声提示：宫内未见妊娠囊，左附件区不均质回声包块（异位妊娠包块破裂可能），盆腔积液。

【超声图像】

见图6-2-6、图6-2-7。

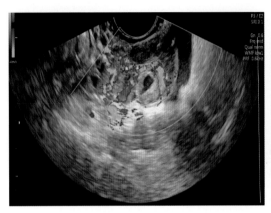 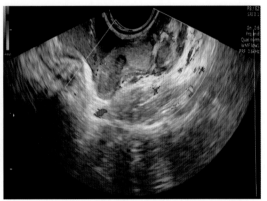

图6-2-6　左附件区不均质混合回声包块，内部回声杂乱，彩色多普勒显示周边及内部可见血流信号　　图6-2-7　不均质混合回声包块周边见液性暗区，内见大量细密点状回声或云雾样回声

【超声诊断思路及检查注意事项】

1. 输卵管妊娠破裂型临床表现上患者常有剧烈腹痛。超声表现为子宫大小如常，大多数子宫内膜未见增厚，宫内无妊娠囊声像。附件区见体积较大的混合回声包块，形态不规则，边界不清，内部回声杂乱，彩色多普勒显示不规则包块内血流信号，盆腔可见大量液性暗区，内见大量细密点状回声或云雾样回声，肠管漂浮其中，甚至腹腔也出现液性暗区。

2. 本例患者的特征及鉴别要点：本例患者超声显示左附件区见4.1cm×1.7cm不均质混合回声包块，内见局限性不均质高回声及液性暗区，彩色多普勒显示不均质高回声滋养层周围血流，盆腔积液透声差，结合患者有停经史和不规则阴道流血，突发腹痛，诊断异位妊娠破裂可能。需要与卵巢黄体破裂相鉴别，后者血清β-hCG呈阴性，卵巢黄体破裂时一般在月经后期。

案例4　输卵管妊娠——陈旧型

【临床资料】

何×，女，25岁。停经33天，阴道少量流血1天，发现附件区包块后药物治疗20

天，现停经54天，实验室检查血清β-hCG从1061.3IU/L降到57.2IU/L。

【超声检查方法及所见描述】

经阴道超声检查。超声描述：子宫后位，宫体大小约4.6cm×4.1cm×3.1cm，形态规则。宫内未见典型妊娠囊，内膜厚约3.0mm，双侧卵巢大小、形态正常，右附件区可见范围约1.2cm×1.0cm不均质高回声包块，CDFI：周边及内部均可见血流信号。直肠子宫陷凹见深度约1.0cm不规则无回声，内透声差。超声提示：宫内未见典型妊娠囊，右附件区不均质回声包块，盆腔积液。

【超声图像】

见图6-2-8、图6-2-9。

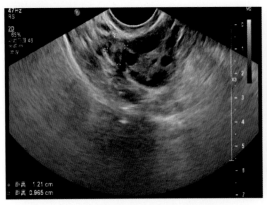
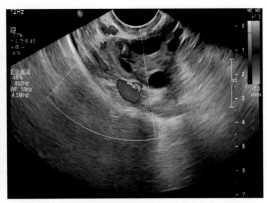

图6-2-8　右附件区不均质高回声包块　　图6-2-9　高回声包块周边及内部探及血流信号

【超声诊断思路及检查注意事项】

1.输卵管妊娠陈旧型临床表现上不规则阴道流血时间长，曾有剧烈腹痛，后呈持续性腹痛。超声表现为子宫大小如常，大多数子宫内膜未见增厚，宫内无妊娠囊声像。附件区见边界清楚的不规则实性包块，包块内部呈不均质中等回声或高回声，盆腔少量积液，彩色多普勒显示包块内血流信号不丰富，边缘部分可探及血流信号。

2．本例患者的特征及鉴别要点：本例患者停经后发现右附件区包块药物治疗20天后，右附件区包块体积较前缩小，内部呈不均质高回声，边界清楚，彩色多普勒显示包块周边及内部见少许血流信号。盆腔可见少量积液。

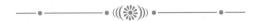

2．输卵管妊娠按部位分为壶腹部、峡部、伞部及间质部妊娠，均可表现为上述四种回声。输卵管壶腹部妊娠最常见，多位于卵巢周围，探头加压可将其与卵巢分开。而峡

部妊娠则多紧贴于子宫一侧。输卵管伞部妊娠时开口处易有凝血块形成，易包绕卵巢，使卵巢结构不清，这时与卵巢内异位妊娠破裂出血或卵巢黄体破裂难以鉴别。笔者发现当有剖宫产史或残角子宫一侧输卵管妊娠时，输卵管妊娠的位置有可能较高，这时需要超声医师通过经阴道超声联合经腹部超声进行探查，必要时经阴道超声检查时需要适度用手部按压患者一侧腹部。输卵管间质部妊娠是特殊的输卵管妊娠，有其特殊的超声图像。

案例 5　输卵管峡部妊娠

【临床资料】

江×，女，31岁。停经40天，无腹痛及阴道出血。实验室检查血清β-hCG 8335IU/L。

【超声检查方法及所见描述】

经阴道超声检查。超声描述：子宫前位，宫体大小6.1cm×5.5cm×4.3cm，外形不规则，宫内未见典型妊娠囊，内膜厚约13.0mm。双侧卵巢大小形态正常，紧贴子宫右侧宫角可见范围约1.2cm×1.0cm混合回声包块，其内见0.8cm×0.7cm妊娠囊，妊娠囊内可见卵黄囊及胎芽，胎芽长径约0.2cm，可见胎心搏动，妊娠囊周边未见明显子宫肌层回声，探头加压该包块随宫体移动而同向移动，CDFI：包块内部及周边可见血流信号。双侧卵巢大小、形态正常。超声提示：宫内未见典型妊娠囊，紧贴子宫右侧宫角不均质包块——考虑输卵管峡部妊娠可能。

【超声图像】

见图6-2-10。

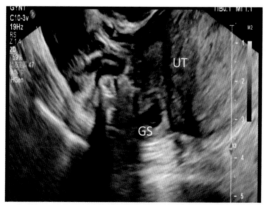

图6-2-10　紧贴子宫右侧宫角混合回声包块
UT：宫体；GS：妊娠囊

【超声诊断思路及检查注意事项】

1. 血清β-hCG水平高，宫内未见典型妊娠囊，紧贴子宫右侧宫角见不均质包块。妊娠囊位于子宫宫角外侧，周边无肌层包绕，同时包块与子宫宫角关系密切，探头加压后不能产生相对运动，最终诊断为输卵管峡部妊娠。在超声连续性扫查中，宫内未探及妊娠囊，当沿着间质部扫查后要继续观察子宫宫角旁是否有包块存在，以免遗漏体积较小的输卵管峡部妊娠。

2. 本例患者的特征及鉴别要点：本例包块紧贴子宫宫角，位于子宫肌层外，周围无肌层包绕。要与输卵管间质部妊娠相鉴别，间质部妊娠包块不与宫腔相连接，存在"间质线特征"，是从间质部向外突，周围可见肌层包绕，同时包块周围血供丰富。

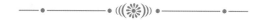

案例6　输卵管间质部妊娠

【临床资料】

秦×，女，39岁。停经8^{+1}周，无腹痛及阴道流血。实验室检查血清β-hCG 89 917IU/L。停经4周时曾有阴道流血7天后自行停止。

【超声检查方法及所见描述】

经阴道超声检查。超声描述：子宫平位，宫体大小5.5cm×7.5cm×4.9cm，外形不规则，紧邻右侧宫角可见范围约4.1cm×2.8cm不均质混合回声包块，右侧宫角外凸，包块与宫腔不相通，两者之间可见间质线，混合回声包块见妊娠囊2.8cm×2.5cm×1.4cm，胎芽长径约1.3cm，可探及胎心搏动。双侧卵巢大小、形态正常，双附件区未见明显异常。超声提示：宫内未见典型妊娠囊，右侧输卵管间质部妊娠可能（活胎，相当于7^{+4}周）。

【超声图像】

见图6-2-11～图6-2-13。

【超声诊断思路及检查注意事项】

1. 由于输卵管间质部管腔周围肌层较厚，导致妊娠早期多无明显症状、体征，具有隐蔽性。但同时输卵管间质部所在的宫角部接受子宫及卵巢来源的双重血供，血运丰富，也会导致输卵管间质部妊娠在孕12～16周时发生破裂。

2. 根据病灶与子宫底、宫腔内膜的关系超声表现为：

（1）宫腔未探及妊娠囊回声，间质部妊娠包块明显地突出于子宫底部一侧轮廓之外。

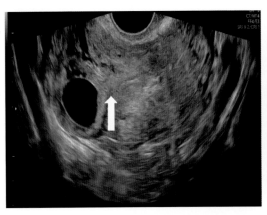

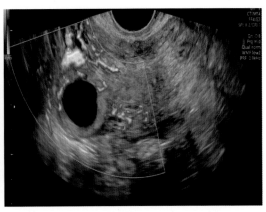

图6-2-11　子宫宫底右侧肌层内可见妊娠囊及间质线（白色箭头所示为间质线），与宫角内膜不相连

图6-2-12　妊娠囊周边见环状血流信号

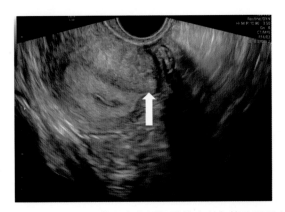

图6-2-13　显示正常子宫左侧间质线（白色箭头所示）

（2）间质部妊娠包块周围肌层较薄，或不完整（妊娠囊或不均质包块周围的肌层厚度<5mm）。

（3）间质部妊娠包块不与宫腔相连接，存在"间质线特征"。

3. 根据输卵管间质部妊娠不同的结局，超声检查分型如下：

（1）胚囊型：子宫不对称增大或正常大小，一侧宫角部膨隆，其内探及胚囊回声；胚囊与宫腔不相通，围绕的肌层极薄或不完整；如为活胎，胚囊内还可探及胎芽和心管搏动，胚囊周围有环状血流。

（2）不规则包块型：子宫不对称增大，一侧宫底部膨隆，其内可及不均质团块，回声杂乱，界限尚清。

（3）破裂型：子宫不对称增大，一侧宫底部不均质包块，大小不一，边界不清，血流不丰富，伴有盆腔积液。

4. 本例患者的特征及鉴别要点：本例患者子宫宫底右侧肌层内可见妊娠囊及间质

线，与右侧宫角内膜不相连。与宫角妊娠相鉴别，宫角妊娠时宫角处妊娠囊或包块壁较厚，有子宫肌层回声，与宫腔内膜相通。

（二）卵巢妊娠

案例 7　卵巢妊娠

【临床资料】

曹×，女，34岁。停经49天，下腹痛1天。实验室检查血清β-hCG 17 428IU/L。

【超声检查方法及所见描述】

经阴道超声检查。超声描述：子宫前位，宫体大小5.1cm×4.6cm×3.7cm，外形规则，宫内未见典型妊娠囊。左卵巢大小2.7cm×1.4cm，右卵巢大小3.8cm×2.5cm，右卵巢表面可见范围约1.8cm×1.4cm不均质混合回声包块，略外凸，包块内见小无回声，CDFI：包块周边可见丰富环状血流信号，右卵巢内包块周边可见范围约2.0cm×1.0cm不规则无回声。右卵巢周边可见范围约7.3cm×2.7cm不规则无回声，内见絮状中等回声。子宫前方可见范围约5.8cm×3.1cm不规则无回声，内见絮状中等回声。左侧髂窝见最大深度约1.4cm不规则无回声，右侧髂窝见最大深度约0.9cm不规则无回声，右上腹肝肾间隙见最大深度约1.3cm不规则无回声，左上腹肠间隙见最大深度约2.7cm不规则无回声，直肠子宫陷凹见深度约1.3cm不规则无回声，内透声欠佳。超声提示：宫内未见典型妊娠囊，右卵巢内不均质回声包块、右卵巢内不均质包块周边无回声——考虑卵巢妊娠破裂可能，盆腔积液，腹腔积液。

【超声图像】

见图6-2-14～图6-2-17。

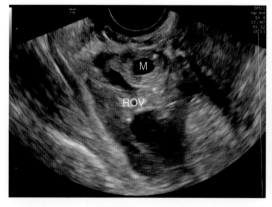

图6-2-14　右卵巢内不均质混合回声包块

M：包块；ROV：右卵巢

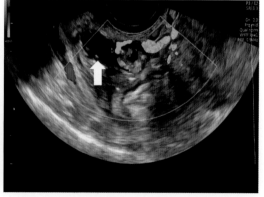

图6-2-15　混合回声包块周边见丰富环状血流信号，包块周边见积血（白色箭头所示）

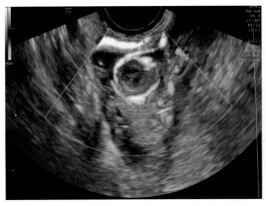

图6-2-16　同侧卵巢上的黄体

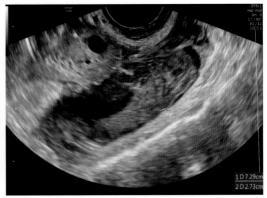

图6-2-17　右卵巢周围的血块

【超声诊断思路及检查注意事项】

1. 卵巢表面无腹膜覆盖，生发上皮下仅一层纤维组织膜，无平滑肌层，而且血供丰富，因此卵巢妊娠容易在早期发生破裂，引起大出血。而卵巢妊娠缺乏典型的临床症状与体征，术前很难确诊。超声表现为卵巢妊娠未破裂时一侧卵巢增大，内见混合回声包块，包块内见小无回声，包块周边血流明显，破裂后形成杂乱回声的不均质包块，卵巢周围无肿块。

2. 本例患者的特征及鉴别要点：本例患者下腹痛1天，血清β-hCG水平较高，宫内未见明显妊娠囊，右侧卵巢表面见不均质混合回声包块，彩色多普勒显示包块周边见丰富血流信号，同时包块周边出现积血表现，盆腹腔大量积液，超声诊断为卵巢妊娠破裂。卵巢妊娠包块较小时诊断困难，当卵巢妊娠破裂时与输卵管妊娠破裂形成的包块相似，超声难以鉴别，需要术后病理检查以确诊。

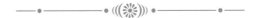

（三）腹腔妊娠

腹腔妊娠是指输卵管、卵巢、阔韧带以外的腹腔内妊娠。腹腔妊娠分为原发性和继发性两种。原发性腹腔妊娠指受精卵直接种植于腹膜、肠系膜、大网膜等处，极少见。继发性腹腔妊娠往往发生于输卵管妊娠流产或破裂后，偶可继发于卵巢妊娠或子宫内妊娠而子宫有缺陷破裂后。腹腔妊娠因致孕妇死亡率高，因此早期确诊尤为重要。

案例8　**腹腔妊娠**

【临床资料】

刘×，女，24岁。停经44天，下腹坠痛1天，无阴道流血。血清β-hCG 77 973IU/L，

P 13.06ng/ml。

【超声检查方法及所见描述】

经阴道超声检查。超声描述：子宫前位，宫体大小约5.7cm×5.0cm×4.6cm，形态规则，宫内未见典型妊娠囊，直肠子宫陷凹偏右侧见混合回声包块1.2cm×1.0cm，其内可见无回声0.4cm×0.4cm，探头加压可随腹膜移动，CDFI：周边见来源于腹膜的条状血流信号。双侧卵巢大小、形态正常。混合回声包块周边可见深度约为1.4cm不规则液性暗区，内透声差。超声提示：宫内未见典型妊娠囊，直肠子宫陷凹偏右侧混合回声包块——腹腔妊娠可能，盆腔积液。

【超声图像】

见图6-2-18、图6-2-19。

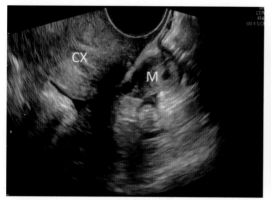 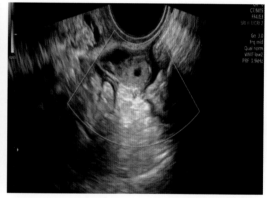

图6-2-18　直肠子宫陷凹偏右侧见混合回声包块
CX：宫颈；M：包块

图6-2-19　包块周边可见来源于腹膜的条状血流信号

【超声诊断思路及检查注意事项】

1. 腹腔妊娠临床表现无特异性，甚至隐匿。早期诊断困难，较难定位。

2. 有学者提出经阴道超声诊断早期腹腔妊娠的标准：

（1）子宫腔内未见妊娠囊。

（2）无明显输卵管膨大以及附件肿块。

（3）妊娠囊被肠管包绕或者被腹膜分开。

（4）阴道超声探头朝向膀胱子宫陷凹处加压时有较大的移动度。

3. 较大孕周的腹腔妊娠超声图像主要表现：子宫大小正常或增大，宫腔内未见胎儿，子宫外可见胎儿、胎盘等，胎盘母体面的基底层界限及轮廓不清，其后方找不到正常子宫肌层。超声检查时首先观察胎儿是否存活，探查宫颈及宫体位置，明确胎儿是否在子宫外或部分在子宫外，同时追寻胎儿、胎盘与子宫的关系，观察子宫肌层连续性，盆腹腔是否有积液。

4. 本例患者的特征及鉴别要点：本例患者血清β-hCG水平高，超声检查宫腔内未见妊娠囊声像，直肠子宫陷凹偏右侧见混合回声包块，阴道超声探头朝向膀胱子宫陷凹处加压时包块有较大的移动度，且随腹膜移动方向一致，彩色多普勒血流显示包块血供来源于腹膜。这时要与输卵管妊娠相鉴别，输卵管妊娠的位置更接近于一侧卵巢，而此例包块在直肠子宫陷凹的位置，同时探头加压时输卵管妊娠包块可与子宫相对运动，或随子宫同向运动，腹腔妊娠包块可随种植的部位而移动。彩色多普勒血流同样有意义，可以观察包块血供的来源。

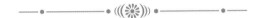

（四）复合妊娠

复合妊娠是指宫内妊娠同时合并异位妊娠的一种病理性妊娠。

案例 9　复合妊娠

【临床资料】

张×，女，34岁。于23天前行IVF-ET术，移植鲜胚2枚，现停经45天，阴道流血1天，实验室检查血清β-hCG 12 024IU/L。

【超声检查方法及所见描述】

经阴道超声检查。超声描述：子宫前位，宫体大小5.9cm×4.8cm×4.6cm，外形规则，宫内妊娠囊1.1cm×1.0cm×0.7cm，偏于右上宫腔，妊娠囊内可见卵黄囊，未见胎芽回声。双侧卵巢大小、形态正常，左附件区可见范围约1.1cm×0.7cm不均质混合回声包块，内见0.4cm×0.2cm无回声，CDFI：包块周边可见血流信号。超声提示：宫内早孕（相当于孕4⁺周），左附件区不均质混合回声包块。

【超声图像】

见图6-2-20、图6-2-21。

【超声诊断思路及检查注意事项】

1. 复合妊娠临床表现无特异性，常见的是下腹痛、阴道流血。复合妊娠常发生在人工助孕治疗后，也偶发在自然受孕的人群中。其中异位妊娠的部位大多位于输卵管。血清β-hCG水平对异位双胎妊娠的诊断价值有限，所以超声检查尤为重要。当超声检查发现宫腔内有一个妊娠囊时，一定要继续寻找宫内其他位置以及宫外是否有包块，特别是人工助孕治疗后。有文献报道在自然受孕的患者中，卵巢上发现两个黄体，即双黄体征时，发生复合妊娠的概率会增加百倍。

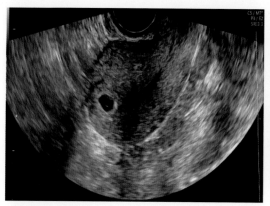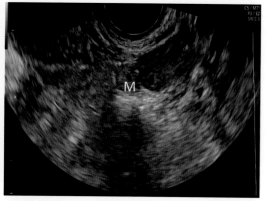

图6-2-20 宫内见妊娠囊　　　　　　图6-2-21 左附件区见混合回声包块

M：包块

2. 本例患者的特征及鉴别要点：本例中超声检查子宫增大，宫内见妊娠囊，左附件区可见妊娠囊样包块，结合患者行IVF-ET术移植鲜胚2枚，最终诊断复合妊娠。这时要与宫内早孕伴妊娠黄体相鉴别，妊娠黄体位于卵巢上，彩色多普勒显示周边呈五彩镶嵌的彩色血流环。

（五）剖宫产瘢痕妊娠

剖宫产瘢痕妊娠是指胚胎种植在子宫前壁下段剖宫产瘢痕处，是一种限时定义，仅限于早孕期（≤12周）。

案例10 剖宫产瘢痕妊娠

【临床资料】

鲁×，女，32岁。既往剖宫产，现停经47天，阴道少量流血10天。实验室检查血清β-hCG 102 443IU/L。

【超声检查方法及所见描述】

经阴道超声检查。超声描述：子宫前位，宫体大小7.8cm×7.0cm×6.5cm，外形规则，宫内妊娠囊4.9cm×2.5cm×1.5cm，妊娠囊狭长，上缘位于宫腔中上段，其内可见胎芽，胎芽长径约0.7cm，未探及胎心搏动，子宫前壁下段剖宫产瘢痕处向外膨隆，该处肌层菲薄，肌层最薄处厚约0.12cm，CDFI：其内可见丰富血流信号，妊娠囊下缘位于瘢痕处。双侧卵巢大小、形态正常，双附件区未见明显异常。超声提示：子宫瘢痕妊娠、活胎（相当于孕6⁺⁵周）。

【超声图像】

见图6-2-22、图6-2-23。

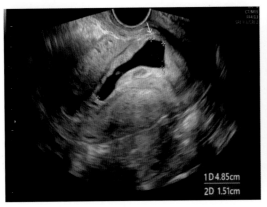

图6-2-22　妊娠囊部分着床于子宫瘢痕处，部分位于宫腔内，妊娠囊与膀胱壁间子宫肌层变薄（白色箭头所示）

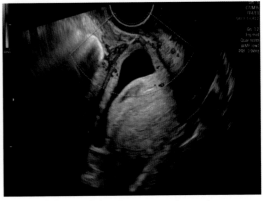

图6-2-23　彩色多普勒显示子宫瘢痕处见滋养层血流信号

【超声诊断思路及检查注意事项】

1. 根据超声检查时瘢痕处妊娠囊的生长方向及其与膀胱间子宫肌层的厚度将剖宫产瘢痕妊娠分为3种类型。Ⅰ型是指妊娠囊部分着床于子宫瘢痕处，部分或大部分位于宫腔内，少数甚至达宫底部宫腔；妊娠囊明显变形、拉长、下端成锐角；妊娠囊与膀胱壁间子宫肌层变薄，厚度＞3mm；CDFI示瘢痕处见滋养层血流信号。Ⅱ型与Ⅰ型相似，但妊娠囊与膀胱壁间子宫肌层厚度≤3mm。Ⅲ型是指妊娠囊完全着床于子宫瘢痕处肌层并向膀胱方向外凸；宫腔及子宫颈管内空虚；妊娠囊与膀胱之间子宫肌层明显变薄，甚至缺失，厚度≤3mm；CDFI示瘢痕处见滋养层血流信号。其中，Ⅲ型中还有一种特殊的包块型，其声像图的特点是子宫下段瘢痕处可见混合回声包块，包块向膀胱方向隆起；包块与膀胱间子宫肌层明显变薄，甚至消失；CDFI示包块周边见较丰富的血流信号，可为低阻血流，少数也可仅见少许血流信号或无血流信号。包块型多见于流产后瘢痕处妊娠组织残留并出血所致。实际上剖宫产瘢痕妊娠的超声表现复杂多样，笔者发现几例剖宫产瘢痕妊娠绒毛侵蚀的是子宫侧壁肌层，超声表现为子宫侧壁局部肌层丰富的血流信号迂曲进入瘢痕处。

2. 本例患者的特征及鉴别要点：本例中宫内妊娠囊被拉长变形，妊娠囊下缘位于子宫前壁瘢痕处肌层内，略外突，肌层变薄，彩色多普勒显示局部肌层丰富的血流信号，属于Ⅱ型。需要与难免流产、宫颈妊娠以及妊娠滋养细胞肿瘤相鉴别。难免流产妊娠囊脱落到宫腔下段甚至宫颈管内，妊娠囊变形，与前壁下段肌层分界清，剖宫产瘢痕处无滋养层血流信号，有时可探及来自宫腔上段肌层的血流信号；宫颈妊娠时宫颈膨大，宫颈内口闭合，妊娠囊附着处与膀胱之间有清楚完整的肌壁。值得注意的是，当妊娠周数较大或包块较大时，剖宫产瘢痕妊娠与宫颈妊娠区分起来可能比较困难，如患者有剖宫产史，应高度怀疑剖宫产瘢痕妊娠。剖宫产瘢痕妊娠清宫不全或不全流产后，由于残留的妊娠物继续生长在子宫前壁下段形成混合回声包块，这种混合回声包块与肌层无明显界线、局部肌层缺如或变薄、局部血流信号极其丰富、可探及高速低阻血流，甚至出现动静脉瘘的花色血流信号等，易误诊为妊娠滋养细胞肿瘤。这时要结合病史及血清β-hCG水平，妊娠滋养细胞肿瘤血清β-hCG水平往往较高。

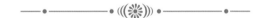

（六）宫角妊娠

严格来说宫角妊娠不是异位妊娠，是偏心性宫腔妊娠，但由于胚胎着床位置与输卵管间质部接近，临床处理上较为特殊。

案例 11　宫角妊娠（偏心性宫腔妊娠）

【临床资料】

吕××，女，31岁。停经60天，阴道少量流血17天。实验室检查血清β-hCG 79 605IU/L。

【超声检查方法及所见描述】

经阴道超声检查。超声描述：子宫前位，宫体大小7.3cm×6.4cm×5.5cm，外形不规则，宫腔右侧宫角处可见妊娠囊2.9cm×2.0cm×2.4cm，其内可见胎芽及胎心搏动，胎芽长径约为0.8cm，右侧宫角略外凸，该处子宫肌层菲薄，最薄处肌层厚约0.1cm，CDFI：右侧宫角处可见较丰富血流信号，妊娠囊周边见范围约3.0cm×1.2cm不规则低回声。双侧卵巢大小、形态正常，双附件区未见明显异常。超声提示：右侧宫角处妊娠囊——宫角妊娠可能（活胎、相当于孕6⁺⁵周），宫内异常回声（积血可能）。

【超声图像】

见图6-2-24～图6-2-26。

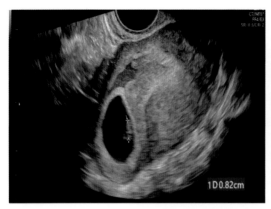

图6-2-24　右侧宫角处妊娠囊内见胎芽

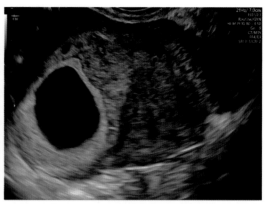

图6-2-25　右侧宫角膨隆略外凸

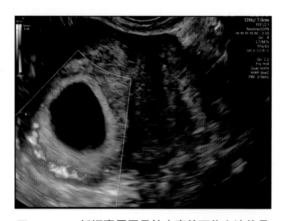

图6-2-26　妊娠囊周围见较丰富的环绕血流信号

【超声诊断思路及检查注意事项】

1.宫角妊娠　临床上表现为停经后不规则阴道流血及下腹痛。超声图像上分为两型，Ⅰ型妊娠囊大部分位于宫腔并有蜕膜包绕，小部分被该侧宫角肌层包绕，没有明显外凸；Ⅱ型妊娠囊小部分位于宫腔并有蜕膜包绕，大部分被宫角肌层包绕，该侧宫角明显外凸，严重者患侧宫角向外膨隆极明显，似与宫体分离。文献报道两型宫角最薄处肌层厚度均＞5mm，宫内膜在角部呈"喇叭"状，与妊娠囊相连通。首次超声检查发现妊娠囊位于一侧宫角处时，要随诊观察，随着子宫增大，大部分妊娠囊突入宫腔，可以获得足月胎儿，少部分妊娠囊向外生长，可能造成破裂。

2.本例患者的特征及鉴别要点：本例患者是第二次超声检查，第一次超声检查妊娠囊较小，偏于宫腔右侧宫角处，宫角无明显外凸，提示妊娠囊偏于宫腔右侧宫角处，建议复查。现右侧宫角膨隆略向外凸，彩色多普勒显示妊娠囊周边探及较丰富的环绕血流信号，诊断为宫角妊娠。宫角妊娠要与间质部妊娠相鉴别，间质部妊娠时妊娠囊不与宫腔内膜相通。

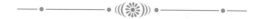

（七）宫颈妊娠

案例12 宫颈妊娠

【临床资料】

周×，女，30岁。停经41天，不规则阴道流血7天。实验室检查血清β-hCG 9163IU/L。

【超声检查方法及所见描述】

经阴道超声检查。超声描述：子宫后位，宫体大小5.5cm×5.0cm×4.6cm，外形规则，宫内未见典型妊娠囊。宫颈略膨大，内见大小约1.1cm×0.6cm×0.6cm妊娠囊回声，其内未见卵黄囊及胎芽，CDFI：妊娠囊周边可见来源于宫颈后壁肌层的血流信号。双侧卵巢大小、形态正常，双附件区未见明显异常。超声提示：宫颈管内妊娠囊——宫颈妊娠可能。

【超声图像】

见图6-2-27、图6-2-28。

【超声诊断思路及检查注意事项】

1. 宫颈妊娠　临床上表现为停经后不规则阴道流血。宫颈妊娠超声表现为宫腔内无妊娠囊，内膜增厚并蜕膜化，宫颈略膨大，妊娠囊位于宫颈内口平面以下，无"滑动征"，宫颈内口闭合，宫颈妊娠囊内有时可见胚芽和胎心搏动。彩色多普勒观察到妊娠囊周围血流异常丰富，有滋养层血流。

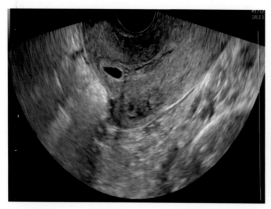

图6-2-27　妊娠囊位于宫颈内口平面以下

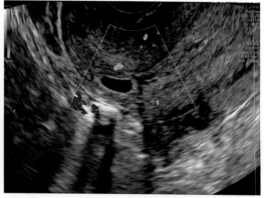

图6-2-28　妊娠囊周边可见来源于宫颈后壁的血流信号

2. 本例患者的特征及鉴别要点：本例患者有不规则阴道流血，超声检查妊娠囊位于宫颈内口平面以下，周边可见来源于宫颈后壁的血流信号，宫颈妊娠时妊娠囊附着处与膀胱之间有清楚完整的肌壁，宫颈内口闭合。需要与难免流产妊娠囊脱落至宫颈管以及剖宫产瘢痕妊娠相鉴别，难免流产妊娠囊脱落至宫颈管时宫颈内口开放，妊娠囊变形；剖宫产瘢痕妊娠时妊娠囊与膀胱之间子宫肌层明显变薄，甚至缺失，彩色多普勒示瘢痕处见滋养层血流信号。

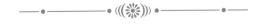

（张新梅）

第三节　子宫畸形合并妊娠

一、检查技术

同婚前超声检查。

二、检查目的和内容

（一）检查目的

明确子宫畸形的类型，并确定宫内妊娠。

（二）检查内容

由于子宫发育缺陷，合并妊娠即是高危妊娠，其孕期并发症多，流产率、围产儿死亡率、难产率增高；早孕期观察有畸形的宫内妊娠囊位置，中晚孕期观察胎儿胎位及胎盘附着位置以及可能存在的风险。

三、子宫畸形的病因及分类

（一）病因

先天性子宫畸形人群发生率约4.3%。胚胎在发育第10周时双侧副中肾管的中段和尾端向下向内跨过中肾管前方在中线与对侧会合形成宫体与宫颈，胚胎发育至12周时两侧副中肾管的融合形成单腔，在这一过程中，其发育、融合障碍等因素形成各种畸形的子宫。

（二）分类

1. **双子宫**　较少见，为双宫体双宫颈，多数合并双阴道。

2. **纵隔子宫** 为最常见的一种子宫畸形，分为完全性纵隔子宫和不完全性纵隔子宫。

3. **双角子宫** 较少见，分为完全性双角子宫、不完全性双角和鞍状子宫。

4. **单角子宫** 较少见，其中包括一侧为单角子宫，一侧为残角。

5. **生殖器官发育不全** 先天性无子宫无阴道、先天性子宫发育不良、处女膜闭锁等（此章节为妊娠合并症，故后面不再赘述）。

四、子宫畸形合并妊娠的超声表现示例

案例 1 双子宫合并妊娠

【临床资料】

黄×，女，26岁。因"主诉停经6周"入院检查，临床表现无异常，妇科查体可见双阴道双宫颈，可疑双子宫合并妊娠。医师开出经阴道妇科超声检查单。

【超声检查方法及所见描述】

早孕期经阴道超声检查。超声描述：盆腔可见两个宫体回声，宫底横切面显示一蝶状双宫体，右侧宫体内可见内膜回声及不规则液性暗区，左侧宫体内见妊娠囊及胎芽；宫颈水平切面可见两个宫颈管回声。超声提示：子宫畸形——双子宫，左侧子宫妊娠，晚孕期可见右侧宫体位于右侧盆腔内，紧贴左侧妊娠宫体下段。

【超声图像】

见图6-3-1～图6-3-4。

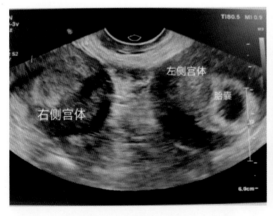

图6-3-1 孕6周子宫宫体横切面可见双宫体，左侧宫体宫腔内可见妊娠囊；右侧宫腔内可见内膜增厚呈蜕膜样改变

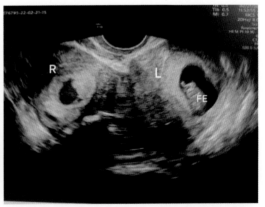

图6-3-2 孕8周时右侧宫腔积液
R：右侧；L：左侧；PE：胎芽

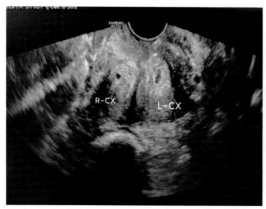

图6-3-3　宫颈水平横切面可见两个并列宫颈管

R-CX：右侧宫颈；L-CX：左侧宫颈

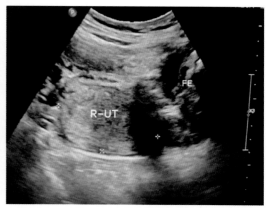

图6-3-4　同一孕妇，晚孕期提示胎儿为全臀位，妊娠宫体右侧可见右侧宫体回声，位于右侧盆腔内

R-UT：右侧宫体；FE：胎芽

【超声诊断思路及检查注意事项】

1. 双子宫系双侧副中肾管未汇合所致，为双宫体双宫颈，大部分伴有双阴道，在妊娠早期妊娠侧增大的子宫与未妊娠子宫可并列；妊娠至晚期，妊娠侧子宫逐渐增大深入腹腔，而未妊娠子宫留在盆腔内，分娩时可致胎儿下降受阻。

2. 双子宫有两个宫体、两个宫颈和两个阴道，也可以是两个宫体、两个宫颈和一个阴道。如果两个子宫相距较远则容易诊断，若两个宫体紧贴则须与双角子宫相鉴别，双角子宫的两侧宫腔一般在宫颈口的上方汇合，而且为一个宫颈，而双子宫则是两个宫颈。早孕期双子宫易于鉴别，中晚孕期由于受妊娠侧子宫的压迫须与子宫肌瘤、附件肿瘤相鉴别，应结合病史或孕前、早孕期检查以明确诊断。

案例2　完全性纵隔子宫合并妊娠

【临床资料】

杨×，女，32岁。因"主诉停经5周，阴道少量流血"入院，临床表现无特殊，妇科检查子宫如孕6周大小，阴道内可见血性分泌物，临床诊断"早孕，先兆流产？"医师开出经阴道检查子宫附件超声检查单。

【超声检查方法及所见描述】

早孕期经阴道超声检查。超声描述：子宫横径略增宽，内膜回声分为左右两部分，妊娠囊位于左侧宫腔，两部分内膜均延续至宫颈，子宫底部无切迹。超声提示：子宫畸形——完全性纵隔子宫，左侧宫腔妊娠。

【超声图像】

见图6-3-5～图6-3-7。

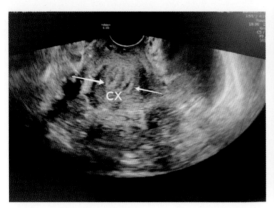

图6-3-5　宫颈水平横切面，可见隔膜将宫颈管分为两个管腔（箭头所示）

CX：宫颈

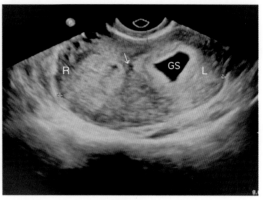

图6-3-6　子宫宫体横切面分左右两个宫腔，两者之间可见分隔（箭头所示），左侧宫腔内见妊娠囊（GS），右侧宫腔内膜增厚

L：左侧；R：右侧

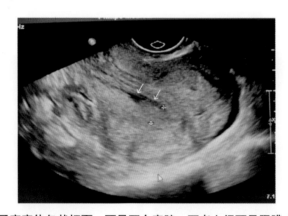

图6-3-7　子宫宫体矢状切面，可见两个宫腔，两者之间可见隔膜（箭头所示）

【超声诊断思路及检查注意事项】

1. 超声表现为子宫横径增宽，内膜回声分为左右两部分，若两部分内膜均延续至宫颈即为完全性纵隔子宫，早孕期可见妊娠囊位于宫腔一侧。

2. 纵隔子宫横切面显示从宫颈至宫底可见逐渐增厚的的低回声带，将内膜分开呈左右两部分，妊娠囊位于左侧，故诊断为完全性纵隔子宫合并妊娠。纵隔子宫需要与宫腔粘连带、双角子宫相鉴别，宫腔粘连带一般患者有宫腔操作史，如人工流产、清宫术等，且粘连带横向走行较多见；双角子宫的宫底有较深的切迹，故可与之鉴别。

3. 本例患者晚孕期为混合臀先露，行剖宫产娩出胎儿。

案例3　不完全性纵隔子宫合并妊娠

【临床资料】

董×，女，30岁。因"孕前诊断纵隔子宫，现停经6⁺周"入院，临床表现无特殊，妇科检查子宫增大。临床医师开出"子宫纵隔合并妊娠？"经阴道超声检查单。

【超声检查方法及所见描述】

早孕期经阴道超声检查。超声描述：可见两侧内膜回声在宫腔中下段汇合，横切面可见妊娠囊偏于左侧，但有肌壁围绕妊娠囊，另一侧宫腔内膜增厚。超声提示：子宫畸形——不完全性纵隔子宫，宫内早孕。

晚孕期可见在羊水内一张力较大的隔膜；在隔右侧可见胎儿胎盘，部分胎盘附着其上；隔的另一侧为羊水，有时可见胎儿肢体，胎动时隔的另一侧也可见羊水流动，为不完全性纵隔的表现，羊水或肢体可通过缺口伸向对侧。此孕妇足月随访为混合臀先露，偏小于实际孕周1～2周。

【超声图像】

见图6-3-8（早孕期）、图6-3-9（晚孕期）。

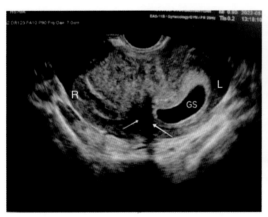

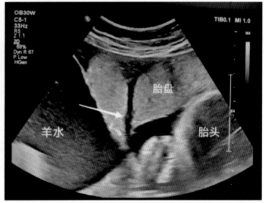

图6-3-8　宫体横切面可见子宫横径增宽，中部显示低回声纵隔，起自宫底下达宫腔中段（箭头所示）。宫腔左侧可见妊娠囊（GS），宫腔右侧可见少量低回声积液

L：左侧；R：右侧

图6-3-9　同一孕妇晚孕期大部分胎体位于宫腔左侧，胎体右侧可见一张力较大隔膜（箭头所示），部分胎盘附着于隔上

【超声诊断思路及检查注意事项】

1. 超声表现为子宫横径亦略增宽，左右两部分内膜在宫腔中段或下段汇合则为不完全性纵隔的表现，早孕期妊娠囊偏于宫腔一侧。

2. 不完全性纵隔子宫对胎儿发育有一定不良影响，可能引起胎儿发育小于正常孕周及胎位异常。不完全性纵隔子宫亦须与宫腔粘连带及双角子宫相鉴别。

案例4 双角子宫合并妊娠

【临床资料】

郑×，女，25岁。因"主诉停经5⁻周，少量阴道流血"入院，临床表现无特殊，妇科检查见阴道内少量褐色分泌物。医师开出"早孕，先兆流产？"经阴道超声检查单。

【超声检查方法及所见描述】

早孕期采用阴腹联合超声检查。超声描述：子宫外形异常，宫底部浆膜层凹陷，宫腔在内口以上分离形成两角状突起，横切面宫腔内口处形态正常，探头逐渐向上可见隔样肌性等回声将宫腔分开，至宫腔底部逐渐增宽，左上宫腔内膜明显增厚，宫内未见典型妊娠囊，后随访观察确诊宫内妊娠（妊娠囊位于左上宫腔）。随孕周增大宫底凹陷逐渐变浅。

【超声图像】

见图6-3-10～图6-3-12。

【超声检查思路及检查注意事项】

1. 超声表现为子宫外形异常，宫底部浆膜层凹陷，轻度者宫底呈弓状或鞍状，严重者较深，一般大于1cm，两宫角若在宫腔内口以上分离为不完全双角子宫；若在宫腔内口处分离者则为完全性双角子宫。

2. 双角子宫合并妊娠时完全性双角子宫妊娠囊一般偏于一侧，另一侧为内膜或蜕膜样回声，宫腔底部凹陷，宫腔中部可见较宽大肌性隔样等回声。由于宫腔狭小，早期流

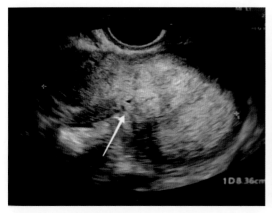

图6-3-10 经阴道检查可见子宫底部凹陷（箭头所示）；左侧子宫内膜明显增厚增强

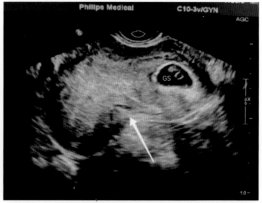

图6-3-11 停经6⁺周时经阴道超声检查可见左侧宫内胎芽、胎心，子宫底部凹陷明显（箭头所示）

GS：妊娠囊

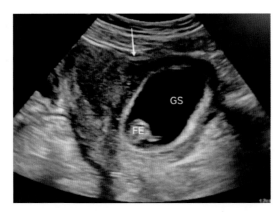

图6-3-12　同一孕妇，孕10周经腹超声检查，宫底凹陷变浅，但仍可见切迹（箭头所示）

GS：妊娠囊；FE：胎芽；

产概率增加；晚孕期易造成胎儿胎位异常、活动及发育受限，胎儿常小于正常孕周。不完全双角或鞍状子宫早孕期妊娠囊可偏向一侧，晚孕期随着胎儿的发育，子宫底部凹陷逐渐变浅或基本消失，故预后较完全性双角子宫妊娠要好。

案例5　单角子宫合并妊娠

【临床资料】

朱××，女，31岁。因"主诉停经5⁺周，子宫畸形史"入院，临床表现无特殊，妇科检查宫体略偏向右侧，左侧附件区似扣及包块，其他无特殊。医师开出"早孕合并子宫畸形？"经阴道超声检查单。

【超声检查方法及所见描述】

早孕期采用经阴道超声检查方法。超声描述：子宫形态异常，子宫内膜向右侧延伸，未探及明确左侧宫角回声，宫内可见妊娠囊。横切面可见妊娠囊略偏向右侧宫角，妊娠囊可内见卵黄囊，未见明显胎芽，子宫峡部左侧可见一肌性结构向外突出，内未见明显内膜回声。孕11⁺周行NT筛查时仍可见右侧宫角向外延伸，内充满羊水无回声。

【超声图像】

见图6-3-13～图6-3-15。

【超声检查思路及检查注意事项】

1. 声像图表现为子宫外形异常，子宫内膜向一侧延伸（图6-3-16），早孕期宫内可见妊娠囊，横径偏小，另一侧宫角未显示，缺失的宫角旁常伴有残角，残角子宫内可见内膜回声（图6-3-17），亦可仅为肌性回声。

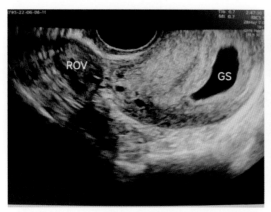

图6-3-13　早孕期阴道超声图像，可见宫内妊娠囊（GS），可显示右侧宫角及右卵巢（ROV）

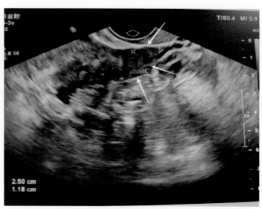

图6-3-14　左侧缺失的宫角旁可见肌性回声突出，箭头所示为左侧残角

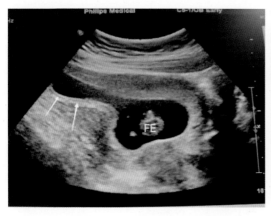

图6-3-15　孕11⁺周时超声图像，右侧宫角仍向外延伸（箭头所示），其内充满羊水无回声

FE：胎芽

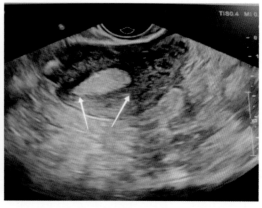

图6-3-16　孕前子宫超声图像，可见子宫内膜（箭头所示）向右侧延伸，左侧宫角未显示

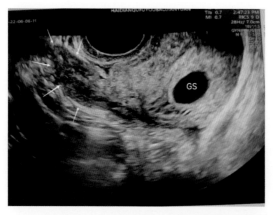

图6-3-17　另一患者：左侧单角子宫合并右侧残角子宫（箭头示残角子宫），宫内可见妊娠囊（GS），残角内可见内膜回声

2．单角子宫可伴有或不伴有残角。残角内又可分为有无宫腔或宫腔闭塞等；合并妊娠时横切面显示妊娠囊一般略偏向有宫角的一侧，另一侧宫角不显示，并应仔细观察该侧附件区有无残角，另外也需要注意残角妊娠的可能。单角子宫孕前及早孕期较易诊断，晚孕期诊断困难，需要结合病史确诊，合并残角子宫的，应与子宫肌瘤及附件肿瘤相鉴别。

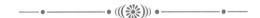

五、子宫畸形合并妊娠的超声诊断

根据超声表现及既往检查史一般不难做出诊断，但也有一部分表现不太典型的子宫畸形，如不完全性纵隔子宫合并妊娠时，纵隔比较短而宽时诊断较为困难，往往宫腔底部仅表现为浅"V"形，必要时行阴腹联合检查。

六、子宫畸形合并妊娠对母婴的影响及预后

子宫畸形对于晚孕期的影响主要原因可能是畸形子宫肌层发育不良，子宫大小及轴向失常，宫腔形态不规则，宫腔相对狭小，母体对胎儿的血液供应不良及胎儿在宫内活动受限等；畸形子宫由于宫颈宫体肌肉发育不良，神经分布不均匀，畸形子宫宫颈肌肉组织增加，结缔组织减少，妊娠宫腔压力失衡，从而引起子宫不协调收缩，易出现胎膜早破、子宫收缩乏力及产后出血等产科并发症。据报道子宫畸形合并妊娠时流产、早产、胎死宫内、胎位异常、产后出血、胎膜早破、胎儿生长受限、新生儿窒息发生率以及剖宫产率均高于正常子宫妊娠。

七、结语

超声检查是诊断子宫发育畸形首选的检查手段之一，经腹部超声检查是经典的检查途径，经阴道超声显示清晰、可重复、能直接观察子宫内情况及妊娠囊的生长发育、位置及周围回声等特征，可进一步指导临床医师进行终止妊娠或保胎效果。

第四节　盆腔肿物合并妊娠

一、检查方法

同婚前检查。

二、检查目的和内容

（一）检查目的

明确宫内妊娠与盆腔肿物的关系。

（二）检查内容

在妊娠任何阶段都可能合并卵巢肿物、盆腔其他肿物以及子宫本身的肿物。早中孕期的肿物易于发现，晚孕期的肿物易被庞大的子宫挤压遮挡而漏诊，应结合病史。在早中孕期应注意观察盆腔肿瘤的位置和来源，尽可能根据超声表现判断肿物的性质。

三、盆腔肿物的分类

（一）来源于子宫的肿物

子宫平滑肌瘤：子宫肌瘤在妊娠中较为常见，约占孕产妇的2.30%，甚至更高，按其所在位置可以分为五类。

1. 子宫肌壁间肌瘤　位于子宫肌层内，较大者局部可突出于子宫表面或压向宫腔。

2. 子宫浆膜下肌瘤　位于子宫浆膜层且突出于浆膜层。

3. 子宫黏膜下肌瘤　位于宫腔内，肌瘤基底层子宫内膜回声中断。

4. 宫颈肌瘤　位于宫颈肌层任何部位。

5. 阔韧带肌瘤　多位于子宫峡部旁及附件区。

（二）来源于卵巢的肿物

1. 卵巢非赘生性囊肿　黄体囊肿、卵泡囊肿、黄素囊肿、巧克力囊肿等。

2. 卵巢畸胎瘤　是临床上一种来源于原始生殖细胞的最常见肿瘤。

3. 卵巢囊腺瘤　为妇产科常见肿瘤，属于上皮性卵巢肿瘤，可分为浆液性囊腺瘤和黏液性囊腺瘤。

4. 卵巢恶性肿瘤　上皮性卵巢癌、生殖细胞恶性肿瘤、性索细胞恶性肿瘤。

（三）盆腔其他来源的肿物

包括肠道肿物、肠系膜肿物、膀胱肿物、后腹膜肿物等也是盆腔肿物的一种。

四、盆腔肿瘤合并妊娠的超声表现

（一）子宫来源的肿物超声表现

子宫肌瘤是子宫来源最常见的肿物，合并妊娠时壁间表现为偏低的团块回声，边界尚清晰。随着妊娠周数的增加，肌瘤也逐渐增大，瘤体较大的壁间肌瘤在早孕期会对妊娠囊形成一定压迫，使其局部形态呈波浪状改变；而浆膜下肌瘤则突出于子宫表面，形成一个包膜完整的低回声团，不会造成妊娠囊的形态改变；黏膜下肌瘤则占据宫腔的一部分，在增大的同时也影响妊娠囊的增大。宫颈肌瘤合并妊娠时，随着妊娠周数增加，肌瘤在增大的同时形态由圆形变成椭圆形，宫颈内口或者外口局部受压，胎头下降受限。子宫肌瘤合并妊娠时，因妊娠使子宫血液循环增加，肌瘤也生长加速，一些位于子宫前壁的尤其是浆膜下肌瘤，在体表就能触摸到质地偏硬的肿物。另外值得一提的是子宫肌瘤红色变性，也是发生于妊娠期的一种特殊的肌瘤坏死，多发生于单一较大的肌瘤中，声像图表现为肌瘤回声明显减低，边界清晰，其内可见近似无回声及细小点状回声。临床患有子宫肌瘤病史的孕妇突发急性腹痛，应考虑肌瘤红色变性的可能。所以，晚孕期做超声检查时在观察胎儿、胎盘及羊水的同时也应注意子宫本身的占位性病变，以免造成肌瘤的漏诊。

（二）附件来源的肿物超声表现

1. **卵巢非赘生性囊肿**　附件来源的肿物以卵巢非赘生性囊肿最多见，如黄体囊肿、卵泡囊肿、巧克力囊肿等。黄体囊肿是由黄体持续存在所引起，大小一般为2～5cm，多数在妊娠3个月后自行消失。声像图表现为妊娠的子宫一侧附件区可见圆形或椭圆形无回声区，壁薄而光滑，内透声好。附件巧克力囊肿是由异位的子宫内膜所引起的血肿，声像图表现为囊性包块内充满细密的点状回声，壁薄，内透声差。由于妊娠而停止月经来潮，则囊肿会有一定程度的缩小，而在胎儿分娩月经恢复后亦重新增大。

2. **卵巢囊肿**　可以是多能自行消失的滤泡囊肿，也可以是单纯性浆液性囊腺瘤，其壁薄，仅由一层分泌浆液的柱状或立方上皮细胞构成，内为淡黄色透明液体，多数为单房，持续存在。声像图缺乏特征性表现，常与卵巢单纯性囊肿相混淆，伴有乳头时声像图显示盆腔囊性包块内壁可见乳头状突起并可见厚薄不一分隔呈多房性改变，同时可显示妊娠子宫。存在黏液性囊腺瘤时，可见盆腹腔巨大多房性囊性肿块，边界清晰光滑，后方回声增强，同时可探及妊娠子宫及胎儿。

3. **卵巢畸胎瘤**　为较常见的卵巢肿瘤，可发生于任何年龄，但育龄期女性多见，由多胚层组织结构组成，偶有单胚层成分。超声表现多为混合回声包块，内见强回声、丝样回声及细密点状回声，一般为骨骼、毛发及油脂；声像图可显示于妊娠子宫旁或后方见包膜完整的囊性包块，内可见无回声、分隔、密集点状回声及团状高回声。

4. **卵巢实性肿物**　包括畸胎瘤、纤维瘤、卵泡膜细胞瘤、颗粒细胞瘤、内胚窦瘤、无性细胞瘤及卵巢转移癌。其中卵泡膜细胞瘤以及颗粒细胞瘤均好发于绝经期或围绝经期女性，无性细胞瘤则常见于青春前期的儿童或青少年，故当妊娠合并卵巢实性肿瘤时上述肿瘤一般不在考虑范围。内胚窦瘤是来源于生殖细胞的恶性肿瘤，也属于不成熟性畸胎瘤的范围，多发生于年轻女性，单侧发病，生长迅速，多伴有腹腔积液。妊娠合并卵巢实性肿物需要除外转移癌。

五、盆腔肿物合并妊娠的超声诊断及预后

超声检查是诊断妊娠期盆腔肿物最可靠的方法，根据肿物的形态、大小及部位，囊性或实性，囊内有无乳头，与子宫卵巢的关系等做出初步诊断。子宫肌壁间肌瘤较易诊断，对于偏于附件侧的子宫浆膜下肌瘤和阔韧带肌瘤需要与附件实性肿物相鉴别，肌瘤一般为螺旋状低回声，浆膜下肌瘤血流来源于子宫肌壁，附件肿物一般囊性多见，血流来源与子宫壁无关，常位于妊娠子宫一侧或后方，特别是位于晚孕期妊娠子宫后方时超声检查有一定困难。妊娠合并盆腔肿物大部分预后良好，对于卵巢恶性肿瘤合并妊娠者治疗要个体化，恰当的治疗可获得相当满意的母儿预后。

六、示例

案例1 子宫肌瘤合并妊娠

【临床资料】

贾××，女，37岁，因"主诉妊娠10周，既往子宫肌瘤史"入院。临床表现无特殊，体格检查子宫如孕11^+周。医师开出经腹子宫胎儿超声检查单。

【超声检查方法及所见描述】

经腹子宫超声检查。超声描述：宫腔内可见胎儿头臀长约3.5cm，可见胎心搏动及胎动，胎盘、羊水无异常，子宫肌层可见多个不均质低回声，较大者位于右前壁及后壁，大小分别为5.6cm×5.1cm×4.0cm及5.5cm×5.3cm×3.8cm，边界清晰，前者内部可见不规则无回声，CDFI：周边均可见血流信号，双侧卵巢大小、形态正常，双侧附件区未见明显异常。超声提示：宫内早孕（相当于孕10^+周），孕妇子宫多发肌壁间肌瘤并部分液化变性可能。

中晚孕期常规经腹超声检查可见肌瘤增大至7.8cm×7.0cm×5.3cm及7.8cm×7.6cm×6.2cm，前者内部可见不规则无回声。

【超声图像】

见图6-4-1～图6-4-3。

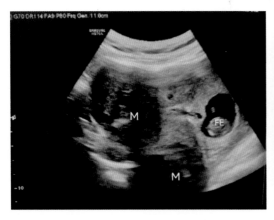

图6-4-1　孕10⁺周时子宫右前壁及后壁肌瘤，右

前壁瘤体内见不规则无回声

M：肌瘤；FE：胎芽

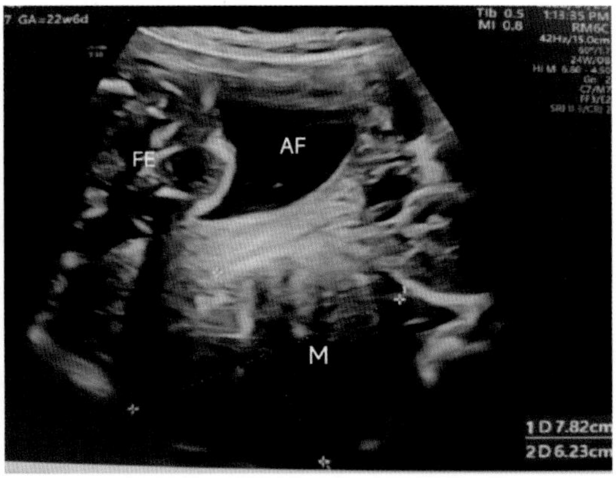

图6-4-2　中晚孕时子宫后壁肌瘤

M：肌瘤；FE：胎芽；AF：羊水

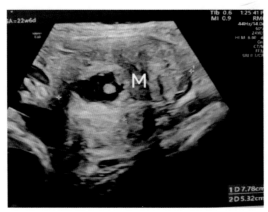

图6-4-3　中晚孕时右前壁肌瘤，瘤体内见不规则无回声

M：肌瘤

【超声诊断思路及检查注意事项】

　　孕前及孕10⁺周即发现子宫肌壁间多发肌瘤，大者约5.6cm×5.1cm×4.0cm及5.5cm×5.3cm×3.8cm，随孕期增大至7.8cm×7.0cm×5.3cm及7.8cm×7.6cm×6.2cm，且前者瘤体内见不规则无回声，故诊断为妊娠合并子宫多发壁间肌瘤部分变性；一般子宫肌壁间肌瘤诊断并不困难，但需要注意的是子宫浆膜下肌瘤、阔韧带肌瘤与附件区肿瘤三者相鉴别，子宫浆膜下肌瘤血流来源于子宫壁，阔韧带肌瘤多位于子宫峡部两侧，位置较固定，附件区肿瘤检查时探头加压可与子宫分离，血流来源也与子宫肌壁无关，故可与之鉴别。若为子宫下段的肌瘤需要观察肌瘤与胎头位置关系，肌瘤位置是否影响分娩时产道通畅。

案例2 卵巢实性肿瘤合并妊娠

【临床资料】

程×，女，30岁。停经12⁺周行早孕期超声筛查，临床表现及体格检查等无特殊。

【超声检查方法及所见描述】

经腹超声检查。超声描述：宫内胎儿头臀长6.35cm，NT 0.15cm，其他无异常发现。孕妇右卵巢内可见不均质低回声包块大小4.5cm×3.4cm，彩色多普勒超声周边及内部均可见血流信号，RI 0.41，PI 0.55，考虑右卵巢实性占位，性质待定；中孕期筛查时实性包块增大至5.3cm×2.8cm，因胎儿遮挡经腹显示不满意，遂经阴道联合检查，包块内可见致密点状回声，CDFI：包块周边及内部血流信号较丰富，未予特殊处理。胎儿足月顺产。患者产后42天复查，右卵巢实性包块大小约3.3cm×2.2cm，CDFI：包块周边及内部仍可见少许血流信号，临床未作处理，予以随访观察。

【超声图像】

见图6-4-4～图6-4-8。

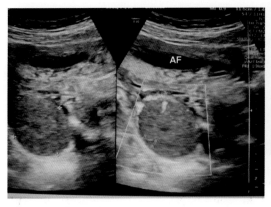

图6-4-4　孕12⁺³周，右卵巢实性包块，周边及内部可见血流信号

AF：羊水

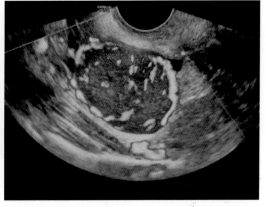

图6-4-5　中孕期筛查时经阴道超声检查右卵巢实性包块周边及内部较丰富血流信号

【超声诊断思路及检查注意事项】

妊娠合并卵巢实性肿瘤者应注意观察肿物的形态、内部回声及彩色血流情况，测量血流阻力指数（RI），RI小于0.4提示包块恶性可能，同时观察患者有无腹腔积液等。本例患者产前右卵巢实性包块周边及内部均可见血流信号，且生长速度缓慢，盆腹腔未见游离液体，考虑良性或低恶性肿瘤可能性大；产后复查包块缩小，血流信号较孕前减少，故考虑良性肿瘤可能性大。在中晚孕期，不能单纯只观察胎儿、胎盘及羊水情况而

忽略对孕妇附件区的检查，以免造成漏诊。附件肿物较小时常被增大的子宫遮挡，加上周围肠气的干扰，即使早中孕期也有造成漏诊的可能。

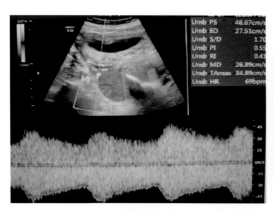

图6-4-6　彩色多普勒测值：RI 0.41，PI 0.55

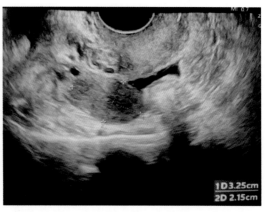

图6-4-7　产后42天复查，右卵巢实性包块大小3.3cm×2.2cm

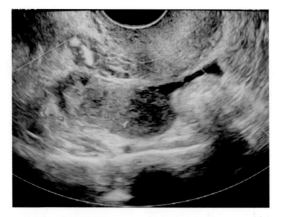

图6-4-8　产后42天复查，右卵巢实性包块彩色多普勒周边及内部可见少许血流信号

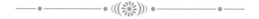

（荣美玲）

第五节　妊娠滋养细胞疾病

妊娠滋养细胞疾病是一组来源于胎盘滋养细胞的疾病，因胎盘滋养细胞异常增生所致，常见于异位妊娠、自然流产或足月生产后的育龄期妇女。依据组织形态学分为葡萄胎、侵蚀性葡萄胎、绒毛膜癌、胎盘部位滋养细胞肿瘤及上皮性滋养细胞肿瘤，其中除葡萄胎外其他均属于恶性滋养细胞肿瘤，亦称为妊娠滋养细胞肿瘤（GTN）。

一、检查技术

同婚前超声检查。

二、检查目的和内容

（一）检查目的

动态观察子宫病灶大小、血流的变化，病变是否复发，对于妊娠滋养细胞疾病的早期诊断、早期治疗有很重大的意义。

（二）检查内容

同婚前检查，应结合临床、病史及血hCG结果。

三、滋养细胞疾病超声诊断

（一）葡萄胎

葡萄胎为良性妊娠滋养细胞疾病。葡萄胎中大部分为完全性葡萄胎，部分性葡萄胎在妊娠滋养细胞疾病中仅占不到5%。完全性葡萄胎染色体核型为二倍体均来自父系，其中90%为46，XX，另有10%为46，XY。部分性葡萄胎染色体核型90%以上为三倍体，最常见核型为69，XXX、69XXY及69XYY，多余的一套染色体多来自父系。大多数病例超声检查对两者可以进行区分。

1. 完全性葡萄胎

（1）超声诊断要点及声像图特征：

①子宫增大。

②宫内未见妊娠囊或胎儿结构，宫腔内充满闪亮密集的光点及大小不等蜂窝状小无回声区，亦可见不规则较大的无回声区为坏死出血。

③大多数患者单侧或双侧卵巢可见黄素囊肿。

④宫腔内未探及明显血流，周边可探及少许稀疏血流。

（2）鉴别诊断：

①稽留流产胎盘水泡样变：两者在声像图上极为相似，均有停经与血hCG升高史，但稽留流产胎盘水泡样变子宫常小于孕周，血hCG值不升或升高较慢，内部及周边可见较丰富血流信号，卵巢无黄素化囊肿。

②不完全流产致宫腔残留：残留的妊娠组织声像图表现为团块状中强回声，周边可伴有不规则无回声区，残留组织周围可见局灶性丰富彩色血流信号，部分病例频谱多普

勒也可检测到高速低阻的动脉血流频谱，但一般不出现动静脉瘘，同时不完全流产致宫腔残留血hCG值较高位下降并降至较低水平。

③内膜过度增生：此时增厚内膜可见多发小无回声，但血hCG值正常可进行鉴别。

（3）示例：

案例1 完全性葡萄胎

何×，女，28岁，因"停经9⁺⁶周，阴道流血28天"入院。患者于停经43～46天阴道少量流血，自以为月经来潮，停经54天阴道再次流血，色暗红，类似月经量，后因持续少量流血来院就诊，血hCG值271 800IU/L。妊娠反应较重，既往体健。医师开具经阴道超声检查单。后行清宫术，术中吸出物为中小水泡样组织，清宫术后复查血hCG值持续下降至正常，病理结果提示绒毛水肿及弥漫性滋养细胞增生。

【超声检查方法及所见描述】

经阴道超声检查。超声描述：子宫前位，宫体大小约9.1cm×8.4cm×6.1cm，形态规则，肌层回声尚均匀，宫腔内未见典型妊娠囊回声，宫腔内可见范围约5.7cm×3.5cm不均质回声团，内见大小不等蜂窝状小无回声区，亦可见到不规则较大的无回声区，不均质回声团与肌层分界较清晰，CDFI：周边可见少许稀疏点状血流信号，双侧卵巢大小、形态未见明显异常。超声提示：宫内未见典型妊娠囊，宫内异常回声（完全性葡萄胎可能）。

【超声图像】

见图6-5-1、图6-5-2。

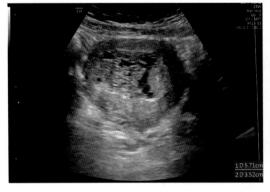 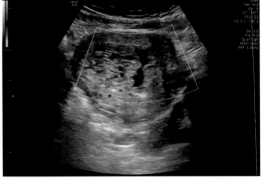

图6-5-1 完全性葡萄胎　　　　图6-5-2 完全性葡萄胎周边稀疏点状血流

【超声诊断思路及检查注意事项】

1. 子宫明显大于孕周、宫腔内未见妊娠囊及胎儿结构、宫腔内见大小不等蜂窝状小无回声区及卵巢囊肿等为完全性葡萄胎超声特征性表现。

2. 应仔细观察宫内不均质回声团与子宫肌壁分界及周边血供，葡萄胎时应分界清晰且周边血流稀疏。

3. 完全性葡萄胎早孕期超声表现极其不典型，仅表现为薄壁不规则小无回声（此时血hCG值可能已达几千至数万余），如果此小无回声为初期妊娠囊回声或异常发育胚胎回声，血hCG值应在几百至一千左右；葡萄胎随孕周再进一步发展表现为宫内不均质中高回声团，随后才发展为宫内典型的大小不等蜂窝状小无回声。因此当早孕期停经天数及血hCG值与宫腔内回声不符时，需要高度怀疑葡萄胎可能，宫腔内超声图像一定要与血hCG值密切相结合来做出正确诊断。

4. 葡萄胎具有一定恶变倾向，文献报道，葡萄胎术后可测量子宫动脉血流频谱RI值预估术后发生恶性滋养细胞肿瘤（GTN）的可能性，正常葡萄胎子宫动脉呈高阻，而术后发生GTN的葡萄胎部分子宫阻力减低，术后监测子宫动脉血流频谱有一定临床意义，术后发生GTN时子宫动脉血流频谱RI降低往往要早于血hCG值的升高。

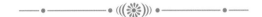

2. 部分性葡萄胎

（1）超声诊断要点及声像图特征：

① 子宫增大。

②宫腔内可见胎儿组织（正常或可能合并胎儿多发畸形，通常在早孕期已死亡）或残留的绒毛膜囊。

③胎盘的一部分呈蜂窝样改变，内可见大小不等的无回声区，其余为正常胎盘组织，无回声区与正常胎盘组织之间无明显界限。

（2）鉴别诊断：

①胎盘水泡样变：稽留流产患者的胎盘绒毛组织发生水泡样变，与部分性葡萄胎常难以鉴别。胎盘水泡样变是一种胎盘的退行性改变，血hCG值无异常升高，子宫无异常增大或较正常孕周小，"水泡样"组织及周边肌层内可见较丰富的血流，而部分性葡萄胎宫腔内蜂窝样改变周边无明显血流或仅见稀疏点状血流，周边肌层血流信号也无明显变化。

②胎盘间质发育不良（PMD）：是一种少见的胎盘血管异常，表现为胎盘内局部呈蜂窝样改变，常误诊为妊娠滋养细胞疾病，而PMD与妊娠滋养细胞疾病的处理方法和预后完全不同。PMD胎盘常增大、增厚，出现蜂窝样无回声区或低回声区，多伴有正常胎

儿，也可能伴有胎儿宫内发育迟缓，而部分性葡萄胎多伴有畸形或胎死宫内胎儿，最终需要行胎儿染色体及胎盘病理检查确诊。

③双胎之一葡萄胎：此时，另一胎多为正常胎儿，葡萄胎与正常胎儿所在绒毛膜囊及胎盘可见明显分界，如葡萄胎与正常胎儿胎盘紧邻时常难以鉴别，可经正常胎儿羊膜腔内穿刺抽取羊水、脐血进行染色体检查，如正常则除外部分性葡萄胎。

（3）示例：

案例2 部分性葡萄胎

吕×，女，32岁，停经5周时因阴道少量褐色分泌物来院就诊。血hCG值77 749IU/L，孕酮P 21.35ng/ml，超声提示宫内早孕（相当于孕5$^+$周），未见胎芽，予口服地屈孕酮保胎治疗；患者停经5$^+$周阴道再次少量流血，复查血hCG值183 656IU/L，孕酮P 20.62ng/ml；超声提示宫内早孕、活胎（相当于孕5^{+6}周），胎芽长径约为0.2cm，可见胎心搏动；停经7$^+$周复查血hCG值＞271 400IU/L，孕酮P 23.99ng/ml；既往体健，现无腹痛及阴道流血，无阴道排出组织物，医师开具经阴道超声检查单。后行清宫术，术中可见正常绒毛及水泡样组织，病理结果提示可见胎儿组织及局限性滋养细胞增生并绒毛水肿。

【超声检查方法及所见描述】

经阴道超声检查。超声描述：子宫前位，宫体大小8.5cm×6.8cm×5.1cm，外形规则，肌层回声尚均匀，宫内妊娠囊大小约为5.1cm×2.8cm×2.1cm，胎芽长径约为0.9cm，可见胎心搏动，宫腔内妊娠囊周边见环状中高回声，中高回声内局部可见蜂窝样改变，内见散在小无回声，蜂窝样改变与环状中高回声内正常回声组织无明显分界，周边CDFI：散在小无回声区周边仅见稀疏点状血流。双侧卵巢大小、形态未见明显异常，双附件区未见明显占位。超声提示：宫内早孕、活胎（相当于7^{+0}周），宫腔内妊娠囊周边异常回声（部分性葡萄胎可能）。

【超声图像】

见图6-5-3、图6-5-4。

【超声诊断思路及检查注意事项】

1. 子宫增大、宫腔内可见胎儿组织或残留的绒毛膜囊、胎盘的一部分呈蜂窝样改变、可见正常胎盘组织、蜂窝样回声与正常胎盘组织之间无明显界限，以上为部分性葡萄胎特征性超声表现。

2. 部分性葡萄胎少见，对妊娠囊周边绒毛组织及胎盘扫查时需要留意是否存在蜂窝样改变，以避免漏诊。

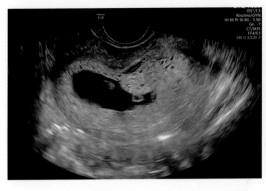

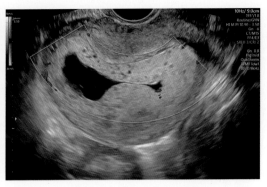

图6-5-3　妊娠囊周边环状中高回声内局部散在 小无回声

图6-5-4　散在小无回声周边仅见稀疏点状血流

3. 需要结合血hCG值与胎盘间质发育不良相鉴别。

4. 需要仔细观察蜂窝样改变与周边正常胎盘组织之间是否有分界，这一点在与双胎之一葡萄胎进行鉴别时很重要。

—————— • ● • •(((❋))) • • ● • ——————

（二）妊娠滋养细胞肿瘤

妊娠滋养细胞肿瘤（GTN）为恶性妊娠滋养细胞疾病。常继发于葡萄胎、流产或正常产后，表现为持续不规则阴道流血，转移至肺部可有咳嗽咳血，转移至阴道可见阴道紫蓝色结节，血/尿hCG测定持续不正常，有上升趋势或阴性后又转阳。GTN包括侵蚀性葡萄胎、绒毛膜癌、胎盘部位滋养细胞肿瘤及上皮性滋养细胞肿瘤，因各类型超声表现非常相近难以区分，且均为恶性妊娠滋养细胞肿瘤，因此一起进行讲述。

恶性滋养细胞肿瘤起源于胎盘绒毛的滋养细胞，肿瘤本身并无固有血管，而是以滋养细胞逆行侵蚀子宫螺旋动脉或较大的各级子宫动脉分支，使子宫动脉直接开放进入管壁，血管内皮被滋养细胞代替，造成了病灶区及其周围血流异常丰富，形成众多的低阻血流及动静脉瘘口。恶性滋养细胞肿瘤的丰富血流信号与其病理学改变相一致。

超声图像与血hCG值可共同作为GTN患者化疗疗效评估的重要内容。重点观察肌壁血窦存在与否及大小，血窦内阻力指数改变及子宫肌壁血流变化。如血窦逐渐减小、RI值逐渐升高，同时血hCG值降低则说明化疗疗效佳。

1.超声诊断要点及声像图特征

（1）子宫可弥漫性增大失去正常形态，子宫正常实质回声消失，内部回声极不均匀，呈现弥漫性蜂窝状改变；也可呈局限性病灶，病灶形态欠规则，边界不清晰，为非均质中等或高回声团块，其内部及周边均可见多个不规则暗区。

（2）以上类型均可发现子宫肌层血流异常丰富，血流频谱为低阻型动脉血流，RI值常＜0.4，血流丰富处常可见动静脉瘘样血流频谱。

（3）多见单侧或双侧卵巢黄素化囊肿。

2.鉴别诊断

（1）宫内残留：宫内可见不均质回声，其内及周边肌层均可见较丰富血流信号，肌层内除残留周边外均未见明显异常回声，该类患者有近期宫内孕流产或刮宫史，再次刮宫病理有绒毛组织。而GTN宫腔内多无异常回声，表现为肌壁内充盈着低阻丰富血流的蜂窝样改变，内可探及动静脉瘘频谱。

（2）获得性动静脉瘘：继发于创伤、感染、恶性肿瘤或医源性宫腔操作。二维超声表现为不规则多囊性结构，呈迂曲血管状。彩色多普勒显示囊内为充满丰富动静脉混杂的高速低阻血流信号，结合病史及血hCG值有助于鉴别诊断，获得性动静脉瘘血hCG值正常。

3.示例

> **案例3** 妊娠滋养细胞肿瘤

【临床资料】

郝××，女，30岁，人工流产术后25天，间断阴道流血3天来院就诊。血hCG值814IU/L，既往体健，现无咳血、阴道壁未探及明确异常回声，医师开具经阴道超声检查单。

【超声检查方法及所见描述】

经阴道超声检查。超声描述：子宫前位，宫体大小约6.1cm×5.9cm×4.7cm，形态规则，宫内未见明显异常回声，子宫右底部肌层可见范围约2.9cm×2.0cm不均质中高回声团块，其内部可见多个不规则暗区，不均质中高回声与宫腔相通，其外缘达子宫浆膜层，CDFI：其内可见丰富血流信号，PW：不均质中高回声内部可探及高速低阻及动静脉瘘样血流频谱，RI 0.23。左卵巢内可见大小约3.1cm×2.5cm无回声，右卵巢内可见大小约2.0cm×1.7cm无回声，CDFI：周边均可见血流信号。超声提示：子宫右底部异常回声（妊娠滋养细胞肿瘤待除外），双侧卵巢囊肿（黄素化囊肿可能）。

【超声图像】

见图6-5-5～图6-5-7。

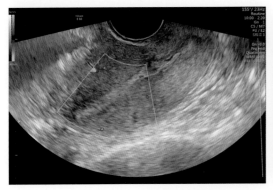
图6-5-5　宫内未见明显异常回声

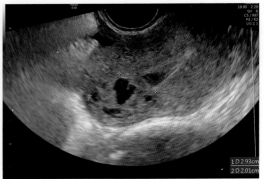
图6-5-6　子宫右底部肌层异常回声

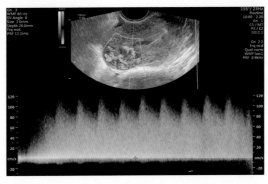
图6-5-7　子宫右底部肌层异常回声内部丰富血流信号及动静脉瘘样频谱

【超声诊断思路及检查注意事项】

1. 子宫肌层弥漫性或局灶性蜂窝样改变，其内为低阻丰富血流，部分可见动静脉瘘，卵巢多见囊肿，以上为GTN特征性超声表现。

2. GTN各分型超声表现接近难以鉴别，但可根据临床表现及血hCG值进行区分，侵蚀性葡萄胎常发生于葡萄胎术后、流产及产后6个月内，而绒毛膜癌多发生于1年后，胎盘部位滋养细胞肿瘤血hCG值常小于1000IU/L。

3. 化疗前后动态观察，子宫肌壁内的病灶与黄素囊肿的缩小与血hCG值下降同步。随子宫肌层及病灶区异常丰富血流信号逐步减少，血流频谱RI值逐渐上升直至恢复正常，最终病灶消失时黄素囊肿也随之消失。

———————·◦·——·((✿))·——·◦·——————

（张　力）

第六节　早产高危

一、早产高危因素

（一）孕妇因素

1. 孕妇合并急性或慢性疾病，如病毒性肝炎、急性肾盂肾炎、急性阑尾炎、妊娠期肝内胆汁淤积症、严重贫血、慢性肾炎、妊娠高血压综合征、心脏病、性传播疾病及重度营养不良等。

2. 子宫畸形，包括双子宫、双角子宫及纵隔子宫等，此外宫颈内口松弛与子宫肌瘤也易发生早产。

3. 医源性因素：孕妇患妊高征等产科疾病以及合并有内、外科疾病，因病情需要，必须提前终止妊娠者。

（二）胎儿、胎盘因素

双胎妊娠、羊水过多、胎膜早破、宫内感染、胎盘功能不全、母儿血型不合、前置胎盘及胎盘早剥等。

二、检查方法

同婚前检查。

三、检查目的和内容

（一）检查目的

观察有无早产因素，评估早产高危的风险。

（二）检查内容

观察胎儿大小是否符合孕周、胎盘位置及周边回声是否正常、羊水量的多少、宫颈的长度以及胎母循环血流频谱，此外需要结合病史及临床表现，确定有无早产高危的情况。

四、示例

【临床资料】

韦××，女，28岁，G_1P_0，间断腹痛4小时来院就诊。早孕期及中孕期超声筛查未见明显异常，现孕28^{+6}周，医师开具宫颈单项超声检查单。后续随访，孕妇于妊娠32^{+3}周早产。

【超声检查方法及所见描述】

经阴道超声检查。超声描述：宫颈管呈"Y"形开放，可见漏斗形成，漏斗宽约1.5cm，深约1.3cm，闭合长度约1.6cm，漏斗比例=45%。超声提示：宫颈短缩。

【超声图像】

见图6-6-1。

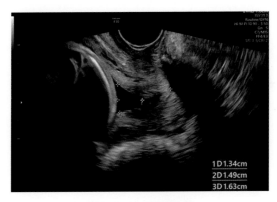

图6-6-1 **宫颈短缩**

【超声诊断思路及检查注意事项】

1. 宫颈短缩指孕14～30周宫颈长度<2.5cm，其最佳预测早产时间为孕16～24周，宫颈越短早产风险越高。

2. 测量宫颈时，经阴道测量最为精准，如无阴道较大量流血均可经阴道测量（探头均做好防护措施）。

3. 测量时如宫颈闭合段平直，则测量宫颈外口至宫腔侧闭合处即可，如宫颈屈曲则可分段测量后相加。

4. 宫颈内口开放扩张时，羊膜囊突入宫颈管内形成漏斗回声，可呈"Y"字形或"V"字形，漏斗比例=漏斗长度/（漏斗长度+残余宫颈长度），漏斗比例<25%且

宫颈长度≥2.5cm时提示早产风险较低，漏斗比例≥25%且宫颈长度<2.5cm与早产明显相关。

5. 开放宫颈明显扩张时，已无漏斗回声，此时仅测量残余闭合宫颈长度即可。

6. 部分宫颈短缩病例在宫缩缓解及平卧休息后展开部分宫颈可重新贴合，但无法闭合，此时测量易导致低估短缩程度。如再次测量残余宫颈长度明显长于前次，可嘱患者做Valsalva动作，使贴合的宫颈重新展开，此时才能准确评估宫颈短缩程度。

案例 2 胎盘早剥

【临床资料】

王××，女，34岁，G_1P_0，唐氏筛查21-三体高风险1：5，行羊膜腔穿刺术取羊水进行染色体核型检查提示未见异常，SNP未见明显异常。停经23^{+4}周中孕期超声筛查提示超声孕周相当于孕22^{+1}周，孕25^{+1}周产前诊断超声提示超声孕周相当于孕24^{+0}周，胎盘增厚（厚5.5cm），胎盘内部回声不均匀，可探及散在血窦回声，胎儿FL超声测值低于M-2SD线，孕妇双侧子宫动脉血流频谱舒张早期均可探及切迹。现孕33^{+1}周，无阴道流血及明显腹痛，医师开具常规产前超声检查单。超声检查后立即向临床报告危急值，当日急诊行剖宫产术，术中所见：胎盘母面边缘处可见暗红色血性压迹，约为胎盘面积1/3，查看子宫表面未见明显异常，诊断胎盘早剥I级。胎盘病理：胎盘重416g，镜下见胎盘绒毛发育尚可，部分绒毛发育过成熟，绒毛膜板下血栓形成伴绒毛片状梗死，底板见血肿形成，符合胎盘灌注不良伴胎盘早剥。

【超声检查方法及所见描述】

经腹部超声检查。超声描述：胎位为头位，胎儿胎心搏动及胎动可见，胎儿AC及FL超声测值均低于M-2SD线。胎盘位于左前壁，胎盘实质最厚处厚约6.2cm，胎盘内部回声不均匀且血流较稀疏，可探及散在血窦回声及数个不均质片状中高回声，三维能量多普勒超声检测胎盘血流各参数均低于正常值（VI 11.497、FI 21.216、VFI 2.439），胎盘近下缘后方绒毛膜与肌层间可见范围约6.2cm×4.8cm×1.5cm不规则低回声，CDFI：其内未见明显血流信号。脐动脉及胎儿大脑中动脉血流频谱未见异常，孕妇双侧子宫动脉血流频谱舒张早期均可探及切迹。超声提示：晚孕、单活胎、头位（相当于孕30^{+6}周），胎盘增厚且血流较稀疏，胎盘后方异常回声（血肿可能）。

【超声图像】

见图6-6-2～图6-6-5。

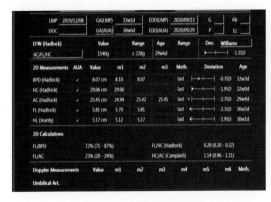

图6-6-2　胎儿生长表

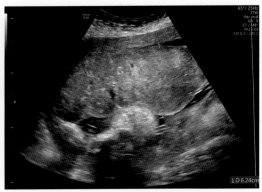

图6-6-3　胎盘实质最厚处

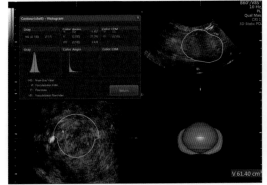

图6-6-4　胎盘内血流参数

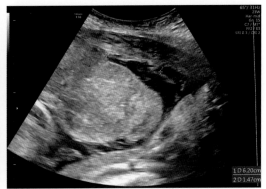

图6-6-5　胎盘后方异常回声（血肿）

【超声诊断思路及检查注意事项】

1. 胎盘早剥是妇产科急重症，是中晚孕期产科出血及早产的重要原因。临床表现为阴道流血（或血性羊水）及腹痛，常伴持续性宫缩，严重时伴胎儿宫内窘迫，但部分胎盘早剥无明显症状，极易漏诊。妊娠期高血压疾病、胎膜早破、外伤及持续性体位压迫宫旁静脉等为常见诱因，如孕妇有上述临床表现及诱因需要高度警惕胎盘早剥可能。

2. 胎盘早剥典型超声表现为胎盘内部、后方、边缘或羊膜腔内近胎盘处（胎盘早剥积血破入羊膜腔）可见不规则异常回声区（积血）。

3. 出血早期积血块超声表现为不规则团状中高回声，有时与周边胎盘回声难以鉴别，鉴别方法是胎盘内部有血流信号，而积血块内部无血流信号；积血块如未排出体外则很快发生部分液化，超声表现为中高回声与低回声相间；积血块持续存在至完全液化时，超声表现为不均质低回声至无回声；最后缓慢吸收，体积逐渐缩小。可以根据积血回声大致判断积血时间长短。

4. 胎盘及积血位于后壁时易被胎儿遮挡造成漏诊，此时可嘱孕妇左右侧卧位，从侧方扫查以最大限度探查更多信息。

5. 胎盘剥离后积血如很快排出或量较小时，宫腔内常难以探及积血回声，此时不能除外胎盘早剥，临床主要依靠临床表现及胎心监护结果进行诊断。

6. 剥离面积及位置对临床表现有较大影响，如剥离位置距离胎盘脐带插入口较近且剥离面积较大时，出现急性胎儿窘迫可能性大；如剥离位置位于胎盘边缘，距离胎盘脐带插入口较远且剥离面积较小时，出现急性胎儿窘迫可能性小些。

7. 部分胎盘早剥没有典型临床表现，常于产后发现，此类早剥通常剥离面积不大，但如剥离部位靠近脐带插入口处也会造成严重后果甚至胎死宫内。

8. 产前超声难以具体判断剥离面积，但可以根据胎盘与其附着肌层之间是否有血流大致判断剥离程度。

9. 该案例中的胎盘早剥积血回声呈低回声且位于边缘，说明出血时间不短，同时胎儿脐动脉及大脑中动脉血流正常，说明胎盘剥离不大，因此临床表现不明显。

10. 胎盘早剥形成的积血少部分会突破胎膜进入羊膜腔，表现为羊膜腔内胎盘周边较大片团状、絮状中高回声漂浮于羊水中，需要与羊膜腔内漂浮胎脂、脱落胎儿皮肤毛发碎屑相鉴别，后者多呈散在小片状沉积于宫腔底部，晃动羊水其快速四散并再次沉积。

11. 胎盘早剥为临床诊断，超声主要观察宫腔内是否存在积血，临床会根据积血部位及体积进行判断。

12. 胎盘三维能量多普勒测量血流参数可以评估胎盘功能，但对超声仪器及调节要求较高，胎动及孕妇呼吸等对结果也会产生影响，须掌握较好的操作技能。

案例3 妊娠期高血压疾病

【临床资料】

李×，女，32岁，G_1P_0，中孕期行NIPT筛查提示低风险，孕23^{+2}周中孕期超声筛查提示胎儿右位主动脉弓并左锁骨下动脉迷走，孕24^{+5}周产前诊断超声提示胎儿右位主动脉弓并左锁骨下动脉迷走、胎儿FL及HL超声测值低于M-2SD线、胎盘增厚（最厚处厚约5.2cm）、孕妇左侧子宫动脉血流频谱舒张早期可探及切迹。行介入性产前诊断，结果提示羊水细胞染色体核型分析正常。孕32^{+4}周血压118/85mmHg，尿蛋白+/-。孕32^{+5}周血压118/84mmHg，24小时尿蛋白定量0.32g，24小时动态血压监测提示全天舒张压偏高，以"子痫前期？"收住院，入院后复查24小时尿蛋白定量0.32g，诊断子痫前期明确。现孕33^{+2}周，当日自觉胎动较前减少，急诊由医师陪同进行超声检查。孕妇无头痛、头晕、眼花及腹痛，未见阴道流血及流液，以"早发型子痫前期、胎儿窘迫"急诊行剖宫产术，术中见胎盘子面距脐带根部约3cm处范围约4cm×3cm血肿，胎盘母面未见明显压迹及积血。新生儿Aparg评分1分钟9分，5分钟10分。

【超声检查方法及所见描述】

经腹部超声检查。超声描述：胎位为头位，可见胎动及胎心搏动，胎儿FL超声测值位于M-3.3SD线、HL超声测值位于M-2.6SD线。胎儿三血管-气管切面显示主动脉弓绕经气管右侧注入降主动脉，左位动脉导管，左锁骨下动脉起自降主动脉起始部，动脉导管、左锁骨下动脉及主动脉弓三者形成"U"形血管环。胎盘位于后壁，最厚处厚约5.9cm，内见数个片状血窦回声，胎盘子面近脐带插入口处可见范围4.0cm×1.5cm不均质低回声，低回声周边可见范围约3.4cm×1.2cm不规则无回声，CDFI：其内未见血流信号。胎儿大脑中动脉血流频谱PI值减低（0.98），脐动脉血流频谱正常（PI值1.01），孕妇左侧子宫动脉血流频谱舒张早期可探及切迹。超声提示：晚孕、单活胎，头位（超声孕周：31^{+1}周），胎儿右位主动脉弓并左锁骨下动脉迷走，胎儿大脑中动脉血流频谱PI值减低，胎盘增厚，胎盘子面异常回声（积血可能）。

【超声图像】

见图6-6-6～图6-6-13。

【超声诊断思路及检查注意事项】

1. 妊娠期高血压疾病是妊娠期常见的合并症，主要表现为高血压、水肿、蛋白尿，严重者可造成围产儿死亡。正常妊娠时胎盘着床处的螺旋动脉被滋养合体细胞侵蚀，管腔扩大而无弹性，血管阻力因而下降，基本于孕20周前完成。妊娠期高血压疾病时因各种病因导致滋养细胞侵蚀螺旋动脉功能出现异常，导致螺旋动脉管壁增粗闭塞，子宫动脉阻力增加，且子宫动脉阻力增加要早于孕妇血压升高。

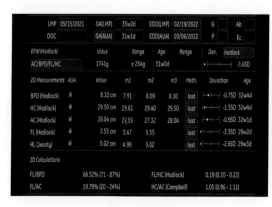

图6-6-6　胎儿生长表

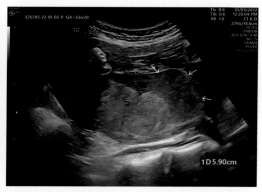

图6-6-7　增厚胎盘、内见大片血窦（白色箭头所示）

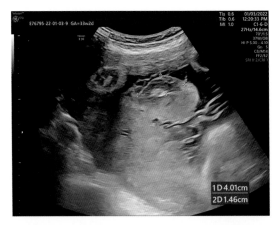

图6-6-8　近胎盘插入口胎盘子面处不均质低回声

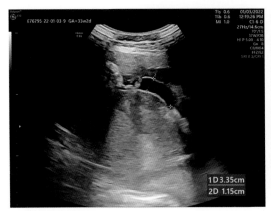

图6-6-9　近胎盘插入口胎盘子面处无回声

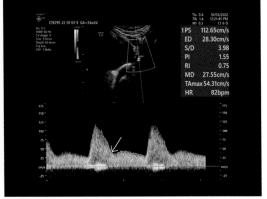

图6-6-10　孕妇左侧子宫动脉血流频谱舒张早期可探及切迹（白色箭头所示）

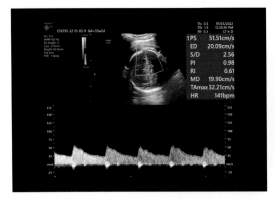

图6-6-11　胎儿大脑中动脉血流频谱

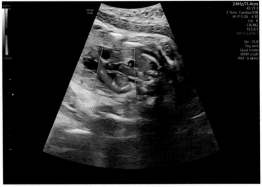

图6-6-12　胎儿右位主动脉弓及血管环

2. 子宫动脉非孕期及早孕期正常频谱为高阻且舒张早期可探及切迹，随孕周增加阻力逐渐降低，舒张早期切迹也随之消失，但妊娠期高血压疾病孕妇子宫动脉血流频谱因螺旋动脉异常导致阻力增加，至孕20周左右后切迹仍不消失，因此可以根据孕妇子宫动脉血流频谱预测妊娠期高血压疾病。

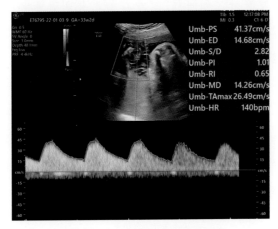

图5-6-13 脐动脉血流频谱正常

3. 早孕期和中孕期均可预测。早孕期因正常子宫动脉血流频谱舒张早期也可见切迹，因此使用测量双侧子宫动脉血流频谱并取PI均值与正常比较进行预测，对于高危患者进行药物干预减缓疾病进程，但无法阻止疾病的发生。中孕期因正常子宫动脉无切迹而妊娠期高血压疾病切迹持续存在，因此预测效率更高，但进行干预时间较晚。

4. 妊娠期高血压疾病分早发型与晚发型，发生越早临床表现越重。

5. 妊娠期高血压疾病因螺旋动脉狭窄闭塞导致梗死，周边增生纤维化，胎盘常增厚且面积偏小。

6. 妊娠期高血压疾病时因螺旋动脉异常导致胎盘功能受损，当损伤部分超过30%时胎盘其余正常组织难以代偿，胎儿常出现宫内生长受限，胎盘功能受损也会导致胎儿肾脏供血不足从而产生尿液不足，胎盘滤过羊水也不足，羊水量常位于临界状态甚至偏少。

7. 胎盘增厚、胎儿偏小、子宫动脉血流频谱舒张早期切迹是超声提示孕妇妊娠期高血压疾病的特征性指征，此时大多孕妇血压尚未升高。因此，超声可以为临床提供非常有意义的信息。

8. 因胎盘内血流阻力增加，脐动脉血流可出现高阻表现，此外，如胎儿因胎盘功能受损导致缺血缺氧，胎儿为保障大脑供血，大脑中动脉血流会出现代偿扩张而表现为低阻，可以使用脐动脉及大脑中动脉血流监测胎盘及胎儿血供情况。脐动脉测量脐带游离段，必须保证脐带在不受压的情况下进行测量，受压时血流呈高阻状态，可以通过改变孕妇体位松解受压脐带，以避免测量结果不准确。测量大脑中动脉时必须轻置探头，避免加压导致压力传导至颅内引起人为血流阻力增高，测量频谱的取样线与血流夹角越平行越好。

9. 监测胎儿生长发育时，如间隔2周左右胎儿未见明显生长，则说明胎盘功能很差，螺旋动脉发育异常导致胎盘着床较浅，极易发生胎盘早剥，此时务必仔细观察胎盘内部、后方及周边是否存在积血。

10. 本例患者中孕期超声诊断时即发现左侧子宫动脉切迹、胎儿偏小及胎盘增厚，虽彼时孕妇血压正常，但有患妊娠期高血压疾病较高风险。孕32周孕妇血压方升高，胎儿生长发育受限较之前明显，胎儿大脑中动脉血流也出现异常。该患者虽未发生胎盘早剥，但发生了胎盘近脐带插入口处子面胎膜下积血，考虑为胎盘内血管梗死后出血靠近胎盘子面而聚集在子面胎膜下方。

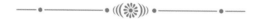

（张　力　周秀云）

第七节　妊娠期高血压疾病

妊娠期高血压疾病为多因素发病，可存在各种母体基础病理状况，也受妊娠期环境因素的影响。妊娠期间病情缓急不同，可呈现进展性变化并可迅速恶化。

一、妊娠期高血压

妊娠20周后首次出现高血压，收缩压≥140mmHg和（或）舒张压≥90mmHg，于产后12周内恢复正常；尿蛋白检测阴性。收缩压≥160mmHg和（或）舒张压≥110mmHg为重度妊娠期高血压。

二、子痫前期、子痫

1.子痫前期　指妊娠 20 周后出现收缩压≥140mmHg和（或）舒张压≥90mmHg，且伴有下列任一项：尿蛋白≥0.3g/24h，或尿蛋白/肌酐比值≥0.3，或随机尿蛋白≥（+）（无法进行尿蛋白定量时的检查方法）；无蛋白尿但伴有以下任何一种器官或系统受累：心、肺、肝、肾等重要器官，或血液系统、消化系统、神经系统的异常改变，胎盘-胎儿受到累及等。血压和（或）尿蛋白水平持续升高，发生母体器官功能受损或胎盘-胎儿并发症是子痫前期病情向重度发展的表现。

子痫前期孕妇出现下述任一表现可诊断为重度子痫前期：

（1）血压持续升高：收缩压≥160mmHg和（或）舒张压≥110mmHg。

（2）持续性头痛、视觉障碍或其他中枢神经系统异常表现。

（3）持续性上腹部疼痛及肝包膜下血肿或肝破裂表现。

（4）肝酶异常：血丙氨酸转氨酶（ALT）或天冬氨酸转氨酶（AST）水平升高。

（5）肾功能受损：尿蛋白＞2.0g/24h；少尿（24小时尿量＜400ml，或每小时尿量＜17ml），或血肌酐＞106μmol/L。

（6）低蛋白血症伴腹腔积液、胸腔积液或心包积液。

（7）血液系统异常：血小板计数呈持续性下降并低于100×10^9/L；微血管内溶血〔表现有贫血、黄疸或血乳酸脱氢酶（LDH）水平升高〕。

（8）心功能衰竭。

（9）肺水肿。

（10）胎儿生长受限或羊水过少、胎死宫内、胎盘早剥等。

2.子痫　子痫前期基础上发生不能用其他原因解释的抽搐。

三、妊娠合并慢性高血压

既往存在的高血压或在妊娠20周前发现收缩压≥140mmHg和（或）舒张压≥90mmHg，妊娠期无明显加重；或妊娠 20 周后首次诊断高血压并持续到产后12周以后。

四、慢性高血压并发子痫前期

慢性高血压孕妇，妊娠20周前无蛋白尿，妊娠20周后出现尿蛋白≥0.3g/24h或随机尿蛋白≥（＋）；或妊娠20周前有蛋白尿，妊娠20周后尿蛋白定量明显增加；或出现血压进一步升高等上述重度子痫前期的任何一项表现。

五、孕期超声检查

孕期超声检查包括胎儿电子监护，超声监测胎儿生长发育、羊水量，如可疑胎儿生长受限，应注意检测脐动脉和大脑中动脉血流阻力等，具体发生机制见胎儿生长受限（FGR）章节。重度子痫前期发生母儿严重并发症者，需要稳定母体状况后尽早在24小时内或48小时内终止妊娠，不考虑是否完成促胎肺成熟。严重并发症包括重度高血压不可控制、高血压脑病和脑血管意外、子痫、心功能衰竭、肺水肿、完全性和部分性

HELLP综合征、DIC、胎盘早剥和胎死宫内。当存在母体器官系统受累时，评定母体器官系统累及程度和发生严重并发症的紧迫性以及胎儿安危情况综合考虑终止妊娠时机：如血小板计数$<100×10^9$/L、肝酶水平轻度升高、肌酐水平轻度升高、羊水过少、脐血流反向、胎儿生长受限等，可同时在稳定病情和严密监护之下尽量争取给予促胎肺成熟后终止妊娠；对已经发生胎死宫内者，可在稳定病情后终止妊娠。总之，母体因素和胎盘-胎儿因素的整体评估是终止妊娠的决定性因素。

第八节　妊娠期合并糖尿病

妊娠期合并糖尿病包括孕前糖尿病（PGDM）和妊娠期糖尿病（GDM）。

一、诊断要点

1. PGDM诊断　符合以下两项中任意一项者。

（1）妊娠前已确诊为糖尿病的患者。

（2）妊娠前未进行过血糖检查的孕妇，尤其存在糖尿病高危因素者，首次产前检查时需要明确是否存在糖尿病，妊娠期血糖升高达到以下任何一项标准应诊断为PGDM。

①空腹血浆葡萄糖（FPG）≥7.0mmol/L。

②75g口服葡萄糖耐量试验（OGTT）服糖后2小时血糖≥11.1mmol/L。

③伴有典型的高血糖症状或高血糖危象，同时随机血糖≥11.1mmol/L。

④糖化血红蛋白（HbAlc）≥6.5，但不推荐妊娠期常规用HbAlc进行糖尿病筛查。

（3）肥胖（尤其是重度肥胖）。

（4）一级亲属患2型糖尿病。

（5）GDM史。

（6）巨大儿分娩史、多囊卵巢综合征、妊娠早期空腹尿糖反复阳性等。

2. GDM诊断　妊娠期发生糖代谢异常，即尚未被诊断为PGDM或GDM的孕妇在妊娠24～28周及28周后首次就诊时行75g OGTT（服糖前及服糖后1小时、2小时、3小时项血糖值应分别低于5.1mmol/L、10.0mmol/L、8.5mmol/L），任何一项血糖值达到或超过上述标准即诊断为GDM。

二、孕期胎儿发育的监测

1. **在中孕期应用超声对胎儿进行产前筛查**　早孕期血糖未得到控制的孕妇，尤其要注意应用超声检查胎儿中枢神经系统和心脏的发育，有条件者推荐行胎儿超声心动图检查。

2. **胎儿生长速度的监测**　晚孕期应每4～6周进行一次超声检查，监测胎儿发育情况，尤其应注意监测胎儿腹围和羊水量的变化等。注意宫高曲线及子宫张力，如宫高增长过快，或子宫张力增大，及时行超声检查，了解羊水量。

3. **胎儿宫内发育状况的评价**　晚孕期孕妇应注意监测胎动。需要应用胰岛素或口服降糖药物者，应自孕32周起，每周行1一次无应激试验（NST）。可疑胎儿生长受限时尤其应严密监测。

4. **促胎儿肺成熟**　妊娠期血糖控制不满意以及需要提前终止妊娠者，应在计划终止妊娠前48小时，促胎儿肺成熟。有条件者行羊膜腔穿刺术抽取羊水了解胎儿肺成熟度。

第九节　妊娠期肝内胆管淤积症

临床以皮肤瘙痒为主要症状，程度轻重不等，无皮疹。

一、诊断要点

总胆汁酸是诊断可靠指标，≥10μmol/L可诊断为妊娠期肝内胆汁淤积症；胆汁酸水平正常，但有其他原因无法解释的肝功能异常。瘙痒和肝功能异常在产后恢复正常。

妊娠期肝内胆汁淤积症在部分地区发病率较高，且临床无特征性表现，一旦疾病进展就已经对胎儿造成严重后果，所以在高发地区有筛查必要。

筛查内容：产前检查常规询问有无瘙痒，有症状者即测定并跟踪血胆汁酸变化；发现黄疸、肝酶和胆红素升高者，即测定总胆汁酸；妊娠期肝内胆汁淤积症高危因素者于孕28～30周测定血胆酸，测定结果正常者3～4周后复查。

二、超声检查内容

1. **孕妇肝脏B超**　绝大部分无明显超声表现，多无临床意义，不建议常规检查。

2. **胎儿脐动脉血流分析**　其对预测围产儿预后可能有一定意义。妊娠期肝内胆汁淤积症常发生无任何先兆胎心消失，出现脐动脉PI值增高、胎儿宫内窘迫对临床及时终止妊娠有一定帮助，其对胎儿影响可能的发生机制表现为妊娠期肝内胆汁淤积症胎盘光镜及电镜检查可见胎盘绒毛板及羊膜均有胆盐沉积；合体滋养细胞肿胀、增生、合体芽增多，血管合体膜减少，绒毛间质水肿、绒毛间隙狭窄、新生绒毛较多，有的绒毛内无血管生长，绒毛小叶间新绒毛互相粘连，使绒毛间腔更加狭窄；胎盘重量、容积及厚度与正常妊娠胎盘无差异。

（范宏艳）

第七章 超声引导介入产前诊断技术

第一节 超声引导下羊膜腔穿刺术

一、概念

羊膜腔穿刺也称羊水穿刺，是指在超声引导下用细针从子宫腔内抽出羊水的一种操作技术。20世纪50年代的一些研究证实可以通过分析羊水细胞（AFC）的X染色质来确定胎儿性别，20世纪60年代研究证实通过分析羊水细胞来进行胎儿染色体核型分析是可行的，此后羊膜腔穿刺进行遗传病的产前诊断得到了巨大的发展，可用于染色体病、单基因遗传病和某些代谢性疾病的产前诊断。通过羊膜腔穿刺进行产前诊断已经成为现代产科不可分割的一部分，是我国目前最常用的产前诊断技术。

二、目的和适用范围

主要用于有医学指征的孕16～22周的产前诊断。主要用于染色体病的产前诊断，也可进行DNA突变分析以诊断单基因病、生化测定诊断遗传性代谢病。

三、指征

1. 孕妇年龄≥35岁。

2. 孕妇曾生育过染色体异常患儿。

3. 夫妇一方染色体结构异常者。

4. 孕妇曾生育过单基因病患儿或遗传性代谢病患儿。

5. 母血清生化筛查高风险。

6. 超声检查发现胎儿异常。

7. 其他需要抽取羊水标本检查的情况。

四、禁忌证

1. 穿刺时具有先兆流产症状者。

2. 体温（腋温）高于37.5℃。

3. 有出血倾向（血小板计数≤70×10⁹/L，凝血功能检查有异常）。

4. 有急性盆腔或宫腔感染征象。

5. 无明显指征的单纯性别鉴定。

五、术前准备

1. 与孕妇或家属谈话，签署知情同意书。

2. 穿刺前认真核对适应证、妊娠周数、子宫大小、有无穿刺禁忌证。

3. 穿刺前超声检查：B超核对孕周、子宫大小、胎儿数目、胎盘位置、胎心率、羊水量及胎位。

4. 术前查血常规，白细胞计数和血小板计数正常者方可手术。

5. 术前测量体温，腋温低于37.5℃者方可手术。两次体温在37.5℃以上者，穿刺暂缓。

6. 准备好羊膜腔穿刺并发症抢救所需的药品。

六、操作步骤

1. 单胎羊膜腔穿刺技术

（1）选择穿刺点：穿刺前的定位非常重要，对穿刺的成功与否起到关键的作用，因此高质量的超声是进行穿刺的重要条件。术前患者排空膀胱，超声观察母亲的肠道和膀胱的位置以防止误伤。仔细进行超声检查选择进针点，位置最好在子宫体部的中线处，但该位置不一定有理想的羊水池。尽量避开胎盘和胎儿的要害部位，如颜面部、眼球晶状体；尽量避开母体脐周处，因为该处不容易进针；尽量不要选择子宫底部和下段位置，子宫底部容易发生宫缩后将穿刺针包裹，子宫下段穿刺后易合并羊水渗漏现象；合并子宫肌瘤者应避开肌瘤；如果要到达理想的羊水池必须经过胎盘，应选择胎盘最薄处（通常是胎盘的边缘）进针，避免在脐带入胎盘处进针。超声多普勒有助于判断脐带插入口的位置。

（2）母体腹部皮肤消毒后，穿刺点周围铺无菌治疗巾。局部麻醉并不能减轻疼痛，故不必使用。

（3）在整个穿刺过程中，建议采用二维超声实时监测穿刺针，即连续的超声引导，在腹部放置超声探头并在穿刺的全程能持续监测到穿刺针尖。实时超声监测时，需要用碘伏做耦合剂涂抹在穿刺点，超声探头用无菌巾包裹（可采用无菌手套包裹），由助手扶住超声探头，超声束的角度与穿刺线之间的角度为15°～20°。也可采用即时超声进行穿刺，即在超声检查后立即消毒穿刺，对于经验丰富的穿刺者似乎并不增加风险，但对经验不足的操作者或穿刺困难（如多胎妊娠、子宫肌瘤或肥胖等）的患者，超声实时监测下穿刺可提高穿刺成功率（图7-1-1）。

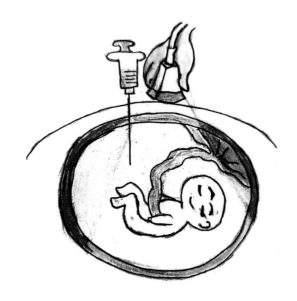

图7-1-1 **羊水穿刺示意图**

（4）当确定针尖位于适当的位置后，拔出针芯，可见羊水流出，连上5ml的注射器轻柔抽吸。如果没有羊水流出，可能的原因包括：未进入羊膜腔、吸力过大使得胎膜在针尖周围发生塌陷阻碍了羊水流出、抽吸时胎儿肢体或脐带阻挡、羊水池闭合等。

2. **双胎/多胎羊膜腔穿刺技术**

（1）随着孕妇年龄的增长、助孕技术的发展，双胎（主要是双绒毛囊双羊膜囊双胎）的发生率有所增加。越来越多的多胎妊娠需要进行产前诊断。随着超声和穿刺技术的发展，遗传学羊膜腔穿刺可在90%～95%以上的双胎妊娠中成功实施，相对于单胎羊膜腔穿刺似乎并不增加风险。

（2）双胎的穿刺需要分别穿刺两个不同的羊膜囊，两个羊膜囊之间隔膜通常可以见到。穿刺第一个羊膜囊后拔针之前在羊膜腔内注射入染料有助于区分两个不同的羊膜囊，即靛蓝胭脂红用无菌注射用水按1∶10稀释后取2～3ml。禁用亚甲蓝，因为有引起胎儿小肠闭锁和死亡的病例报道。第一胎羊膜腔穿刺完成后，在第二胎的超声定位穿刺点进行第二次羊膜腔穿刺，如果抽出的羊水清亮没有染色，则证明第二胎穿刺成功，如果抽出蓝染的羊水则表明是再次进入了第一个羊膜囊。

七、术后并发症

1. 出血。

2. 羊水渗漏，胎膜早破。

3. 感染。

4. 直接/间接胎儿受损。

5. 流产。

6. 胎死宫内。

7. 疼痛、紧张等刺激诱发孕妇出现心脑血管意外。

八、示例

案例1 单胎羊膜腔穿刺术超声引导

【临床资料】

夏××，女，38岁，G_2P_0，高龄初产，孕13^{+4}周，胎儿NT 0.35cm，NT增厚，建议行胎儿染色体核型分析+染色体微缺失微重复检测，并告知相关风险。孕妇已详细了解病情、风险与处理方案，经考虑后要求行羊膜腔穿刺产前诊断，医师开具超声引导检查单。

【超声检查方法及所见描述】

孕妇排空膀胱，平躺于检查床上，暴露下腹部，经腹部行超声检查。超声描述：术前，宫内孕、单活胎、头位，胎盘位于后壁，羊水最大深度5.5cm，胎儿胎心搏动及胎动均可见；术中，于脐下2cm右侧0.5cm引导穿刺针进针4cm进入羊膜腔内，注射器内可见抽出羊水，穿刺全过程超声实时监测，孕妇及胎儿配合；术后，胎心率145次/分，胎动可见。

【超声图像】

见图7-1-2、图7-1-3，视频7-1-1。

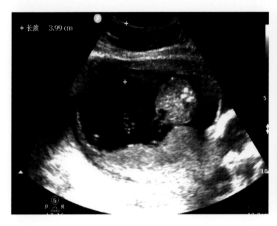
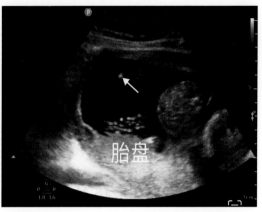

图7-1-2　穿刺前观察胎盘位于后壁，垂直进针深度约4.0cm进入羊膜腔

图7-1-3　白色箭头所示为穿刺针尖位置，胎盘位于后壁

视频7-1-1　动态显示穿刺针抽吸羊水的过程

【超声检查注意事项】

穿刺前产科超声检查评价胎儿胎心、胎动、胎位、生物学测量、胎盘位置和胎儿解剖结构。穿刺点的选择很重要，位置最好在子宫体部的中线处，该部位不需要是羊水最深处。尽量避开胎儿的要害部位，不要在脐带入胎盘处进针，进针位置不要过深，一般先测量刚好进入羊膜腔的深度，进针后实时超声监测随着胎儿的变化再调整进针深度。探头需要完全垂直于床面，切勿垂直于腹壁，进针方向也需要垂直于床面，可以先用手指在探头中部垂直加压观察压力点方向来预测进针针道点，如果前壁胎盘临床需要不过胎盘进针可以选择穿刺架调整角度进针。穿刺中实时监测很安全。术后观察胎心胎动，超声多普勒测量胎心率，如果前壁胎盘过胎盘需要观察穿刺点有无局部胎盘血肿等。

案例2　双胎羊膜腔穿刺术超声引导

【临床资料】

刘×，女，30岁，G_2P_0，孕12^{+1}周。B超提示宫内孕，双绒毛膜双羊膜囊双胎妊娠，均活胎，NIPT结果提示21-三体、18-三体、13-三体均为低风险，附加报告提示性染色体偏多。诊断：双胎妊娠（DCDA），NIPT 胎儿性染色体异常高风险。处理：建议行介入性产前诊断进一步明确诊断，并告知羊膜腔穿刺产前诊断的风险。孕妇已详细了解病情、风险与处理方案，与家属商议决定行羊膜腔穿刺产前诊断。医师开具超声引导检查单。

【超声检查方法及所见描述】

孕妇排空膀胱，平躺于检查床上，暴露下腹部，经腹部行超声检查。超声描述：术前，宫内孕，双活胎，双绒毛膜双羊膜囊双胎妊娠，两胎儿之间可见羊膜绒毛膜分隔，胎一头位，位于宫腔左下方，胎盘位于后壁，羊水最大深度5.5cm，胎二臀位，位于宫腔右上方，胎盘位于前壁，羊水最大深度4.6cm，双胎儿胎心、胎动均可见；术中，胎一于脐下4cm左侧2cm引导穿刺针进针3cm进入羊膜腔内，注射器内可见抽出羊水，穿刺全过程超声实时监测，孕妇及胎儿配合，胎二于脐上2cm右侧1cm引导穿刺针进针5cm过胎盘边缘进入羊膜腔内，注射器内可见抽出羊水，穿刺全过程超声实时监测，孕妇及胎儿配合；术后，胎一胎心率145次/分，胎二胎心率150次/分，两胎儿胎动均可见。

【超声图像】

见图7-1-4、图7-1-5，视频7-1-2、视频7-1-3。

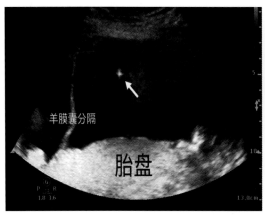
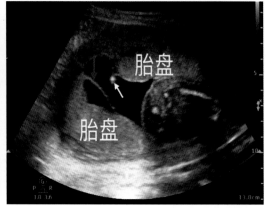

图7-1-4　白色箭头所示为穿刺针进入羊膜腔的位置，另可见胎一的后壁胎盘及羊膜绒毛膜分隔

图7-1-5　白色箭头所示为穿刺针进入羊膜腔的位置，红色箭头所示为两胎儿间羊膜绒毛膜分隔，胎一胎盘位于后壁，胎二胎盘位于前壁

视频7-1-2　动态显示穿刺针抽吸胎一羊水的过程　　　视频7-1-3　动态显示穿刺针抽吸胎二羊水的过程

【超声检查注意事项】

穿刺前产科超声检查判定双胎绒毛膜羊膜囊性非常重要，观察双胎儿胎盘位置、羊膜囊分隔薄厚以及双胎儿性别，准确评价双胎儿胎位，在宫内分布位置，双胎儿胎心、胎动、生物学测量和胎儿解剖结构，穿刺点的选择很重要，同单胎；穿刺中实时监测很安全；术后观察双胎儿胎心、胎动，超声多普勒测量胎心率，如果前壁胎盘过胎盘需要观察穿刺点有无局部胎盘血肿等。

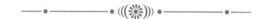

第二节　超声引导下经腹绒毛取材术

一、概念

绒毛活检（chorionic villus sampling，CVS）是指为了对遗传疾病进行产前诊断而取少量胎盘组织进行染色体或DNA检测的操作。绒毛与胎儿来自同一个受精卵，具有相同的遗传信息。尽管对绒毛组织的研究主要是针对胎儿染色体，但新鲜绒毛几乎可用于所有的分析。为了满足早期诊断的需求，出现了绒毛活检（CVS）技术。绒毛活检是最新的侵入性产前诊断技术，与羊膜腔穿刺相比，其主要优势是可以在妊娠的较早期获得诊断，使得胎儿异常能在早期发现并及时终止，降低了引产的患病率，并对孕妇的精神心理和保护其隐私有一定的好处。另外，从CVS获得的DNA量较从羊水穿刺获得的细胞中得到的DNA量要多，因此，可以在取样几小时或几天内进行可靠的DNA检测。随着早孕期超声和早孕期非整倍体血清学筛查技术的开展，以及实时超声和分子遗传学技术的快速发展，对CVS的需求也将明显增加。

二、目的和适用范围

主要用于有医学指征的孕11周后产前诊断。主要用于染色体病的产前诊断、DNA突变分析以诊断单基因病、生化测定诊断遗传性代谢病。

三、指征

1. 高龄孕妇。

2. 早孕期超声和生化学非整倍体筛查阳性。

3. 夫妇为染色体平衡易位携带者或非整倍体。

4. 既往染色体异常儿分娩史。

5. 既往多发畸形儿分娩史。

6. 既往反复自然流产。

7. 单基因病高风险。

8. 羊水过少/无羊水。

9. 超声发现胎儿异常。

10. X连锁遗传病。

11. 先天性代谢障碍。

12. 感染性疾病。

四、禁忌证

1. 先兆流产。

2. 体温（腋温）高于37.5℃。

3. 有出血倾向（血小板计数≤70×10^9/L，凝血功能检查有异常）。

4. 有急性盆腔或宫腔感染征象。

5. 单纯性别鉴定。

五、术前准备

1. 穿刺前认真核对适应证、妊娠周数、子宫大小、有无穿刺禁忌证。

2. 与孕妇或家属谈话，签署知情同意书。

3. 术前查血常规，白细胞计数及血小板计数正常者方可手术。

4. 术前测量体温，腋温低于37.5℃者方可手术。两次体温在37.5℃以上者，穿刺暂缓。

六、操作步骤

绒毛穿刺技术分为两种：经腹绒毛活检术和经宫颈绒毛活检术，本书只介绍第一种方法。经腹绒毛穿刺术易于掌握，宫内感染发生率低，不受阴道、宫颈、宫体解剖异常的影响，已经成为目前最广泛采用的技术。

1. 患者取仰卧位，经腹部超声确定胎盘位置，确定穿刺部位和进针路线。

2. 患者下腹部消毒，铺无菌巾，暴露穿刺部位。

3. 穿刺时可选用徒手穿刺，也可用超声引导支架，穿刺针可为单针（腰穿针）或双针（套管针）。双针穿刺技术：超声检查并确认合适的绒毛位置后，用1.2mm外径（18G）的穿刺针徒手穿刺或经超声支架沿超声引导线穿刺，以一定角度向前穿刺，使其沿着胎盘的长轴穿过，针尖到达取材位置后，拔出针芯，将含有少许培养液或生理盐水的注射器连接抽吸针［0.9mm（20G）或0.8mm（21G）］，将抽吸针插入套管针并刺入绒毛，抽吸注射器形成负压后上下移动针10次左右，使绒毛脱落并吸入注射器，直至获得一定数量的绒毛组织。拔出抽吸针，放回针芯，拔出套管针。抽吸时注意避开妊娠囊和蜕膜（图7-2-1）。

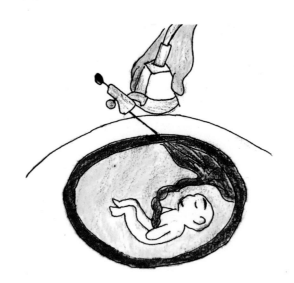

图7-2-1　经腹绒毛活检示意图

4. 穿刺后处理：在穿刺后患者离开前，采用超声确定胎儿状况和除外绒毛膜内/后血肿。一般而言，在穿刺几小时后就可恢复正常活动回家。离院前要与孕妇讨论注意事项（数天内限制活动）及可能出现的症状。在经腹穿刺时，在刺入皮肤和子宫时，孕妇偶尔会有针刺感或绞痛，但很快缓解，尤其是腹壁厚的孕妇，但在穿刺结束时均会缓解，只有当感到持续疼痛、大量出血或发热时才需要就诊。

七、术后并发症

1. 出血。

2. 感染。

3. 胎儿肢体畸形。

4. 流产。

5. 疼痛、紧张等刺激诱发孕妇出现心脑血管意外。

八、示例

案例 单胎，经腹绒毛取材术超声引导

【临床资料】

王××，女，30岁，G_1P_0，孕12周。B超提示：胎儿颈后淋巴水囊瘤，胎儿全身水肿合并双侧胸腔积液，胎儿心脏结构异常可能性大，告知不能除外胎儿染色体病、先天性心脏病及其他畸形，建议行胎儿染色体核型分析+染色体微缺失微重复检测，并告知相关风险，孕妇经考虑后要求行绒毛活检，医师开具超声引导检查单。

【超声检查方法及所见描述】

孕妇排空膀胱，平躺于检查床上，暴露下腹部，经腹部行超声检查。超声描述：术前，宫内孕，单活胎，超声估计孕周13^{+1}周，胎盘位于右后壁，羊水最大深度3.2cm，胎儿胎心、胎动均可见，评估绒毛情况和穿刺的路径非常重要，根据胎盘位置及形态选择穿刺引导线，需要沿着胎盘的长轴穿过，常规取胎盘中央实质最厚处，既不能贴近羊膜囊也不要太贴近宫壁肌层；术中，于脐下10cm右侧4cm按照穿刺针道引导线引导穿刺进针7cm进入胎盘实质内，将穿刺针刺入预定的位置，拔出针芯，将抽吸针插入套管针并刺入绒毛，抽吸注射器形成负压后上下移动，需要注意预定的位置不能直接放在取材位置处，因为抽吸针会上下移动抽取绒毛，一般至少预留1cm位置供抽吸针移动，如果直接将穿刺针放在取材位置，抽吸移动过程中很有可能穿破羊膜腔，穿刺全过程超声实时监测，孕妇及胎儿配合；术后，胎心率160次/分，胎动可见，关注绒毛膜内部或后方有无血肿。

【超声图像】

见图7-2-2、图7-2-3，视频7-2-1。

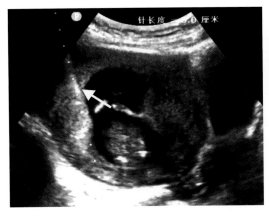

图7-2-2 白色箭头所示为穿刺针按照穿刺引导线进入胎盘实质内

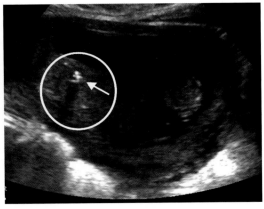

图7-2-3 白色圆圈所示为胎盘实质内取材处，白色箭头所示为胎盘内新鲜出血灶

视频7-2-1　**动态显示穿刺针抽吸绒毛的过程**

【超声检查注意事项】

超声评估穿刺的路径非常重要，穿刺引导线需要沿着胎盘的长轴穿过，预定的位置常规取胎盘中央实质最厚处，既不能贴近羊膜囊也不要太贴近宫壁肌层。预定的位置不能直接放在取材位置处，因为抽吸针会上下移动抽取绒毛，一般至少预留1cm位置供抽吸针移动，如果直接将穿刺针放在取材位置，抽吸移动过程中很有可能穿破羊膜腔。超声定位穿刺路径准确后，在穿刺针进入过程中尽量保持探头加压腹部的力量与定位时一致，以免由于加压探头导致穿刺线偏移。

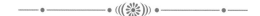

第三节　超声引导下脐血管穿刺术

一、概念

脐带穿刺术（也称为经皮脐带穿刺取样术）是目前最常用的胎儿血取样方法，是指在超声引导下进行脐静脉穿刺。已报道与脐静脉穿刺操作相关的流产率不到2%。脐静脉穿刺的使用较少，但当CVS或羊水穿刺后发现有染色体嵌合型而需要进一步确认或细胞培养失败时则需要进行脐带血取样。由于直接取胎儿血，诊断的准确性和敏感性高，是中晚孕期采用的产前诊断技术，同时为胎儿宫内治疗开辟了一条新途径。

二、目的和适用范围

主要用于有医学指征的孕18周以后的产前诊断。主要用于染色体病的产前诊断、DNA突变分析以诊断单基因病、生化测定诊断遗传性代谢病，以及某些宫内治疗。

三、指征

1.胎儿染色体核型分析。

2. 胎儿宫内感染的诊断。

3. 胎儿血液系统疾病的产前诊断及风险评估。

4. 胎儿宫内贫血/溶血的评估及治疗。

5. 其他需要抽取脐血标本检查的情况。

四、禁忌证

1. 先兆晚期流产。

2. 体温（腋温）高于37.5℃。

3. 有出血倾向（血小板计数≤70×10^9/L，凝血功能检查有异常）。

4. 有急性盆腔或宫腔感染征象。

5. 单纯性别鉴定。

五、术前准备

1. 穿刺前认真核对适应证、妊娠周数、子宫大小、有无穿刺禁忌证。

2. 与孕妇或家属谈话，签署知情同意书。

3. 术前查血常规，白细胞计数及血小板计数正常者方可手术。

4. 术前测量体温，腋温低于37.5℃者方可手术。两次体温在37.5℃以上者，穿刺暂缓。

六、操作步骤

1. 患者排空膀胱，取仰卧位，穿刺部位消毒皮肤，铺上无菌巾。

2. 超声定位及引导：超声再次确认穿刺部位，使脐静脉清晰显示在穿刺引导线内。超声探头置于穿刺点之外，但应能看到针从母体腹壁到胎儿靶血管的全程（图7-3-1）。也可采用带支架的超声探头，穿刺针可沿着超声引导线进行穿刺，可帮助确认穿刺部位，以减少脐带破口和穿刺针移位，但它限制了穿刺针的侧向活动，当穿刺针需要重新定位时也限制了针的活动。

3. 穿刺过程：一般采用20~22G的穿刺针，建议使用22G、锐角、末端超声增强的穿刺针，也有学者建议使用更细的穿刺针（如25G）。操作前在与穿刺针连接的注射器内事先加入柠檬酸钠溶液或肝素以预防和减少血凝块的形成。在超声引导下，穿刺针穿过腹壁、子宫肌壁，经羊膜腔刺入脐带，胎盘前壁时可经胎盘刺入，当针尖接近脐带表面时做快速穿刺。当针尖刺入胎儿血管后（通常为较为粗大的胎儿脐静脉），拔出针芯，连接注射器，抽出所需的胎儿血。

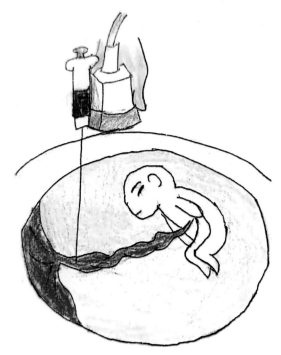

图7-3-1　**经腹脐血管穿刺术示意图**

4. 抽取的血量：需要的血量取决于产前诊断的指征，最大采血量不应超过相应孕龄胎儿胎盘血容量（可根据胎儿体重估计，按100ml/kg计算）的6%～7%，通常不超过5ml，如用于染色体核型分析时2ml即可。

5. 胎儿血的鉴定：在脐带根部穿刺时有抽出母血的可能，游离脐带穿刺更为可靠。为了鉴别是胎儿血还是母血，可进行床旁的快速鉴别技术。由于胎儿血血红蛋白可以抵抗碱变性而不变色，可采用碱变性试验（Apt试验）鉴别母血和胎儿血。准备一支试管加蒸馏水2ml，滴入0.2ml血，立即加入0.2mol/L的KOH溶液1ml后轻摇，溶血标本迅速变为黑褐色为母血，粉红色（或不变色）为胎儿血。

七、术后并发症

1. 出血、出血性休克。

2. 感染。

3. 胎盘出血、血肿、胎盘早剥。

4. 胎儿受损。

5. 自然流产/早产。

6. 胎死宫内。

7. 羊水渗漏。

8. 胎膜早破。

9. 脐带出血、血肿或血栓形成。

10. 疼痛、紧张等刺激诱发孕妇出现心脑血管意外。

八、示例

案例　单胎，经腹脐血管穿刺术超声引导

【临床资料】

冯××，女，38岁，G_3P_1，NIPT结果提示T21、T18、T13为低风险，孕23周。B超提示：胎儿室间隔缺损。解释结果，告知预后，交代产前检查局限性，部分胎儿异常无法明确诊断；目前不除外胎儿染色体疾病、微缺失微重复综合征和其他畸形、遗传综合征等有关，结合孕妇高龄建议行脐静脉穿刺产前诊断行染色体核型+基因芯片检测，孕妇已详细了解病情、风险与处理方案，已与家属商议决定行脐血产前诊断。医师开具超声引导检查单。

【超声检查方法及所见描述】

孕妇排空膀胱，平躺于检查床上，暴露腹部，经腹部行超声检查。超声描述：术前，宫内孕，单活胎，头位，核对孕周，胎盘位于后壁，羊水最大深度5.5cm，胎儿胎心、胎动均可见，脐带根数，脐带螺旋程度及脐带粗细，脐带入胎盘处位置，以便选择穿刺部位，大多数情况选择脐带入胎盘处附近，此处脐带相对固定不易游离；术中，消毒穿刺探头，选择穿刺点及角度固定于脐上2cm右侧3cm引导穿刺进针6cm进入羊膜腔内穿刺入脐静脉内，拔出针芯，连接注射器，抽取需要量的脐血，穿刺全过程超声实时监测，孕妇及胎儿配合；术后，立即观察脐带穿刺点有无渗血，并记录胎心率145次/分，胎动可见，再次复查胎儿情况及穿刺点脐带有无脐带出血、血肿或血栓形成，观察胎盘有无早搏。

【超声图像】

见图7-3-2、图7-3-3，视频7-3-1。

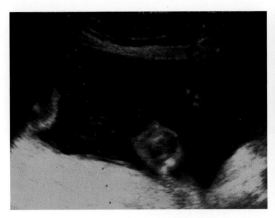 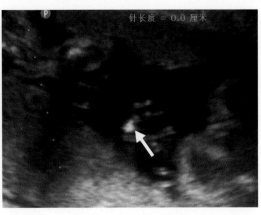

图7-3-2 术前引导穿刺定位线与脐静脉长轴切面成垂直关系

图7-3-3 白色箭头所示穿刺针成功进入脐静脉腔内

视频7-3-1 动态显示穿刺针进入脐静脉的过程

【超声检查注意事项】

　　穿刺点的选择需要宽大的脐静脉，切勿选择细窄的脐动脉，脐动脉穿刺出血时间较脐静脉穿刺显著延长。穿刺部位出血是脐带穿刺术最常见的并发症，最高可占穿刺病例的50%，但很少发生出血不止。脐带血肿通常无症状，但与暂时性或持续性突发胎儿心动过缓有关。暂时性胎儿心动过缓占胎儿的3%～12%。脐动脉穿刺病例中胎儿暂时性心动过缓发生率较高，提示这一并发症可能是由于局部血管痉挛而导致的血管迷走神经反应。

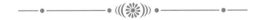

（迟文静）

第八章 产后超声检查

第一节 产后子宫超声检查

一、检查技术

（一）检查仪器

选用凸阵探头，频率为2.0～5.0MHz；选用阴道探头，频率为4.0～9.0MHz。

（二）检查方式

1. **经腹部检查** 子宫复旧早期，子宫体积较大，一般选用腹部超声探头，根据图像清晰度，无须充盈膀胱或适量充盈膀胱，也可选用浅表超声探头观察剖宫产腹壁切口愈合情况。

2. **经阴道检查** 子宫复旧近正常大小时可选用经阴道超声探头检查。

二、检查目的和内容

评估产后子宫复旧情况，观察宫腔内是否有妊娠物残留以及大的血肿，为临床分娩并发症及晚期产后出血的诊断、治疗提供依据。

三、子宫复旧

在胎盘娩出后，子宫逐渐恢复至未孕状态的全过程称为子宫复旧，一般为6周。主要变化为宫体肌纤维缩复和内膜的再生，同时还有子宫血管变化、子宫下段和宫颈的复原等。胎盘娩出后，子宫体于产后1周缩小至约孕12周大小，于产后6周恢复至孕前大小。约于产后第3周，除胎盘附着部位外，宫腔表面均由新生内膜覆盖，胎盘附着部位内膜完成修复需要至产后6周。产后1周后宫颈内口关闭，产后4周宫颈恢复至非孕时形态。

（一）自然分娩子宫复旧

1. **超声诊断要点及声像图特征** 子宫复旧以子宫长径的变化最为明显，三径和每天减少13mm，产后第10天子宫三径和约24cm。产后子宫外形扁平，多为水平前倾位，轮廓清晰，宫体与宫颈的分界不太明显，宫颈短宽。产后5～7天子宫恢复至孕前形态，宫体与宫颈的分界渐明显。肌层可见不均匀光点、散在光斑，并可见短管道状无回声区，大多在产后1周后肌层回声接近正常子宫。产后宫内膜多呈密集均匀或稍不均匀的高回声，基底线与肌层的分界不太清晰，内膜厚度不超过10mm，若大于15mm，应注意胎盘胎膜残留可能。

2. **示例**

案例1 产后子宫（自然分娩后3天）

【临床资料】

孟××，足月自然分娩后3天，因胎盘粘连，曾行手取胎盘术。临床医师开具子宫双附件超声检查单。

【超声检查方法及所见描述】

经腹部超声检查。超声描述：子宫前位，宫体大小约13.1cm×11.6cm×7.5cm，形态规则，内膜厚约7.0mm，双侧卵巢大小、形态正常，双附件区未见明显异常。超声提示：产后子宫。

【超声图像】

见图8-1-1。

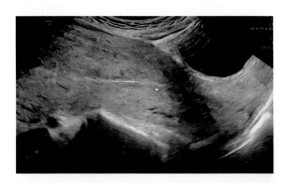

图8-1-1 **足月自然分娩后3天，正常产后子宫超声图像**

【超声诊断思路及检查注意事项】

1. 产后初期子宫较大采用经腹超声检查，产后42天可采用经阴道超声检查。

2. 图像显示子宫肌层回声欠均匀，可见短管道状无回声，宫腔闭合，子宫内膜小于

10mm，宫颈短宽，提示子宫复旧良好。此病例产时曾因胎盘粘连行手取胎盘术，所以超声还应重点观察宫内是否有残留。

案例2　产后子宫及附件（会阴侧切阴道分娩后41天）

【临床资料】

会阴侧切阴道分娩后41天，无阴道流血等不适，常规超声检查。

【超声检查方法及所见描述】

经阴道超声检查。超声描述：子宫后位，宫体大小约4.1cm×3.9cm×3.6cm，形态规则，内膜厚约6.2mm，双侧卵巢大小、形态正常，双附件区未见明显异常回声。超声提示：子宫及双附件区未见明显异常。

【超声图像】

见图8-1-2。

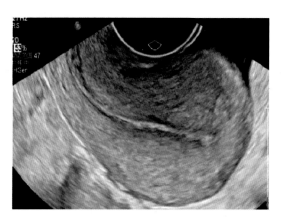

图8-1-2　会阴侧切阴道分娩后41天，子宫复旧良好

【超声诊断思路及检查注意事项】

产后41天，子宫已恢复至孕前大小，可以采用经阴道超声检查方法。重点观察子宫大小、肌层及子宫内膜恢复情况，以及宫内是否有残留或积血。

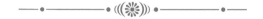

（二）剖宫产子宫复旧

1. **超声诊断要点及声像图特征**　剖宫产术后子宫复旧过程相对较缓慢，与自然分娩子宫不同之处是子宫前壁下段手术切口处的回声。子宫切口愈合良好表现为子宫前壁下段浆膜层光滑连续，切口处稍突起，早期局部肌层内可见肠线反射的点状强回声，

剖宫产后早期切口处肌层厚度可达15mm，晚期为5mm，一般术后第4周切口处强回声消失。

2. 示例

案例3　产后子宫及附件（剖宫产术后45天）

【临床资料】

剖宫产术后45天复查，无阴道流血等不适，常规超声检查。

【超声检查方法及所见描述】

经阴道超声检查。超声描述：子宫前位，宫体大小约5.6cm×4.2cm×4.0cm，形态规则，内膜厚约7.3mm，子宫前壁下段切口处肌层厚约0.5cm，回声均匀，双侧卵巢大小、形态正常，双附件区未见明显异常回声。超声提示：子宫双附件区未见明显异常。

【超声图像】

见图8-1-3。

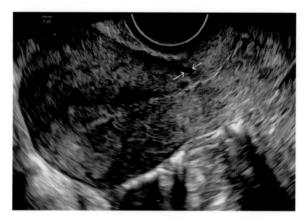

图8-1-3　**剖宫产术后45天，子宫复旧良好，子宫前壁下段切口处肌层（白色箭头所示）恢复良好**

【超声诊断思路及检查注意事项】

1. 产后初期子宫较大采用经腹超声检查，产后42天或根据需要可采用经阴道超声检查，重点观察切口恢复情况。

2. 剖宫产术后子宫复旧较自然分娩后恢复慢，超声检查时除了需要观察子宫大小、肌层及宫内膜恢复情况外，还需要重点关注子宫切口恢复情况。本例切口处肌层厚度0.5cm，局部回声均匀，提示切口恢复良好。

四、异常产褥

（一）产后出血宫腔球囊填塞术超声监测

1. **超声诊断要点及声像图特征**　产后子宫形态规则，肌层回声较均匀，球囊多位于宫腔下段。

2. **检查注意事项**

（1）相关临床知识：

①可供宫腔填塞的球囊有专为宫腔填塞而设计的Bakri紧急填塞球囊，以及原用于其他部位止血的球囊，如 Rusch泌尿外科静压球囊导管和三腔带囊置管，以及Foley导尿管，甚至可采用尿管和避孕套自制。

②Bakri球囊是专用于宫腔填塞治疗产后出血的球囊，球囊为长58cm可膨胀的双腔硅胶球囊，其球囊容积可根据宫腔的大小选择合适的注水量；球囊顶端有引流孔，在国外逐渐被广泛应用，并被列入产后出血的治疗指南。

③Bakri 球囊填塞压迫止血的机制：通过增加宫腔内压力压迫动静脉及扩张宫腔反射性引起子宫收缩而止血；宫腔填塞可暂时止血，等待机体发挥自身的凝血功能。

④置入球囊后一般次日取出，球囊留置时间一般最短不少于12小时，最长不超过48小时。

（2）超声检查的目的：

①超声引导下球囊置入：有些产妇子宫位置或形态特殊，且阴道自然分娩的患者分娩后宫颈口松弛，球囊不能有效地置入宫腔内，操作困难，耗时相对较长，此时可以在超声引导下完成球囊置入。

②球囊置入位置监测：阴道自然分娩的患者分娩后宫颈口松弛，球囊易滑脱，超声可以监测球囊的具体位置。

③宫腔积血动态监测：Bakri 球囊有引流孔，但有时会堵塞致引流不畅，超声动态监测宫腔积血情况，评估球囊置入后止血效果。

（3）超声检查要点：

①产后子宫很大，可以按照从上到下、从左至右的顺序全面扫查。

②重点观察子宫形态，肌层回声，宫腔内是否有妊娠物残留及积血，球囊位置，球囊周围是否有积血，双侧宫颈旁、盆腔内是否有积血等异常回声。

③扫查时探头压力要适当。

3. 示例

> **案例4** Bakri 球囊填塞监测

【临床资料】

于×，女，29岁，孕40周入院。经阴道自然分娩，胎盘自然娩出后，出血达700ml，诊断产后出血，考虑出血原因为宫缩乏力，行Bakri球囊填塞压迫止血。产妇累计产后出血800ml，病情平稳，安返病房。次日行球囊取出术，子宫收缩良好。

【超声检查方法及所见描述】

球囊置入后，床旁经腹超声检查。超声描述：宫腔下段可见球囊样无回声，球囊上方宫腔内见少量低至无回声，球囊周围未见异常回声，盆腔未探及明确游离液性暗区。30分钟后复查超声，较前超声无明显改变。超声提示：产后子宫，宫腔积液。

【超声图像】

见图8-1-4、图8-1-5。

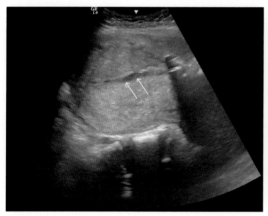

图8-1-4　宫腔上段少量积血（白色箭头所示）

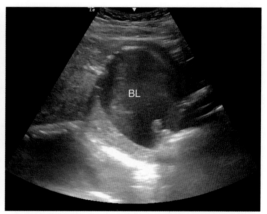

图8-1-5　球囊位于宫腔下段

BL：球囊

【超声诊断思路及检查注意事项】

本例产后出血，在球囊置入宫腔后，临床医师申请超声检查，目的主要是检查球囊位置及宫腔积血情况。超声检查准确显示球囊位置，宫腔内极少量积血，球囊周围未见积血，盆腔内未见积液。间隔30分钟，复查超声，明确没有继续出血，提示球囊止血效果确切，为临床诊疗增强了信心。

（二）剖宫产后不同部位血肿

1. 超声诊断要点及声像图特征

（1）剖宫产术后血肿大致可分为四类：皮下血肿、腹直肌及周围血肿、子宫切口血肿、阔韧带血肿或合并腹膜后血肿。

（2）血肿图像表现取决于血肿发生的部位，以及血肿发生的时间长短和出血量的多少。皮下血肿表现为皮下脂肪层内无回声，其内可见细密点状回声；腹直肌周围血肿表现为腹直肌深方、内部以及浅方存在不均质回声包块，腹直肌内血肿可仅表现为腹直肌的轻度肿胀、增厚，回声不均匀或伴小片状无回声，出血量较多时呈梭形或长圆形包块，内部回声不均匀，当伴有机化时血肿多表现为混合回声团；子宫切口处血肿表现为切口处不均质中等回声包块，浆膜层模糊，凸向膀胱；阔韧带血肿表现为子宫一侧不均质类圆形中等回声包块，边界模糊，合并腹膜后血肿时，包块体积较大，可向上延至肾或肝的间隙部位。

2. 示例

案例 5　双侧腹直肌鞘内血肿

【临床资料】

足月剖宫产术后7天，阴道少量流血，低热，临床医师开具腹壁切口超声检查单。

【超声检查方法及所见描述】

使用腹部超声探头扫描。超声描述：左侧腹直肌鞘内见范围约8.4cm×1.8cm不规则低至无回声，内透声欠佳，内见稀疏点片状回声，CDFI：周边及内部未见明显血流信号。右侧腹直肌鞘内见范围约8.2cm×2.0cm不规则低至无回声，内透声欠佳，内见稀疏点片状回声，CDFI：周边及内部未见明显血流信号。超声提示：双侧腹直肌鞘内异常回声（血肿可能）。

【超声图像】

见图8-1-6、图8-1-7。

【超声诊断思路及检查注意事项】

1. 根据血肿部位不同，灵活选用腹部探头或高频探头。

2. 腹膜后血肿位置较深，回声与侧后腹壁肌层、肠管类似，此时应结合患者的临床症状、体征，综合分析，仔细辨别，动态超声观察。

3. 剖宫产术后出现产后出血临床症状时，情况紧急，需要立即明确出血部位，且不同部位的血肿临床转归及治疗方法不同，超声检查可提示血肿部位、大小、内部回声等，以指导临床治疗方案的选择。

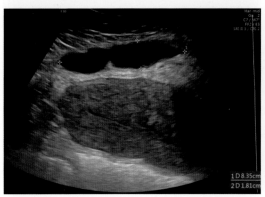

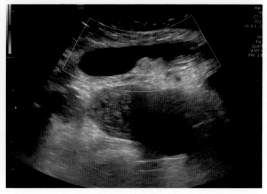

图8-1-6 剖宫产术后7天，测量游标示腹直肌鞘内血肿

图8-1-7 腹直肌鞘内血肿周边及内部均未见血流信号

4. 本例患者病灶较大，选用经腹部超声探头，能够完整显示病灶全貌。超声显示双侧腹直肌鞘内异常回声，结合病史，考虑为血肿。患者经过保守治疗痊愈出院。

案例6 左侧阔韧带并腹膜后血肿、子宫前壁下段切口处血肿

【临床资料】

李××，女，38岁，G_3P_1。宫内孕40周急诊入院，行剖宫产术，术后32小时出现腹胀、腹痛、面色苍白，血红蛋白下降至30g/L，临床医师开具超声检查单，后行剖腹探查术。

【超声检查方法及所见描述】

经腹超声检查。超声描述：子宫前位，宫体大小约12.4cm×10.3cm×6.9cm，形态规则，子宫内膜线可见，左卵巢显示不清，右卵巢大小、形态正常；子宫前壁下段切口处肌层厚约2.9cm，内回声不均匀，可见范围约2.8cm×1.7cm不规则无回声，前壁下段切口左侧边缘浆膜层局部可见宽约0.4cm回声中断，由此处向盆腔至左肾下缘可见范围约24.0cm×9.5cm×6.1cm不均质混合回声，内见无回声、低回声、稀疏点片状回声，CDFI：内部未见明显血流信号，直肠子宫陷凹（－），左肾肾盂分离宽约1.0cm，左侧输尿管中上段扩张宽约0.6cm。超声提示：产后子宫；左侧宫旁至左上腹异常回声（左侧阔韧带并腹膜后血肿可能）；子宫前壁下段切口处无回声（血肿可能）；左肾积水并左侧输尿管扩张。

【超声图像】

见图8-1-8～图8-1-12。

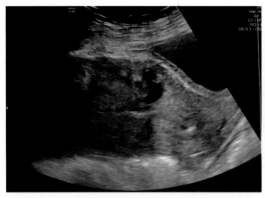

图8-1-8 子宫前壁下段切口处血肿（1）

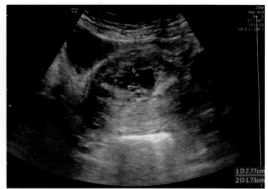

图8-1-9 子宫前壁下段切口处血肿（2）

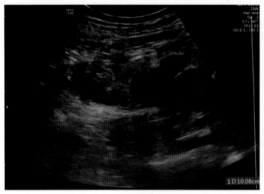

图8-1-10 腹膜后血肿（1）

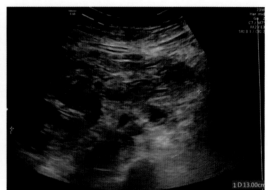

图8-1-11 腹膜后血肿（2）

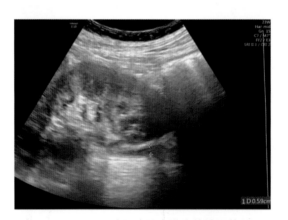

图8-1-12 受血肿压迫增宽的输尿管

【超声诊断思路及检查注意事项】

本例产妇产后32小时出现明显产后出血症状，情况十分紧急，超声检查明确了出血部位，为临床及时选择治疗方案提供了依据。

（三）剖宫产后子宫切口愈合不良

1. 超声诊断要点及声像图特征

（1）轻度子宫切口愈合不良表现为切口处局部隆起，呈不均质包块状，浆膜层增厚毛糙但回声连续，肌层内可有大小不等的液性暗区，黏膜无缺陷。

（2）重度子宫切口愈合不良表现为切口处见明显向膀胱突起的混合回声包块，内见大空洞样暗区，浆膜层回声可见回声中断，甚至切口未愈合，切口断裂。

2. 示例

案例 7　子宫切口愈合不良

【临床资料】

产后9天，因阴道出血增多2⁺小时来诊，临床以晚期产后出血收入院，并开具子宫双附件超声检查单。

【超声检查方法及所见描述】

经阴道超声检查。超声描述：子宫前位，宫体大小约11.6cm×8.9cm×7.3cm，形态规则，宫腔内见范围约6.7cm×2.2cm不均质回声，CDFI：其内未见明显血流信号；子宫前壁下段剖宫产切口处见范围约4.2cm×5.2cm×4.0cm不均质混合回声，向膀胱突起，浆膜层回声连续，内见数个近似无回声，大者1.4cm×0.9cm，CDFI：其内未见明显血流信号，局部内膜轻度向后受压。双侧卵巢大小、形态正常，直肠子宫陷凹（－）。超声提示：产后子宫，子宫前壁下段剖宫产切口处异常回声（子宫切口愈合不良），宫内异常回声（血块可能）。

【超声图像】

见图8-1-13。

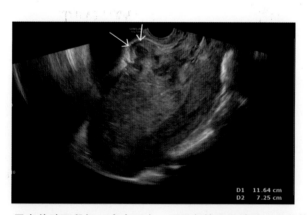

图8-1-13　子宫前壁下段切口愈合不良，可见包块突向膀胱（白色箭头所示）

【超声诊断思路及检查注意事项】

1. 嘱患者适度充盈膀胱，有助于切口部位图像的显示。

2. 胎盘、胎膜残留是晚期产后出血最常见的原因，剖宫产术后晚期产后出血的最常见原因是切口愈合不良，超声检查明确了本例晚期产后出血的主要原因，方便、快捷、准确地为临床诊疗方案的选择提供了依据。

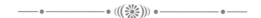

（四）宫腔残留

胎盘、胎膜残留是经阴道分娩后晚期产后出血最常见的原因。

1. 超声诊断要点及声像图特征

（1）子宫不同程度增大。

（2）宫腔内见低回声、稍高回声或混合回声团块，呈局灶性，团块内探及血流信号，提示胎盘残留，胎盘植入时胎盘与肌层多分界不清，肌层较薄，肌层血流信号丰富，若仅为胎盘粘连，可无明显血流信号；团块内未探及血流信号，提示胎盘滞留、胎膜残留或血块。

2. 示例

案例8 胎盘残留

【临床资料】

中孕期引产术后15天，反复多次阴道流血，血hCG 344IU/L，疑诊宫腔残留，临床医师开具经阴道子宫双附件超声检查单。

【超声检查方法及所见描述】

经阴道超声检查。超声描述：子宫前位，宫体大小9.5cm×8.5cm×7.5cm，外形欠规则，肌层见多个不均质低回声，大者位于后壁范围约2.6cm×2.5cm，宫内见不均质中高回声团块7.2cm×6.7cm×4.9cm，CDFI：其内可见血流信号，RI 0.33。双侧卵巢大小、形态正常，双侧附件区未见明显异常。超声提示：宫内异常回声（胎盘残留可能），子宫多发肌瘤。

【超声图像】

见图8-1-14、图8-1-15。

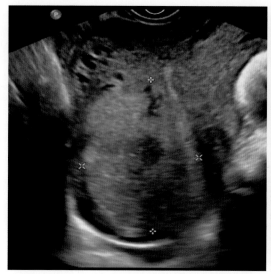

图8-1-14　游标测量示残留的胎盘组织　　　图8-1-15　宫内残留胎盘组织内见血流信号

【超声诊断思路及检查注意事项】

1. 可采取经腹和经阴道超声检查。子宫复旧早期子宫体积较大，一般采用经腹超声扫查；子宫复旧近正常大小时，可采用经阴道超声检查。

2. 少许胎盘组织残留与胎膜残留超声鉴别较困难，可定期复查。

3. 胎盘粘连残留和植入性残留超声鉴别有时较困难，必要时可采用经静脉超声造影协助诊断。

4. 需要结合血hCG与妊娠滋养细胞疾病、子宫动静脉瘘鉴别。

5. 本例超声检查显示宫腔稍高回声团块，且探及血流信号，结合病史引产后阴道流血，血hCG增高，提示胎盘残留。

第二节　产后盆底超声检查

一、产后盆底功能障碍性疾病概述

女性产后盆底功能障碍性疾病（female pelvicfloor dysfunction，FPFD）主要包括压力性尿失禁（stress urinary incontinence，SUI）和盆腔器官脱垂（pelvic organ prolapse，POP），其中以SUI更为常见。妊娠和分娩是女性盆底功能障碍性疾病的独立危险因素。盆底肌肉损伤也是产后盆底疾病重要筛查内容，器械助产是肛提肌损伤的危险因素。妇女产后盆底疾病发病率高，一定程度上影响了女性的生活质量。对于产后盆底疾病，应做到早筛查、早诊断及积极治疗。盆底超声可对产后女性盆底功能障碍性疾病进行早期筛查，还可对分娩后肛提肌、肛门括约肌损伤情况进行评估。盆底超声在产后盆底疾病的筛查、诊断、疗效评估方面日益受到重视。

二、盆底超声检查方法

（一）检查前准备

1. **探头选择**　推荐使用腹部三维容积探头进行盆底超声检查，探头频率4～8MHz。经阴道探头的频率更高，图像更清晰，但探头接触面小，易滑脱，不易把控，不建议新手选用。

2. **探头套选择**　专用探头套、无粉橡胶手套或避孕套均可。

3. **患者准备**　嘱患者排空大小便10分钟内进行检查，检查时患者取仰卧截石位，如遇患者无法配合情况下可选择蹲位或站立位。部分尿潴留患者需要导尿并拔除导尿管后再进行检查，对于脏器已脱出阴道口外的患者应还纳脏器后检查。

（二）检查内容及方法

1. **二维模式正中矢状切面**

（1）仪器的调试：一般临床应用工程师已经将检查条件设定好了，可以直接切换到盆底检查模式。如果没有预设的盆底检查模式，调试仪器时需要注意以下方面。

①把扫查区域的扇角调到最大（可达90°）。

②使用1～2个聚焦点。

③深度7～9cm。

④使用高频谐波。

⑤斑点消除成像（SRI）4～5，空间复合成像（CRI）2～3。

（2）参考线设置：以过耻骨联合后下缘的水平线为参考线。当脏器指示点位于参考线水平以上时称为线上，位于参考线水平以下时称为线下。

（3）各脏器指示点：

①膀胱：一般膀胱颈即为膀胱最低点。有膀胱膨出时，膀胱后壁可能会低于膀胱颈，此时以膀胱后壁作为最低点。

②子宫：以宫颈的最低点（前唇或后唇）为指示点，测量其与参考线的距离。

③直肠：以直肠壶腹部为指示点，测量其与参考线的距离。

（4）正中矢状切面：

①静息状态正中矢状切面：将患者大阴唇分开，探头指示点朝上，纵向放置于患者会阴处，获得静息状态下的盆底标准正中矢状切面，清晰地显示耻骨联合、尿道、膀胱颈及部分膀胱、阴道、直肠、肛管和肛管周围的肛提肌等结构（图8-2-1）。

②Valsalva动作正中矢状切面：清晰显示静息状态正中矢状切面后，探头不要移开，嘱患者做最大Valsalva 动作（患者屏气用力向下加腹压动作，要求持续时间6秒或6秒以上），观察盆腔脏器运动，此时盆腔脏器向背尾侧移动，探头随脏器的移动而移动，且使探头与会阴紧密贴合，不要对会阴施加压力，以免膨出物脱出受阻，手不要倾斜，保证图像在正中矢状切面，图像仍清晰显示耻骨联合、尿道、膀胱颈及部分膀胱、阴道、直肠、肛管和肛管周围的肛提肌等结构。

（5）测量指标及观察内容：

①残余尿量：测量膀胱最大径线（X）及其与之垂直的径线（Y），X×Y×5.6＝残余尿量（ml）（X和Y的单位是cm）（图8-2-2）。

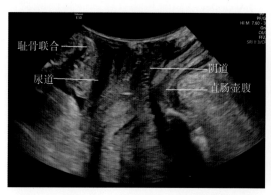

图8-2-1 盆底正中矢状切面

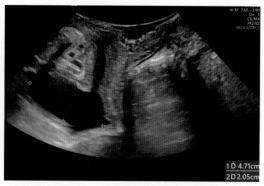

图8-2-2 膀胱残余尿量的测量

②逼尿肌厚度：在膀胱顶部，取膀胱中线上的三个位置进行测量，测量膀胱壁内缘与黏膜表面的垂直距离。测量时膀胱残余尿量应＜50ml。逼尿肌厚度正常值一般＜5mm。

③尿道倾斜角：指近段尿道与人体纵轴线所形成的夹角。静息状态下正常值小于30°。

④膀胱尿道后角：膀胱后壁（三角区）与近端尿道间夹角。静息状态下正常值＜120°，Valsalva 动作后正常值＜140°，≥140° 称为膀胱尿道后角开放或不完整（图8-2-3）。

⑤尿道旋转角：指静息状态下和最大Valsalva动作时尿道倾斜角的差值。正常值＜30°（图8-2-4）。

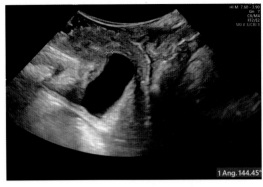

图8-2-3　膀胱后角的测量

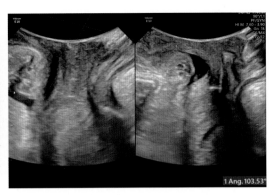

图8-2-4　尿道旋转角的测量

⑥膀胱颈位置：膀胱颈与参考线之间的距离，静息状态正常＞10mm。

⑦膀胱、子宫、直肠位置：膀胱后壁最低点、子宫颈最低点、直肠壶腹部最低点与参考线之间的距离（图8-2-5）。静息状态正常＞10mm。

⑧膀胱颈移动度（膀胱颈下移距离）：最大Valsalva动作时与静息状态比较膀胱颈到参考线的距离差值，正常值＜25mm。

⑨膀胱、子宫、直肠下降位置：最大Valsalva动作时，正常时膀胱位于参考线上，子宫位于参考线上10mm，直肠壶腹部最低点位于参考线下15mm。

⑩直肠膨出的高度：沿肛门内括约肌与肛管平行向头侧引一条延长线，测量囊袋最顶端与其之间的垂直距离即直肠膨出的高度。正常值≤5mm（图8-2-6）。

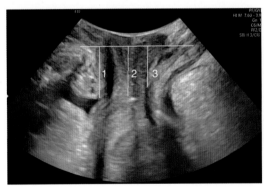

图8-2-5　膀胱颈（1）、子宫（2）、直肠（3）的位置测量

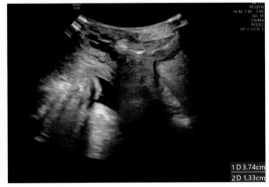

图8-2-6　直肠膨出高度的测量

⑪尿道内口有无漏斗形成：静息状态和Valsalva动作后尿道内口有无开放，呈漏斗样改变。

（6）注意事项及扫查技巧：

①获取静息状态正中矢状切面时，适当加压，使探头表面距离耻骨联合不超过1cm。

②压力性尿失禁妇女的膀胱颈移动度平均值约为30mm，膀胱颈的下降与压力性尿失禁的相关度最高。随着尿失禁程度的加重，膀胱颈下降距离明显增加。

③膀胱颈移动度、尿道旋转角、膀胱尿道后角可用来评估膀胱颈的活动度。

④有效的Valsalva动作需要持续6秒及6秒以上。

2. 二维模式旁矢状切面 探头保持盆底标准正中矢状切面，然后左右偏移探头，获取肛提肌二维超声图像。在静息状态下，双侧旁矢状切面显示肛提肌呈带状稍高回声结构，回声均匀、连续，肛提肌腹侧附着于耻骨支内侧面，后行绕至肛直肠角后方，与对侧肌纤维连接，在收缩状态下，肛提肌增厚并缩短，回声均匀、连续，显示更加清晰（图8-2-7）。

3. 3D/4D肛提肌完整性的观察及评估

（1）图像获取：首先获取标准正中矢状切面，嘱患者做缩肛动作，同时启动3D/4D超声检查模式，选用多平面或Render模式，旋转A平面，将裂孔最小尺寸的平面放置在框的中间（此时绿线在耻骨后下缘与肛提肌间，且呈水平状态），激活C平面并切换到TUI模式。

（2）图像要求：C平面呈断层显示，选择3×3模式，层间距2.5mm，8个平面显示肛提肌，调整切面位置，使耻骨联合在4、5、6幅图像显示为开、闭、闭状态，分别代表肛提肌裂孔最小平面及腹侧上方2.5mm、5.0mm水平的断层切面。

（3）观察内容及测量指标：双侧肛提肌呈对称性连续的带状稍高回声结构，前方分别起于双侧耻骨支内侧面，后绕至肛直肠角后方，与对侧肌纤维相连，构成U形或V形襻。测量肛提肌尿道间隙（LUG尿道中点至肛提肌附着点的距离），正常情况下肛提肌尿道间隙两侧对称，间距基本相等。我国成年女性LUG正常值为23.65mm（图8-2-8）。

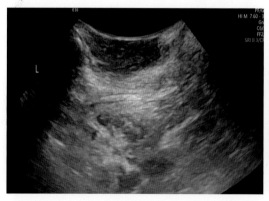

图8-2-7 旁矢状切面二维模式显示肛提肌

L：左侧

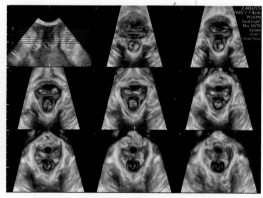

图8-2-8 TUI模式显示肛提肌

4.3D/4D肛提肌裂孔面积测量　应用容积渲染模式（Render模式）、多平面模式（Section Plane模式）或自由解剖成像模式（Omni View 模式）获得盆底轴平面。在肛提肌裂孔最小平面（通过耻骨联合后下缘与耻骨直肠肌环中心连线的裂孔平面）测量裂孔面积（图8-2-9）。

Valsalva动作下裂孔面积与脏器脱垂有明显相关性，一般在最大Valsalva动作下测量裂孔面积。成年女性裂孔面积一般＜20cm²，25～30cm²为轻度扩大，30～35cm²为中度扩大，＞35cm²为重度扩大。

5.3D/4D肛门括约肌的观察及评估

（1）图像获取：盆底肌收缩状态，探头放置在会阴部并向后下方倾斜，显示肛管短轴切面。启动三维/四维模式，在TUI模式下观察肛门括约肌连续性。

（2）图像要求：选择3×3平面TUI模式，层间距根据肛管的长度进行调节，一般采用1.5mm、2.5mm、3.0mm或以上，取第3～8幅图像6个层面进行观察。

（3）观察内容及测量指标：肛门括约肌呈环形，回声连续无中断，由内向外依次可见呈皱缩状的混合回声的肛管黏膜、低回声的肛门内括约肌、高回声的肛门外括约肌。如肛门括约肌回声有中断，用钟面标记法描述缺损的位置，并测量缺损的角度（图8-2-10）。

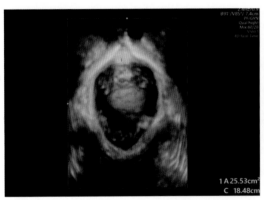
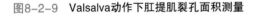

图8-2-9　Valsalva动作下肛提肌裂孔面积测量

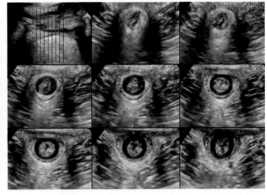

图8-2-10　TUI模式显示肛门括约肌

三、产后盆底疾病

（一）压力性尿失禁

压力性尿失禁（SUI）是指打喷嚏或咳嗽等动作导致腹压增高时，出现不自主漏尿。经阴道分娩的女性比剖宫产的女性更易发生尿失禁。

1. 超声诊断要点及声像图特征

（1）压力性尿失禁可有膀胱膨出，膀胱颈的移动度增加，尿道旋转角增加，尿道内口开放漏斗形成等超声表现。

（2）膀胱膨出图像表现为最大Valsalva时，膀胱颈下移至耻骨联合后下缘水平参考线下，0～10mm为轻度膨出，≥10mm为明显膨出。

（3）膀胱膨出分型标准：分为以下3型。Green Ⅰ型：静息状态时膀胱颈位于参考线上，最大 Valsalva时膀胱颈位于参考线下，膀胱尿道后角≥140°，尿道旋转角＜45°。Green Ⅱ型：静息状态时膀胱颈位于参考线上，最大Valsalva时膀胱颈位于参考线下，膀胱尿道后角≥140°，尿道旋转角45°～120°。Green Ⅲ型：静息状态时膀胱颈位于参考线上，最大Valsalva时膀胱颈位于参考线下，膀胱尿道后角＜140°，尿道旋转角≥45°。

2. 示例

案例 1　**压力性尿失禁**

【临床资料】

王×，女，38岁，G_2P_1，自然分娩，新生儿出生体重3800g。现产后42天，咳嗽时漏尿，阴道松弛，查体提示子宫轻度脱垂、阴道前壁轻度膨出，医师开具盆底超声检查单。

【超声检查方法及所见描述】

经会阴超声检查。超声描述：膀胱残余尿量小于50ml，逼尿肌厚度0.3cm，膀胱颈、子宫颈、直肠壶腹部距耻骨联合下缘参考线正常范围，尿道内口闭合。缩肛状态下：肛门括约肌、肛提肌未见明显连续性中断，肛提肌裂孔对称完整。有效Valsalva状态下：膀胱颈下移至耻骨联合下缘参考线下0.5cm，膀胱颈移动度3.2cm，尿道内口可见开放呈漏斗形，尿道旋转角108°，膀胱后角168°，膀胱后角不完整。子宫颈下移至耻骨联合下缘参考线上0.6cm。直肠壶腹部下移至耻骨联合下缘参考线下1.5cm，膨出高度 1.3cm，肛直肠角呈钝角。肛提肌裂孔未见扩大。超声提示：超声图像符合压力性尿失禁；膀胱膨出（Green Ⅱ型）；尿道内口漏斗形成；子宫脱垂（轻度）；会阴体过度运动。

【超声图像】

见视频8-2-1。

视频 8-2-1　压力性尿失禁超声图像改变

【超声诊断思路及检查注意事项】

1. Valsalva动作持续时间≥6秒视为有效Valsalva动作。

2. 适当地充盈膀胱（残余尿量小于50ml），在检查过程中始终保持探头与会阴之间紧密贴附。做Valsalva动作时，不要用探头挤压膨出物，以免出现假阴性结果。

3. 本例临床医师查体发现患者子宫脱垂、阴道前壁膨出，通过盆底超声检查，直观显示子宫脱垂，明确了阴道前壁膨出原因。超声检查显示Valsalva动作时膀胱颈的移动度增加，尿道旋转角增加，膀胱后角不完整，尿道内口开放漏斗形成，提示患者压力性尿失禁，与患者临床症状符合。

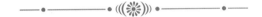

（二）盆腔器官脱垂

1. 超声诊断要点及声像图特征

（1）子宫脱垂超声表现：Valsalva动作下，子宫沿阴道下降，甚至脱出至阴道口外。分度如下：轻度，宫颈下缘位于参考线至参考线上1.0cm；中度，宫颈下缘位于参考线至参考线下1.0cm；重度，宫颈下缘位于参考线下>1.0cm。

（2）直肠膨出超声表现：Valsalva动作下，直肠壶腹部膨出顶端位于耻骨联合参考线下≥1.5cm；膨出高度（直肠壶腹部膨出顶端至肛门内括约肌长轴延长线间垂直距离）≥0.6cm，肛直肠角呈直角。

（3）会阴体过度运动超声表现：直肠壶腹膨出顶端位于耻骨联合参考线下≥1.5cm；肛直肠角呈钝角。

2. 示例

案例2　子宫脱垂（重度），肛提肌裂孔面积扩大（中度）

【临床资料】

王×，女，44岁，G_1P_1，自然分娩后10年，新生儿出生体重3400g，剧烈运动时漏尿，查体提示阴道松弛、子宫脱垂Ⅱ度，医师开具盆底超声检查单。

【超声检查方法及所见描述】

经会阴超声检查。超声描述：静息状态下，膀胱残余尿量小于50ml，逼尿肌厚度0.33cm，膀胱颈、子宫颈、直肠壶腹部距耻骨联合下缘参考线正常范围，尿道内口闭合。缩肛状态下，肛门括约肌、肛提肌未见明显连续性中断，肛提肌裂孔对称完整。有效Valsalva状态下，膀胱颈下移至耻骨联合下缘参考线上，膀胱颈移动度2.7cm，尿道内口未见明显开放，尿道旋转角32°，膀胱后角171°，膀胱后角不完整。子宫颈下移至耻骨联合下缘参考线下2.7cm。直肠壶腹部下移至耻骨联合下缘参考线上正常范围。肛提肌裂孔可见扩大，肛提肌裂孔面积约为30cm²。超声提示：子宫脱垂（重度），肛提肌裂孔面积扩大（中度）。

【超声图像】

见图8-2-11，视频8-2-2。

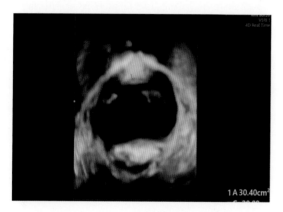

图8-2-11　子宫脱垂并裂孔扩张

视频8-2-2　子宫脱垂

【超声诊断思路及检查注意事项】

1. 在盆底超声的声像图上，子宫与阴道回声相似，难以辨识，需要仔细辨认宫颈下缘。

2. Valsalva动作持续时间≥6秒视为有效，且子宫下移至最低点所需时间较膀胱、直肠长，需要注意。

3. 直肠膨出、会阴体过度运动的主要病因是分娩损伤，临床表现为便秘、排便梗阻和便意不尽。导致阴道后壁膨出的疾病有直肠膨出、会阴体过度运动、肠疝及直肠内肠套叠等。盆底超声检查是阴道后壁膨出原因常用且简便的鉴别方法。

4. 分娩损伤是引起子宫脱垂的主要原因，盆底超声检查时注意Valsalva动作有效性，以及勿用探头挤压膨出物，以免出现假阴性，还需要注意观察除了子宫，是否还有其他器官的脱垂。

案例3 压力性尿失禁，膀胱膨出（Green Ⅱ型），尿道内口漏斗形成，直肠膨出（中度）

【临床资料】

赵××，女，35岁，G₃P₂，一胎自然分娩后6年，有会阴侧切，新生儿出生体重4100g，二胎自然分娩后4年，有会阴撕裂，新生儿出生体重4150g，咳嗽或大笑时漏尿，便秘，查体提示阴道松弛、阴道后壁膨出，医师开具盆底超声检查单。

【超声检查方法及所见描述】

经会阴超声检查。超声描述：静息状态下，膀胱残余尿量小于50ml，逼尿肌厚度0.3cm，膀胱颈、子宫颈、直肠壶腹部距耻骨联合下缘参考线正常范围，尿道内口闭合。缩肛状态下，肛门括约肌、肛提肌未见明显连续性中断，肛提肌裂孔对称完整。有效Valsalva状态下，膀胱颈下移至耻骨联合下缘参考线下0.4cm，膀胱颈移动度3.4cm，尿道内口可见开放尿道漏斗形成，尿道旋转角86°，膀胱后角173°，膀胱后角不完整。子宫颈下移至耻骨联合下缘参考线上正常范围。直肠壶腹部下移至耻骨联合下缘参考线下2.2cm，膨出高度1.3cm，肛直肠角呈直角。肛提肌裂孔未见扩大，肛提肌裂孔面积19cm²。超声提示：超声图像符合压力性尿失禁；膀胱膨出（Green Ⅱ型）；尿道内口漏斗形成；直肠膨出（中度）。

【超声图像】

见图8-2-12。

【超声诊断思路及检查注意事项】

注意直肠膨出和会阴体过度运动的鉴别。

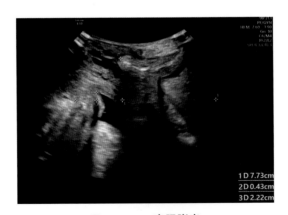

图8-2-12　**直肠膨出**

（三）肛提肌损伤

1. 超声诊断要点及声像图特征

（1）二维超声：在收缩状态下，会阴部旁矢状切面显示肛提肌变薄或连续性中断，断端处可见不均匀低回声带，边缘欠规整。

（2）三维/四维超声：在收缩状态下，多平面重建模式/Render模式/TUI模式轴平面显示肛提肌局部连续性中断，断端处局部回声不均匀，肛提肌失去典型的"U"形或"V"形，单侧断裂表现为肛提肌裂孔形态不对称，该侧LUG＞24mm；双侧断裂时肛提肌裂孔形态对称或者不对称，但双侧肛提肌均未附着于耻骨支，双侧LUG＞24mm。TUI模式第4～6幅图均出现以上征象，考虑为肛提肌完全断裂；否则为部分断裂。

2. 示例

> **案例4**　膀胱膨出（Green Ⅱ型），左侧肛提肌完全断裂，右侧肛提肌部分断裂

【临床资料】

李××，女，28岁，G_2P_1，现自然分娩产后50天，新生儿出生体重3300g，会阴侧切、产钳助产史，因盆底肌力差，医师开具盆底超声检查单。

【超声检查方法及所见描述】

经会阴超声检查。超声描述：静息状态下，膀胱残余尿量小于50ml，逼尿肌厚度0.33cm，膀胱颈、子宫颈、直肠壶腹部距耻骨联合下缘参考线正常范围，尿道内口闭合。缩肛状态下，肛门括约肌未见明显连续性中断，二维模式会阴部旁矢状切面，双侧肛提肌均见连续性中断，断端处可见不规则低回声带；三维TUI模式，肛提肌形态失常，左侧肛提肌第4～6幅图均见局部回声失落，LUG＞24mm，右侧肛提肌第6幅图见局部回声失落，LUG＞24mm。有效Valsalva状态下，膀胱颈下移至耻骨联合下缘参考线下0.3cm，尿道内口未见明显开放，尿道旋转角65°，膀胱后角169°，膀胱后角不完整。子宫颈、直肠壶腹部下移至耻骨联合下缘参考线上正常范围。肛提肌裂孔未见扩大。超声提示：膀胱膨出（Green Ⅱ型），左侧肛提肌完全断裂，右侧肛提肌部分断裂。

【超声图像】

见图8-2-13～图8-2-16。

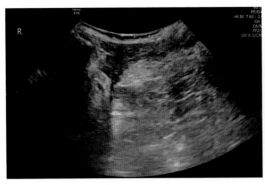

图8-2-13 二维模式显示右侧肛提肌损伤

R：右侧

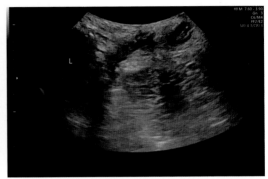

图8-2-14 二维模式显示左侧肛提肌损伤

L：左侧

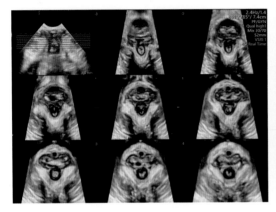

图8-2-15 TUI模式显示肛提肌损伤

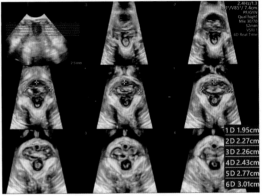

图8-2-16 TUI模式肛提肌尿道间隙测量

【超声诊断思路及检查注意事项】

1．产程中与肛提肌损伤有关的危险因素主要有产钳助产、胎头吸引器及第二产程延长。

2．部分患者图像表现为肛提肌变薄，但没有完全连续性中断的声像改变，多认为与分娩和衰老等因素有关；年轻未育女性则可能与先天性发育异常有关，此时与肛提肌断裂声像鉴别困难。

3．肛提肌断裂常同时伴发肛提肌裂孔增大，盆腔脏器脱垂，在Valsalva动作下，面积>20cm²。

4．盆底肌收缩动作持续时间≥3秒视为有效。一般选用收缩状态时的图像进行分析，如遇到患者难以配合，在静息状态下评估亦可行，但不能在Valsalva动作下观察。

5．肛提肌损伤是远期盆腔脏器脱垂的危险因素，本例患者有产钳助产史，二维及三维TUI模式均显示双侧肛提肌损伤，诊断明确，为临床诊疗方案的选择提供了依据。

（四）肛门括约肌损伤

1. 超声诊断要点及图像特征

（1）产伤性肛门括约肌损伤可表现为孤立肛门外括约肌损伤、肛门内外括约肌的复合型损伤，严重者累及肛管黏膜，或仅为肛门内括约肌损伤。

（2）短轴声像图表现为损伤部位肛门括约肌连续性中断或变薄，肛门内外括约肌的复合型损伤，累及肛管黏膜，可见肛管黏膜皱襞向损伤处聚集呈放射状。

（3）在收缩状态下，在冠状面TUI轴平面下观察，肛门括约肌连续性中断，且缺损超过30°，若4个层面以上显示缺损，为完全断裂；若小于4个平面，为部分断裂。

2. 示例

案例5 肛门括约肌缺损

【临床资料】

刘×，女，34岁，G_2P_1，产后4年，因大便失禁1个月来院检查。新生儿出生体重3620g，有会阴侧切、产钳助产史，医师开具盆底超声检查单。

【超声检查方法及所见描述】

经会阴超声检查。超声提示：静息状态下，膀胱残余尿小于50ml，逼尿肌厚度0.31cm，膀胱颈、子宫颈、直肠壶腹部距耻骨联合下缘参考线正常范围，尿道内口闭合。缩肛状态下，短轴声像图表现为9点至11点处4个切面有＞30°的肛门外括约肌连续性中断，可见肛管黏膜皱襞向损伤处聚集呈放射状。有效Valsalva状态下，膀胱颈下移至耻骨联合下缘参考线上0.5cm，膀胱颈移动度2.0cm，尿道内口未见开放，尿道旋转角25°，膀胱后角124°，膀胱后角完整。子宫颈、直肠壶腹部下移至耻骨联合下缘参考线上正常范围。肛提肌裂孔未见扩大。超声提示：超声图像符合肛门括约肌缺损。

【超声图像】

见图8-2-17。

【超声诊断思路及检查注意事项】

1. 以背侧肛门外括约肌的长度调整层间距。

2. 腹侧肛门外括约肌相对较薄弱，且短于背侧，冠状面TUI模式下上段肛管腹侧仅显示肛门内括约肌，似连续性中断，需要鉴别。

3. 部分产妇会阴撕裂修补术后仍可见术前肛门括约肌损伤超声表现，所以肛门括约肌修补术的效果需要结合临床症状改善的程度进行评估。

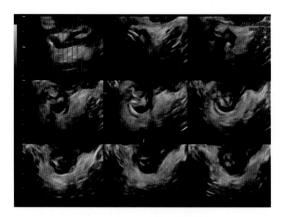

图8-2-17　肛门括约肌缺损

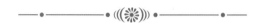

（李晓君　杨　敏）

参考文献

[1]   Snijders RJ, Noble P, Sebire N, et al.UK multicentre project on assessment of risk of trisomy 21 by maternal age and fetal nuchaltranslucency thickness at 10-14 weeks of gestation. Fetal Medicine Foundation First Trimester Screening Group[J]. Lancet, 1998, 352(9125): 343-346.

[2]   Pergament E, Alamillo C, Sak K, et al.Genetic assessment following increased nuchal translucency and normal karyotype[J]. Prenat Diagn, 2011, 31(3): 307-310.

[3]   Nicolaides KH.Screening for fetal aneuploidies at 11 to 13 weeks[J]. Prenat Diagn, 2011, 31(1): 7-15.

[4]   Blaas HG, Eik-Nes SH.Sonoembryology and early prenatal diagnosis of neural anomalies[J]. Prenat Diagn, 2009, 29(4): 312-325.

[5]   Chatzipapas IK, hitlow BJ, Economides DL.The "Mickey Mouse" sign and the diagnosis of anencephaly in early pregnancy[J]. Ultradsound Obstet Gynecol, 1999, 13(3): 196-199.

[6]   Sequlveda W, Wong AE, Andreeva E, et al. Sonographic spectrum of first-trimester fetal cephalocele: review of 35 cases[J]. Ultrasound Obstet Gynecol, 2015, 46(1): 29-33.

[7]   Sepulveda W, Wong AE. First trimester screening for holoprosencephaly with choroid plexus morphology ("butterfly" sign) and biparietal diameter[J]. Prenat Diagn, 2013, 33(13): 1233-1237.

[8]   Ghi T, Pilu G, Falco P, et al. Prenatal diagnosis of open and closed spine bifida[J]. Ultrasound Obstet Gynecol, 2006, 28(7): 899-903.

[9]   Lachmann R, Chaoui R, Moratalla J, et al. Posterior brain in fetuses with open spina bifida at 11 to 13 weeks[J]. Prenat Diagn, 2011, 31(1): 103-106.

[10]   Chaoui R, Benoit B, Heling KS, et al. Prospective detection of open spine bifida at 11-13 weeks by assessing intracranial translucency and posterior brain[J]. Ultrasound Obstet Gynecol, 2011, 38(6): 22-726.

[11]   Buisson O, Keersmaecker B, Senat MV, et al. Sonographic diagnosis of spina bifida at 12 weeks: heading towards indirect signs[J]. Ultrasound Obstet Gynecol, 2002, 19(3): 290-292.

[12]   Finn M, Sutton D, Atkinson S, et al.The aqueduct of Sylvius: a sonographic landmark for neural tube defects in the first trimester[J]. Ultrasound Obstet Gynecol, 2011, 38(6): 640-645.

[13]   Loureiro T, Ushakov F, Montenegro N, et al.Cerebral ventricular system in fetuses with open spine bifida at 11-13 weeks, gestation[J]. Ultrasound Obstet Gynecol, 2012, 39(6): 620-624.

[14]   Bulas D.Fetal evaluation of spine dysraphism[J]. Pediatr Radiol, 2010, 40(6): 1029-1037.

[15]   Chervenak FA, Isaacson G, Blakemore KJ, et al.Fetal cystic hygroma. Cause and natural history[J]. N

Engl J Med, 1983, 309: 822-825.

[16] Malone FD, Ball RH, Nyberg DA, et al.First-trimester septated cystic hygroma: prevalence, natural history, and pediatric outcome[J].Obstet Gynecol, 2005, 106(2): 288-294.

[17] Syngelaki A, Chelemen T, Dagklis T, et al.Challenges in the diagnosis of fetal non-chromosomal abnormalities at 11-13 weeks[J]. Prenat Diagn, 2011, 31(1): 90-102.

[18] Perez E, Sullivan KE.Chromosome 22q11.2 deletion syndrome (DiGeorge and velocardiofacial syndromes)[J]. Curr Opin Pediatr, 2002, 14(6): 678-683.

[19] Marshall J, Salemi JL, Tanner JP, et al. Prevalence, correlates, and outcomes of omphalocele in the United States, 1995-2005[J]. Obstet Gynecol, 2015, 126(2): 284-293.

[20] Kagan KO, Staboulidou I, Syngelaki A, et al. The 11-13-week scan: diagnosisi and outcome of holoprosencephaly, exomphalos and megacystis[J]. Ultrasound Obatet Gynecol, 2010, 36(1): 10-14.

[21] Stephenson JT, Pichakron KO, Vu L, et al.In utero repair of gastroschisis in the sheep (Ovis aries) model[J]. J Pediatr Surg, 2010, 45(1): 65-69.

[22] Sebire NJ, Kaisenberg von C, Rubio C, et al. Fetal megacystis at 10-14 weeks of gestation[J]. Ultrasound Obstet Gynecol, 1996, 8(6): 387-390.

[23] Liao AW, Sebire NJ, Geerts L, et al. Megacystis at 10-14 weeks of gestation: chromosomal defects and outcome according to bladder length[J]. Ultrasound Obst, 2003, 21(4): 338-341.

[24] 郭全伟, 张海燕, 陆冬梅, 等.胎儿梅干腹综合征的产前超声诊断分析[J]. 临床荟萃, 2014, 29(2): 190-192.

[25] 陈骊珠, 蔡爱露, 王晓光, 等.三维超声产前诊断胎儿梅干腹综合征 [J]. 中国医学影像技术, 2009, 25(11): 2081-2083.

[26] Liao Y-M, Li S-L, Luo G-Y, et al. Routine screening for fetal limb abnormalities in the first trimester[J]. Prenat Diagn, 2016, 36(2): 117-126.

[27] Pajkrt E, Cicero S, Griffin DR, et al.Fetal forearm anomalies: prenatal diagnosis, associations and management strategy[J]. Prenat Diagn, 2012, 32(11): 1084-1093.

[28] 李胜利, 罗国阳.胎儿畸形产前超声诊断学[M].北京: 科学出版社, 2017.

[29] 姜玉新.中国胎儿产前超声检查规范[M].北京: 人民卫生出版社, 2016.

[30] 中华医学会超声医学分会妇产超声学组, 国家卫生健康委妇幼司全国产前诊断专家组医学影像组.超声产前筛查指南[J].中华超声影像学杂志, 2022, 31(1): 1-12.

[31] 郭翠霞, 吴青青, 王莉, 等.50例胎儿颅后窝异常的超声诊断及预后分析[J].中华医学超声杂志(电子版), 2018, 15(8): 593-599.

[32] D'Antonio F, Khalil A, Garel C, et al. Systematic review and meta-analysis of isolated posterior fossa malformations on prenatal ultrasound imaging (part 1): nomenclature, diagnostic accuracy and associated anomalies [J]. Ultrasound Obstet Gynecol, 2016, 47(6): 690-697.

[33] D'Antonio F, Khalil A, Garel C, et al. Systematic review and meta-analysis of isolated posterior fossa malformations on prenatal imaging (part 2): neurodevelopmental outcome [J]. Ultrasound Obstet Gynecol, 2016, 48(1): 28-37.

[34] 李胜利, 文华轩, 廖伊梅.透明隔与透明隔腔[J].中华医学超声杂志(电子版), 2019, 16(7): 481-488.

[35]　袁敏, 张阳, 肖喜荣.小头畸形产前诊断与管理的研究进展[J].复旦学报(医学版), 2022, 49(2): 270-276.

[36]　汪雪娟, 苗立友, 吴卓遥.超声联合磁共振成像对胎儿脑皮质发育异常的诊断价值[J].中华诊断学电子杂志, 2020, 8(1): 23-27.

[37]　Jenkinson EM, Livingston JH, O'Driscoll MC, et al.Comprehensive molecular screening strategy of OCLN in band-like calcification with simplified gyration and polymicrogyria[J].Clinical Genetics, [2018, 93(2): 228-234.

[38]　Uccella S, Accogli A, Tortora D, et al.Dissecting the neurological phenotype in children with callosal agenesis, interhemispheric cysts and malformations of cortical development[J].J Neurol, 2019, 266 (5): 1167-1181.

[39]　汪雪娟, 苗立友, 吴卓遥.超声联合磁共振成像对胎儿脑皮质发育异常的诊断价值[J].中华诊断学电子杂志, 2020, 8(1): 23-27.

[40]　李胜利, 顾莉莉, 文华轩.胎儿开放性与闭合性脊柱裂的产前诊断及分类[J].中华医学超声杂志(电子版), 2011, 08(8): 1632-1646.

[41]　李涵, 李洁, 王晨静, 等.产前超声诊断胎儿半椎体畸形的临床意义[J].中国临床医学影像杂志, 2022, 33(4): 283-286.

[42]　侯西蔓, 蔡先云, 陈欣, 等.胎儿冠状椎体裂的影像学表现及转归分析[J].中华放射学杂志, 2022, 56(5): 503-508.

[43]　石宇, 罗海愉, 杨晓东, 等.胎儿卵圆孔通道血流受限的产前超声诊断研究[J].中国超声医学杂志, 2018, 34(10): 904-907.

[44]　张春国, 颜华英, 何丽红, 等.产前超声心动图诊断胎儿右心室双出口的图像特征及意义[J].临床医药文献电子杂志, 2020, 7(71): 120-121.

[45]　凌文, 翁宗杰, 吴秋梅, 等.胎儿二尖瓣发育异常的产前超声与病理表现及预后分析[J].福建医药杂志, 2021, 43(3): 39-42.

[46]　陈梦华, 张烨, 谷孝艳, 等.胎儿三尖瓣闭锁的产前超声心动图特征及分型[J].中国超声医学杂志, 2022, 38(2): 227-229.

[47]　Sumal AS, Kyriacou H, Mostafa AMHAM. Tricuspid atresia：Where are we now[J]? Journal of Cardiac Surgery，2020. 35(7): 1609-1617.

[48]　付吉鹤, 张玉奇, 李晓琴, 等.三尖瓣下移畸形的产前超声心动图诊断价值及漏误诊分析[J].医学影像学杂志, 2021, 31(7): 1132-1135.

[49]　邹鹏, 孙善权, 刘琴, 等.超声心动图对室间隔完整型肺动脉瓣闭锁和极重度肺动脉瓣狭窄胎儿的分型、评估及其出生后随访[J].中国循证儿科杂志, 2021, 16(3): 192-196.

[50]　陈琮瑛, 李胜利, 刘菊玲, 等.室间隔完整的肺动脉闭锁的产前超声诊断[J].中国超声医学杂志, 2006, 22(8): 598-600.

[51]　中华医学会超声医学分会妇产超声学组.胎儿法洛四联症和右室双出口超声检查中国专家共识(2022版)[J].中华超声影像学杂志, 2022, 31(3): 192-196.

[52]　中华医学会超声医学分会妇产超声学组.胎儿完全型大动脉转位中孕期超声检查中国专家共识(2022版)[J].中华超声影像学杂志, 2022, 31(3): 197-202.

[53] 许燕, 接连利, 姜志荣, 等.三血管观多切面扫查对胎儿先天性血管环的超声诊断价值[J].中国超声医学杂志, 2015, 31(9): 807-809.

[54] 黄林环, 方群.常见胎儿骨骼发育异常的产前诊断[J].中华妇产科杂志, 2006, 41(11): 779-782.

[55] 刘妍.胎儿骨骼发育不良分子遗传学进展[J].福建医科大学学报, 2017, 51(4): 267-274.

[56] 钟世林, 方群.胎儿原发性胸腔积液[J].中华围产医学杂志, 2009, 12(3): 230-232.

[57] 王曦曦, 王丽梅, 牛会敏.胎儿先天性肺囊腺瘤畸形与肺隔离症的产前超声诊断与预后分析[J].中国超声医学杂志, 2020, 36(1): 80-83.

[58] 王银, 李胜利, 陈琮瑛, 等.胎儿胆囊异常的产前超声诊断及意义[J].中华医学超声杂志(电子版), 2012, 09(5): 433-438.

[59] 阳春芳, 刘志辉, 党彩玲, 等.胎儿静脉导管异常连接的产前超声表现及其预后随访分析[J].海南医学, 2021, 32(3): 342-345.

[60] 袁鹰, 李胜利, 华轩, 等.女性尿直肠隔畸形序列征产前超声表现[J].中华医学超声杂志(电子版), 2014, (9): 737-742.

[61] 郑琼, 李胜利, 陈琮瑛, 等.Cantrell综合征产前超声诊断及图像分析[J].中华医学超声杂志(电子版), 2014, (10): 795-803.

[62] 张铁娟, 玄英华, 岳嵩, 等.产前3D彩色多普勒超声在脐带真结节评估中的应用价值[J].中华医学超声杂志(电子版), 2020, 17(6): 518-522.

[63] 陈施, 范丽欣, 孙笑.胎儿持续性心动过缓15例临床分析.中国妇产科临床杂志, 2021, 22(6): 616-618.

[64] 李影.非免疫性胎儿水肿研究进展[J].国际妇产科学杂志, 2017, 44(2): 189-193.

[65] 钟兰, 王晓东, 余海燕.胎儿骶尾部畸胎瘤研究进展[J].实用妇产科杂志, 2019, 35(1): 1003-6946.

[66] 季春亚, 杨忠, 殷林亮, 等.早孕期胎儿颜面正中矢状切面各指标的超声研究及临床意义[J].中华医学超声杂志(电子版), 2020, 17(1): 79-84.

[67] 张新梅, 赵华巍, 夏宇, 等.胎儿卵巢囊肿产前超声图像特点及预后评估.中华医学超声杂志(电子版), 2021, 18(5): 444-450.

[68] 谢幸, 孔北华, 段涛.妇产科学[M].9版.北京: 人民卫生出版社, 2018.

[69] 杨芳, 栗河舟, 宋文龄.GALLEN妇产科超声学[M].北京: 人民卫生出版社, 2019.

[70] 谢红宁.妇产科超声诊断学[M].北京: 人民卫生出版社, 2005.

[71] 吴钟瑜.新编实用妇产科超声学[M].天津: 天津科技翻译出版公司, 2007.

[72] 中华医学会围产医学分会.晚期产后出血诊治专家共识[J].中国实用妇科与产科杂志, 2019, 35(9): 1008-1013.

[73] 罗支农, 韦怀新, 黄新生, 等.彩色多普勒能量图在晚期产后胎盘滞留诊断中的应用[J].中国超声医学杂志, 2000, 16(8): 625-627.

[74] 张爱青, 刘朝晖, 孟颖, 等.剖宫产术后不同部位血肿超声表现及临床分析[J].中华医学超声杂志(电子版), 2012, (11): 956-962.

[75] 郑木周, 尹转甜, 唐芬英, 等.超声监测剖宫产术后子宫切口愈合情况的临床价值分析[J].医学影像学杂志, 2016, 26(12): 2329-2331.

[76] 张新玲, 黄泽萍, 毛永江.盆底超声的临床应用[M].广州: 暨南大学出版社, 2013.

[77] Dietz H.P. 盆底超声学图谱[M].王慧芳，谢红宁，译.北京: 人民卫生出版社，2011.59-70.

[78] 鲁蓉，张瑜，俞亚平.超声测量肛提肌裂孔面积在子宫脱垂诊断中的应用[J].中华医学杂志，2019，99(29): 2315-2318.

[79] 杨明丽，王青，于晓杰，等.5143例产后早期妇女的盆底功能状况及其影响因素分析[J].中华妇产科杂志，2019，54(8): 522-526

[80] 彭艳艳，陈舜珏，陈桂红，等.应用盆底三维超声观察妊娠与分娩对产后盆底功能的影响[J].河北医科大学学报，2019，40(10): 1233-1236.

[81] 董敏，侯红梅，郭艳红，等.超声评估巨大儿与产妇早期盆底功能障碍相关性研究[J].影像研究与医学应用，2022，6(10): 54-56.

[82] 蒋进，郭明珊，孔娟.三维盆底超声诊断产后早期盆底功能障碍的价值分析[J].当代医学，2022，28(7): 127-129.

[83] 王逾男，赵馨，卢建，等.130例胎儿侧脑室扩张与染色体异常关联性分析[J].中国产前诊断杂志(电子版)，2015，7(3): 41-47.

[84] 臧伟群.超声监测卵泡生长状况[J].转化医学电子杂志，2015，(2): 34-36.

[85] 乐杰.妇产科学[M].7版.北京: 人民卫生出版社，2008.

[86] 谢红宁.妇产科超声诊断学[M].北京: 人民卫生出版社，2005.

[87] 朱玉峰，刘云平，许瑞瑶.经阴道超声在未破裂卵泡黄素化综合征诊断中的价值分析[J].中国生育健康杂志，2018，29(3): 251-252, 257.

[88] 岳文丽，李亚梅，王亚茹，等.经阴道多普勒超声在不孕症患者排卵预测及卵巢储备功能评估中的价值[J].海南医学，2022，33(10): 1282-1285.

[89] 冯帆，张霖，朱大林，等.亚临床甲状腺功能减退患者体外受精促排卵中促甲状腺素异常增高对临床结局的影响[J].实用妇产科杂志，2022，38(4): 301-304.

[90] Viardot-Foucauh V, Tai BC, Prasath EB, et al. Younger women with ovulation disorders and unexplained infertility predict a higher success rate in superovulation(so) intrauterine insemination(IUI)[J]. Ann Acad Med Singapore, 2014, 43(4): 225-231.

[91] 彭琛，王迪，王霞，等.人工授精前实时三维子宫输卵管超声造影对输卵管通畅性评估的有效性[J].中华生殖与避孕杂志，2019，39(3): 226-229

[92] 程琦，王莎莎，朱贤胜，等.经阴道子宫输卵管四维超声造影评估输卵管的通畅性[J].中国医学影像技术，2013，29(3): 455-458.

[93] 杨敏.妇科超声造影诊断图谱[M].北京: 人民卫生出版社，2021.

[94] 唐军.实用妇科与盆底超声[M].北京: 中国医药科技出版社，2021.

[95] Gao YB , Yan J H , Yang Y D , et al . Diagnostic value of transvaginal four - dimensional hysterosalpingo - contrast sonography combined with recanalization in patients with tubal infertility [J]. Niger J Clin Pract , 2019, 22: 46-50.

[96] He Y , Wu H , Xiong R , et al . Intravasation Affects the Diagnostic Image Quality of Transvaginal 4-Dimensinal Hysterosalpingo - Contrast Sonography With SonoVue [J]. J Ultrasound Med , 2019, 38(8): 1-12.

[97] 中国医师协会超声医师分会.中国超声造影临床应用指南[M].北京: 人民卫生出版社.2017.

[98]　郑荣琴.妇科超声造影临床应用指南[J].中华医学超声杂志(电子版), 2015, , 1(02)：94-99.

[99]　张园, 何国香, 舒黎, 吴畏, 黄洁, 冒韵东, 马翔.IVF/ICSI促排卵周期经阴道取卵联合经腹部取卵1例病例报道[J].中华生殖与避孕杂志, 2022, 42(4): 399-401.

[100] Osemwenkha A, Osaikhuwuomwan J. Transabdominal follicular aspiration in an in vitro fertilization cycle: experiences with an unusual but necessary intervention in a resource-limited setting[J]. Clin Exp Reprod Med, 2016, 43(1): 54-57.

[101] Roman-Rodriguez CF, Weissbrot E, Hsu CD, et al. Comparing transabdominal and transvaginal ultrasound-guided follicular aspiration: a risk assessment formula[J]. Taiwan J Obstet Gynecol, 2015, 54(6): 693-699.

[102] 陈楠, 费小阳, 江美燕.非排卵障碍不孕患者宫腔内夫精人工授精自然周期与促排卵周期妊娠结局分析[J].中华生殖与避孕杂志, 2021, 41(3): 226-230.

[103] 李雪丽, 潘宇, 陈芳, 等. 宫腔内夫精人工授精不孕患者自然周期与促排卵周期临床妊娠结局分析[J]. 中华妇幼临床医学杂志(电子版), 2017, 4(13): 409-413.